许鸿照 骨伤心录

主　编　许鸿照　姚浩群

副主编　杨凤云　陈　岗　梅　欧

编　者　（按姓氏笔画排序）

王　炜　王慧敏　刘　敏　许鸿照
许翰勋　杨　益　杨凤云　杨文龙
邹　芳　辛　玉　陈　岗　姚浩群
夏雄智　唐芳根　梅　欧

人民卫生出版社

·北京·

图书在版编目（CIP）数据

许鸿照骨伤心录 / 许鸿照，姚浩群主编 . —北京：
人民卫生出版社，2023.2

ISBN 978-7-117-34216-2

Ⅰ. ①许… Ⅱ. ①许… ②姚… Ⅲ. ①中医伤科学 –
中医临床 – 经验 – 中国 – 现代 Ⅳ. ①R274

中国版本图书馆 CIP 数据核字（2022）第 241813 号

| 人卫智网 | www.ipmph.com | 医学教育、学术、考试、健康，购书智慧智能综合服务平台 |
| 人卫官网 | www.pmph.com | 人卫官方资讯发布平台 |

许鸿照骨伤心录
Xu Hongzhao Gushang Xinlu

主　　编：许鸿照　姚浩群
出版发行：人民卫生出版社（中继线 010-59780011）
地　　址：北京市朝阳区潘家园南里 19 号
邮　　编：100021
E - mail：pmph @ pmph.com
购书热线：010-59787592　010-59787584　010-65264830
印　　刷：北京华联印刷有限公司
经　　销：新华书店
开　　本：710 × 1000　1/16　印张：33　插页：4
字　　数：558 千字
版　　次：2023 年 2 月第 1 版
印　　次：2023 年 2 月第 1 次印刷
标准书号：ISBN 978-7-117-34216-2
定　　价：92.00 元

打击盗版举报电话：**010-59787491**　E-mail：WQ @ pmph.com
质量问题联系电话：**010-59787234**　E-mail：zhiliang @ pmph.com
数字融合服务电话：**4001118166**　E-mail：zengzhi @ pmph.com

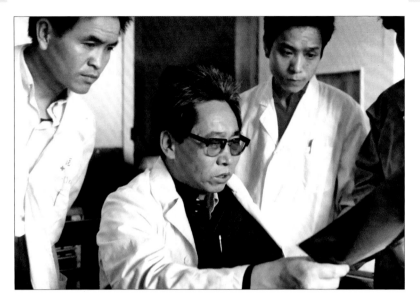

图 1　许鸿照教授指导学生

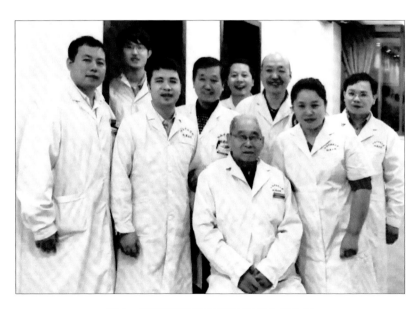

图 2　许鸿照教授与工作室工作人员合影

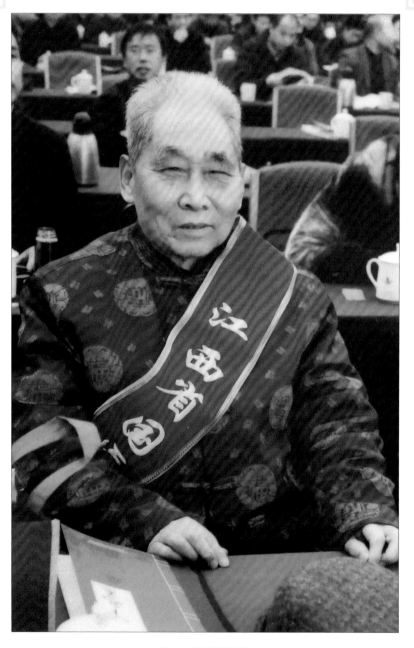

图 3　许鸿照教授

吾与许翁乃大学同窗,相识数十年,知其人,悉其术。得闻《许鸿照骨伤心录》一书即将由人民卫生出版社出版,此为骨伤界之幸事,值此之际,许翁赠予书稿,嘱我撰序。读完书稿,印象深刻之处,略述几点,当作序言。

许教授学术思想上强调"治血重治水""血水同源"。运用这一观点指导临床治疗骨伤疾病,活血祛瘀,辅以通利二便,使瘀血排出体外,提高疗效。

在治疗骨折、脱位等疾病的手法上,结合现代医学的观点,创新手法,强调无痛手法复位,微创贯穿手法治疗始终,骨折三步复位法,熟悉骨折脱位的解剖机制,实乃患者之幸。

许翁在临床实践中亦有创造和发明,如髌骨复位加压固定器、双爪固定器等,其设计符合生物力学原理,满足临床需要,解决临床难题,提高疗效,助推了骨伤学的发展。古方应用、创立新方也有独到见解,如三味方、晕痛康、苏艾红外洗方等,体现了中医辨证施治思想,能收奇效。

许教授在治病中善用功能疗法,发挥患者的主观能动性,他设计的功能疗法,患者乐于接受,积极应用,配合治疗,对关节功能的恢复、肌力的提高、巩固提高内服药的疗效、预防并发症的发生都有显著效果。

许翁行医数十年,医德高尚,所谓望之俨然,宽裕汪汪,不皎不昧。因顽疾来就医者,不问贵贱贫富,长幼妍蚩,怨亲善友,普同一等。

许鸿照主任中医师、教授,从事中医工作近六十年。他是中医人,一生从事中医事业,专注走中医之路。许翁一生勤奋好学,既不断向中医老专家学习,博采众长,同时又向周围西医专家学习,中西互补,善于思考,勇于创新,熟读《金匮要略》等古典著作,指导临床,应用于临床。古方今用,古方新用,理论创新,医学中的发明与时俱进,助推了中医骨伤学的发展。许鸿照教授在中医传承工作中,费尽了心血。他是第二批、第三批全国老中医药专家学术经验继承工作指导老师。许翁教授学生尽心尽力,传承得当,收效显著。

《许鸿照骨伤心录》一书,内容丰富,理论创新,与时俱进,临床实用性强,中西互补,心得体会独创性强,对于骨伤工作者来说,读后定有裨益,故向同道推荐。

光阴似箭,时光荏苒,转眼一甲子,两位满腔热情的热血青年中医,皆已是八旬老翁。望年轻后辈读此书后有所悟,有所得,继往开来!

第三届国医大师　韦贵康

己亥年夏

中医药是中华文明的重要组成部分,是中国古代科学的瑰宝。中医骨伤有着深远的临床诊治历史和丰富的治疗手段,因其卓著的治疗效果,为现代医学所接受,并与西医骨科形成互补,共同促进骨伤科医学理论及治疗理念的现代化。中医骨伤学源远流长,名医名家辈出,在临床上形成了诸多学术思想及临证经验,并以书籍流传于世,对中医骨伤学的发展影响深远。为紧跟社会及科学发展的步伐,促进中医骨伤学科的发展,继承宝贵知识和经验是前提和基础。为此国家中医药管理局批准建设全国名老中医药专家许鸿照传承工作室,并且予以基金资助,本书就是在这样的背景条件下,由许老工作室的弟子们,根据跟师时的点点滴滴,总结归纳许老五十余年临床经验和学术思想,以及部分医案而成。

许鸿照教授从小怀抱着"不为良相,便为良医"的志向,1965 年从洛阳正骨学院毕业后,便毅然决然地从河南老家,支援老区来到了江西,在江西省中医院工作了 55 个春秋,许老把青春和热血献给了他热爱的骨伤事业。20 世纪 60 年代,由于骨伤科患者增多,许老便将我院骨伤科从原来的"伤外科"中独立出来,成立了骨伤病区,同时逐步培养了众多骨伤专科人才,大力发展了骨伤事业。1986 年,许老推动成立江西省中医药学会骨伤专业委员会;1987 年成立江西中医学院(现为江西中医药大学)针灸骨伤系,以骨伤专业独立招生,培养新人;2003 年江西省骨伤医院挂牌成立,到现在已形成关节骨科、脊柱骨科、创伤骨科、运动医学与关节镜科、足踝骨科、儿童骨科、骨与软组织肿瘤科、修复重建科、针刀整脊科 9 个亚学科、300 张病床的大骨科,骨伤科已成为江西中医药大学附属医院的核心科室。许老为江西中医药大学附属医院骨伤科的发展付出了大量的心血,是江西中医药大学附属医院骨伤科的创始人。

许老潜心研究医学经典，五十余年不间断地深入临床一线，做到中西贯通，无缝对接。他时常教诲我们"古为今用，洋为中用"的道理，吸纳古今中外的医学精华，充分利用现代科技发展的成果，运用于临床工作，使江西中医药大学附属医院骨伤科形成了"两手都硬"的格局，即传统医学的治疗手段和手术相结合。同时，江西中医药大学附属医院骨伤科已成为有中医药显著特色、手术治疗紧跟国内外动态、中西并重的学科，并将洛阳正骨与盱江医学兼容并蓄，集众家之所长，适当世之所需，形成自己特有的许氏学术思想。作为许老工作室的弟子，我们有责任和义务将许老的治疗经验和学术思想总结成书，以便于收藏和传承。

本书主要分四部分，即成才之路、学术思想、手法与方药特色、临床经验。成才之路主要介绍许老求学从医经历；学术思想部分主要介绍许老的治学理念、临证思想、学术理念、心得等；手法与方药特色主要介绍许老对手法的研究与运用特点、临床方药精选及经验；临床经验主要介绍骨伤常见病、疑难病医案内容。在病案阐述中，以病统论，以案统话，使读者更好地了解这一病证辨证、治疗的独特经验。

本书所归纳总结的均为许老工作中的实际情况，由于临床、教学及科研工作繁忙，时间较为仓促，很难全面展现许老的临床经验和学术思想，有待我们日后不断完善和总结，并以不同形式展示给各位同仁。如果该书能给骨伤科同道的临床工作带来启发和帮助，并能运用于临床，解除患者的病痛，那将是编者们的最大欣慰。所述不妥之点、不当之面、不到之处敬请同仁指正，以便再版时补充修正。谢谢各位同道们的关注！

国家中医药管理局全国名老中医药专家许鸿照传承工作室

2022 年 6 月 1 日

目
录

第一部分　许鸿照成才之路

一、少年情怀——成为受人尊重的中医大夫 ················· 3

二、青年立志——成为济世救人的名医 ·················· 3

三、行医经过——勤恳工作,乐于奉献 ·················· 4

第二部分　许鸿照学术思想

第一章　治学理念 ······························ 9

一、熟读经典,博览群书 ························ 9

二、博采众长,中西汇通,他为我用 ··············· 10

三、临证务实,抓主要矛盾,注重创新发展 ············ 11

四、紧跟时代,创新发展,重视传承 ··············· 12

五、走有中医特色的科研道路 ··················· 13

第二章　临证思想 ························· 18

一、从痰瘀辨治骨关节筋肉疾病 ················· 18

二、骨伤创伤"治血重治水"学说的形成与发展 ········· 18

三、骨伤正骨"治骨重筋肉"学说的形成与发展 ········· 19

四、骨伤微动逐步复位法的形成与发展 ·············· 21

五、骨伤纵向间断应力刺激倡导与发展 ·············· 23

第三章　骨伤疾病的治疗心得和规律 ············· 24

一、树立整体观念防漏诊 ····················· 24

　　二、全面检查,综合分析,抓主要矛盾 ┈┈┈┈┈┈┈┈┈┈┈┈┈┈ 25
　　三、骨伤疾患治未病思想┈┈┈┈┈┈┈┈┈┈┈┈┈┈┈┈┈┈┈ 26
　　四、重视实验室和影像等现代科学知识的应用 ┈┈┈┈┈┈┈┈┈ 26
第四章　骨伤疾病的治疗方法 ┈┈┈┈┈┈┈┈┈┈┈┈┈┈┈┈┈┈ 27
　　一、骨折脱位的治疗方法┈┈┈┈┈┈┈┈┈┈┈┈┈┈┈┈┈┈┈ 27
　　二、骨伤杂症的治疗方法┈┈┈┈┈┈┈┈┈┈┈┈┈┈┈┈┈┈┈ 28
　　三、骨科患者疼痛的治疗方法┈┈┈┈┈┈┈┈┈┈┈┈┈┈┈┈┈ 29
　　四、压疮的预防及治疗方法┈┈┈┈┈┈┈┈┈┈┈┈┈┈┈┈┈┈ 30
第五章　骨伤疾病的治疗原则 ┈┈┈┈┈┈┈┈┈┈┈┈┈┈┈┈┈┈ 33
　　一、辨病与辨证相结合┈┈┈┈┈┈┈┈┈┈┈┈┈┈┈┈┈┈┈┈ 33
　　二、整体辨证与局部辨证相结合 ┈┈┈┈┈┈┈┈┈┈┈┈┈┈┈ 34
　　三、内治与外治相结合┈┈┈┈┈┈┈┈┈┈┈┈┈┈┈┈┈┈┈┈ 35
　　四、动静互补┈┈┈┈┈┈┈┈┈┈┈┈┈┈┈┈┈┈┈┈┈┈┈┈ 36
　　五、骨折与骨病的手术治疗┈┈┈┈┈┈┈┈┈┈┈┈┈┈┈┈┈┈ 36

第三部分　许鸿照手法与方药特色

第一章　手法的研究与应用 ┈┈┈┈┈┈┈┈┈┈┈┈┈┈┈┈┈┈┈ 41
　第一节　手法的来源与发展 ┈┈┈┈┈┈┈┈┈┈┈┈┈┈┈┈┈┈ 41
　　一、秦汉时期┈┈┈┈┈┈┈┈┈┈┈┈┈┈┈┈┈┈┈┈┈┈┈┈ 41
　　二、魏晋南北朝时期┈┈┈┈┈┈┈┈┈┈┈┈┈┈┈┈┈┈┈┈┈ 42
　　三、隋唐时期┈┈┈┈┈┈┈┈┈┈┈┈┈┈┈┈┈┈┈┈┈┈┈┈ 42
　　四、宋金元时期┈┈┈┈┈┈┈┈┈┈┈┈┈┈┈┈┈┈┈┈┈┈┈ 42
　　五、明代┈┈┈┈┈┈┈┈┈┈┈┈┈┈┈┈┈┈┈┈┈┈┈┈┈┈ 43
　　六、清代┈┈┈┈┈┈┈┈┈┈┈┈┈┈┈┈┈┈┈┈┈┈┈┈┈┈ 44
　第二节　手法的功能、分类与特点 ┈┈┈┈┈┈┈┈┈┈┈┈┈┈┈ 44
　　一、手法的功能┈┈┈┈┈┈┈┈┈┈┈┈┈┈┈┈┈┈┈┈┈┈┈ 44
　　二、手法的分类┈┈┈┈┈┈┈┈┈┈┈┈┈┈┈┈┈┈┈┈┈┈┈ 45
　　三、手法的特点┈┈┈┈┈┈┈┈┈┈┈┈┈┈┈┈┈┈┈┈┈┈┈ 45
　第三节　手法的应用 ┈┈┈┈┈┈┈┈┈┈┈┈┈┈┈┈┈┈┈┈┈ 45
　　一、无痛复位法┈┈┈┈┈┈┈┈┈┈┈┈┈┈┈┈┈┈┈┈┈┈┈ 45
　　二、逐步复位法┈┈┈┈┈┈┈┈┈┈┈┈┈┈┈┈┈┈┈┈┈┈┈ 46
　　三、不增加新的软组织损伤┈┈┈┈┈┈┈┈┈┈┈┈┈┈┈┈┈┈ 46

四、利用解剖学特点复位……………………………………………46

五、斜扳法…………………………………………………………47

六、旋转法…………………………………………………………47

第二章　许鸿照常用功能疗法…………………………………………48

一、头颈运动七步法………………………………………………48

二、肩关节运动八步法……………………………………………49

三、腰部运动………………………………………………………49

四、下肢运动………………………………………………………51

五、胸部运动………………………………………………………52

第三章　许鸿照方药精选………………………………………………53

一、古方应用………………………………………………………53

二、自创新方………………………………………………………69

第四部分　许鸿照临床经验

第一章　骨折…………………………………………………………87

第一节　概述………………………………………………………87

第二节　肱骨外科颈骨折…………………………………………90

第三节　肱骨干骨折………………………………………………97

第四节　肱骨髁上骨折……………………………………………105

第五节　孟氏骨折…………………………………………………112

第六节　尺骨骨折…………………………………………………118

第七节　尺桡骨骨折………………………………………………122

第八节　盖氏骨折…………………………………………………127

第九节　桡骨远端骨折……………………………………………131

第十节　股骨粗隆间骨折…………………………………………137

第十一节　小儿股骨干骨折………………………………………141

第十二节　髌骨骨折………………………………………………144

第十三节　胫骨平台骨折…………………………………………150

第十四节　胫腓骨骨折……………………………………………154

第十五节　踝关节骨折……………………………………………159

第二章　脱位…………………………………………………………164

第一节　颞颌关节脱位……………………………………………164

第二节 肩关节脱位……………………………………………………168

第三节 肘关节脱位……………………………………………………172

第四节 桡骨小头半脱位………………………………………………177

第五节 髋关节脱位……………………………………………………179

第三章 筋伤……………………………………………………………184

第一节 头部损伤………………………………………………………184

脑震荡………………………………………………………………184

第二节 颈部损伤………………………………………………………188

颈椎病………………………………………………………………188

第三节 胸背部损伤……………………………………………………194

一、气胸……………………………………………………………194

二、血胸……………………………………………………………197

三、肋软骨炎………………………………………………………200

第四节 腰部损伤………………………………………………………205

一、腹膜后血肿……………………………………………………205

二、第三腰椎横突综合征…………………………………………208

三、腰肌劳损………………………………………………………212

四、腰椎间盘突出症………………………………………………218

五、腰椎管狭窄症…………………………………………………225

第五节 骶部损伤………………………………………………………228

梨状肌综合征………………………………………………………228

第六节 上肢损伤………………………………………………………233

一、肩部与上臂损伤………………………………………………233

二、肘部与前臂损伤………………………………………………247

三、腕部损伤………………………………………………………277

第七节 下肢损伤………………………………………………………311

一、髋与大腿损伤…………………………………………………311

二、膝与小腿损伤…………………………………………………341

三、踝关节与足损伤………………………………………………388

第四章 骨病……………………………………………………………408

第一节 骨髓炎…………………………………………………………408

一、急性骨髓炎……………………………………………………408

二、慢性骨髓炎……………………………………………………415

　　三、硬化性骨髓炎 ··· 422
　第二节　骨性关节炎 ·· 427
　　一、膝关节骨性关节炎 ·· 427
　　二、髋关节骨性关节炎 ·· 433
　　三、踝关节骨性关节炎 ·· 439
　第三节　创伤性关节炎 ·· 445
　第四节　化脓性关节炎 ·· 452
　第五节　痛风性关节炎 ·· 459
　第六节　风湿性关节炎 ·· 466
　第七节　类风湿性关节炎 ·· 471
　第八节　神经病性关节炎 ·· 479
　第九节　强直性脊柱炎 ·· 485
第五章　老年病防治 ··· 494
　第一节　老年病概述 ·· 494
　　一、人口老龄化现状与发展趋势 ·· 494
　　二、老年学理论对老年病的认识 ·· 495
　　三、中医、西医对衰老及老年病的认识 ··································· 495
　　四、许老强调老年病的"治未病"理念 ····································· 496
　第二节　常见老年病的调理 ·· 496
　　一、高血压 ··· 496
　　二、糖尿病 ··· 501
　　三、前列腺增生 ··· 505
　　四、老年便秘 ··· 510
　　五、骨质疏松症 ··· 515
　　六、老年膝骨关节病 ·· 518

许鸿照成才之路

许鸿照,男,1938年10月生,河南太康人。江西中医药大学附属医院主任中医师,教授,硕士研究生导师,第二批、第三批全国老中医药专家学术经验继承工作指导老师,江西省名中医。

许老幼年受外祖父启蒙,立志行医,1961年考入河南洛阳正骨学院,1965年7月毕业后分配在江西中医学院(现为江西中医药大学)附属医院从事中医临床和教学、科研工作,至今已50余载。先后任江西中医学院附属医院骨伤教研室主任、大骨科主任,江西中医学院针灸骨伤系副主任,全国骨伤科外固定学会常务理事,中华中医药学会骨伤科分会理事会理事,江西省中医药学会理事,江西省中医骨伤科学会主任委员,江西省骨科学会常务理事;并曾担任《中国中医骨伤科杂志》《中医正骨》《江西中医药》《江西中医学院学报》等期刊编委。1992年享受江西省政府特殊津贴。

一、少年情怀——成为受人尊重的中医大夫

1938年10月,许老出生在河南太康一个贫困的农村,外祖父是邻乡的一名中医,在方圆百里都很有名。儿时许老经常随母亲一起去探望外公,外公总是应接不暇地给人看病,乡亲们尊重和托付的场景,深深触动着幼小的心灵,他常伴其旁观察外公诊察患者,并不时提出些纯真问题,外公见其兴趣浓厚且秉性纯厚、善于思考,很是喜爱,常给许老讲解一些简单的医理,并且拿一些手抄本给许老阅读。这更激发了许老的好奇心,加上许老勤奋聪慧,在跟随外公学习阶段,许老对于痛证与跌打损伤有了浓厚的兴趣,而这正是外公的短板,于是许老下定决心更加努力学习。

二、青年立志——成为济世救人的名医

20世纪50年代初,许老考取了县城初中,也是当时整个村庄唯一的一名中学生,当时许老生活条件十分艰苦,学费都要向亲戚借,每周回家一次,要带足1周的干粮,主要是杂粮和菜叶做成的馍,冬季还是比较舒服的,由于气温低,干粮不易坏,其他季节由于一次不能多吃,经常出现干粮发霉变质,又没有零花钱在县城购买其他食品的情况。但许老硬是坚持了下来,经过刻苦学习,以优异的成绩毕业,在初中就入了团并担任团支部书记。生活的艰难让许老的家庭难以支撑,是接受学校的保送读师范,尽快工作帮助家里,还是继续读高中? 家里的亲戚朋友多数建议选择读师范,因为当时读师范学费和生活费基本由国家承担,这对于一个困难的家庭来说是一个极大的诱惑,但因许老心中有了目标,毅然选择读高中。高中三年的生活和学习

条件更是异常艰苦，全县仅有一所高中，入学时七个班，只有一半的同学坚持到高中毕业。精诚所至，金石为开，许老终于考取了河南平乐正骨学院，成为几千人的村庄多年来仅有的两名大学生之一。努力学好医学知识，成为一名济世救人的名医已经深深地烙在了许老青年时澎湃的心潮里。

到了大学，许老主要靠助学金和奖学金来完成学业，除吃饭外，所有剩下的钱都用来买医学书籍，除了认真学好规定课程外，还如饥似渴地阅读大量课外医学书籍，开拓视野，丰富完善自己。更重要的是经常利用课余的时间跟老师临床见习和实习，把理论和实践有机地结合起来，这期间受到当时学院名师郭维淮、乔宝君的指导，为今后的医学临床打下坚实的基础。许老大学二年级后每年放假回家时，都要为乡亲们义务诊治疾病，尤其是用针灸和推拿治愈了数名脘腹疼痛、腿脚疼痛患者后，深受乡亲们欢迎，这就使许老学医的兴趣更浓，行医信心更强。

三、行医经过——勤恳工作，乐于奉献

许老常说："医者之举动常关乎患者之生命，为医者必须勤奋学习，诚恳工作，乐于奉献，才能做到医德高尚，医技精良，解决好患者的痛苦。"许老的行医经过告诉我们他就是这样做的。

许老自1965年从河南正骨学院毕业后分配到江西中医学院（现为江西中医药大学）附属医院即江西省中医院工作，一干就是50余年，50多年来，许老在继承和发扬郭氏平乐正骨学术思想的同时，勇于探索创新，总结出自己的一些独特学术思想和临证经验，为全国中医骨伤学术发展做出了贡献。

20世纪70年代以前，许老到省中医院工作，当时还没有独立的骨伤科，骨伤患者较少，所以和中医外科合并称为"外伤科"，许老上班后除了诊治少量的骨伤患者之外，还要诊治大量的中医外科患者，尤其是痔疮患者为多。每日下午常协助外科做痔疮手术，手术虽小，但为今后骨科手术开展奠定了基础。

20世纪60年代，医院大多数医务人员下放到农村，整个省中医院只剩27人，诊治疾病不再分科。仅分门诊部和住院部两大块，整个病房由许老负责和主管，既管病房，还要看门诊，看病也是内、外、妇科疾病一起看，工作量猛增。工作不分昼夜，常常看书到深夜。许老还虚心向中医老前辈请教，遇见内科问题，向学院老院长姚荷生教授求教，遇到妇科问题则向潘佛岩主任医师请教。当时姚老被打成"右派"，别人不敢接近，而许老为了求知，为了患者，不计其他方面的影响，由于许老虚心好学，很受姚、潘二位名老中医赏

识,二老认真讲解和传授中医理论和临证经验于许老,尤其是姚荷生教授,旁征博引,为治内科杂病之大家。

几年的学习与临证,许老中医基本理论和内、妇科临证水平大获提高,同时诊治骨伤外科疾病的能力也得到提高,明显感觉中医临证水平突飞猛进。当时医院来就医的毒蛇咬伤患者较多,该病急、重、发展快,易致生命危险,许老对该病患者给予高度重视,认为毒蛇咬伤主要是邪毒入侵人体血分,早期应尽快消毒,故选用五味消毒饮为主治方,取得较好疗效,其后同科室同事研制了以五味消毒饮加减的"717"院内制剂治疗蛇咬伤患者,疗效甚好,曾在广州蛇咬伤学术研讨会上交流,得到国内同行好评。曾经有位8岁男孩被"五步蛇"咬伤,立即注射"717"制剂,但危重病势未得缓解,出血情况难以控制。在耳垂下采血检验时,采血针孔滴血,全身多处皮下瘀斑,请省一附院(现为南昌大学第一附属医院)血液专家会诊,诊断为DIC(弥散性血管内凝血),给予输血2 000ml,并用尽各种止血西药,仍不能控制病情,许老守在病房整整7天7夜,日思夜想解决办法,终于想出用"717"注射液200ml保留灌肠,数小时后患儿出血倾向逐步控制,最终康复出院。通过该病例治验,许老得到两点启示:其一是深深体会到"济世救人,要乐于奉献,解除患者痛苦是医生最大的幸福";其二是中药给药途径可多样化,值得探讨。随着骨伤患者的增多,1973年医院将外伤科分为骨伤科和中医外科,当时蛇咬伤仍属骨伤科诊治,1976年才把毒蛇咬伤归属中医外科,这段时期许老虽然兼管诊治内、外、妇科疾病,但已把从医主治转移到骨伤疾病方向,重点是中医骨伤疾病,手法整复加夹板固定治愈了近万例各种骨折患者,省中医院在许老等老一批骨伤专家努力下,社会声誉大增,前来就医的骨科患者越来越多,病种越来越广,骨折畸形愈合、骨结核、骨肿瘤、脊髓灰质炎(俗称小儿麻痹症)后遗症等患者也多了起来。针对这一情况,许老提出了以中医为主、能中不西、中西医结合的中医骨科发展观,许老认为手术疗法不是西医的专利,历史上就有中医刮骨疗伤的记载,只是西方国家在手术这一块发展比我们快而已。治好病才是硬道理,治好病才是医生奋斗的目标,所以到了20世纪80年代初,许老不受中西医门户所限,前往上海第六人民医院进修学习西医骨科,进修期间常去上海瑞金医院参加骨科疑难杂症讨论周会,聆听陈中伟、过邦甫、叶衍庆、马元璋等国内知名教授的指导,扩大了眼界,增长了知识,扩展了医学思维,提高了分析和诊治疾病的能力,学术和医技水平又上了一个台阶。

此后许老坚持务实的精神,在教学、临床、科研三方面踏实工作,勤恳耕耘。教学方面站在第一线,在完成对本科生、硕士研究生教学的同时,主编或编写中医骨伤专业有关教材,还完成了4名全国老中医药专家学术经验继承工作指导老师及继承人的指导工作;在临床上力主中医为主、中西医结合的方针,对颈椎病、腰腿痛、痛风性关节炎、髌骨软化症、股骨头坏死等常见疑难病症进行专病专方治疗探索,并积极开展骨科新手术;在学术、科研方面曾任江西省中医骨伤科学会主任委员,组织学术年会提高全省中医骨伤医务人员的学术水平,同时积极科研创新,撰写学术论文50余篇,主持完成多项省级课题,曾两次获得江西省科学技术进步奖三等奖。

(梅　欧)

第一部分

许鸿照学术思想

第一章

治 学 理 念

一、熟读经典,博览群书

许老认为书本是最好的老师,开卷必有益,中医的精髓蕴藏于中医经典之中,要学好中医就要读好经典,是所谓"勤求古训",尤其是《伤寒论》《金匮要略》,它们开创了中医辨证论治的先河,辨证论治实质上就是中医诊治疾病的思维模式。不懂伤寒难知中医辨证之精髓,不会用经方难成中医之名家。应结合临床,勤思熟读,熟读就是要反复读、精读、细读,这样才能用好经典,指导临床。

如何活用,通过临床两个实例可见一斑。如《黄帝内经素问》记载:"人有所堕坠,恶血留内,腹中满胀,不得前后。先饮利药。"粗略一看和中医骨伤科胸腰椎骨折伴腹膜后血肿之病因和临床表现十分相符。该病遇体质壮实者先授承气汤通腑导滞,大多皆可缓解腹胀和腰痛,但许老认为"利药"是一种治法,指一切清除体内败血、疏通气机的有效治疗方法。如临床上的肾挫伤血尿,就可用五苓散加白茅根治愈。此外,有一车祸导致头颅外伤并锁骨骨折的患者(曹某,女,15岁),伤后两天出现高热(41℃),咳喘,无汗,胸闷,经拍胸片和检查血象确诊为肺炎,投麻杏石甘汤加味之剂,患者热退咳缓,后经调治1周而愈,该患者高热无汗出,而麻杏石甘汤却为"汗出而喘,无大热者"而设,似不相符,但其"邪热迫肺"与病机相吻合。可见活学活用最主要的是结合临床,解决实际问题,除了经典要用活,经方、古方都应用活。对待古方要剖析其方意,抓住立方主题和临证主要症状的关系,如髌骨软化症和膝关节骨性关节炎均有关节冷痛之症,而"阳和汤"虽为治阴疽之方,但其具有"阳光一照,寒凝悉解"之意,切中了膝关节气血不足,为寒、痰、瘀致痹阻这一病机,临证使用效果甚佳。

所谓疾病致病因素不外乎内因、外因、不内外因。骨伤科疾病也不例外,大多数人还拘泥于颈椎病用桂枝汤、桂枝加葛根汤,腰椎间盘突出用独活寄生汤,骨质疏松症用补肾壮骨汤,许老认为辨证施治为中医精华之所在,疗效的保证,现在很多中医骨伤工作者由于治疗方法和西医有着很多相似之处,一味西化,摒弃辨证论治,改为辨病论治。偶有见效者,从而对中医产生了怀疑,许老强调经典的同时,更主张辨证施治,外感疾病(起病急)采用六经辨证,《伤寒论》很重要;内伤疾病(起病缓、病情缠绵)含不内外因所致疾病,八纲辨证为首选。中医骨伤科是操作性很强的一门临床学科,要应对其临床千变万化的病情,除了熟读中医经典之外,还需广读专业临床书籍,尤其是中西医教材,因为教材知识才是得到了大多学者首肯的实用性很强的经验知识。大量阅读经典的同时,还应阅读现代权威性专业杂志、教材,跟踪医学学术前沿知识,拓宽视野。

二、博采众长,中西汇通,他为我用

"三人行必有我师",中医是一门重视经验的医学科学,虚心向他人求教,吸取他人经验很有必要,这可以使自己少走许多弯路,而得名医指点可终生获益。尤其是要学习名医思辨、处理问题的方式,许老就曾得到许多中西名师指点。名医不管是中医还是西医均有自己的"绝活",但他们的共同点就是思维敏锐,都经历了长年临床的滚打摔爬,积累了丰富的临床经验,要善于借鉴吸收。记得有一次许老向姚荷生教授请教临床上感冒发热难以退热的问题,姚老回答说:"现在临床上许多医生对感冒不分风寒、风热,都是一瓶盐水加抗生素用上去,难免凉扼冰伏,且寒湿之邪收引缠绵,中医辛温或辛凉能否发散?"就这一席话,令许老感触很深,启发甚大。

许老认为中医诊病核心在"辨证",常常一个症状,一点蛛丝马迹,就是疾病的关键和突破口,重在纵向思维。而西医诊病则善于将每个症状逐一分析比较,鉴别再得出判断,各有特点。身为中医,要坚持中医为主的道路,但不要有门户之见,不要受学科、学派影响。尤其要善于把西医知识融于中医中来加以消化吸收和利用,为中医服务,而不可将中医和西医治疗简单混杂在一起。如能将中西医理论有机结合好,对发展中医学术和提高疗效都能起到推动作用。许老提出的"治血重治水"创伤内治学术观,就是以临床所遇到的问题经过中西医理论合辨思维,水肿加重血液循环障碍,"治血重治水"就是这样提炼出来的。以往临床上对骨折肢体肿胀的中医治疗,大多就是一味行气活血,有时效果不显,而西医用药大多用止血脱水剂。中医认为在生理上津血同源,且可互相转化,正如《黄帝内经灵枢》中记载"中焦受气,取汁变化而赤,是谓血",在病理上则是骨断络破,络破必致瘀血郁积骨内肌间,津液不得充润肌肤,滞留肌肤而形成水肿,这也印证了《金匮要略》总结的"血不利则为水"病理现象。而西医病理证实损伤肿胀是局部组织、微血管破裂,血液外渗及无菌炎性渗出和组织水肿共同形成,早期以出血为主,2~3 日后以炎性渗出为主。所以在治疗上也分阶段。一般来说,损伤初期肿胀主要是络破血溢,血水泛阻肌肤或脏腑,其要点是血水泛出,瘀积组织,治宜凉通,即凉血止血扼其源,通利活血溃其体,也就是抑制出血,清除瘀血水肿同时进行;而中、晚期的肿胀要点在于血水积滞组织间,治宜温通,即通阳利水导其滞,活血逐瘀散其积,也就是消除瘀血水肿为主。用这一理论指导治疗创伤水肿,临床效果明显提高,此外还应重视中西医互补,骨伤疾患有些就是必须依靠西医手术才能彻底解决,不可一味拒绝手术。

三、临证务实,抓主要矛盾,注重创新发展

中医的生命力在于临床疗效,疗效就是生命。中医的存在和信服力都是因为中医确实能治好病,做中医就要有坚定的信念,不可因外界种种因素而动摇自己的信心,要坚持临床,在临床实践中摸索,思考问题,提出问题,解决问题,才能在临床发现、研究课题,真正做到临床、科研相结合,以临床带动科研,用科研促进临床,这样中医才能保持旺盛的生命力,并发扬光大。50 余年来许老就是用这种务实的精神,抓住临床上常见病、多发病、疑难病不放,为发展中医骨伤理论,创新中医骨伤治疗方法做出了许多贡献。

1. 根据临床对创伤肿胀的中西医病理机制进行合辨思维,以气血津液辨证为纲,对创伤内治提出了"治血重治水"的独特学术治疗观,一改以往治疗创伤单纯行气活血的常规思路,强调治疗创伤不只是治气治血,更应重视治水,提高了临床疗效。

2. 根据"筋束骨,肉养骨"的中医理论及"用进废退"的生物进化特性,重视肌肉对骨关节损伤的治疗性效应,把有限固定、合理运动、早期功能锻

炼融为一体作为一般治疗原则,明确提出"治骨重筋肉"的伤损外治观,创立了"扶骨捋筋,扶骨抚肉""微动逐步复位""颈椎操"等多种正骨和功能疗法。

3. 因骨伤杂病多表现在筋肉、骨与关节等组织的肿痛,而"肝主筋,脾主肉,肾主骨",对骨伤杂病的治疗强调处理好邪正关系,祛邪重视清除痰、瘀、湿,扶正重视肝脾肾。

4. 临证重视正骨手法创新,除"扶骨捋筋、扶骨抚肉"外,对某些具体骨损伤的整治创出新手法。如"三步复位法治疗肱骨干粉碎性骨折"和"推肘尖复位法治疗肘关节后脱位",临床行之有效,得到同行认可,分别被杂志刊登或被教材采录。

5. 重视对中医骨伤科常见病、多发病和疑难病进行专病专方治疗经验总结,并取得显著疗效。主要有:阳和汤加减治疗膝骨性关节炎;自拟鸡蛇汤加减治疗痛风;活络效灵丹加减治疗股骨头坏死;失笑散合三味方加减治疗腰椎间盘突出症;天麻钩藤饮加减治疗椎动脉型颈椎病;黄芪桂枝五物汤加减治疗神经根型颈椎病等。

6. 倡导科研创新,1984 年发明髌骨复位加压固定器,获江西省科学技术进步奖三等奖;1987 年发明双爪固定器,获第六届全国发明展览会铜奖、江西省 1992 年科学技术进步奖三等奖;1990 年研制跟痛愈,获 1994 年"江中"优秀科研奖三等奖;1997 年主持省科委重点科研计划课题"骨愈仪"的研制。

总之,要想成为一名好中医就要有坚定的信念,矢志岐黄,勤奋学习,乐于奉献,务实临床,勇于探索,不断创新。

四、紧跟时代,创新发展,重视传承

1. 中医是一门经验性很强的医学,自古至今流派众多,各有经验和专长,要把古人、今人的有实用价值的经验进行总结,编撰成书,从病因病理、诊断和治疗各方面一个病一个病地进行归纳总结,做到标准化、规范化,像字典一样可供查找。

2. 中医过去和现在发展都未能脱离社会现实,中医要发展就要有创新,要把现代科学技术成果融合到中医中来,提升中医科学性。

3. 中医科研相对薄弱,有些成果可重复性较差,要加大资金投入,加强规范化管理,不断摸索和改进中医特色科研道路。

4. 名医师承工作是培养新一代名中医很好方式,要总结管理经验,继续

进行下去。继承人入选条件起点高,三年随师临证、深得名医经验精髓,在政策上提高其待遇有利于更好地延续该项工作。

五、走有中医特色的科研道路

世界上的医学体系目前远不止中、西医两种。但毫无疑问,以西医学为代表的西方医学模式和以中医学为代表的东方医学模式,最能代表各自的文化特征,也最具学科体系所必需的系统性和完整性。由于西医通过实验研究的方法来认识疾病更简捷、更直观,所以更容易让学习者、使用者接受,如果中医研究者没有从文化自信而来的足够定力,对于中医自身以及西医这个"他者"没有足够理性、清醒、全面的认识,不是从体系的特异性上去审视中、西医,在西医这个"他者"的持续注视下,中医恐怕非常容易方寸大乱,迷茫中就会自觉不自觉地照搬"他者"(西医)的认识方法、思维方法、研究方法来看待、思考、研究中医。这必然导致中医固有的思维方法、研究方法持续弱化,最终导致中医的临床治疗效果全面不可逆地下降。长此以往,"中医存在主体性消失的危险"就是必然的,现代学者质疑其科学性,社会大众怀疑其存在的必要性,都是自然而然的。中医有几千年的历史,虽然几经风雨,但还是艰难地传承了下来。由于中医的传承方式、教育模式、理论体系有别于西医,所以在评判和科研上也应该有所区别。

(一)临床研究方面

如何进行临床研究其实是中医学的一个共性问题。在中医药治疗的过程中,基于"三因制宜""辨证论治"的以单个患者为中心的针对性治疗,会因为中药的味数、每味药物的不同用量、药物之间不同的君臣佐使配伍关系而不同,具体的治疗用千差万别来形容是不为过的。更何况中医有"异病同治,同病异治"的理论,即便在某一个中医临床研究课题的大框架下,想找到 30 例以上治疗方法、方药用量以及药物配伍完全相同的患者,也是很难的。所以如果严格细致地区分、记录、观察,对比一般的西医学临床研究,其难度以及工作量就会呈几何倍数增加,并且结果可靠性也会大打折扣。但如果为了做中医课题而做中医课题,严格按照现代医学标准化、规范化、可重复的要求,可能又违背甚至抛弃了中医学最重要的辨证论治、三因制宜的基本原则。即便得出一些结论,恐怕也不是严格意义上中医的东西了。如果按照现代医学研究的方法严谨设计课题,工作量会巨大到研究工作无法开展;而如果不以严谨、科学的设计来进行,研究路径的缺憾又必然导致研究结果的不被认可甚至被诟病为不科学、伪科学。中医临床研究这样的悖论让我们不得不深思:现代医学一些普遍采用而且被公认的临床研究方法,直接拿来研究中医临床,究竟是不是合适的。许老认为中医临床研究不能照搬西医方法。首先,两种理论体系的文化基础不同。中医始于春秋至秦汉时期的中国古典文化高峰,是以中国文化为源头。以中国古典哲学为基础,以形而上的抽象总结为研究方法,以临床实践的疗效来反证,通过持续地总结、提高来完善理论体系;而西医学,虽奠基于希波克拉底,但数千年不太成体系,直至"文艺复兴",理论上才有长足进步,从而以理化研究为基础,吸收"工业革命"时期进步科技手段,以形而下的实证、实验为方法,构筑了自己的理论体系。所以,二者的文化基础不同直接导致了两种理论体系架构的大不相同。其次,两种理论体系的哲学基础不同。哲学影响人对世界本原的认识,会决定方法论的差异。而如果思维方法都不相同,研究方法自然就不可能相同。中医学家是融汇了儒家、道家等诸子各家思想精华,超越或者说是忽略了"形"的研究,以"形而上"的认识世界的方法演绎推理,并运用朴素的辩证法,思考总结来提高疗效。通过"从实践中来"的疗效反证,持续不断地完善提高理论体系。其实也就是以"用"为中心的总结、提高、完善,所以中医的理论体系主要是以思辨为主,更重视从宏观和整体以及功能的角度看问题;而西方的医学家则是在文艺复兴之后得到迅猛发展的理化实验基础上,主要是从"器"的角度,努力探究"实质",追求的是尽可能细致、全面地认识"形",采用的是分解与分析为主要方法的"形而下"的还原论理论,更注重从微观、包括病变局部和物质基础以及形态结构的角度,通过"实证"来研究问题。中医的理、法、方、药理论,其实就是中医临床诊疗过程的思维法式。四者的层次关系也很明显。所谓"医者意也"(汉代郭玉),"医者理也"(清代吴师机)。理通意至而法出焉,法出而方随、药物需要随证加减。所以由理定法、方出药随。在整个临床诊疗过程里,"理"和"法"的层次明显更加重要,是居于统领地位的。而因为"医者理也,理者意也"(《子华子·北宫意问》),所以,"三因制宜"之下的个体化辨证论治极其灵活多变、繁复异常。另外,即便面对同一个患者,因为中医从医者的理论修养、实践经验、治疗偏好甚至人文情怀、思维方式的不同,对疾病的理解和认识,就会是多元而不可能是唯一的,理法层面尚如此多变复杂,那么体现在治疗上就可能有更大不同。所以从临床治疗的根基即理法上就会有很大差别,那么处方就不可能规范、统一,药物选用和配伍用量变化的差别就会更大。而如果套用中医的理、法、方、药理论来看现代医学,因为其追求标准化、规范化,所以理法上就必须是要确定的、尽可能清晰的,也就是必须诊断明确、治疗方案统一,"方"甚至不用考虑就可以直接用药(西医学比较重视药物的配伍禁忌,但少有明确规范的配方要求),且药物配伍用量也必须追求统一规范。所以,这样的认识以及实践,颇类似于工业化标准流水线的批量生产,是可以也必须追求规范化、标准化的,而且似乎效率更高,更容易理解、掌握。所以,结合现代医学标准化、规范化的临床研究方法,从理、法、方、药四个层面,清晰严格地设计中医临床研究,这就是中医所谓"科学化""现代化"的进程。从20世纪50年代开始,采用的研究方法一直有这样的问题。虽然已历数十年,耗费人力、物力、财力均无数,除了造成目前中医虚火不退、病态繁荣之外,对中医的发展其实没有多少实质性帮助。这种"西化"的研究方法非但没有赢得科学体系的西医的尊重,而且中医南辕北辙的研究得出的大量不伦不类的所谓"研究成果",恰恰又给了以"伪科学"为名攻击中医者更多口实。无论哪一种医学模式,祛病延年都是其根本宗旨和终极追求,所以临床疗效才是评判所有医学体系存在合理性和必要性的唯一标准。那么本着这一根本宗旨的终极追求,中医的临床研究只应该以疗效为评价标准。不妨结合西医学的诊断来划定临床研究范围,以避免中医诊断"辨证"的过于宽泛而失去对比研究价值。也就是首先在"理、法、方、药"四个层次上,每个层次进行研究,形成相对统一的标准。相对忽略方、药尤其是具体药物在剂量、配伍方面的变化,从而筛选、判断哪一种治疗方法疗效更优。根据西医学的分期总结出现代中医相对统一标准的"理",在经典中寻求。同理,再结合经典研究相对应的法。至于组方中药物配伍的问题也可以研究其差异和共性。单一中药或中药的有效成分研究也是现在研究的热点。在疗效判定的层面,则不妨参考西医学检验手段作为客观指标进行验证。国医大师邓铁涛老先生说过:疗效是中医的生命线。如果这种文化上的不自信导致南辕北辙的中医研究方法大行其道,中医必然非常危险。一定要保持中医特色与个性,必须以中医为主体,也就是中医学为体、西学为用。另外,适合中医学科体系的现代化的研究思路和方法,是中医薪火相传并与时俱进的重中之重,是需要大量中医有识之士投入毕生的精力去探索研究的。

(二)实验研究方面

西医药物研究一般先进行动物实验,在动物研究有疗效情况下再进行Ⅰ、Ⅱ、Ⅲ期临床观察。而中医药动物实验的前提是临床疗效的肯定性,动物实验研究是对其临床疗效机制的探讨,为临床应用提供理论基础。二者不同的研究思路在实验报告时要加以区分。研究理论基础越充分,研究的目的也就越清楚。针对中医药复方的动物实验,作者应该详细说明实验设计理念,包括传统中医理论和生物医学证据,也可以是预实验结果和既往文献研究,从而使本研究的对象更加清楚,使读者更容易理解动物实验的目的。西药动物实验中,给药剂量是一个很明确的剂量,可以精确到微克。中药复方多是由多种中草药组成的,其剂型可以是饮片、免煎颗粒、中成药、提取物或是含药血清。药物的相互作用和炮制方法不同,药物的具体成分相对复杂,从而对研究结果造成一定影响。因此,作者需清晰地报告每种药物的剂型、炮制方法、具体剂量以及特殊的药物产地,动物实验过程中,动物给药(灌胃、腹腔注射或是外用)的溶液如何配制,在何时、何地、何人或何机构制备,如何保存。中成药应说明的详细资料包括:产品名称、药物组成及剂量、生产厂家、生产批号。中药复方的安慰剂需要在颜色、气味、味道和质地等方面与中药复方产品相近似,也需要报告其成分、剂量、制作方法及加工单位。目前,很多实验设计不同中药剂量干预,旨在观察中药疗效是否有剂量依赖性,分别设置高、低、中剂量组,但从未说明各剂量设置的依据。中医药研究本身较为复杂,如果对实验报告要求较为详细,反过来就要求实验工作者从研究开始就应当重视各种资料的收集及研究设计的规范,从而提高实验的质量和透明度,保证实验结果的科学价值。中医证候是传统中医学理论的核心,也是中医学精华所在,有其特殊性。辨证论治已被认为是中医临床疗效的精髓,因此,对中医证候研究的动物实验也被广泛关注。动物证候模型和病证结合模型的建立是中医药实验研究探索的关键,但其仍然存在公认性和可重复性差的问题,这又回到了上面所说的对于理法方药分层次研究。目前对证候模型的研究也越来越多,但在目前情况下,研究者未必有证候模型的金标准。因此,在报告中要求证候模型建立方法要有一定的文献依据,只要尽可能与临床的真实性对应起来,对于改进的或是特殊的造模步骤予以详细描述及说明即可。与中药相关的不良反应,包括错误使用、超剂量和超时间使用、药物混淆和中西药相互作用等。在研究复方过程中应首先说明该复方有无已知或可疑的不良反应,并以中医学理论或生物医学研究结果进行解释。另外,其安全性评估应该为其中一项结局指标,说明这些指标的选择依据及参考文献。当不良反应发生时,应解释不良事件的成因或潜在诱因。或者首先直接研究"十八反,十九畏"在动物模型中所产生的客观指标,这些指标(参考西医学)的相关性变化。总之,中药复方和动物模型建立在中医实验研究中存在较大困难,还是那句话,中医是宏观的,如果一味套用西医学的方法进行研究,可能会进入死胡同,对于动物实验研究,建议单一中药、中药有效成分的研究,以及发病机制、药物机制的研究。最后引用邓铁涛老先生的话,疗效始终是第一位的,建议大家多做临床研究,因为中医是宏观的,不要用不同的检测体系去评估。希望越来越多的青年中医工作者以此为鉴,继承创新,开拓宽阔的中医科研之路。

（梅　欧）

第二章

临 证 思 想

一、从痰瘀辨治骨关节筋肉疾病

许老认为,骨与关节疾病就是骨骼筋肉组织疾病,而这些组织均需气血滋养,气血源于水谷之精微,一旦气血津液生成、运输、转化出了问题,痰瘀随即产生。痰和瘀既是病理,又是病因。痰瘀积聚搏结筋肉和骨则为肿为痛,甚或畸形,且"百病多为痰作祟",痰瘀聚积过久又可化毒化火,毒火则可腐肉噬骨,因此痰瘀作疾变证最多,临证许多骨病临床表现符合痰瘀病机特点,从痰瘀辨治骨关节筋肉疾病,尤其是某些疑难骨病可获意外之佳效,如髌骨软化症、骨性关节炎、肋软骨炎、骨肿瘤等。

二、骨伤创伤"治血重治水"学说的形成与发展

明代薛己《正体类要·序》中曰:"肢体损于外,则气血伤于内,营卫有所不贯,脏腑由之不和。"据此,气血说一直为指导骨创伤辨证施治的重要理论基础,行气活血和活血祛瘀则成为骨伤临床常用治疗法。然而,在长期的临床实践中我们可以观察到,严重创伤肿胀患者局部除了有肿胀疼痛瘀斑或肢端紫黯等瘀血症状外,常伴有皮肤清亮、张力性水疱、按之凹陷等水泛肌肤之症,如果是伤及胸腹或腰椎的患者则常有胸闷气闭,二便不通等血水互结胸腹之症,此时一味采用行气活血治疗,有时难获疗效而贻误病情。针对这一现象,许老认为这是对创伤病机认识不够全面所致。究其原因,许老将损伤肿胀病机归结为二:一为脉络伤损津血溢出脉外形成血肿,二为伤后气

血流通受阻,气机障碍,运化失职,水湿停聚局部而形成水肿。要解决这一问题,认为不仅要治气治血,更重视治水,故而明确提出"治血重治水"这一治疗创伤的全新学术观。

"治血重治水"治疗创伤肿胀不仅有临床上的支持,而且也有中医理论基础。早在《黄帝内经》中就有"中焦受气,取汁变化而赤,是谓血""肝受血而能视,足受血而能步""津液和调,变化而赤为血""以温肌肉,充皮肤,为其津"等论述,这些论述阐明了津液和血在生理上的同源性和可转化性。正是由于津血这一特殊的生理关系,使得其病理产物水肿和瘀血在临床上常常结伴同现,形如孪生。如骨折必伴络破,络破必致瘀血,瘀血积留脏腑必碍气机,导致腹气不通、水液代谢障碍等,而出现胸闷腹胀、二便不通诸症,瘀血郁积骨内肌间,津液不得充润肌肤则滞留肌肤形成水肿。这一病理完全印证了张仲景在《金匮要略》中归结的"血不利则为水"的论说。

中医理论阐述了津血生理关系及瘀血水肿病理关系,西医病理学证实了损伤肿胀是受伤局部组织器官微血管或血管破裂痉挛,血液外渗及无菌炎性渗出和组织水肿共同形成的。一般来说,如果损伤局部出血和渗出液过多,水肿过甚,可造成局部组织间压力增高,加剧血管压迫,导致局部循环障碍加重,代谢产物瘀积,这些状况反过来又进一步刺激炎性渗出,加重水肿,在病理上形成恶性循环。许老认为创伤肿胀主要病理是"血水同源,血水同病,互为因果",尽管创伤肿胀既有瘀血水肿,也有气行郁滞,但因血水有形气无形,有形之邪治当速去,驱有形则利无形,形动则气流。故宜"治血重治水"。

"治血重治水"既是许老对创伤的一大学术治疗观,也是施治的一大特点。临证并不是简单地将活血祛瘀方加几味利水药,而是根据创伤肿胀或血肿所在部位和病程长短不同,辨证分析,抓住病机,灵活选择侧重不同的具体治疗方法。一般来说,损伤初期肿胀的主要病机是络破血溢,血水泛阻肌肤或脏腑,其要点在血水泛出,瘀积停留脏腑组织,出血和郁积共存,治宜凉通,即凉血止血扼其源(出血),通利活血清其体(瘀血和积水);损伤中晚期肿胀的主要病机则是血水积滞,壅阻络道,要点在积滞,治宜温通,即通阳利水导其滞,活血逐瘀散其积,其中损伤晚期肿胀常兼有气虚和寒湿,在温阳利水通滞的同时兼顾健脾益气或散寒除湿。

三、骨伤正骨"治骨重筋肉"学说的形成与发展

"筋骨并重"是中医治疗骨折的一贯原则,这一原则得到了大家的认同。

但对这一治疗的内涵认识却不尽相同,理解不一。许老认为:对这一临床经验结晶的认识不可简单地停留在治筋护骨、治骨护筋,筋骨同病同治以及补肾益肝并用等浅表意义上,而应对其深层次内涵进行探索和发展。在长期的临床工作中,许老特别重视筋肉自身的伸张收缩运动对骨折损伤形成的治疗性效应,并取得了较为满意的临床疗效。《黄帝内经》曰:"肝主身之筋膜,脾主身之肌肉,肾主身之骨髓""诸筋者,皆属于节""骨为干,脉为营,筋为刚,肉为墙,皮肤坚而毛发长",这些阐述说明了骨、筋、肉三者生理所属和相互功能关系,许老将其简单地归纳为"骨骼位于内,张筋附肉为干,宜静;筋肉附于外,束骨运关节为形,宜动",骨静肉动有利于骨折愈合。静是相对的,动是绝对的,恢复损伤肢体的筋骨的生理协调运动才是骨折治疗追求的最终目的。但当肢体遭受损伤时,轻则伤筋动肉,重则过筋中骨,骨断必伴筋伤肉损。在中医主要有"筋翻""筋裂""筋断""肉破"等,对这些骨折的合并损伤,中西医都给予了重视,但采取的治疗措施却不相同。

"治骨重筋肉"可反映许老在治疗骨伤疾病中外治法的学术观点及丰富的临证经验。尽管"治骨重筋肉"应包含内外治两方面的内容,但许老临证研究的侧重点却放在外治方面,包括正骨手法、固定和练功、外用药物等各个环节,充分利用"筋束骨,肉养骨"的生理功能,通过筋肉收缩运动,在动态中正骨,促进骨愈合和恢复肢体功能。其主要表现在以下几方面:

(一) 正骨"扶骨捋筋""扶骨抚肉"

新鲜骨折一般早期均有出血和水肿。为防止加剧局部出血和导致骨折再度移位。一般不主张进行推拿按摩,但许老根据骨折伴有"筋歪""筋曲""筋翻""肉破",及局部渗血水肿等中西医病理改变,针对性地总结了一套经验手法,即通过"扶骨捋筋,扶骨抚肉",拨正筋位,抚正损肉,稳定骨位,疏通经脉,散瘀消肿。这一手法主要用于小腿和前臂中下段以下的骨折,由于这些部位肌腱,韧带较多,肌肉相对较少,一方面骨折后易导致肌腱、韧带错位,或痉挛扭曲等,另一方面有利于操作。该手法操作分三步:首先,一手握住骨折局部或由助手帮助握住,保持骨折的稳定,另一手用拇指指腹沿骨干纵轴、肌腱或韧带循行方向由骨折近端向远端理按,理顺筋脉;其次,对骨折局部肿胀最明显处进行由轻到重,逐步发力的点压,闭阻破络以止血,时间一般为 1~3min,紧接着对手足部的一些穴位进行一指禅点压,手部有合谷、劳宫、中渚等穴,足部有太冲、中封、足临泣、涌泉等穴,用以激活经气;最后,用拇指和其余四指指腹由肢体末端掌背或内外两侧向骨折近端捏持抚推,促进血液回流,加速水肿代谢产物的吸收。上述手法可使骨折局部疼痛和肿胀消除快,骨折愈合和功能恢复早。

病例:章某,男,53岁,因右腕部跌伤肿痛,不能活动1小时而就诊。经拍片提示为右手科利斯骨折(Colles fracture),症见右手腕部餐叉样畸形,经予"扶骨挦筋、扶骨抚肉"手法,并给予整复夹板固定,内服活血行气利水中药。次日复诊,肿痛明显减轻,解除夹板再施上述手法后重新固定。以后3日左右复诊一次并重复上述手法。20日后,骨折已达临床愈合,解除夹板,右腕关节活动无疼痛。

按语:成年人骨折一般需要4~6周方能达到临床愈合,但由于采用了"扶骨挦筋,扶骨抚肉"手法,既拨正了筋位,抑制了骨折局部出血,又能激活经气,加速瘀血消散,故而肿痛消退快,最终达到在20日左右获得临床愈合的佳效。

(二)注重熏洗法对关节功能恢复的影响

许老临床时,十分重视熏洗疗法对关节功能活动的影响,并认为其可以促进关节功能的恢复,使粘连的肌肉、肌腱、韧带得到松解,从而达到温通关节,滑利关节的作用,主要用于骨折脱位后期肢体肿胀和关节僵硬的治疗。许老认为,骨折脱位后期肢体肿胀和关节僵硬主要是瘀血停滞,经脉不通,筋骨失养所致,此时最易合并寒湿之邪侵入,正所谓"血得热则行,得寒则凝"。《灵枢·本脏》说:"是故血和则经脉流行,营复阴阳,筋骨劲强,关节清利矣。"故血脉濡养将直接影响筋骨强盛,关节灵活。为此,许老治疗以温通行血,舒筋通络为主,并认为外用熏洗药较内服用药作用更直接。临床许老常用苏木煎加减熏洗患部,对关节滑利起到了较为重要的作用。处方:苏木30g、血藤30g、陈艾叶15g、伸筋藤15g、透骨草15g、川续断30g、海桐枝15g、五加皮15g。上肢加羌活15g、下肢加独活15g。每日1剂,每日2~3次。该疗法虽是传统疗法,但西医学研究表明,温热刺激可引起皮肤和局部的血管扩张,促进局部血液和淋巴循环,旺盛新陈代谢,从而改善组织的营养,同时增强皮肤对药物的吸收作用,从而起到了物理效应和药物效应双重疗效,增强了治疗效果。

四、骨伤微动逐步复位法的形成与发展

微动逐步复位是在外固定状态下,通过肌肉收缩或外界间断施力使骨折或脱位局部得到逐渐复位,但都将其放置于骨折整复的次要位置上,而主要用于矫正残余移位。许老倡导用微动逐步复位法治疗损伤严重的骨干粉碎性骨折和关节部位骨折,其根本是追求骨折复位、愈合和功能恢复三位一

体同步进行。这一整复观念的更新促使许老在固定方法、功能和锻炼方式和时间等方面进行深入研究和创新,现介绍一种具有代表性的方法:三步复位法治疗肱骨粉碎性骨折。

三步复位法治疗肱骨干粉碎性骨折是许老总结的经验疗法。该法将手法、牵引和压垫夹板对骨折的约束力融为一体,取得了非常满意的效果。尤其是该法中推崇在碎骨处采用大压垫,既可通过肌肉收缩对移位骨块进行挤压复位,又可防止压垫对伤损局部肌肉皮肤造成压疮。具体操作如下:第一步大体复位,矫正骨折重叠、旋转及成角移位。在对抗牵引下,术者用双手掌根前后内外四周端挤,达到骨折大体复位的目的。第二步整复骨折大骨块,在第一次复位后 3~5 日执行,根据 X 线片,针对移位情况,在对抗牵引下,术者用双手拇、示、中指前后或左右向中线挤压,矫正大骨折块的侧方及旋转移位。第三步捏合碎小骨块,缩小骨间隙,在第二步整复后 3~5 日,根据拍片情况,在轻度牵引下,术者用双手拇、示指捏挤对合尚不够紧凑的碎小骨块。并用合骨法由四周向中线对挤以缩小骨间隙。在执行上述三个步骤同时注意下面三个问题:其一,根据病情对骨折采用 2~4 块压垫放置,对大骨折碎片放置大压垫,一般为 3cm×5cm 大小,以防止位置误差引起骨折撬起和预防压疮产生。其二,每次整复后即可做握拳、屈伸肘关节和摆肩运动,逐渐加力和扩大活动范围。其三,视患者肌肉强弱,在第 1~2 步整复后,在前臂近端酌情放置 1~1.5kg 沙袋,在纵轴力线上牵引,对抗肌肉的收缩力,以利于维持骨折端的对位对线。整个治疗融手法、固定和功能锻炼为一体,充分体现了许老"治骨重筋肉"的主导思想,尤其是对粉碎性骨折局部主张使用大压垫,既减少了局部压强,保护了局部伤损的软组织,亦有利于肢体运动时肌肉收缩对骨折主碎块的"肌泵挤压"复位效应。因此,许老已将大压垫使用技术延伸运用到股骨干、胫骨等部位粉碎性骨折的治疗中,并取得良好的临床疗效。

病例:邵某,男,28 岁,车祸伤及左臂致使左肱骨干中下段粉碎性骨折 5 小时,他院手法整复不效而于 1999 年 4 月 22 日就医。X 线片提示左肱骨下段骨折处有 3 块骨折碎片,大者约为 0.2cm×0.7cm×0.5cm,左上臂明显肿胀,采用三步复位法治疗,骨折局部放置大压垫,前臂上段放置 1.5kg 沙袋;内服活血利水,行气止痛中药 5 日。4 月 30 日复查,上臂肿痛基本消退,骨折大体复位,对线良好。给予局部挤压捏合后重新夹板固定。5 月 28 日拍片复查,骨折对线良好,局部已有骨痂生长,解除固定,进行肩、肘关节功能锻炼。3 个月后功能恢复正常。

按语:本例骨折因遭受暴力强大,故呈粉碎性骨折,且肢体肿胀明显,骨折不稳定而软组织损伤大,难以一次性完全复位,采用三步整复,利用手法整复和肌肉收缩运动相结合,使骨折局部得到微动的应力刺激,以促进骨折愈合,最终获得复位好,骨折愈合快的佳效。

五、骨伤纵向间断应力刺激倡导与发展

四肢骨干骨折的迟缓愈合或不愈合临床屡见不鲜,往往由于受伤时强大暴力破坏了骨质及其周围的组织或手术后骨膜破坏严重;或固定不可靠等因素造成。临床以肱骨干、股骨干、胫骨中下段、尺骨等发生较为常见。医家在加速骨折愈合方面做了大量的工作和研究,成为骨科临床研究的主要课题。人们大多从内服、外敷药上下功夫,甚至有的设计生产的骨折愈合仪大多也只局限在理疗范畴内。即通过热敷、中药离子导入以及双极静电驱动等原理来加速骨折愈合,而真正地发挥骨折断端的潜能来加速骨折愈合的研究者不多。许老在近十年来,将生物力学的知识运用于骨科领域,从调整骨骼的静力平衡和内在结构上入手,发挥骨骼自身的修复和生长能力,在外用固定的情况下,给予纵向间断叩击法来刺激骨骼生长,并自研间断加压治疗仪,简称骨愈仪,从而实现了从生物力学上促进骨折愈合的理论和实践的质的飞跃。临床上用此法治愈了不少患者。这是在"动静结合"的氛围下进行的一种切实有效的方法,该法利用彩超观察了解到采用骨愈仪治疗的骨不连患者开始骨折端周围无血运或血运很差,无血管生长,经治疗看到有血管长入,血运改善,骨痂形成,尤以内骨痂的生长为多,这一点较X线为早。许老认为之所以有效,其理论依据为生物力学研究表明,骨折恢复正常功能的速度和质量与断端所受应力水平有关。断端生理应力既可促进局部血液循环,激发骨折断端新生骨细胞活力,又可缩短新生骨细胞的爬行距离,尤其是间断性生理应力更为明显。这一方法是利用先进的科学成果和方法进行的一种前无古人的探索,且理论和实践均证明了其先进性、实用性、科学性,值得大力推广。

（梅　欧）

第三章

骨伤疾病的治疗心得和规律

一、树立整体观念防漏诊

整体观念是中医的精髓,骨伤科临床同样要用整体观念来统筹指导。整体就是统一性和完整性。中医学非常重视人体本身的统一性、完整性及其与自然界的相互关系,认为人体是一个有机的整体,构成人体的各个组成部分之间在结构上不可分割,在功能上相互协调、互为补充,在病理上则相互影响。而且人体与自然界也是密不可分的,自然界的变化随时影响着人体,人类在能动地适应自然和改造自然的过程中维持着正常的生命活动。这种机体自身整体性和内外环境统一性的思想即整体观念,就是用整体观、系统论和动态观认识、观察事物,以解决整体各个要素之间矛盾,从而达到整体平衡协调的方法。

中医治疗中始终贯彻着整体观的思想。中医治疗学中用中药组合的方剂,就是根据八纲辨证的阴阳、表里、寒热、虚实,通过"君、臣、佐、使"药物配合,完成调整机体阴阳气血平衡协调的,也就是"治病必求其本"的原则方法。许老的许多病案,如车祸致昏迷高热的患者,通过下法,通肠通便而愈,都体现了整体观。外治法中也存在整体观,例如对于椎间盘突出症而言,主要病因是力学失衡,其表现为骨关节错位继发脊椎序列紊乱,导致从脊椎椎间孔发出的神经受损,甚至椎管内的脊髓受压(颈椎的椎动脉受压),附着椎骨的肌肉韧带力学失衡而出现系列症状体征。中医手法治疗学,是用整体观认识脊柱,通过调整脊柱骨关节错位,对脊柱劳损伤病所致失调进行系统整理,使之达到整体平衡。许老在治疗膝骨性关节炎的手法运用,也是使用膝关节周围平衡手法,通过大腿根部的理筋,纠正紧张的肌群,调整膝关节力线治疗膝关节的疼痛。动静结合、内外兼治、上病下治、下病上治的治疗策略,是整体观的治疗策略,充分体现了整体观、系统论和动态观的思维方法。

二、全面检查,综合分析,抓主要矛盾

"标"与"本",是中医治疗疾病时用以分析各种病证的矛盾、分清主次、解决主要矛盾的治疗理论。"标"即现象,"本"即本质。"标"与"本"是互相对立的两个方面。"标"与"本"的含义是多方面的。从正邪两方面来说,正气为本,邪气为标;以疾病而说,病因为本,症状是标;从病位内外而分,内脏为本,体表为标;从发病先后来分,原发病(先病)为本,继发病(后病)为标。总之,"本"含有主要方面和主要矛盾的意义,"标"含有次要方面和次要矛盾的意义。

疾病的发展变化,尤其复杂的疾病,常常是矛盾万千。因此,许老在治疗时关注分析其主次缓急,便于及时合理地进行治疗。急则治其标,指标病危急,若不及时治疗,会危及患者生命,或影响本病的治疗。如许老在病患剧痛时,首先止痛。但许老先会分析疼痛的原因,绝不会因此掩盖病情,通过优先治疗疼痛让患者恢复信心,配合下一步的治疗。待病情相对稳定后,再考虑治疗本病。缓则治其本,指标病不甚急的情况下,采取治本的原则,例如,年轻人患有强直性脊柱炎,许老在治疗时,注重治其本,强调扶正为主的思路。许老认为本病病位在脊柱、腰、髋,与肝、肾、督脉密切相关。病性属本虚标实之证。其从根本上可以概括为"肾虚督滞",肾亏精虚是本,督脉阻滞是标。患者先天禀赋不足或后天失养,素体虚弱,肝肾精血不足,不能濡养督脉,肾督亏虚,风寒湿之邪乘虚侵入督脉,筋脉失调,血液阻滞而成本病,终至脊柱强直、屈伸等活动功能严重受限。标本同治,指标病本病同时俱急,在时间与条件上皆不宜单治标或单治本,只能采取同治之法。如膝痹病,许老认为多为本虚标实,本虚是脾肾阳虚,实为痰瘀痹阻,临床许老常用加味阳和汤,温补脾肾以固本,化痰活血以祛邪,标本同治。如肾不纳气之喘咳病,本为肾气虚,标为肺失肃降,治疗只宜益肾纳气,肃肺平喘,标本兼顾;又若热极生风证,本为热邪亢盛,标为肝风内动,治疗只能清热凉肝,息风止痉,标本同治。

疾病的标本关系不是绝对的,在一定条件下,可以互相转化。因此,在临床中要认真观察,注意掌握标本转化的规律,以便正确且不失时机地进行

有效的治疗。

三、骨伤疾患治未病思想

"上医治未病"最早源自《黄帝内经》所说"圣人不治已病,治未病……此之谓也"。许老认为:"治",为治理管理的意思。"治未病"即采取相应的措施,防止疾病的发生发展。其在中医中的主要思想是未病先防和既病防变。

现在所有的治疗方案可以归于2个大类,一类就是患者被动接受医生所给予的治疗,包括药物、牵引、按摩、理疗等治疗方法,统称为被动治疗;第二类就是让患者主动锻炼的治疗方法,叫做主动治疗。让患者对抗一定的阻力进行肌肉功能锻炼的治疗方法叫做主动抗阻运动疗法,属于主动治疗的范畴。通过长期的主动抗阻运动锻炼,能够达到重塑肌肉结构、增强肌肉力量和耐力、提高肌肉运动功能的功效,可以从根本上治疗颈椎病、腰腿痛等常见疾病,而且该方法操作简便、易于推广。许老经常要求患者做锻炼颈部的"头部写字操",锻炼腰部的"撑腰操",以及要求强直性脊柱炎患者"站军姿"等,都是强调治未病。

四、重视实验室和影像等现代科学知识的应用

骨与关节的结构和成分有良好的自然密度对比性,特别是X线的发现,开始了影像学的先河,广泛被应用以了解骨科伤病痛的部位、范围、性质、程度、软组织情况和治疗效果,已成为临床诊断的重要工具。但X线不是完美无缺的,它仅从影像变化来判断,而不是实质变化,仍有局限性。随着科技的进步,影像学也迅速发展,造影术、计算机断层摄影、磁共振成像、核素扫描等更弥补了X线的不足,超声、云纹图、血流图等使影像学更显示其优越性,成为骨科诊断的必备。除增添诊断手段和提高诊断率外,从其派生出的放射治疗、介入治疗和在其引导下开启的微创手术技术均显示影像学治疗的意义和价值。许老特别强调,作为现代的骨伤科医师应该熟悉、掌握和应用现代科技发展的成果,提高诊断水平,而对于一些传统的生化检查手段,也不能丢弃,这样才能更好地指导临床,造福广大患者。例如,许老曾就膝关节反复肿胀的幼儿患者,强调要重视检查结核相关生化检查、凝血因子的生化检查等,以排外结核、血友病、绒毛结节滑膜炎等疾病,这些疾病常常会出现漏诊、误诊。

（梅　欧）

第四章

骨伤疾病的治疗方法

一、骨折脱位的治疗方法

(一) 骨折的处理方法

1. 祛除病因　包括避免再次外力打击,病理性骨折的原发病治疗等。

2. 复位　包括手法复位和手术切开复位,以手法复位为主。复位时间越早操作越容易,效果也越好。如果骨折时间较长,周围组织肿胀、挛缩、软组织嵌入骨折断端,可能给手法复位造成一定困难。对于关节内骨折、经手法复位失败者、手法难以复位者、手法复位失败者或陈旧性骨折位置不良,可行手术切开复位。

3. 固定　复位后将关节固定于稳定位置4~6周,使损伤的关节囊、韧带、肌肉等软组织得以修复。固定的时间根据个体的情况而定,时间太长易发生关节僵硬,太短则骨折断端不能达到很好的连接,容易形成再移位。另外,股骨颈骨折,胫腓骨中下段骨折等骨折愈合速度较慢的固定时间应适当延长。胫骨平台骨折等松质骨、关节内骨折愈合较快的应早解除固定,但是下地负重时间应适当地延长。许老在这一阶段并非一味强调固定,更为强调的是功能的恢复,许老认为不必过分强求解剖复位,应将无痛的关节功能放在治疗的首位,而骨折愈合情况在最次位。如肱骨外髁颈骨折运用甩肩疗法为其动静结合思想的体现,通过微动逐步纠正残余错位,同时可以松解粘连的作用。另一方面,许老也非常重视骨折的愈合问题,强调对骨折愈合起促进作用的间断纵压作用,如胫骨骨折通过使用足跟敲击地面刺激断端及间断纵压作用。

4. 功能锻炼　在固定期间要经常进行关节周围肌肉的伸缩活动,邻近肢体及其他关节的主动活动。固定解除后,逐步进行患处邻近关节的主动功能锻炼,切忌粗暴的主动、被动活动,也可配合使用理疗、按摩等手段,促进关节功能早日恢复。

(二) 脱位的治疗方法

1. 祛除病因　包括避免再次外力打击,病理性骨折的原发病治疗等。

2. 复位

(1) 手法复位:关节脱位以手法复位为主。复位的原则是将脱位的关节端按原来脱出的途径原路返回。具体方法参照《中医骨伤科学》上的复位方法,对于受伤机制的询问、还原受伤时体位至关重要。复位成功的标志:①被动活动恢复正常;②骨性标志复原;③X 线片显示已复位。

(2) 手术复位

适应证:①手法复位失败者;②伴有关节内骨折;③软组织嵌入;④陈旧性脱位。

3. 固定　关节脱位均伴有关节囊、韧带、肌肉等损伤。其修复需要时间,故复位后应将关节固定在稳定的位置,一般 2~3 周,陈旧性脱位者固定时间适当延长。如果固定时间过短,软组织损伤尚未修复,易致习惯性脱位,应以注意,对于习惯性脱位患者,明确了病因后方可制定手术方式。

4. 功能锻炼　固定期间应加强功能锻炼,包括邻近关节、肌肉的被动运动,以利增加局部血液循环、消肿、避免肌肉萎缩、骨质疏松及关节僵硬。固定去除后,要加强脱位关节周围肌肉的肌力锻炼,切忌粗暴,以免发生骨化性肌炎甚至再脱位。许老对于关节功能的恢复更为强调,常在患者损伤早期固定时,就使用中药外敷通过活血化瘀减少纤维化粘连组织。解除固定后,又使用中药外用熏洗,松解关节及周围粘连组织,帮助关节加大活动度。

二、骨伤杂症的治疗方法

骨伤杂症即筋伤范畴(常见的有颈椎病;腰椎间盘突出症;膝关节骨性关节炎;股骨头坏死;强直性脊柱炎;肩周炎;跟痛症;肱骨外上髁炎;桡骨茎突狭窄性腱鞘炎;腕管综合征等)。

(一) 祛除病因

包括引起筋伤的慢性劳损,职业所决定的不良姿势等。

（二）局部处理

中药外敷,直达病所。

（三）手法

按摩、理筋手法的运用(多为放松的手法:掌揉、一指禅)促进气血流通,通则不痛。达到缓解疼痛改善功能的效果。

（四）中药汤剂内服

许老常在传统经方的基础上随症加减:

颈椎病:桂枝加葛根汤,随症加减其他中药辨证论治。

腰椎间盘突出症:六味地黄汤,随症加减其他中药辨证论治。

膝关节骨性关节炎:加味阳和汤,随症加减其他中药辨证论治。

强直性脊柱炎:尪痹汤,随症加减其他中药辨证论治。

跟痛症:八味地黄丸,随症加减其他中药辨证论治。

（五）单味中药

引经药物的使用:中医学对于引经药的使用早有记载。许老结合自身的临床经验使用如下:上肢用桂枝;下肢用牛膝;头部用白芷;腰部用杜仲。

毒性药物的使用:如强直性脊柱炎等一些病程较长,还有一些疼痛症状较重的情况。川乌、草乌、雷公藤、细辛的使用能起到很好的缓解疼痛作用,还能起到祛除病邪的作用。但对于毒性药物的使用,其单剂剂量不应超过3g,另外煎服方法上,煎煮应先下,文火煎煮1小时以上,对于长期服用(指15剂以上)的患者,注意肝肾功能的监测。

三、骨科患者疼痛的治疗方法

疼痛是绝大多数骨科疾病的共有特征,又是许多骨科疾病的首发症状。它受心理状态和其他因素的制约,直接影响着疾病的发生、发展和转归。如何有效地止痛,减轻患者的痛苦,减轻其对机体的有害影响,做好骨科患者疼痛的治疗是十分重要的。

在对疼痛患者的治疗时,要注意疼痛的原因、性质、部位、节律性和强度。观察患者疼痛时的反应,疼痛发作的伴随症状,疼痛的影响,患者对疼痛的态度,患者自己如何处理疼痛及处理的结果、疼痛的影响。而在治疗时首先应查找疼痛的主要原因,然后采取有效的治疗手段,主要应用以下几方面:

（一）心理治疗

指导患者采取预防或减轻疼痛的方法使其保持良好的心理状态。患者保持精神愉快、情绪稳定、思想轻松,可提高疼痛的阈值,增加对疼痛的耐受力。

（二）对症治疗

1. 药物镇痛　对疼痛较剧烈或应用其他护理手段不能缓解疼痛者予以镇痛药物止痛。非阿片制剂常用阿司匹林、双氯芬酸钠（扶他林）、塞来昔布（西乐葆）、利多卡因、卡马西平。阿片制剂:常用的有吗啡、哌替啶（杜冷丁）、喷他佐辛（镇痛新）、芬太尼。

2. 预防性用药　以往人们普遍认为止痛药易成瘾,强调"忍耐疼痛",患者常常备受疼痛折磨,随着对疼痛问题研究的深入,逐渐接受了预防性用药的观点。预防用药所需剂量较疼痛剧烈时用药量小得多,镇痛效果好,能起到事半功倍的效果,且24h总用量一般比疼痛时再用药的药量小。

3. 传统中药　许老认为中医药在疼痛治疗中,也有自己的特色。例如许老常以定痛活血汤治疗骨折、脱位、筋伤等损伤中期,瘀血肿痛之症,或筋骨初接,瘀血未散而肢体疼痛较剧者。许老常以失笑散随症加减,取方中五灵脂、蒲黄相须合用,有活血祛瘀,通利血脉的作用,而达到止痛的目的,用以治疗股骨头缺血性坏死以及诸瘀为痛剧烈者。许老常以三味方治疗第三腰椎横突综合征。此方具有活血祛瘀、消肿、止痛之功,使横突部位炎症肿胀尽快吸收消散,使局部炎症更易于缓解或消散,从而使症状得到迅速改善。

总之,正确认识疼痛,掌握骨科领域各种原因所致疼痛的特点,对于骨科患者的治疗十分重要。

四、压疮的预防及治疗方法

压疮（pressure sore）又名褥疮,系身体局部长期受压使血液循环受阻,而引起的皮肤及皮下组织缺血而发生水疱、溃疡或坏疽,是骨伤常见的并发症之一。中医认为压疮多因气血虚弱,气滞血瘀所引起,久病卧床,受压部位气血瘀滞,血脉不通,经络阻隔,气血亏损,毒邪内侵,肌肉筋骨失养则溃腐成疮。

（一）压疮的预防

压疮的预防关键在于消除其发生的原因。因此,要求做到"六勤一好",即勤观察、勤翻身、勤擦洗、勤按摩、勤整理、勤更换、营养好。交班时要严格细致地交接局部皮肤情况及护理措施的执行情况。

1. 保持床单的整洁,避免潮湿刺激,患者衣服、床位、床铺应保持柔软平整、无皱折,床单应清洁、干燥、无渣屑;被服污染要及时更换。

2. 避免局部组织长期受压,应鼓励和协助卧床患者经常更换体位,一般每2h翻身1次,最长不超过4h,必要时每小时翻身1次。

3. 促进局部血液循环,对易发生压疮的患者,要经常检查受压皮肤的情况,用温水擦浴并行局部按摩或红外照射。若发现受压部位皮肤发红,翻身后蘸少许50%乙醇或润滑剂,倾倒于手掌中少许,用手掌大、小鱼际肌紧贴受压皮肤,进行向心性按摩,力量由轻到重,由重到轻,每次10~15min。也可以用电动按摩器按摩。对酒精过敏者,用热毛巾敷后涂润滑剂按摩。

4. 增加营养的摄入,给予高蛋白、高维生素、易消化及富含锌元素的食物,多吃蔬菜、水果,以增强机体抵抗力和组织修复能力。不能进食者可用鼻饲法或静脉外营养。

5. 患者入院后,用0.5%碘酊局部涂抹易发生压疮的部位,如臀部、髂部、骶尾部、耳郭、枕骨结节、肩胛部及足跟等处,每次翻身后用消毒棉签蘸取0.5%碘酊,对受压骨突出部位由中心向外涂抹,待干后,再涂一次。

6. 心理护理,由于患者长期受疾病的折磨,常出现紧张、焦虑、恐惧、烦躁情绪,加上缺乏对压疮的认识,患者对翻身时带来的疼痛和不适难以忍受。

7. 中药汤剂的预防,压疮患者多为久卧引发,许老认为"久卧伤气",许老常以四君子汤为基础,随症加减治疗,可加用一些活血通络之药。

(二)压疮的治疗

治疗压疮应该及早开始,原则是解除患处压迫,促进局部血液循环,加强创面处理。一度压疮应定时按摩、变换体位,局部酒精涂擦或红外线照射,若炎症显著,可用0.5%新霉素溶液湿敷。二度压疮可外涂抗生素软膏后覆以无菌纱布。三度压疮应进行清创处理,溃疡小者可外用0.5%硝酸银湿敷,以祛除感染。同时可外用促进肉芽组织形成的药物。溃疡大而清洁者可采用分层皮片移植,或覆以全层皮瓣。对坏疽性溃疡应祛除坏死组织,充分引流后再做上述处理。对于创面脓液宜经常培养并做药敏试验,从而指导选择敏感抗生素外用。若无全身感染迹象,一般不需系统使用抗生素,此外对于重症患者应加强支持疗法。

1. 中医疗法

治法:益气通络,养血润肤。

方药:许老自拟方。

　　黄芪 15g　　党参 15g　　白芍 10g　　鸡血藤 15g

当归 10g　　　川芎 5g　　　红花 10g　　　丹参 15g

伸筋草 15g　　银花 15g　　连翘 15g　　陈皮 10g

若肉腐溃脓,可加白芷、桔梗,拔毒排脓;若肉腐不脱,可加炒山甲、炒皂刺。

中成药:八珍丸、人参养荣丸。

如伴有感染的患者其病机多为气血不足,热毒内蕴。方用八珍汤合五味消毒饮加减。

2. 局部治疗　局部治疗以外用为主,剂型可为散剂、膏剂、油剂。也可用中药的熏洗等。外用剂型可适当地加大药物的剂量。许老对于患者局部红肿者,以金黄膏合散瘀膏薄敷。溃烂初期,创面表浅者,外用消炎生肌散。形成创面者,应以生肌玉红膏外用。

(梅　欧)

第五章

骨伤疾病的治疗原则

中医骨伤科疾病所涉及疾病范围包括骨折、脱位、筋伤三大板块，相当于西医骨科与疼痛科所涉及的疾病范畴，其范围较西医骨科更广。骨伤疾病多以疼痛为主症，次症多表现为因疼痛或者结构异常引发的功能异常。骨折、脱位多由外伤、自身发育异常、骨病所引起，其本质是由于解剖关系出现了异常改变，维持解剖关系的重要附件病变即筋伤引起，从而出现了疼痛、功能障碍。筋伤多由于外伤、劳损引发，其病机为气血运行不畅，"不通则痛"，继而出现不同程度的功能受限。骨伤科疾病由于病因病机不同，其治疗原则也不尽相同。治疗上应当详细了解病因明确病机后方能制定其治疗原则，探寻其治疗规律。众所周知，医学总的原则是挽救生命，所以无论何种疾病，挽救生命是第一位的，这是一个优于所有治疗原则的总原则，在中医伤科学"筋骨并重，动静结合"的基础上，许老对骨伤疾病结合中医学的理论和自身临床经验，针对骨伤科疾病制定了一系列行之有效的治疗原则，总结出了一些特殊规律。

一、辨病与辨证相结合

辨病与辨证相结合，西医无辨证之说法，中医辨病与辨证两者兼顾是中医基础理论里强调的内容，也是优势所在，在中医传统的理论和临床中，常以症状为病名。根据病辨析症状的属性特点，进行辨证论治，辨病与辨证有机结合。但这与本条所讲的辨证与辨病相结合的含义不同，本条所指是在西医诊断的前提下，进行中医辨证论治。它是中西医在诊断方面的结合，是目前中西医结合的途径和方式之一。

辨病与辨证，都是认识疾病的过程。辨病即是对疾病的辨析，以确定疾病的诊断为目的，从而为治疗提供依据；辨证是对证候的辨析，以确定证候的原因、性质和病位为目的，从而根据证来确立治法，据法处方以治疗疾病。辨病与辨证都是以患者的临床表现为依据，区别在于一为确诊疾病，一为确立证候。

辨病与辨证相结合是中西医结合研究一开始即经常采用的诊治方式，通过这种方式回顾了大量病例，肯定了许多病种的中医治疗效果。目前辨病与辨证相结合思路有两种：一为分型论治，对明确西医诊断的疾病按中医理论辨证分型，并制订相应的治疗方案；二为辨病论治与辨证论治相结合，意即既要明确西医诊断，又要明确中医辨证，而且在论治时要将西医诊断和中医辨证结合起来。

在中医学的辨证思维过程中，以证作为目标点是对的，但只考虑证的异同，即只考虑疾病的阶段性和类型性，不考虑病的全过程，确实是失之偏颇的，在临床操作中也是较难施行的。如果对疾病的整个过程，包括发病原因、病变规律、转归预后等没有一个总体的认识，要想认识疾病的每一阶段或某一类型的病变本质，必定是困难的，辨证的精确率也必定不会高。现代中医工作者除了要发扬中医学的辨证论治的诊治特色，也要借助现代的诊疗仪器，从而提高中医的临床诊治水平。提高辨证的精确率，必须走辨病与辨证相结合的诊治思路。通过辨病思维来确诊疾病，对某一病的病因、病变规律和转归预后有一个总体的认识；再通过辨证思维，根据该病当时的临床表现和检查结果来辨析该病目前处于病变的哪一阶段或是哪一类型，从而确立该病的"证候"，然后根据"证候"来确定治则治法和处方遣药。即通常所说的"先辨病，再辨证""以辨病为先，以辨证为主"的临床诊治原则。许老认为临床观察是一项科学研究，特别是对于舌、脉、症的观察积累，对于提升辨病与辨证精确率非常重要。

二、整体辨证与局部辨证相结合

中医临床的主要特点是整体观念和辨证论治，整体辨证是二者的结合。

整体辨证旨在通过综合分析望、闻、问、切四诊获取的资料，对疾病某一阶段的本质作出判断。病因辨证，气血津液辨证，脏腑辨证，经络辨证，六经辨证等，都是基于整体辨证基础上的辨证方法，贯彻了"司外揣内"的中医诊断基本原理,反映了人的整体状态,在临床上得到广泛的应用。例如"十问歌",通过对全身症状,饮食,睡眠,二便,病因,服药药效,专科常见症状等的详细询问,对人体的整体进行辨证,体现了通过全面问诊来判断人体状态的整体辨证思想。"异病同治"与"同病异治"的治疗原则也是建立在整体辨证基础上的典型例子。

局部辨证就是围绕着病变部位进行辨证的方法。当局部病变表现突出,或全身症状不典型时,通过局部辨证判断病变的病因、病机、性质。许鸿照教授行医,非常重视局部与整体的关系,对中医骨伤科疾病的治疗形成了自己的独特经验。许老认为局部辨证的重要性,在骨伤科等专科领域表现尤为突出。局部辨证必须在整体辨证的基础上灵活运用,才能抓住疾病的本质,抓住动态变化中的相对静止表现,指导临床施治。例如,多肋骨折并发血胸案中,许老认为仲景承气之方虽为阳明腑实证而设,而其临床运用十分广泛。该患者由于肋骨骨折刺伤胸壁或肺络,导致有形瘀血闭积胸肺,肺气郁闭故而胸闷,呼吸不利,且肺与大肠相表里,肺气闭而不降,继则肠腑失通,腹胀、大便闭阻诸症变生,其主要病机在肺气郁闭,且肺喜肃降,根据"实则泻之"治则泻肺开闭为其要,欲泻其肺必通其腑,腑通气利,气利则血行,胸肺瘀血则易散。由此可见临证不可受西医识病治病观念影响,完全落入其见血止血的简单常规治疗俗套之中。

整体辨证是辨证论治的基础,局部辨证是辨证论治的重要组成部分,更能体现专科辨证,弥补了整体辨证的不足;二者相对独立,又相辅相成,不可或缺,临床必须扬长避短,结合应用。

三、内治与外治相结合

外治法在中医学早有记载,在中医外科学运用较多。热敷是老百姓熟知的外治法,中药的熏蒸、外洗、针灸治疗均属于外治法的范畴。结合骨伤病的发病特点,一般局部症状较重,因此结合外治法能够达到标本兼治的目的。如中药的外敷对于肱骨外上髁炎、桡骨茎突狭窄性腱鞘炎、创伤性关节炎、骨折延迟愈合、腰椎间盘突出症等疾病的治疗;针灸手法推拿对于颈椎病的治疗;急性创伤关节肿胀采用三棱针放血,慢性骨髓炎的中药外洗、外敷等。许老采用自制复位加压固定器经皮穿针,闭合复位治疗髌骨骨折。对于髌骨中1/3横断、粉碎性骨折及髌骨下极骨折折块较大者,具有骨折复位好、能维持有效固定、能早期功能锻炼等优点。

注意事项:外治法形式各异,但不能盲目使用,比如实证多用泻法,像针灸的泻法、按摩手法中的泻法等。虚证多用补法。寒证多可采用热罨包外敷、中药熏洗。热证除了运用寒凉的药物外,外用剂型的选择上应避免熏洗、热罨包等热性疗法的外用。根据病情需要外洗的,可等药液放凉后擦洗患处。

四、动静互补

动静互补平衡论是中医治疗骨科疾病理论体系的特色之一。"动"与"静"的互补平衡是治疗伤科疾病及其康复的关键所在。动静互补的核心是重视"动"与"静"两者之间的关系,强调两者相互为用、互补平衡才能达到良好的治疗效果,从而促进伤科疾病的康复。《吕氏春秋》曰:"流水不腐,户枢不蠹,动也。形气亦然。形不动则精不流,精不流则气郁。"主张采用运动锻炼的方法治疗肢体筋脉弛缓,痿软无力的疾病。唐代《仙授理伤续断秘方》指出:"凡曲转(关节),如手腕脚凹手指之类,要转动,用药贴,将绢片包之,后时时运动,盖屈则得伸,得伸则不得屈,或屈或伸,时时为之方可。"强调患肢固定后要进行功能锻炼。在伤科疾病的防治中,"静"与"动"是对立统一,互用互补,动态平衡的;动是绝对的,而静是相对的,把必要的暂时制动,限制在最小范围和最短时间内;把无限的适当活动,贯穿于防治伤科疾病的过程中。对于肱骨干粉碎性骨折,因骨折块受肌肉的牵拉,移位多较复杂,手法整复很难一次成功,许老采用三步手法复位,压垫及夹板固定,配合内用中药及早期功能锻炼,在治疗中充分运用中医动静结合的特点,取得满意疗效。

五、骨折与骨病的手术治疗

首先手术治疗不是西医特有的。早在原始社会,在劳动、生活和同野兽搏斗中,人们就开始采用植物包扎伤口、拔除体内异物、压迫止血等最早的外科治疗方法,后来发展成用砭石、石针切开排脓来治疗脓肿,这也是人类最早的外科手术。《五十二病方》中已经记录了用酒和有消毒作用的药物处理伤口,《黄帝内经》最早提出了用截趾手术治疗脱疽,这也是目前临床上常用的方法,并记载有对骨关节化脓性感染及时行切开排脓引流的禁忌和指征。汉代著名医家华佗与其弟子应用麻沸散施行了死骨剔除术和剖腹术等,这在世界上是最早的。手术治疗也是中医外治法中的一种。

（一）骨折的手术治疗

1. **手术治疗骨折的指征**　陈旧性骨折位置不良的患者；手法复位困难的患者；复位精确要求较高的患者；手法复位后固定困难的患者；严重的病理性骨折等。

2. **手术治疗的优点**　①有利于骨折愈合；②有助于简化治疗，如同一肢体多发骨折脱位切开复位内固定治疗时，既消除了各个损伤在治疗上的相互干扰，又便于护理；③便于合并血管神经损伤的修复。在手术当时，先固定骨折，使其恢复稳定，以利于血管或神经的修复，并可使其在手术后不至于因骨折移位造成再度的损伤；④有利于减少后遗症发生的机会，如发生创伤性关节炎的机会将大为减少；⑤有助于少数不适于长期卧床患者早期离床活动；⑥手术治疗可以取得很好的解剖关系。

3. **传统中医疗法在手术治疗中的应用**　围术期的一些并发症可以结合传统的中医内治和其他的外治法去预防，例如：术前睡眠欠佳、情绪紧张方用酸枣仁汤加减；围术期感染的预防方用五味消毒饮加减；术后深静脉血栓、疼痛的预防方用桃红四物汤、失笑散加减等；麻醉后一些精神症状的治疗方用天麻钩藤饮合温胆汤加减等；术后便秘方用调味承气汤加减。

（二）骨病的手术治疗

1. **手术时机和手术方式的选择**　骨病的治疗主要以手术治疗为主，骨病手术治疗需明确诊断，注重手术时机、手术方式的选择。例如对于骨髓炎的治疗，急性骨髓炎以保守治疗为主，慢性骨髓炎需在保守治疗的基础上，对手术时机、手术方式的选择往往决定了手术的成败，控制感染、彻底地清除病灶应放在首位，其次才是重建功能、恢复外观。骨肿瘤的手术治疗其目的在于彻底清除病灶、重建功能。对于骨发育异常的治疗需注意手术的时机，即患者什么年龄手术；在手术方式的选择上，在骨骺未闭合前可选择性骨骺阻滞，骨骺闭合后以截骨矫形为主。

2. **手术治疗的优点**　①能更好、更彻底地清除骨病病灶；②有助于简化治疗，既消除了各个损伤在治疗上的相互干扰，又便于护理；③满足功能重建、外观修复的需要，可改善患者的生活质量；④有助于少数不适于长期卧床患者早期离床活动；⑤手术治疗可以取得很好的解剖关系。

3. **传统中医疗法在围术期的应用**　围术期的一些并发症可以结合传统的中医内治和其他的外治法预防，例如：术前睡眠欠佳、情绪紧张用酸枣仁汤加减；围术期感染的预防用五味消毒饮加减；术后深静脉血栓、疼痛的预防用桃红四物汤、失笑散加减等;麻醉后一些精神症状的治疗用天麻钩藤饮合温胆汤加减等;术后便秘用调味承气汤加减。

4. 骨病的辨证论治　骨髓炎患者用八珍汤合普济消毒饮加减,骨肿瘤患者用六君子汤加减等。

(梅　欧)

第三部分

许鸿照手法与方药特色

第一章

手法的研究与应用

第一节 手法的来源与发展

中医骨伤科历史源远流长,而手法治疗作为骨伤科的重要治疗方法之一,一直伴随着中医骨伤科的发展而进步。

在远古时期,原始人类在狩猎、争斗时,不可避免地会出现伤病。为了减缓病痛,原始人类下意识地去抚按伤痛部位,久而久之,一些对伤病有治疗作用的抚按方法被记录了下来,随着时间的推移,通过手法对特定疾病的治疗方法便逐渐形成。而根据《史记》记载,"臣闻上古之时,医有俞跗,治病不以汤液醴酒,镵石挢引,案扤毒熨。"可见,上古时期便有俞跗这样精通手法治疗的医者。

一、秦汉时期

秦汉时期,中医基础理论逐渐形成,理论的发展也让实践的方法越来越丰富。这个时期,诞生了诸多例如《黄帝内经》的经典中医著作,同时,第一部推拿手法学专著《黄帝岐伯按摩十卷》问世,标志着中医推拿手法治疗理论体系的出现。

《引书》,1984 年出土于湖北省张家山,约成书于西汉吕后二年,是一部导引及养生学著作,其中记载了以颈椎拔伸法治疗颈部疼痛不适等骨伤科手法治疗方法。同时,这也是第一部记载了整脊手法的著作。

二、魏晋南北朝时期

魏晋南北朝时期,炼丹术盛行,各医家、道家均想通过炼丹术达到长生不老的效果。这个时期,诞生了中国第一部临床急救专著——《肘后备急方》,该书由东晋道家、医学家葛洪撰写。其中,更是第一次记载了通过手法复位治疗颞颌关节脱位,至今仍服务于骨伤科临床治疗。

三、隋唐时期

隋唐时期,中国迎来了经济、文化的鼎盛时期,医学也在此时得到了长足的发展。负责医疗及医学教育的"太医署"在此时建立,其中,负责教学的职位按所教授学科不同分为针师、按摩师、医师等。据《新唐书·百官志》记载,骨伤科隶属于按摩科,并主要通过手法治疗损伤跌仆之患者,"按摩博士一人,按摩师四人,并从九品下;掌教按摩导引之法,以除疾病,损伤折跌者正之。"同时期,医僧蔺道人于江西宜春将医术授予他人,后人将其医术刊刻,便成就了一代骨伤科经典——《仙授理伤续断秘方》。

由唐朝著名医家孙思邈所著《备急千金要方》,因其集唐朝以前医学经验之大成并创造了许多独特有效的理念,而被称为我国第一部医学百科全书。

四、宋金元时期

宋朝之后,太医署改为太医局,下分九科:大方脉、小方脉、针灸科、疮肿科、眼科、风科、口齿咽喉科及金镞兼书禁科,骨伤科隶属于金镞兼书禁科范围内。

《圣济总录》由宋徽宗下令编纂,征集选录了来自民间、各大医家、太医局所藏经方、验方及秘方,共录方近2 000首。《圣济总录》推崇在骨折、筋伤手法治疗后,配合膏摩,并将其作为骨伤科治疗标准之一。《圣济总录·诸骨蹉跌》载:"凡坠堕颠扑,骨节闪脱,不得入臼,遂致蹉跌者,急须以手揣搦,复还枢纽。次用药调养,使骨正筋柔,荣卫气血,不失常度;加以封裹膏摩,乃其法也。"

《永类钤方》成书于元代,最后一篇《风损伤折》为骨伤科专篇,该篇记载并创新了许多有关骨折、脱位的手法治疗方法及若干相关医疗器械的使用。如"悬吊牵引"复位法治疗颈椎脱位;"过伸牵引"复位法治疗腰椎骨折等。《永类钤方》中关于骨伤科手法治疗的记载,不仅总结了前人的经验,更创造了许多独有的治疗方法,这些治疗方法为后世骨伤科手法治疗提供了宝贵的参考价值。

元代医学大家危亦林以"依按古方,参以家传"的方法撰写出《世医得效方》,因其总结危氏五代家传医学而得名。该书第十八卷为骨伤科专篇,记载了"用药加减法"和"通治"的方剂,共载有骨伤科方剂 60 余种,该著作不仅在治伤用药上有诸多成就,且在手法治疗骨伤科疾病方面颇有造诣。如《世医得效方》在蔺道人使用椅背复位法治疗肩关节脱位基础上加以改进:"肩胛上出臼,只是手骨出臼归下,身骨出臼归上。或出左,或出右,须用春杵一枚,矮凳一个,令患者立凳上,用杵撑在于出臼之处,或低用物垫起,杵长则垫起凳,令一人把住手拽去凳,一人把住春杵,令一人助患人放身从上坐落,骨节已归窠矣,神效。若不用其小凳,则用两小梯相对,木棒穿,从两梯股中过,用手把住木棒正棱,在出臼腋下骨节蹉跌之处,放身从上出,骨节自然归臼矣。"

五、明代

明朝太医院设十三科,其中包含大方脉、小方脉、针灸、眼、口齿、咽喉、妇人、金镞、接骨、伤寒、按摩等,骨伤科隶属于金镞、接骨两科。《普济方》成书于洪武二十三年,该书采众家之所长,引各家经方、名方,据《四库全书》记载,《普济方》共载方 61 739 首,为我国现存最大方书,其中更是记载了大量骨伤科手法治疗方法。《普济方·折伤门·接骨手法》记载,在上肢骨折时,"令患人正坐。用手按捏骨正。依法用药扎缚。凡病人手面于仰看可为妙"。不仅介绍了手法整复方法,且告知医者应如何进行固定及体位摆放以达到更好的愈合效果。治疗肩关节脱位时,《普济方》应用与蔺道人手法整复肩关节脱位相似的"手牵足蹬法"治疗:"令患人服乌头散麻之,仰卧地上。左肩脱落者,用左脚蹬定,右肩落者,用右脚蹬。用软绢如拳大,抵于腋窝内,用人脚蹬定。拿病人手腕近肋,用力倒身扯拽,可再用手按其肩上,用力往下推之。如骨入臼,用软绢卷如拳大,垫于腋下,用消毒散贴。内服降圣丹,痛者黄芪散,三日一换药。定痛肿消,换膏药贴之。常以伸舒演习如旧。"

《证治准绳》共分六类,分别为《证治准绳·杂病》《证治准绳·类方》《证治准绳·伤寒》《证治准绳·疡医》《证治准绳·幼科》《证治准绳·女科》,骨伤科疾病归于《证治准绳·疡医》,该书不仅介绍了大量手法治疗骨伤科疾病方法,且叙述了较为详细的人体骨科解剖。在治疗髋关节脱位时,王肯堂不仅介绍了复位手法,且特别注明了女性患者应如何治疗:"凡妇人腿骨出,进阴门边,不可踏入。用凳一条,以绵衣覆上,令患人于上卧,医以手拿患人脚,用手一搏上,在好脚边上去,其腿骨自入。"

六、清代

明朝末期,太医院按摩科被取消,清朝太医院设九科,手法治疗在正骨科中继续发扬光大。由《医宗金鉴》记载的"正骨八法"在骨伤科中确立其指导性地位,直到现在依然是骨伤科医生在对患者进行手法治疗时的参照原则。即"摸、接、端、提、推、拿、按、摩"。

《伤科大成》成书于公元1891年,由清代著名医家赵濂编纂,该书对"正骨八法"等治疗手法进行了详细的描述,且记载经验方40余首。赵濂认为,在治疗颞颌关节脱位时,除正常复位外,还需在复位后用布巾固定患处,并用汤药进行调理,以达到更佳的治疗效果,并防止习惯性脱位:"下颏一髎脱下者,遂不便言语饮食,其髎如剪刀股样。"这一观点在现代治疗方法中也得到了证实,在对患者进行治疗时,应先充分放松患处肌肉等软组织,再行相应治疗。

(梅 欧)

第二节 手法的功能、分类与特点

一、手法的功能

传统医学手法治疗病种繁多,除有在治疗中可以恢复骨折移位、关节脱位等功能外,还有诸多功能。

1. 活血化瘀 术者通过在患者体表施术,将手法刺激传导至患者体内血管,促使血管收缩,以改善血运,促进血液的流通,从而达到活血化瘀的作用。

2. 舒筋通络 中医有言"不通则痛",中医手法治疗通过作用于患处肌肉、关节等病变处,使患处气血运行通畅,从而达到缓解肌肉紧张、痉挛、缓解患处疼痛的作用。

3. 调和阴阳 手法治疗调节局部气血、筋脉,并通过全身经络等传递全身,从而起到调节全身阴阳的作用。

4. 补虚泻实 中医手法治疗方法变化多样,即使相同的治疗方法,若使用不同的方向、强度等,都可使得气血津液得到不同的治疗效果,从而达到补虚泻实的治疗效果。

二、手法的分类

手法的分类标准有许多,如按照施术时使用手法数量来分类,可分为单式手法及复合手法,其中,单式手法包括推法、一指禅法、揉法等,复合手法包括按揉法、推摩法等。如按照治疗范围来分类又可分为接骨八法、治筋八法等。所以,手法可根据不同的分类标准分为不同的类别,然而,所有的手法分类都是为了更好地为患者解除病痛而准备的,只有熟悉各分类方法、手法治疗的特点及治疗范围,才能发挥手法治疗的最大效力。

三、手法的特点

1. 既不增加患者痛苦,又能达到治疗目的。

2. 按解剖生理特点施法。

3. 骨折复位三步走。

(1) 施法前准备:①认真阅读 X 线片;②制订复位手法方案;③细心稳妥操作复位。

(2) 骨折的整复:不增添患者的软组织损伤,例如 Colles 骨折用三人整复法。

(3) 关节脱位手法复位原则:认真分析关节脱位机制,明确关节囊破裂部位,选用合适手法,原路返回关节臼内。关节脱位手法复位的方法,很多专家均有专长,要认真阅读分析,掌握手法操作要点。例如肩关节前脱位利用旋转复位法,其方法是:外展牵引肱骨头向下移至关节盂平面,牵引同时外旋,关节囊裂口开大,牵引内收,肱骨头向外移达关节盂边缘,牵引下内旋,肱骨头由裂口进入关节囊内,即可复位成功。其要点是牵引→外展→外旋→内收→内旋→成功。

（梅　欧）

第三节　手法的应用

一、无痛复位法

（一）骨折

如 Colles 骨折用三人整复法。先由助手对抗牵引,持续 1min,术者用双手手掌挤压,先矫正侧方移位再矫正掌背侧移位,患者在不知不觉中获得复位成功。

如外踝骨折,其复位要点是:①充分利用踝关节的解剖特点复位;②充分发挥踝关节的内、外翻,旋转功能,纠正内、外踝骨折移位。复位成功的标准是达到关节面平整,光滑。一般牵引力不需要很大,不增加患者的痛苦。

如胫腓骨双骨折,用跟骨牵引手法复位、夹板固定。牵引矫正重叠移位,手法复位矫正前后内外侧移位,再利用压垫稳定骨折端即能收到满意效果。

（二）脱位

例如肘关节后脱位,选用"推肘尖复位法"。术者用双手握住前臂上段,由掌侧向背侧拉,使鹰嘴与肱骨下端分离,并用拇指推鹰嘴,同时助手在牵引时屈肘关节,即复位成功。颞颌关节脱位选用口腔内复位法,其要点是两拇指尖置于最后一颗牙齿上,用力向下压、向后推,有松动感之后,两拇指抬起并迅速向齿外滚动,以防咬伤拇指,即复位成功。再如肱骨外科颈骨折合并肩关节前脱位,其手法要点是患者仰卧位,用宽布带绕胸背向健侧牵拉,第二助手握肘和手腕部肘屈 90° 向患侧牵引,术者立于健侧,用双手拇指推肱骨头由内向外,当肱骨头有移动感时即复位成功,若无移动感,则上下移动肱骨头,松解骨端与软组织的嵌压,然后再推肱骨头即可复位成功。应注意:①第二助手的牵引要持续,但用力不可过大,以免血管神经损伤;②术者推肱骨头的拇指尖,着力点要准,拇指下有肱骨头滑动感即可复位,若无活动感,多为软组织嵌压在骨端上,其特点是肱骨头多有旋转,皮肤表面不平,或内陷,要先松解嵌压,再推肱骨头向外,才能复位成功。

二、逐步复位法

例如肱骨干粉碎性骨折,手术疗法损伤大、固定难、疗效差,采用"三步复位法",具有独特的优势,可以取得良好的疗效。

三、不增加新的软组织损伤

例如胫骨平台骨折,肱骨内外髁翻转移位骨折、髌骨翻转移位用撬拨复位法。

四、利用解剖学特点复位

例如尺桡骨骨干双骨折,利用夹挤分骨和前臂旋转达到复位目的。其要点是夹挤分骨要用力,反复进行,达到骨折端向中间移位得到矫正为止。

尺桡骨的掌背移位复位原则是先复位稳定型骨折,非稳定型骨折不能单靠手法达到复位目的,要充分利用压垫作用,稳定断端。桡骨骨折要利用前臂的旋转,发挥旋转肌群的牵拉力,迫使骨折复位成功。

五、斜扳法

例如骶髂关节错缝、腰椎小关节紊乱等。斜扳法的操作要点:①利用剪力作用;②用力要稳重有力;③动作范围由小到大,直到爆发性一次成功,最后的动作是成功之关键;④切忌蛮干。

六、旋转法

例如落枕,采用旋转法,往往能收到立竿见影之效。操作要点:①准备手法:患者端坐位,术者立于患者背后,用拇指、示指、中指揉捏痉挛肌肉,而后用小鱼际肌滚揉,捏舒斜方肌,以上手法反复2~3次。②旋转法:术者两手托下颌和枕部,上提牵引,缓慢前屈后伸头颈,然后待患者不备时,突然旋转头颈,常能听见"咔"的响声。最后再用轻手法揉捏颈部肌肉结束。

注意事项:①准备手法必须要做;②旋转幅度应在10°~15°之间;③手法应轻柔、正确,不生搬硬摇,以免发生意外。

(梅 欧)

第二章

许鸿照常用功能疗法

功能疗法是中医学的传统疗法,治疗病种颇多,巩固疗效作用显著,预防疾病复发有独特作用,同时也充分体现中医治未病的优势。

一、头颈运动七步法

【主治】颈椎病,颈椎间盘突出症,$C_{1~2}$失稳,颈肌劳损,颈肩背疼痛等。

【功效】舒展颈肌,调理颈椎小关节,增强颈肌,增强颈椎关节活动灵活性,矫正$C_{1~2}$失稳。

【运动方法】

(1) 前屈后伸;

(2) 左右侧拉;

(3) 顺时针、逆时针旋转;

(4) 左右回头望月;

(5) 左右平转90°;

(6) 下巴前伸再后收,似鸡吃米动作;

(7) 先捏后拍打颈肌。

每个动作每组做10次,每日3组。逐渐增加每组次数,增加达到50~60次不再增加,持之以恒。

【注意事项】

(1) 坐位或站立位。站立时,双足分开,与肩同宽,双上肢自然下垂;

(2) 运动时双眼微闭;

（3）若有头痛头晕者停止旋转运动。

二、肩关节运动八步法

【主治】肩周炎、肩部损伤、肩关节功能障碍等。

【功效】增加肩关节活动范围，提高肩部肌力，缓解疼痛。

【运动方法】一般取站立位，挺胸抬头。

（1）双上肢前屈后伸。双掌相对，上肢伸直同时上举，然后放下再后伸。

（2）左右手打肩。双上肢在胸前交叉，左上肢在上方，右上肢在下方，双掌同时打肩，交替进行。

（3）左右手打背。右手掌打肩，同时左手背打后背，交替进行。

（4）梳头动作。左手掌绕右耳上方过头顶至枕部，左右手交替进行。

（5）高举。右上肢高举时由下往上甩动，保持肘关节伸直位，而后放下，两上肢交替进行。

（6）双上肢以肩关节为中心，同时顺时针画圈，并在前方击手后下垂，然后逆时针画圈，在前方击手后下垂，如此反复进行。

（7）内收外展。双上肢伸直自然下垂，保持肘关节伸直位，先胸前交叉内收，再外展成90°，交替进行。

【注意事项】

（1）每个动作每次做4个8拍，第一周每日做3次，第二周每日做4次，第三周以后每日都做5次；

（2）运动幅度由小逐渐加大，运动质量要逐渐提高；

（3）经过2~3个月的治疗，锻炼要达到关节活动灵活自如，肌力达到4~5级；

（4）肩周炎要分阶段，辨证施法。如肩周炎早期，要加大运动幅度和力度，若为冻结肩施法则不同。

三、腰部运动

【主治】腰痛、腰肌劳损、第三腰椎横突综合征等病症。

【功效】舒展腰部肌肉、筋膜，运动下肢关节，增加关节灵活性，增强腰背肌力，缓解腰背僵硬，减轻病痛，巩固内服疗法。本疗法已用多年，行之有效，是大家共识。

【运动方法】

（一）三点支撑法

患者仰卧,双上肢屈曲自然放在胸前,两膝屈曲 70°~80°,双脚底踏于床上,头及双脚三点用力向下将身体抬起,持续 5s,将身体放下至床面,反复 5~10 次,每日重复 2~3 次。

【注意事项】

（1）运动时应先抬起胸部,再抬起骨盆,否则抬起有难度。

（2）腰部为最高点,身体呈拱桥状。

（3）此疗法会加大颈部拉力,要严格遵照循序渐进原则,逐步增加运动量,每日增加 3~5 次为宜,避免造成颈肌劳损。

（二）扭腰法

1. 站立式 两足分开为肩宽的 1.5 倍,双膝直立,用右手摸左足背,同时左上肢高举,起身后再用左手摸右足背,同时右上肢高举,如此交替进行 10 余次,做腰部拉伸,腰部左右扭转各 10 次。

2. 行走式 人体向前走,左足向前迈,两上肢和上半身向左侧甩动,转动 50°~60°,右足向前迈,两上肢和上半身向右甩动,如此交替 15~20 次。

【注意事项】

（1）足向前迈,两上肢甩动和上半身扭转,三者应同步进行,动作自然有力,不能使用暴力,不能动作生硬,以免损伤腰肌。

（2）腰痛严重不宜应用扭腰法运动。

（3）每日做 1~2 次,每周可休息 1 日。

（三）压腿法

站立位,左足立地,右足抬起放在一高杠上,左前臂与右小腿交叉,手抓横杠,右上肢抬起,带动上身,腰部向左侧扭曲,右上肢与左下肢交叉,上身下压,右手触横杠,然后右手离杠,起身,如此反复 10 余次,再改成右足立地,左足置横杠上,同上反复 10 余次。

【注意事项】

（1）横杠高低因人而异,原则是由低到高,循序渐进。

（2）手抓横杠要紧,防止站立不稳摔倒受伤。

（四）金鸡独立法

站立位,挺胸抬头,双上肢自然靠身下垂,左脚踏地,右下肢抬起,髋、膝、踝均成 90°,默念数字 50 下,左右交替进行。

【注意事项】

站立时精力集中,双目盯着一个目标。如出现身体摇摆,站立不稳,应立即停止,不要勉强坚持,以免跌倒受伤。只有长期坚持锻炼,才能延长站立时间,提高身体素质。

四、下肢运动

(一)下肢四法

【主治】股骨头坏死、骨质疏松症。

【功效】运动有活血作用,可增加股骨头血供,有利股骨头康复,运动可解除髋关节粘连,有利髋关节功能恢复。运动可提高肌力,有利于患者恢复正常生活和工作。

【运动方法】

(1)患者仰卧位,股四头肌等长、等张功能锻炼,即直腿抬高至90°,左右交替各20次。

(2)内收外展运动:下肢伸直抬高30°~40°做内收、外展20次,两下肢交替进行。

(3)屈伸运动:两下肢屈伸似骑自行车运动20次。

(4)单腿屈膝抱膝靠腹,然后伸直下肢,再双腿屈膝抱膝靠腹,各做10次。

【注意事项】

(1)第一周每日做3组,每组增加5次。第二周每日做4组,每组增加5次。第三周以后每日做5组,每组增加5次。增加达60次,不再增加,要持之以恒。

(2)髋关节功能障碍,不能强求一步到位,应循序渐进,逐步增加活动幅度。

(3)年老体弱,下肢乏力者,每次抬高下肢,不强求达90°,每组增加1~2次也可,贵在坚持。

(4)股骨头坏死者要求要高要严,否则患者以为无症状,髋关节功能正常,做不做功能锻炼无所谓,甚至放弃锻炼,这是严重错误的。

(二)坐蹬运动

【主治】髋膝关节功能障碍,行走乏力,膝关节不稳等。

【功效】改善髋、膝关节功能,提高股四头肌、小腿三头肌肌力,增加膝关节稳定性。

【运动方法】很多地方都有坐蹬运动器材。取坐位,脚蹬股四头肌、小腿三头肌紧张,膝关节伸直,屈膝该二肌松弛,坐回原位。如此反复20~30次,逐渐增加,长期坚持,则可获取显效。

【注意事项】要遵守循序渐进原则,不可急于求成,且要长期坚持。

（三）下蹲运动

【主治】膝、踝关节功能障碍。

【功效】提高下肢肌力,增加下肢关节灵活性,增强心肺功能。

【运动方法】两脚分开约 5cm,自然下蹲,双手环抱双膝,靠紧腹部,1~2min 后直立身体,然后再下蹲,如此反复 10 次,每日 1~2 组。

【注意事项】

（1）下蹲时脚跟不能离开地面。

（2）膝屈达到大小腿折叠。

（3）大腿靠紧腹部,挤压腹内脏器,托举膈肌上移,达到胸内心肺按摩作用,加强心肺功能。

（4）为提高功效,做臀部前后摆动 5 次,提高膈肌对心肺的刺激,效果更好。

五、胸部运动

【主治】肋软骨炎,预防胸肋关节融合。

【功效】增加胸肋关节活动度,提高肋间肌力,提高肺活量,增强心肺功能。

【运动方法】

（一）扩胸运动

①用拉力器扩胸。②用哑铃扩胸。

（二）俯卧撑运动

（三）深呼吸运动

①胸式呼吸。②腹式呼吸。

【注意事项】

（1）扩胸运动:所用重量,应根据性别、年龄、体力状况不同,选用合适重量,原则宜轻不宜重。运动量应循序渐进,缓慢增加,每日做 1~2 次即可。

（2）俯卧撑:由少到多,逐渐增加。动作开始不要太强调正规,要强调做比不做要好。

（3）深呼吸:尽可能做腹式呼吸,要按时间计算,每次呼气达 20~30s,逐渐延长时间。使用吹气泡的方法更好,利用吸管,放入碗内水中,缓慢吹,计时即可。一般吹 20~30s,肺活量大者可达 40~50s。

（梅　欧）

第三章

许鸿照方药精选

一、古方应用

(一) 失笑散(《太平惠民和剂局方》)

【组成】五灵脂,蒲黄。

【功效】活血祛瘀,散结止痛。

【主治】心、腹剧痛,或产后恶露不行,或月经不调,少腹急痛等。

【方解】瘀血阻滞,不通则痛。方中五灵脂、蒲黄二药合用,通利血脉,祛瘀止痛。五灵脂甘温走肝、行血,蒲黄辛辣入肝破血,甘不伤脾,辛能散瘀,不觉中诸症悉除。

【应用】单纯腰痛者加徐长卿、功劳木、三七粉、杜仲、地龙;下肢疼痛、麻木、跛行者,加紫荆皮、千年健、秦艽、细辛;若为腰椎管狭窄症,间歇性跛行等症状者,加补骨脂、三棱、莪术、络石藤。

【医案】一诊:李某,女,61 岁,南昌人。2018 年 12 月 21 日。

主诉:腰部疼痛 4 个月余,加重半个月。

病史:腰部撕裂样疼痛,加重时不能翻身,行走困难,有下肢疼痛、麻木,间歇性跛行,久行尤甚。

查体:L_{4-5}、S_1 压痛明显,右直腿抬高试验阳性。脉弦,苔薄黄。

MRI:L_{4-5} 椎间盘突出,伴黄韧带肥厚,椎管狭窄。

诊断:1. 腰椎间盘突出症;

     2. 腰椎管狭窄症。

处方:五灵脂15g   炒蒲黄10g   牛膝10g   徐长卿30g
　　　功劳木30g   三七粉(冲服)3g 焦杜仲15g   地龙10g
　　　紫荆皮15g   千年健10g   秦艽12g   细辛3g
　　　甘草3g

7剂
日1剂,水煎分2次温服。

二诊:患者自述,服药后病情好转,已无明显腰痛症状,无撕裂样疼痛,但腰部困重,右下肢无明显疼痛,但久立、久行时仍有痛感。脉缓,苔薄黄。守方加枸杞15g,续断15g,继服10剂。

三诊:患者自述病已好80%,弯腰做事时感腰部不舒,无明显下肢疼痛,久行仍有不适感,脉缓,苔薄白。效不改方,继服10剂巩固疗效。

【按语】失笑散是治疗妇科病,产后恶露不行或月经不调,血瘀作痛的常用方。许老认为,本病案患者撕裂样腰痛是由瘀血阻滞腰肌,经络不通,不通则痛。失笑散是为君药,三味方加杜仲、地龙补益肝肾为臣,佐以紫荆皮、千年健、秦艽、细辛通经活络,疗效确切,值得同行试用。

(二) 五子衍宗丸(《摄生众妙方》)

【组成】枸杞子,覆盆子,五味子,车前子,菟丝子。

【功效】补肾益精。

【主治】肾亏腰痛,男性不育症,肾虚阳痿,遗精滑精。

【医案】一诊:孙某,男,32岁,军人。2017年6月18日。

主诉:同居3年未育。

病史:结婚3年多未育,女方月经正常,工作较累,夜班较多,性生活尚可,性欲不强。

查体:实验室检查精液量可,但稀淡,精子活动力差,成活率低下,死亡精子较多。尺脉弱,苔薄黄。

诊断:男子不育症。

治法:补肾益精

处方:枸杞子15g   覆盆子10g   五味子10g   车前子10g
　　　菟丝子10g   肉苁蓉15g   玄参15g   知母10g
　　　麦冬15g   鱼胞1个

30剂
日1剂,水煎分2次温服。

服药时不能性生活,排卵期停药,性生活3~5次,1周后继续服药。

二诊:性欲较前加强,性功能提高,脉较缓,苔薄白。

处方:熟地 10g　　山药 15g　　泽泻 10g　　丹皮 10g

茯苓 10g　　枸杞子 15g　　肉苁蓉 15g　　菟丝子 10g

覆盆子 10g　　五味子 10g　　鱼胞 1 个

30 剂

日 1 剂,水煎分 2 次温服。

三诊:性欲更强,实验室检查精子较黏稠,精子活动力较强,死亡精子减少。

治疗:上方 30 剂。9 月下旬怀孕,2018 年产一女。

【按语】五子衍宗丸是治疗男性不育症的传统要方。本案例用熟地、枸杞子、五味子、山药滋补肝肾、益气健脾、涩精止泻,用菟丝子、覆盆子、肉苁蓉、鱼胞补肾壮阳,有养五脏、益精气、增添精子等作用,服用此方后性欲增强,性功能提高,精液由稀淡变为黏稠,死亡精子逐渐减少,精子的活动度增强,治疗 3 个月后怀孕、生女。该方对遗精、早泄、精子死亡率高、活动度低下的男性不育症的治疗值得进一步研究。

(三) 阳和汤(《外科证治全生集》)

【组成】熟地,肉桂,麻黄,鹿角胶,白芥子,姜炭,生甘草。

【功效】温阳补血,散寒通滞。

【主治】阴疽属于阳虚寒凝症。

【方解】熟地温补营血,鹿角胶填精补髓,强壮筋骨。炮姜、肉桂温中有通,麻黄开腠理以走表,白芥子祛皮里膜外之痰。

【应用】我们在临床中常用阳和汤治疗:①骨性关节炎;②髌骨软化症;③膝半月板损伤;④脂肪液化症。

【医案】患者王某,女,1980 年 1 月 19 日被汽车撞伤,住院治疗。

诊断:1. 右锁骨骨折;2. 左耻骨上下支骨折;3. 多发性软组织损伤。经治疗骨折愈合,于 4 月 10 日下地行走时发现左大腿中段外侧有包块,无痛,平卧时消失,患者站立时左大腿中段外侧可见约 27cm×15cm 的大包块,皮温和肤色正常,无压痛,有波动感和移动性浊音。髌骨上 20cm 周径,左 29cm、右 24cm。穿刺见淡黄色半透明液体 246ml(先后穿刺 25 次,共抽出液体 2 819ml)。

实验室检查:包块穿刺液体涂片,为淡黄色微浑浊液体,红细胞(+),白细胞(++)。

X 线示:左股骨正常。

最后诊断:左大腿外伤性脂肪液化症。

治疗:先后采用消炎、活血、淡渗利湿内服中药、热敷等均无明显效果。最后采用阳和汤加味药末外敷治愈。

处方:生地、熟地各60g　　白芥子300g　　肉桂60g　　麻黄60g

炮姜60g　　　　　　　生甘草60g　　陈艾300g　　透骨草300g

上药共为细末,酒、醋、冰片适量。

用法:先将冰片擦在皮肤上,酒、醋各半调药末成糊状,外敷于大腿中上段前外侧,然后加压包扎。若药末干燥,再用酒、醋各半浸湿。4日换药一次。本例用以上药末外敷3次,积液消失。随访5年多未复发。

阳和汤加味外敷应注意:白芥子对皮肤有刺激性作用,可引起过敏反应,外敷时在皮肤表面擦一层冰片则可预防。

【按语】阳和汤的应用:脂肪液化症有类似阳和汤主治的症状,局部漫肿无头,不红不热,肤色不变的阴寒症。阳和汤用于本症,具有"阳光一照,寒凝悉解"之效。本方白芥子用量大,取其散结,去皮里膜外之痰的作用。白芥子可治疗胸腔积液,白芥子的复方可疏通血脉,促使积液吸收,治疗脂肪液化症亦取得满意效果。实践证明白芥子具有治疗皮里膜外积液的作用。

(四) 导赤散(《小儿药证直诀》)

【组成】生地黄,木通,生甘草梢,淡竹叶。

【功效】清心养阴,利水通淋。

【主治】心经热盛。心胸烦闷,口渴面赤,意欲饮冷,口舌生疮。或心热移于小肠,症见小便赤涩刺痛。

【方解】心火盛则心胸烦热,心火上炎则口渴面赤、口舌生疮。方中生地凉血滋阴以抑制心火,木通上清心热,下清利小肠,利水通淋。生甘草清热解毒,调和诸药。淡竹叶清心除烦。

【应用】舌有刀割样疼痛加黄芩、知母,增加清心降火之功。若小便赤黄淋浊,茎中作痛,灼热,此为心火下移至肾,至肾阴虚。

【医案】一诊:王某,男,45岁,2017年11月6日。

主诉:口舌生疮,疼痛3日。

病史:患者自诉近半年口舌生疮,反复发作,有时舌痛似刀割,吃饭困难,胸痛心烦,有时小便赤涩,茎中灼痛,欲解而不出,有时滴淋刺痛不畅。

检查:脉数,舌尖红,苔黄,舌边斑剥样。

实验室检查:血常规:白细胞11.3×10^9/L,中性粒细胞0.81。

诊断:口腔溃疡,尿道炎。

治法:清心养阴,利水通淋。

处方:生地 15g　　木通 6g　　淡竹叶 6g　　生栀子 10g

　　　知母 10g　　蛇舌草 15g　　生甘草 3g

7 剂

日 1 剂,水煎分 2 次温服。

多饮水,不吃辛辣食物。

二诊:2017 年 11 月 13 日,服药后不胸痛心烦,口舌痛减,大小便灼痛,较前通畅,脉稍数,不舌尖红。复查血常规正常。守方再服 7 剂。

三诊:2017 年 11 月 20 日,无舌口刀割样痛,但吃热一点食物仍有口舌痛感,小便通畅不灼痛。脉缓,舌淡红,苔薄黄。守方再进 7 剂,巩固疗效。

【按语】导赤散是治疗心经热盛,心热下移的常用方。从症状看是一方两治,即口舌生疮是口腔溃烂的典型症状。溲赤涩刺痛,是尿道感染致尿道炎等,所以称一方同治二病比较合适。"心与小肠相表里",心开窍于舌,舌为心之苗,心热上升,口舌生疮,不难理解。心热下移至下焦,引起泌尿道失职,导致小便赤涩刺痛,肾居下焦,生地清热凉血,养阴补肾,肾可利水,热随小便排出体外,小便赤涩、茎中刺痛,自可悉解。

(五) 小柴胡汤(《伤寒论》)

【组成】柴胡,黄芩,人参,半夏,甘草,生姜,大枣。

【功效】和解少阳。

【主治】往来寒热,胸胁苦满,不欲饮食,心烦喜呕,口苦咽干,目眩,脉弦,苔薄白等症。

【方解】本方为邪在半表半里之间,和解少阳之主方。柴胡轻清升散,疏邪透表为君,黄芩清少阳,相佐为臣,半夏和胃降逆,散结消肿为佐,人参甘草扶正祛邪亦为佐,生姜、大枣益胃气,生津液和营卫为使。

【应用】小柴胡汤的加减变化应用很多。许老亦喜用小柴胡加减治疗各种杂症。例如治疗偏头痛,小柴胡加青葙子蔓荆子以和解少阳,清肝明目止头痛。再如胸胁痛,用小柴胡加桔梗,枳实,一升一降胸胁郁结得开,疼痛自解。若胸胁痛,有痰者,去人参加白芥子,以去皮里膜外之痰,痰去痛解。

【医案】一诊:刘某,男,45 岁,2018 年 10 月 22 日。

主诉:咽喉痛 2 日。

病史:吸烟多年,咳嗽 2 日,咳吐黄痰,胸痛,口苦干,心烦,不头痛不发热,二便正常,脉弦,苔黄。

X 线片:心肺正常。

诊断:慢性咽炎。

治法:清热利胆,止咳。

处方:柴胡 10g   黄芩 12g   法半夏 10g   桔梗 12g

牛蒡子 10g   射干 10g   枳实 12g   甘草 3g

7 剂

日 1 剂,水煎分 2 次温服。

二诊:10 月 29 日,口不干苦,咳少,无痰,不喉痛,但痒,脉弦,苔薄黄。同上服此方,7 剂。

注意:①服药巩固疗效;②不吸烟;③少食辛辣食物。

【按语】小柴胡汤应用广,变化多,疗效好,是医学界的共识,有医生号称小柴胡先生。许老认为有口苦、咽干、目眩、胸胁痛,口淡乏味,心烦脉弦,其中有一症者均可用小柴胡汤。"胆为阳木而居清道,为邪所郁,火无从泄,逼炎心分,故心烦。"炎者二火相加也,热盛。柴胡清肝利胆为君,黄芩清热消炎为臣,黄芩配牛蒡子,射干清热利咽喉,热去炎消咳自止。

(六) 金铃子散(《袖珍方》)

【组成】金铃子,延胡索。

【功效】行气疏肝,活血止痛。

【主治】肝气郁结,心胸胁脘腹诸痛等。

【应用】①肝气郁结,乳房胀痛,小叶增生性乳房疼痛,加橘核,荔枝核,郁金,降香等。②肋软骨炎,以胸胁痛为主,肋软骨畸形,压痛等症,加瓜蒌皮、瓜蒌仁、枳实、法半夏等。③睾丸肿痛,触之坚硬,压痛,加橘核,荔枝核,桔梗,蟋蟀草。

【医案】一诊:杨某,男,27 岁。2017 年 3 月 4 日。

主诉:被脚踢伤睾丸肿痛半月余。

病史:2 月 12 日与人争吵被踢伤睾丸随后肿痛,热敷吃药虽减,但仍肿痛明显,就诊。

检查:双侧睾丸肿大,坚硬,压痛明显,肤红,稍热,小便通畅,脉弦,苔黄,血尿常规均正常。

诊断:睾丸损伤。

治法:活血化瘀,理气止痛,软坚散结。

处方:金铃子散加味。

金铃子 10g	延胡索 10g	红藤 15g	橘核 30g
荔枝核 30g	大腹皮 15g	白花蛇舌草 15g	蟋蟀草 30g
甘草 3g			

7 剂

日 1 剂,水煎分 2 次温服。

用蟋蟀草 150g 水煎熏洗睾丸,1 日 3 次。

二诊:3 月 12 日二诊睾丸肿痛明显减轻,较前软,脉弦,苔黄。

处方:同上方,10 剂。

三诊:3 月 23 日三诊。无睾丸肿痛,已软,脉缓,苔薄白。

处方:停内服药,继续熏洗睾丸 1 周,巩固疗效。

【按语】该案病因:吵架,肝气郁结,外伤,双重作用致睾丸肿痛,故选用金铃子散加味,取其行气疏肝解郁,延胡索、红藤活血祛瘀消肿止痛,橘核、荔枝核软坚散结,蛇舌草、大腹皮行气利尿去湿以利肿消痛减。蟋蟀草有活血软坚散结良好作用。本案睾丸肿痛,坚硬消失快,无后遗症,蟋蟀草功不可无。

(七) 五苓散(《伤寒论》)

【组成】猪苓,泽泻,白术,茯苓,桂枝。

【功效】利水渗湿,温阳化气。

【主治】①外有表证,内停水湿;②水湿内停;③痰饮。

【应用】①尿潴留,小便不利,尿留膀胱为蓄水,苔白厚而腻,脉沉无力。病属脾胃阳虚,脾虚不能运化水湿,肾虚不能,气化水湿,脾肾阳虚水湿内停故五苓散去桂枝加附片、党参;②小便不利,下肢水肿,沉重,手足不温,苔白腻,脉沉迟。病属脾阳虚不能制水,五苓散加山药、大腹皮。

【医案】一诊:万某,男,82 岁,2018 年 5 月。

主诉:小便解不出半月。病史:有前列腺炎病史 10 多年。近来尿等待,尿不尽,尿少尿频,夜尿 9 次,下腹胀痛,曾多次导尿,每次导出 500~800ml。

检查:下腹胀,压痛,脉沉无力,苔厚腻。

诊断:尿潴留。

治法:益气健脾,补肾阳,化气利水。

处方:五苓散加减。

党参 15g	猪苓 10g	茯苓 15g	白术 10g
附片 6g	肉桂 5g	苍术 10g	黄柏 10g
甘草 3g	大腹皮 15g		

7 剂

日 1 剂,水煎分 2 次温服。

二诊:1 月 13 日,用药后小便较前通畅,量增加,不腹胀,夜尿 5~6 次,脉沉,苔白较前薄。守方去白术加山药 20g。10 剂,日 2 剂,水煎分 2 次温服。

三诊:1 月 25 日,夜尿 2~3 次,小便通畅,量多,人较前有精神,脉缓,苔薄白。守方去附片,10 剂巩固疗效。

【按语】五苓散可治疗水湿内停,与当代论的尿潴留类似,故选用本方治疗。本案例无表证,故去桂枝加党参,益气健脾,提高脾运化水湿能力,党参、附片温补脾肾之阳,肾与膀胱相表里,肾阳旺盛,膀胱气化能力增强膀胱收缩有力,尿道通畅,内停水湿,潴留之尿,自然可排出体外,原方去附片,重用肉桂,意在温里祛寒,通阳化气,巩固疗效,预防尿潴留再次发生。

(八) 四物汤(《太平惠民和剂局方》)

【组成】当归,川芎,白芍,熟干地黄。

【功效】补血润血。

【主治】冲任虚损,月水不调,脐腹疼痛,崩中漏下等症。

【方解】当归补血,活血,熟地补血为主,川芎理血中之气,芍药敛阴养血。

【应用】本方是治疗妇科病的基本方,以治血虚证为主,亦可随症加减。应用时应注意,纯属阴虚血少,宜静不宜动者,不宜服用。应用本方治疗月经提前 3~5 日,来潮者改熟地为生地,白芍为赤芍,加益母草,泽兰,以清热凉血,活血祛瘀,通调经脉,使月经回归生理。宫寒,腹冷,腹痛者,四物汤加益母草,泽兰,艾叶,黄芪,以补气血,温经散寒。月经错后 3~5 日或更长不来,腹痛,腰痛,经量少,有血块者,加益母草,泽兰,党参,黄芪,木通,以补气血,活血祛瘀,通利经脉。

【医案】一诊:王某,女,35 岁,工人。2017 年 4 月 13 日。

主诉:痛经 2 月余。

病史:因工作较累,近 2 个月行经错后 1 周左右,来前腹痛,腰痛乏力,行经时量少,有少量血块,脉弦,苔薄黄。

诊断:月经不调,属气血虚弱,经脉阻滞不通。

治法:益气养血,活血祛瘀,通利经脉。

处方:

当归 15g	川芎 10g	白芍 12g	益母草 15g
黄芪 20g	党参 15g	木通 6g	泽兰 10g
甘草 3g			

7 剂

日 1 剂,水煎 600ml,1 日 2 次,温服。

每次服药都在行经前 15~20 日。

二诊:4 月 20 日,服药后无不良反应。守方,再服 7 剂。

三诊:4 月 27 日,患者自述月经近日可能会来,腰有些胀,不敏感,不腹痛。守方再服 7 剂。

四诊:5 月 4 日,月经已来 3 日,无腰酸胀,腹隐痛,经量较多,无血块,脉弦,苔薄白。告诉患者停药 10 日再来就诊,吃药半月,月经即恢复正常。

【按语】四物汤是治疗诸种血虚证的基础方,随证化裁变通,本案例用益母草为妇科经方要药,能活血祛瘀通经,用泽兰取其祛瘀散结而不伤正气的特点,对血脉瘀滞,经血不利,有较好疗效。木通有通血脉的作用,三者配合可助四物调经通脉,以解决妇女月经紊乱之苦。

(九) 四磨汤(《济生方》)

【组成】人参,槟榔,沉香,乌药。

【功效】行气降逆,宽胸散结。

【主治】七情所伤,肝气郁结。胸膈烦闷,上气喘急,心下痞满,不思饮食。

【方解】乌药行气疏肝以解郁,沉香顺气降逆以平喘,槟榔行气化滞以除满,人参益气扶正,使郁结之气散,而正气不伤。

【应用】若胸闷而痛者加桔梗。若两肋痛者加川楝子、郁金。若口淡乏味不思食,食则腹胀者加神曲、山楂、半夏。

【医案】一诊:徐某,女,45 岁。

主诉:胸闷,心烦月余。

病史:近 2~3 个月经常心烦,易怒,看电视声音大,或周围环境太吵都感觉心里难受,家住 5 楼,上下楼都会心悸,气短,易喘,眠差,口淡乏味,不思食,脉弦,苔薄白。

诊断:更年期综合征,属七情所伤,肝气郁结。

治法:疏肝理气。

处方:四磨汤加减。

| 党参 10g | 槟榔 10g | 沉香 6g | 乌药 10g |
| 柴胡 10g | 桔梗 12g | 香附 10g | 甘草 3g |

7 剂

日 1 剂,水煎分 2 次温服。

医嘱:①适当运动,如散步、跳舞;②多与人交谈。

二诊:2017年4月13日,自觉心情好些,胸闷减,心烦减。脉弦,苔薄白。守方加佛手10g,夜交藤15g,7剂,每日1剂,水煎600ml,分2次温服。

三诊:2017年4月20日,易怒少了,很少心烦,心悸,气短易喘减轻,睡眠有改善,脉弦,苔薄白。守方7剂,每日1剂,水煎,分2次温服。

四诊:2017年4月28日,近日心情好,睡眠正常,不心烦,近5日未发怒,上楼不气短,不心悸,不喘,脉缓,苔薄白。守方7剂,巩固疗效可停药。

【按语】四磨汤是治疗七情所伤,肝气郁结的要方、基础方,在此方中加减颇有实效。本案例加桔梗则升,加槟榔则降,升降结合,开胸理气,胸闷心烦自解,加柴胡,香附,疏肝理气,肝气郁结可除,心悸气短哮喘可平息,心情舒畅,情志好转,失眠,纳差不治则愈。对四磨汤进一步研究,探索,成效更大。建议应用此方的同时要重视对患者的心情开导,精神乐观,心胸开阔,笑口常开,是宽胸理气,解除郁结不可缺少的疗法。

(十)麻黄杏仁甘草石膏汤(《伤寒论》)

【组成】麻黄,杏仁,石膏,甘草。

【功效】辛凉疏表,清肺平喘。

【主治】咳逆气急而喘,甚则鼻扇,口渴,脉数而浮,苔薄白或薄黄。

【应用】①老年外伤,咳喘气急,口渴,脉数,苔薄黄者加当归,陈皮,麦冬;②老年外伤骨折,素有哮喘病史,近日咳,气出热气,口渴脉弦数,苔薄黄,加党参,麦冬,五味子,花粉。

【医案】一诊:胡某,男,79岁,2018年11月6日。

主诉:右腕外伤肿痛2日。

病史:前天晨练时不慎跌倒,右手着地致伤,右腕肿胀疼痛。当时只顾受伤,未及时增加衣服致咳嗽,气喘(素有慢性支气管炎)。呼吸急促,口渴,脉浮而散,苔薄黄。

X线片显示:右桡骨远端骨折。

诊断:①右手Colles骨折;②感冒。

治疗:①手法复位夹板固定;②内服中药,以辛凉解表,清热止咳平喘,活血止痛。

处方:麻杏石甘汤加味。

麻黄6g	杏仁10g	生石膏15g	麦冬15g
花粉15g	土鳖虫10g	田七粉3g	甘草3g

7 剂

日 1 剂,水煎分 2 次温服。

二诊:11 月 13 日,不口渴,呼吸平稳,不喘不咳,右腕肿痛减轻,脉缓,稍带弦,苔薄白。守上方用生石膏 10g,加骨碎补 15g。7 剂,以巩固疗效,加强手功能锻炼,促进手功能恢复。

三诊:11 月 21 日,无表证,无内热,右手肿痛消失。继服补肝肾壮筋骨,促进骨愈合。

【按语】治疗骨折及其损伤,老人与年轻人在内治法中不同,要考虑到老人体弱气血虚,有一种或多种慢性病。若因外伤诱发慢性病急性发作,应急则治表兼顾外伤,体征平稳后,再转入以治外伤为主。老年人的骨折治疗,骨折愈合慢是其特点,加强功能疗法的应用,显得更为重要,要力争达到骨折愈合,功能康复同步进行收功之目的。本案例早期内服清肺热,止咳,平喘为主,兼用活血止痛之剂,取得显著疗效。

(十一) 活络效灵丹(《医学衷中参西录》)

【组成】当归,丹参,生明乳香,生明没药。

【功效】活血祛瘀,通络止痛。

【主治】心腹疼痛或腿臂疼痛,跌打瘀肿等。

【应用】有胃病者去乳香,没药加延胡索。由风湿引起诸痛者加祛风湿药,例如独活,羌活,络石藤,虫类药等。肢体麻木者加秦艽,细辛,紫荆皮,千年健等。大便闭结者去没药加桃仁,火麻仁,郁李仁,枳实等。

【医案】一诊:刘某,女,73 岁,2018 年 6 月 10 日初诊。

主诉:左髋外伤肿痛 3 日。

病史:前天洗澡时不慎跌倒致左髋疼痛,行走不便。素有胃病史。

检查:左腹股沟压痛,左下肢纵轴冲击痛,左下肢内外旋转试验(+)。拍 X 线片显示:左股骨颈嵌插型骨折,脉弦,苔薄黄,下腹胀痛,腹肌稍紧,无压痛。

诊断:左股骨颈骨折。

治疗:①螺纹钉内固定;②卧床休息;③内服活络效灵丹加减。

处方:

当归 15g	丹参 15g	延胡索 10g	桃仁 10g
火麻仁 15g	枳实 12g	土鳖虫 10g	三七粉(冲服)3g
大腹皮 15g	甘草 3g		

7 剂

日 1 剂,水煎分 2 次温服。

二诊:6月18日,药后大便每日1次,软,左髋痛减,脉弦,苔薄白。

处方:上方加淫羊藿10g,骨碎补15g,10剂。日1剂,水煎分2次温服。

三诊:6月29日,左髋疼痛消失,左下肢可做屈伸活动。内服补肝肾,壮筋骨之剂,加强下肢功能锻炼,巩固疗效,促进骨折愈合,观察14个月,骨折愈合,髋关节功能正常,可自由行走,下蹲,无并发症。

【按语】本案例选用活络效灵丹加减。患者素有胃炎病史,故去乳香、没药,加延胡索既不减弱活血祛瘀止痛之功效,又可保护胃不受乳香、没药对胃之刺激。加桃仁、火麻仁、枳实、大腹皮,既有活血祛瘀理气止痛,又可润肠通便,便通瘀去痛自消。嵌插型股骨颈骨折易被误诊,患者往往认为外伤痛,但仍可行走,骨头没断,故不到医院就诊。股骨颈骨折常合并股骨头坏死,功能疗法贯穿始终,是预防并发症的有效方法,不可轻视这一传统有效疗法。

(十二)六味地黄丸(《小儿药证直诀》)

【组成】熟地黄,山萸肉,山药,泽泻,牡丹皮,茯苓。

【功效】填精滋阴补肾。

【主治】腰膝酸软,头晕目眩,耳鸣耳聋,盗汗,遗精,骨蒸潮热,手足心热,足跟作痛等症。

【应用】①腰肌劳损症:以腰酸胀痛为主症,劳累加重,弯腰做事尤甚。患者刷牙时难以坚持等证。本方加杜仲,地龙,枸杞子以补肾强壮筋骨,通经活络止痛为主。②性功能低下,早泄,性生活后腰疼痛加重者,加枸杞子,肉苁蓉,肾阴肾阳双补对提高性功能,治疗早泄有很好作用。③强直性脊柱炎:中后期腰痛腰僵者加杜仲,地龙,秦艽,细辛有较好疗效。④跟痛症患者加苏木,大活血,透骨草。第一二煎内服,第三煎用3 000ml水煎30min,离火加30ml醋先用热熏,水不太热时洗足,疗效较满意。

【医案】一诊:张某,男,54岁,2019年1月11日初诊。

主诉:诱因不明腰痛3日。

病史:有慢性腰痛史2年多,劳累后常发作,弯腰做事难以坚持。

检查:腰部无明显压痛点,叩击腰部较舒,脉弦较弱,苔薄白。

诊断:腰肌劳损。

治法:补益肝肾,强壮腰肌。

处方:六味地黄汤加味。

熟地10g	山药15g	泽泻10g	丹皮10g
山萸肉15g	茯苓15g	焦杜仲15g	地龙10g

　　补骨脂 10g　　甘草 3g

7 剂

日 1 剂,水煎分 2 次温服。

加强腰背肌锻炼等运动。

二诊:1 月 18 日,腰痛缓解,脉缓较弱,苔薄白。

处方:同前治疗,10 剂。若药后腰痛消失,可停内服药,继续加强腰背肌及其他运动,以提高肌力,巩固疗效。

【按语】六味地黄汤,采用三补和三泻组方合理,配伍得当,应用范围广,疗效确切。疗效就是生命,本方能长盛不衰,靠的就是生命力强,广受学者重视、推崇,传承源于疗效。本案例能得到患者"点赞",靠的也是疗效,疗效能促使本方光大,疗效也能使中医药学光大,患者求的就是疗效。疗效好,疗效高,疗效快,疗效久是医学努力的方向。同道朝着这一目标奋斗,探讨,终能实现。

(十三) 平胃散(《简要济众方》)

【组成】苍术,厚朴,陈皮,甘草,生姜,大枣。

【功效】燥湿运脾,行气和胃。

【主治】主治:胃区胀满,口淡无味,不思饮食,恶心呕吐,肢体沉重,怠惰嗜卧,脉缓,苔白厚而腻。

【应用】若吐酸水,加乌贼骨,若食后饱胀者,加神曲、焦山楂,若咳嗽闭气者加法半夏、杏仁,若嗜睡明显者加山药。

【医案】一诊:王某,女,65 岁。初诊:2019 年 1 月 7 日。

主诉:嗜睡乏力不思食 1 周。

病史:近半年常感乏力,加重 1 周,胃中饱胀,吐酸水,嗜卧不想动,动则腿似灌了铅一样沉重,抬不动,二便通畅。

检查:脉缓,苔白厚腻,体肥胖。B 超:肝脾胰腺正常。

诊断:脾虚湿滞。胃炎。

治法:燥湿,健脾和胃。

处方:平胃散加减。

　　苍术 10g　　厚朴 12g　　山药 20g　　陈皮 10g

　　神曲 15g　　党参 15g　　大腹皮 15g　　生姜三片

　　大枣三枚　　乌贼骨 15g

7 剂

日 1 剂,水煎分 2 次温服。

适当运动。

二诊:1月15日。自述:药后上下气通了得矢气则人感舒畅,行走下肢沉重感少,较前轻快,胃中饱胀消失,不吐酸,脉缓,苔薄白。上方去乌贼骨,10剂,日1剂,水煎分2次温服。

三诊:自述诸症消失,脉缓,苔薄白。上方再服5剂,巩固疗效。

【按语】平胃散是治疗湿滞脾胃的基础方,本案例脾虚运化失常,水湿滞留脾胃,脾胃失和水湿为患,诸症丛生,体重增加,形成恶性循环。内服上方,益气健脾,运化有力,再加理气燥湿,水湿化解消失,诸症自消而病愈。

(十四)四君子汤(《太平惠民和剂局方》)

【组成】人参,白术,茯苓,甘草。

【功效】益气健脾。

【主治】脾胃气虚。面色苍白,气短乏力,语气低弱,食少便溏,脉细缓,舌质淡。

【应用】骨折后期,久病卧床,气血虚弱者加当归,黄芪。大补气血,强壮体质。年老体弱,骨质疏松者,加骨碎补,淫羊藿,龟甲。补益肝肾,强壮筋骨。若知饥,食后饱胀者加厚朴,神曲,麦芽以理气和胃助消化。

【医案】一诊:黄某,女,45岁,农民。2018年1月14日初诊。

主诉:外伤腰痛2日。

病史:因交通事故致伤,腰部疼痛,二便失禁,两下肢麻木,不能行走。

检查:X线片示T_{12},L_1粉碎型骨折。

治疗:开放复位,内固定,减压术。

术后诊断:T_{12},L_1粉碎骨折胸腰脊髓神经挫伤。

治疗:活血祛瘀,通利二便,选愈伤1号方7剂,日1剂,水煎分2次温服。

二诊:1月16日,药后二便通畅,下肢麻木减轻,脉弦而弱,舌质淡,苔薄黄,临证宜补益气血,健脾活血通络。

处方:四君子汤加味。

党参 15g	茯苓 15g	白术 10g	当归 15g
补骨脂 10g	山药 15g	紫荆皮 15g	千年健 10g
大活血 15g	甘草 3g		

10 剂
日1剂,水煎分2次温服。

三诊:11月28日,二便已能自解,不失禁,不下肢麻,可抬腿活动,但无力,脉缓,舌淡,苔薄白,治宜补气血,健脾补肾。上方去紫荆皮、千年健,加黄芪 20g,骨碎补 15g,杜仲 15g,地龙 10g。30 剂,日 1 剂,水煎分 2 次温服。

四诊:3 月 2 日,症状消失,脉缓,苔薄白,治宜益气健脾,补益肝肾,强壮筋骨。四君子汤加味,以巩固疗效,适当锻炼,促进康复。

【按语】本方是补益脾胃的基础方。应用范围广,各种患者均有应用,疗效确实。本案患者受创伤和手术的双重打击,损伤极大,气血亏虚严重,故较早应用四君子汤加味康复显著。

(十五)缩泉丸(《魏氏家藏方》)

【组成】乌药,益智仁,山药。

【功效】温肾祛寒,缩泉止遗。

【主治】膀胱虚寒证。小便频数,或遗尿不禁,舌淡,脉沉细。

【应用】小便频数,尿急,量少,有时少至几滴,夜尿尤频,达一夜十多次,亦可治疗前列腺炎,尿等待,尿频,尿不尽等。

【医案】李某,女,81 岁,2019 年 3 月 2 日初诊。

主诉:尿频 2 个月余。

病史:患腰椎管狭窄症十多年,两下肢麻木,坐轮椅四年多。纳差,口淡乏味,四肢乏力,尿频,夜尿十多次,量少,有时只滴几滴点,有时尿湿裤,便结,7~10 日 1 次,用开塞露才能解出。

检查:消瘦,语音低微,少气无力,四肢酸痛,脉沉无力,舌淡,苔薄白。

诊断:尿失禁。

治法:温补肾阳,健脾祛寒。

处方:缩泉丸加味。

当归 15g	黄芪 20g	益智仁 10g	山药 15g
乌药 10g	车前子 10g	桃仁 10g	甘草 3g
枳实 6g			

5 剂

日 1 剂,水煎分 2 次温服。

二诊:3 月 7 日,夜尿 3 次,便尚通畅,2 日未解,纳增,精神好些。上方去枳实,加神曲 15g,7 剂,日 1 剂,水煎分 2 次温服。

【按语】患者系慢性病致气血亏虚损,下焦虚寒,肾虚则气化不足,令膀胱虚寒,以致小便频数,失禁,故用当归、黄芪大补气血,益智仁、乌药温补肾阳,山药益气健脾,运化渐常,车前子通利小便,脾肾复健,脾能制水,肾能利水,小便通畅而康复。方中当归、桃仁、枳实润肠通便,黄芪、当归大补气血,气血运行通畅有力,大便自解。二便通畅,脾胃运化正常,自然纳增,精神转好。

(十六)生脉散(《医学启源》)

【组成】人参,麦冬,五味子。

【功效】益气生津,敛阴止汗。

【主治】①温热,暑热伤气耗阴证;②久咳痰肺虚,气阴两虚证。

【应用】①脊柱骨折并截瘫者,久卧床不能行走者,多气阴两虚,宜加龟甲、当归、黄芪、紫荆皮,以养阴补气血,通经活络。②多发性肋骨骨折,合并气胸者,多伤气耗阴,神疲懒言,少气乏力,甚则呼吸急促,治宜加丹参、黄芪、枳实、桔梗,以补气血,宽胸理气,同时插管排气。

【医案】刘某,男,68岁,2017年3月6日初诊。

病史:昨晚夜睡开窗,今晨吃剩饭菜,早餐半小时后感到腹中不适,1小时后腹痛,肠鸣,腹泻1次,排出未消化食物,随后腹痛稍减,半小时后又排出水样便3次,就诊,述有慢性肠炎史。

查体:面色苍白,少气乏力,神疲少言,腹痛,触之腹软,无压痛,舌质红少苔,脉虚稍数。

诊断:急性肠炎。

治疗:①先饮加少量盐的盐水300ml;②急煎中药:党参15g,麦冬15g,五味子10g,藿香10g,砂仁10g,陈皮10g,炙甘草3g。日1剂,水煎,分3次温服。

二诊:3月7日,不腹痛,便溏,日2次,脉较有力,舌淡,苔薄白。守方,再进2剂。

三诊:3月10日,便软,日1次,脉缓,苔薄白。党参15g,麦冬15g,五味子10g,砂仁6g,陈皮10g,甘草3g。水煎分2次温服,巩固疗效。

【按语】夜睡受凉,晨起又吃隔夜饭菜,加之有肠炎史,故引发急性肠炎。腹泻多次,俗话说"好汉经不住三次屎",又是年老多病,体质虚弱,多次腹泻导致患者面色苍白,少气乏力,有虚脱之可能,故急服生脉散加味,陈皮、藿香、砂仁行气,化湿温中,党参大补元气,生津止渴,麦冬养肺阴,生津润肺,肺和大肠相表里,肺气阴旺盛,可提升肠道功能,肠道正气旺盛,抵抗力增强,得五味子收敛之功,腹泻自止,气阴两伤自然复生,病获康复而愈。此案例再次说明古方之博大精深,内涵精华多多。

二、自创新方

(一) 姜黄合剂

【组成】大黄(后下)30g,生姜 30g,大白 15g,杜仲 15g,地龙 10g,三七粉(冲服)3g,土鳖 10g,甘草 3g。

【功效】逐瘀通便。

【主治】急性腰挫伤,腰痛,腹部胀痛,大便不通。

【医案】一诊:万某,男,31 岁,工人,2018 年 9 月 13 日。

主诉:弯腰搬重物时扭伤,腰部疼痛 3 日。

现病史:腰部疼痛,转身困难,行走时腰部向前屈,臀部后突,行动缓慢,咳嗽、深呼吸时均可引起腰痛加重,腹部胀痛,大便 3 日未解,小便通畅。

查体:腰肌较紧,腰 3 椎旁压痛明显,直腿抬高试验(−),下肢不痛、不麻,脉弦,舌质较黯,苔薄黄。

X 线示:腰椎未见明显骨折。

诊断:急性腰挫伤。

治疗:辨证为瘀血阻于下焦,治当以通下为要,遂投以姜黄合剂 1 剂,水煎 300ml,分 2 次温服。

二诊:9 月 14 日,服药 1 剂,大便通畅,腹部胀痛消失腰部疼痛减轻,行动较前改善,脉弦,苔薄黄。

辨证:瘀阻虽通,但瘀血未尽,仍有阻滞。

治法:逐瘀、通便。

处方:前方大黄 15g 先下,加桃仁 10g,红花 6g,当归 15g

2 剂

日 1 剂,水煎分 2 次温服。

三诊:9 月 17 日,患者自述大便通畅,稍稀,每日 2 次,不腹痛,腰部疼痛减轻明显,行走较自如,不再弯腰跛行。

四诊:9 月 20 日,瘀去,伤未恢复,治宜活血通络,补益肝肾。

处方:橘术四物汤加味。

当归 15g	川芎 10g	赤白芍各 12g	陈皮 10g
白术 10g	杜仲 15g	地龙 10g	枸杞子 15g
续断 15g	补骨脂 10g	甘草 3g	

7 剂

日 1 剂,水煎分 2 次温服。

开始适当腰部功能锻炼,巩固疗效,预防腰痛复发。

【按语】许老认为本证应"急则治标",故先选用姜黄合剂,通腑利下焦,以利为度。方中大黄荡涤瘀血,配合大白破血通下为君,土鳖、三七粉活血止痛,配合杜仲、枸杞子、续断,补益肝肾、强壮筋骨为臣,鲜生姜温胃,防止大黄过寒伤胃,甘草调和诸药为佐。在大便通畅,瘀去症消后,改为橘术四物汤加味,活血通络,补肾壮腰。配合适当功能锻炼,获治病愈。

(二)晕痛康

【组成】天麻,珍珠母,青葙子,蔓荆子,川芎,菊花,钩藤,夜交藤,酸枣仁,远志,枳实,桔梗,麦冬,五味子,三棱。

【功效】清肝明目,养心安神,宽胸理气。

【主治】用于颈椎病、头晕、头痛、失眠、多梦、胸闷、胸痛、心悸、恶心、视物模糊、行走不稳等。

【方解】本方证为肝阳偏亢引起的头痛、头晕,同时影响神志、失眠多梦,方中天麻、钩藤、珍珠母、青葙子、蔓荆子,平肝潜阳为君,夜交藤、酸枣仁、远志养心安神为臣,川芎、菊花、枳实、桔梗、麦冬、五味子、三棱清肝明目、宽胸理气、活血止痛为佐使药。

【应用】日1剂,水煎600ml分两次温服。若头痛伴麻木加藁本、白芷;若行走不稳、跌倒者加莪术以活血通督。上肢麻木、疼痛加紫荆皮、千年健。肝阴虚引起的头痛、头晕者不适用。

【医案】一诊:刘某,女,54岁,2017年2月25日。

主诉:头痛、头晕1个月。

病史:近1个月经常颈痛、头痛、头晕,时轻时重,看电视多会加重,胸闷、胸痛、心悸、夜寐差,心烦,有时一夜只睡3~4小时,时有上肢麻木,侧卧时明显。

检查:颈5~6棘突处压痛,双臂丛神经牵拉试验阴性,脉弦,苔薄黄。

X线示:颈椎生理弧度消失变直,颈5~6、颈6~7椎间隙变窄。

彩色多普勒示:双侧颈动脉增厚,部分斑块形成。双侧颈动脉、椎动脉弹性降低。

诊断:颈椎病(椎动脉型)。

处方:晕痛康加减。

明天麻 15g	珍珠母 15g	青葙子 10g	蔓荆子 10g
夜交藤 15g	酸枣仁 15g	远志 10g	川芎 10g
菊花 10g	枳实 12g	桔梗 12g	麦冬 15g

　　五味子 10g　　紫荆皮 15g　　千年健 10g　　甘草 3g

7 剂
日 1 剂,水煎分 2 次温服。

　　二诊:3 月 4 日,不头晕,偶有头痛,不心悸,不胸闷,胸痛缓解,注意力差,脉弦,苔薄黄。守方加益智仁 6g,7 剂,日 1 剂,水煎 600ml,分两次温服。开始做颈椎锻炼。每日 3 次,每次 5min。

　　三诊:3 月 11 日,不头晕,不胸闷,睡眠较前好,上肢不痛不麻,脉缓,苔薄黄。守方,7 剂,日 1 剂,水煎分 2 次温服。

　　四诊:3 月 17 日,有时还有一些心悸,余无症状。守方,14 剂,继续功能锻炼,巩固疗效,预防复发。

　　【按语】晕痛康自拟方,用于临床已有 30 多年,确有实效,颇受患者欢迎。应用晕痛康治疗颈椎病,需要患者配合治疗,做到三"不"配合:不用高枕;不玩手机、电脑;不打麻将。不头晕后开始颈部功能锻炼,以巩固疗效、防止复发。

　　(三) 鸡蛇汤

　　【组成】苍术,黄柏,蛇舌草,鸡血藤,秦艽,栀子,茵陈,车前子,香附,百合,土茯苓,虎杖。

　　【功效】清热解毒,消肿止痛,排出尿酸。

　　【主治】痛风性关节炎。

　　【应用】急性期:红肿热痛明显,血常规白细胞 10.0×10^9/L 以上,中性粒细胞 0.80 以上,C 反应蛋白 20mg/L 以上,脉弦数,舌质红,苔黄厚者加金银花、野菊花。

　　【医案】一诊:王某,男,41 岁,干部,2018 年 1 月 3 日初诊。

　　主诉:右踇趾关节红肿热痛 3 日。

　　病史:有疼痛史 2 年余,反复发作,波及踝、膝、腕等关节,近来发作频繁,症状严重,持续时间较长。患者吸烟、酗酒史。

　　检查:右踇趾关节红肿,肤温较高,压痛明显,行走有障碍,脉弦数,苔黄厚、腻。实验室检查:尿酸 >560μmol/L,血常规白细胞 12.0×10^9/L,中性粒细胞 >0.83,CPR:35mg/L,红细胞沉降率不快。

　　诊断:急性痛风性关节炎期,辨证属湿热型。

　　治法:清热解毒,燥湿利尿。

　　处方:鸡蛇汤加减。

　　苍术 10g　　黄柏 12g　　蛇舌草 15g　　鸡血藤 20g

秦艽 15g	茵陈 15g	银花 15g	野菊花 15g
栀子 10g	百合 15g	土茯苓 20g	车前子 10g
虎杖 15g	甘草 3g		

7 剂

日 1 剂,水煎分 2 次温服。

青鹏膏外用,一日 3 次。

告知患者"四不一多":不吃酒类,不吃动物内脏,不吃海鲜,不吃火锅等含嘌呤高的食物,多喝开水,利尿,促进排出多余尿酸。

二诊:2018 年 1 月 10 日,脚部肿痛消失,行走自如。血常规:白细胞 8×10^9/L,中性粒细胞 0.70,CRP:15mg/L。脉弦,苔薄黄。前方有效,守方再服 7 剂,巩固疗效。

三诊:2018 年 1 月 17 日,患者自述,无症状,已进入慢性恢复期。前方去银花、野菊,加香附 10g,10 剂。

四诊:2018 年 1 月 27 日,无症状,尿酸 431μmol/L,CRP:8mg/L。前方继服至尿酸正常,无症状出现者停止治疗。继续做到"四不一多"。

【按语】由于社会稳定,大家的生活水平不断提高,痛风的发病率有逐年升高的趋势。对该病的治疗需要大家的重视,但对于该病的预防更重要:大力宣传,每个人能管好自己,做到"四不一多",加强运动,增强体质,减轻体重,对减少痛风的发病有一定的作用,但还需要进一步的研究。

(四)三味方

【组成】徐长卿 30g,功劳木 30g,三七粉(冲服)3g。

【功效】活血止痛,清热消肿,消除无菌性炎症。

【主治】第三腰椎横突综合征。

【应用】腰痛严重者加失笑散,活血祛瘀止痛。下肢疼痛、麻木者加紫荆皮、千年健,祛风湿、通经活络、止痛。

【医案】一诊:付某,男,21 岁,学生。2018 年 10 月 24 日。

主诉:运动时扭伤腰部至腰部疼痛 2 个月余。

病史:2 个月前打篮球不慎扭伤腰部,未经系统治疗,腰部疼痛时轻时重,久行或做其他运动时疼痛加重,有时右下肢不舒,不痛不麻。

检查:弯腰活动时稍受限,右腰第三横突处压痛明显。脉弦,苔薄黄。

X 线片示:腰椎未见骨折。

诊断:第三腰椎横突综合征。

治法:活血祛瘀,理气止痛。

处方:三味方加味。

徐长卿 30g	功劳木 30g	三七粉(冲服)3g	焦杜仲 15g
地龙 10g	紫荆皮 15g	千年健 10g	小茴香 10g
甘草 3g			

7 剂

日 1 剂,水煎分 2 次温服。

适当休息,减少运动。

二诊:2018 年 10 月 31 日,自述右下肢无不适感,腰痛减轻明显,脉缓,苔薄白。守方去紫荆皮、千年健,加枸杞子 15g、补骨脂 10g。日 1 剂,水煎,分 2 次温服。

三诊:2018 年 11 月 7 日,自述无腰痛,但活动多后腰部有不适感。脉缓,苔薄白。守方去小茴香。日 1 剂,水煎分 2 次温服,适当进行腰部活动,巩固疗效,预防腰痛复发。

【按语】第三腰椎横突综合征多由外伤引起,劳损、风寒湿邪乘虚而入致病。邪之留内,加之瘀阻经络,导致无菌性炎症,腰肌水肿,疼痛加重。患者因痛不能忍受就诊。方中徐长卿得三七粉、小茴香活血祛瘀,理气止痛效果更佳。徐长卿得功劳木祛风湿,清虚热,消除软组织水肿,有很好的疗效。本方再加杜仲、地龙、枸杞子、补骨脂,补益肝肾,强壮腰肌,可提高疗效。三味方是基础方,应用灵活,效得益显,颇受欢迎。

(五) 五妙散

【组成】苍术,黄柏,牛膝,薏苡仁,山药。

【功效】益气健脾,清热燥湿。

【主治】滑膜炎,髌上/下滑囊炎等。

【应用】关节肿胀疼痛明显者,加肿节风、木瓜、防己。

【医案】一诊:熊某,女,63 岁,农民,2018 年 12 月 31 日。

主诉:双膝关节疼痛 1 年余。

病史:双膝关节无外伤史,慢性双膝关节疼痛,怕冷,不能下蹲,不能坐矮凳子,久行疼痛加重,二便正常,近来膝部疼痛加重半月。自觉双下肢沉重、乏力。

检查:双膝关节不红,轻肿,行走轻度跛行,双侧浮髌试验阳性,双侧髌骨关节面粗糙,伴有疼痛感。脉弦,苔薄黄。

彩色多普勒检查:双侧膝关节腔内少量积液。

实验室检查:血白细胞 11.7×10^9/L,中性粒细胞 0.83,CRP:12mg/L。

诊断:双侧膝关节滑膜炎。

治法:益气健脾,清热燥湿。

处方:五妙散加味。

苍术 10g	黄柏 12g	牛膝 10g	薏苡仁 30g
山药 20g	蛇舌草 15g	肿节风 15g	木瓜 12g
防己 10g	黄芪 20g	甘草 3g	

7 剂

日 1 剂,水煎分 2 次温服。

二诊:2019 年 1 月 7 日,患者自述双膝关节不肿、不痛,但不能完全下蹲。脉弦,苔薄黄。实验室检查:血常规正常。

治疗:守方 10 剂,巩固疗效。

【按语】根据临床资料辨证分析,该患者以脾虚为主,脾虚不能制水,运化失常,水湿四溢,湿留关节,积久化热,则膝关节肿胀疼痛,久则加重,不能下蹲等,方中三妙散清热燥湿,蛇舌草、肿节风、木瓜、防己增强清热祛湿之力,症减明显,血常规正常。这是急则治其标。山药、薏苡仁益气健脾祛湿,是治其本,对巩固疗效、预防疼痛复发有良好的效果,故五妙散有继续临床验证、应用观察的价值。

(六) 参白止痒汤

【组成】苦参,生地,荆芥,丹皮,白鲜皮,蝉蜕,连翘,地肤子,甘草。

【功效】清热祛湿,透疹止痒。

【主治】全身起疹,起无定处,时隐时现,呈风疹块,红色或白色,皮肤瘙痒,有时烦躁,心悸,恶心等。

【应用】①荨麻疹,即风疹块;②慢性湿疹,皮肤起粟粒样丘疹,色红水肿,呈苔藓样变,皮肤瘙痒,抓破流水结痂等症。

【医案】一诊:刘某,女,46 岁,2018 年 6 月 4 日。

主诉:不明原因,身起风疹块 1 日。

病史:初起小腿起包块,瘙痒,抓之则包块大,更痒,越抓越多,就诊。

检查:包块色红,高凸,孤立状。

血常规:白细胞总数正常,中性粒细胞比例稍增高,脉弦数,苔薄黄。

诊断:荨麻疹。

治法:疏风清热,透表止痒。

处方:参白止痒汤加味。

| 生地 10g | 苦参 30g | 白鲜皮 30g | 连翘 10g |

丹皮 10g　　地肤子 10g　　蝉蜕 6g　　　荆芥 10g

甘草 3g

4 剂

日 1 剂,水煎分 2 次温服。

二诊:6 月 8 日,药后风疹块少了很多,痒也减轻了,脉缓,苔薄白。守方继服 5 剂。

三诊:6 月 14 日,身不痒,风疹块消失。继服 3 剂巩固疗效。

【按语】荨麻疹是常见病、多发病,本案例由风湿热致病,主症起风疹块,皮肤瘙痒,肤红而热,脉弦数,苔薄黄。病在皮肤,肺和皮肤相表里,重用苦参、白鲜皮清热止痒为君,配生地、地肤子、丹皮清热凉血,助君清热止痒为臣,蝉蜕、荆芥、连翘引药归肺达肤,宣散透疹,祛风止痒为佐,甘草清热调和诸药为使。本方药少量大,药力专止痒,解决患者主要疾苦,疗效显著,供同道参考使用。

(七) 愈伤 1 号方

【组成】柴胡,当归,桃仁,红花,苏木,土鳖虫,枳实,花粉,大黄,茯苓,黄芩,三七粉,甘草。

【功效】活血祛瘀,疏肝理气。

【主治】损伤早期,骨折,脱位,软组织损伤等病。

【应用】老年人,儿童,素有慢性病,体弱多病者去大黄,损伤中后期不适应。头部损伤者加川芎,菊花,胸胁损伤者加桔梗,川楝子。

【医案】一诊:陈某,男,65 岁。2018 年 12 月 6 日 9 点。

主诉:右腕外伤肿痛 3 小时。

病史:今晨锻炼不慎跌倒,右手着地致右腕肿痛,不能活动,动则痛甚。有前列腺炎史。

检查:右腕肿胀,桡侧压痛明显,查有骨擦音。脉弦,苔薄黄,X 线片示右桡骨远端骨折,轻度错位。

诊断:右桡骨远端骨折。

治疗:手法复位,夹板固定,内服中药活血祛瘀,消肿止痛,手指功能锻炼。

处方:愈伤 1 号方加减。

柴胡 10g　　黄芩 12g　　桃仁 10g　　红花 6g
当归 15g　　苏木 15g　　土鳖虫 10g　　枳实 12g
茯苓 15g　　三七粉 3g　　蛇舌草 15g　　大黄 10g

甘草 3g

7 剂

日 1 剂,水煎分 2 次温服。

二诊:12 月 13 日,夹板固定已松,肿胀明显消减,X 线片示右桡骨远端骨折对位良好,调整夹板固定。治宜活血散瘀,补益肝肾为主。内服愈伤 2 号方加减,继续治疗。

【按语】方中苏木,当归,桃仁,红花,活血祛瘀为君药,尤其苏木为伤科要药,善活血通经,祛瘀止痛,大黄荡涤瘀血,得枳实理气止痛效果更佳,二药助君药增效显著。土鳖虫、三七有活血祛瘀止痛、续筋接骨功效,为佐药,茯苓、蛇舌草有清热利尿作用。使瘀血从小便中排出,这是血水同源理论的应用。临床实践证明可提高疗效。甘草调和诸药为佐药。

(八) 愈伤 2 号方

【组成】当归,赤芍,土鳖虫,续断,乌药,补骨脂,红藤,桃仁,红花,虎杖,三七粉,甘草,淫羊藿。

【功效】活血养血,补益肝肾。

【主治】损伤中期、骨折、脱位、软组织损伤等。

【应用】骨折病加鹿角胶,去红花。年老体弱、多病者去红花加黄芪,损伤早期不适用。

【医案】一诊:姜某,女,70 岁,2018 年 1 月 5 日。

主诉:左肩外伤肿痛半月。

病史:2017 年 12 月 20 日滑倒,右手着地致右肩损伤,肿痛半月未诊。

检查:右肩周肿胀,大结节下方压痛,右上肢不能抬高,功能障碍。

X 线片示:右肱骨外科颈骨折,骨折近端呈内收位,骨折远端外展位,骨折远端嵌入近折端髓腔内。脉弦,舌质淡红,苔薄黄。

诊断:右肱骨外科颈骨折。

治疗:手法复位,夹板固定,前臂中立位悬吊胸前,肘前放 0.5kg 重沙袋,治宜活血祛瘀,消肿止痛,补益肝肾。

处方:愈伤 2 号方加减。

当归 15g	赤芍 10g	土鳖虫 10g	桃仁 10g
红花 6g	续断 10g	乌药 10g	补骨脂 10g
红藤 15g	淫羊藿 10g	三七粉 3g	苏木 10g
甘草 3g			

7 剂

日 1 剂,水煎分 2 次温服。

做握拳,肘关节屈伸活动,忌肩关节内收外展运动。

二诊:2018 年 1 月 13 日,右肩肿痛减轻,右肘、手活动较前灵活。X 线片示:右肱骨外科颈骨折对位良好。去肘前沙袋,守方内服 15 剂,继续治疗加强肘、腕屈伸活动,小幅度肩前后摆动,日 3~5 次。

【按语】本例方中,当归、桃仁、红花、苏木功专活血养血化瘀,土鳖虫、三七、红藤活血定痛,淫羊藿、补骨脂、续断补益肝肾,强筋壮骨,促进骨折愈合,配合上肢功能疗法,能收到肿痛消失、骨折愈合,功能康复同步收功之效。

(九) 愈伤 3 号方

【组成】当归,丹参,制乳香,木香,黄芪,骨碎补,淫羊藿,血竭,杜仲,红藤,土鳖虫,三七粉,甘草。

【功效】补益肝肾,接骨续筋,通利关节。

【主治】损伤后期,骨折脱位,软组织损伤等病。

【应用】骨折者去乳香,加鹿角胶,关节功能障碍者加海风藤,伸筋草,关节仍有肿胀者加桂枝,络石藤。

【医案】一诊:姚某,女,85 岁,2018 年 10 月 3 日。

主诉:右腕外伤肿痛月余。

病史:跌倒致右桡骨远端骨折,未经治疗,右腕肿胀就诊。

检查:右腕肿胀,功能障碍,畸形明显,脉弦,苔薄黄。

X 线片示:右桡骨远端骨折,向桡背侧移位,下尺桡关节脱位,有少量骨痂生长。

诊断:陈旧性右桡骨远端骨折,合并下尺桡关节脱位。

治疗:患者不愿手术和手法复位。内服方药活血化瘀,补益肝肾,通利关节;中药熏洗;功能疗法。

① 内服方药活血化瘀,补益肝肾,通利关节,选愈伤 3 号加减。

当归 15g	黄芪 20g	丹参 15g	骨碎补 15g
淫羊藿 10g	土鳖虫 10g	血竭 10g	红藤 15g
三七粉 3g	桂枝 6g	木香 10g	甘草 3g

7 剂

日 1 剂,水煎分 2 次温服。

② 中药熏洗:中药再煎第三次,用水 300~500ml,离火加醋 50g,先熏再洗。

③功能疗法:加强指腕关节活动。

二诊:10月25日,右腕指肿胀消减,手指关节活动较前灵活。遵照上法治疗月余,肿胀消失,手指活动灵活,腕关节功能明显改善。

X线片示:右桡骨远端骨折有较多骨痂生长。同前治疗,巩固疗效,继续观察。

【按语】桡骨远端骨折是老年人常见病。及时治疗,效果甚佳,该例患者未及时治疗,怕痛,怕合并症发生,不愿接受治疗,但采用上述治疗,鼓励患者主动配合,积极功能锻炼,终致骨折愈合,腕关节功能康复。虽然前臂旋转功能无改善,患者及家属都非常满意,收功。

(十)解化疗副反应合剂

【组成】当归,黄芪,西洋参,党参,麦冬,五味子,银花,野菊花,黄药子,蛇舌草,半边莲,半枝莲,焦山楂,山药,生甘草。

【功效】补气血,益气健脾,清热解毒。

【主治】各种肿瘤,癌症化疗后,神倦乏力,纳差,大便溏泄,懒言自汗,脱发等症。

【应用】肝区疼痛者加川楝子,鳖甲,眠差者加夜交藤。

【医案】一诊:戴某,男,62岁。2017年4月2日。

主诉:化疗后全身绵软无力月余。

病史:2017年1月"癌肿"手术,术后化疗,近日少气乏力,上下楼喘气,便溏泄,日3~4次,自汗,纳呆。

检查:贫血面容,脱发,脉细弦,舌淡,苔薄白。

诊断:化疗后副反应,属气血虚。

治法:大补气血,清热解毒。

处方:解化疗副反应合剂。

党参15g	麦冬15g	五味子10g	西洋参10g
当归15g	黄芪20g	银花15g	野菊花15g
黄药子15g	半枝莲15g	山药15g	焦山楂10g
白术10g	防风10g	生甘草3g。	

7剂

日1剂,水煎分2次温服。

同时增加营养,精神乐观,适当走动。

二诊:4月13日,自汗减少,便溏,日1次,精神较前好些,睡眠好些,脉细弦,苔薄白。治疗有效,守方继服30剂。

三诊:5月20日,自述症状消失,二便正常,睡觉好,吃饭香,无不适感,脉缓,舌淡红,苔薄白。上方去白术、防风。加白花蛇舌草15g,继服30剂,巩固疗效。

【按语】癌症手术化疗,目前看这是延长生命之法,谈不上根治。手术化疗对人体的打击很大,尤其化疗可杀死癌细胞,同时也杀死大量正常细胞,造成人体气血亏虚严重后果。本方中黄芪、当归大补气血,以培本扶正祛邪。生脉散+玉屏风散,益气固表,敛阴止汗,与归芪、西洋参合用,为补气血要药,气血亏虚重症必用,用之效果必佳。党参、山药益气健脾,脾为后天之本,脾运正常,饮食倍增,山药亦可补肺肾,提高内脏功能。银花、野菊花、黄药子、蛇舌草、半枝莲、半边莲可清热解毒,防癌肿复发。本方大补元气,正气存内,邪不可干。元气旺盛,机体免疫力增强,抗病邪能力提高,故能获取满意疗效。这是否能成为防癌治癌的有效途径,值得探讨。

(十一)丁苏桂热敷剂

【组成】苏木30g,陈艾15g,白芥子15g,丁香6g,麻黄10g,肿节风30g,肉桂10g,千年健30g,炙川乌10g,透骨草10g,细辛10g,络石藤15g,皂刺10g,防己10g,全虫6g。

【功效】温通经络,祛风寒湿,消肿止痛。

【主治】痹证,尪痹证,肢体漫肿,关节疼痛,屈伸障碍,畏寒,遇冷加重等症。

【用法】上药制成粗粉,加醋适量,用布袋包裹蒸热,热熨患处,稍凉即换,每日1~2次。热敷时,药袋不要直接放皮肤上,以免烧伤。

【应用】①腰肌劳损加杜仲,地龙,枸杞子等;②强直性脊柱炎加秦艽、细辛、枫荷梨等;③颈椎病加葛根、羌活、青风藤等。

【医案】一诊:刘某,男,62岁,2019年2月10日。

主诉:弯腰做事不慎扭伤腰痛2日。

病史:弯腰移动一重物,扭伤致腰痛,原有腰痛史,深呼吸、咳均痛甚,下肢不痛不麻,久行久坐均加重。

检查:腰肌较紧,无明显压痛点,直腿抬高试验(-),苔薄黄,脉弦。

诊断:急性腰挫伤。

治疗:①手法推拿;②丁苏桂热敷剂热敷;③内服愈伤1号方。

二诊:2月11日,热敷后自觉腰痛明显减轻,继续热敷,推拿而愈。

【按语】中药外用热敷是中医传统疗法,适用范围广,疗效快速显著。我院采用丁苏桂热敷剂已有6~7年,每日用量数百包,还在逐渐增加,有部分门诊患者专门来购买丁苏桂热敷剂,回家自用。受欢迎原因:适应证广、收效快、价廉、方便、安全。

(十二) 跌打外敷散

【组成】当归20g,丹参20g,土鳖10g,红藤30g,络石藤20g,血竭10g,苏木30g,鸡血藤20g,八角乌15g,柘藤15g,土三七15g,雪见草20g,接骨木30g,枫荷梨30g,寻骨风30g,瓜馥木20g,草乌10g。

【功效】活血散瘀,祛风湿,消肿止痛。

【主治】软组织损伤、骨折、脱位早期、风湿性关节炎肿痛等病。

【应用】以上药物均为细粉,酒、醋各半调成糊状,均匀摊在纱布上,外敷患处,用绷带固定,2日换一次。绷带不宜固定太紧,有外伤者不宜应用。

【医案】一诊:张某,男,74岁,2019年1月10日。

主诉:不慎跌倒,致右腕部损伤,肿痛1小时,即来院就诊。

检查:右腕关节肿胀,无压痛点,X线片示右腕关节未见骨折。苔薄白,脉弦。

诊断:右腕关节软组织挫伤。

治疗:跌打外敷散外用,内服愈伤1号方。3剂。

二诊:1月13日,右腕肿痛明显减轻。治疗同前,7剂。

三诊:1月20日,右腕肿痛消失,守方7剂,水煎内服,第三煎外洗巩固疗效而愈。

【按语】中药外敷剂是治疗跌打损伤等症的传统疗法,颇具特色,配合中药内服,有速效。跌打外敷散是我院的院内制剂,已有30多年历史,治疗多种损伤,疗效颇佳,常用不衰。有深入探讨价值。

(十三) 苏艾红外洗方

【组成】苏木,陈艾,伸筋草,透骨草,海桐皮,五加皮,续断,鸡血藤,红藤。

【功效】活血止痛,通利关节,通经活络。

【主治】跟痛症,损伤中、后期关节功能障碍的康复,风湿性关节炎,类风湿性关节炎等症。

【应用】本方药加水3~4L,加热,水开后再煎半小时,去火加醋50~100ml,先熏后洗患肢。每日2~3次,洗后及时加强功能锻炼半小时。若关节红肿热痛等炎症明显者不宜应用,若有创面者禁用。

【医案】一诊:刘某,男,72岁,退休工人。2018年10月6日。

主诉:右足跟疼痛3日。

病史:2018 年 10 月 3 日外出旅行上下山致右足跟疼痛。晨起下床行走痛甚,难以行走,走几分钟后痛减,继续行走则疼痛加重。

检查:轻度跛行,右足跟疼痛明显,不红肿,右踝关节活动灵活,脉弦,苔薄白。

X 线片:右跟骨轻度骨质增生,稍有骨刺。

诊断:右跟痛症。

处方:苏木 30g　　陈艾 15g　　红藤 30g　　伸筋草 15g
　　　透骨草 15g　海桐皮 15g　五加皮 15g　续断 30g
　　　鸡血藤 30g

水煎 3 000ml,加醋 2 两,熏洗右足,1 日 3 次。

熏洗 3 日后疼痛减轻,熏洗 7 日后右足疼痛消失治愈。

【按语】中药外洗法是中医治病的传统疗法,有局部熏洗和全身熏洗等,都是药物直接作用于机体,药力可以直达病所,具有疗效快,疗效好的特点。不但能促进局部和周身的血液循环和淋巴循环,使得新陈代谢旺盛,改善局部组织营养和全身功能,而且还能疏通经络,调养脏腑气血。苏艾红外洗方适用病种较多,尤其适用于关节功能障碍者。先熏后洗,再配合功能疗法,趁热打铁,加强关节锻炼,易将粘连拉开,关节变灵活,活动范围增大,自然疼痛减轻,关节功能康复。但对熏洗疗法的原理、药物的吸收机制和药理研究较少,尚需进一步探讨。

(十四)许氏接骨膏药

许氏接骨膏药是乌鲁木齐市米东区益铭中医养生院许树海主任中医师在许鸿照教授的指导下组方制膏而成。

【组成】当归,川芎,丹参,红花,土整虫,桂枝,桑枝,川牛膝,杜仲,生川乌,生草乌,独活,威灵仙,防风,黄连,苍术,蛇床子,地骨皮,官桂,苏木,乳香,没药,续断,延胡索,丁香,木瓜,马钱子,三七,白芷,麻黄,大黄,桃仁,自然铜,松香,龙血竭,冰片。

熬制使用纯正的红花籽油。因纯红花籽油是不饱和脂肪酸,它能溶脂吸脂,增强活血祛瘀、疏通经络之功效。

熬制方法及注意事项与许氏骨痛消膏药大致相同。

【功效】活血化瘀、接骨续损、补益肝肾、强壮筋骨、祛风通络、消肿止痛。

【主治】适用于闭合性无移位骨折的前、中、后期治疗,有移位的稳定性骨折复位后外固定下的辅助治疗,以及软组织损伤、骨折迟缓愈合及骨折后遗症的治疗。每贴可贴 3~7 日。一般小夹板外固定的稳定性骨折可每周换药一次,无须外固定的软组织损伤应 3 日换药一次。

【方解】方中川芎、丹参、红花、土鳖虫、三七、龙血竭、桃仁等中药有活血化瘀、消肿止痛、接骨续损之功效,独活、寄生、续断、杜仲、延胡索、川乌、草乌等中药具有祛风除湿、消肿止痛之功效,地骨皮、蛇床子、松香、冰片等中药具有凉血、渗透、抗过敏之功效。诸药合用,相得益彰。

【注意事项】

1. 皮肤有外伤、破损、水疱、感染等部位及手术切口在 3 个月内禁止贴敷患处。

2. 若有对此膏药过敏者应立即停止使用。

【疗效观察】我院骨科从 1993 年使用许氏接骨膏药 20 余万张,对骨折的前、中、后期外敷治疗有显著的消肿止痛、加速骨折愈合、缩短疗程的效果。使用本膏药与不能使用本膏药的同类骨折患者在内服药物相同的情况下疗程可缩短 1/4~1/3。许氏接骨膏药过敏反应及毒副作用较少,若有轻度过敏反应,停药 1 周后即可消失。若出现较严重过敏,用金黄散撒在过敏皮肤上用无菌纱布包扎,每 1~2 日换药一次,口服抗过敏药物即可。

【按语】膏药是中药制剂的一个类型其特点:膏药因病而用,配方各异,膏药种类多,适用病种广,疗效确切,价格低廉,使用方便,副作用少,深受患者欢迎,很有开发价值。

(十五) 许氏骨痛消膏药

许氏骨痛消膏药是乌鲁木齐市米东区益铭中医养生院许树海主任医师在许鸿照教授的指导下研制而成的外用膏药经验方。

【组成】独活,桑寄生,防风,青风藤,海风藤,鸡血藤,防己,薏苡仁,生川乌,生草乌,生马钱子,天南星,地骨皮,威灵仙,五加皮,川芎,白芷,羌活,怀牛膝,杜仲,乳香,没药,木瓜,良姜,苍术,蛇床子,地肤子,白芥子,肉桂,黑附片,雷公藤,仙灵脾,三七,松节,丁香,地龙,冰片,龙血竭,松香。

【功效】温经祛寒、活血通络、补肝肾、壮筋骨、消肿止痛。

【主治】风湿与类风湿性关节炎、骨质增生、骨性关节炎、颈椎病、腰椎间盘突出症等引起的颈肩腰腿疼痛等症。

【制作方法】

1. 将前 36 味药物各 60g 放入大口径铁锅内,用纯芝麻油浸泡。夏天浸泡 1 周,春秋季节浸泡 10 日,冬天浸泡半个月方可熬制,否则药物有效成分不易萃取。以上药物应用纯芝麻油 10kg。

2. 将浸泡好的药油在锅内文火加热,直至所有药物全部发黄变黑后,用细纱布折叠四层过滤。把变焦的药渣滤去,药油重新放入铁锅内武火加热,约三四分钟时间,青烟变白烟时,用筷子头点蘸药油滴到盛有干净水的白色容器中,若油温不够,油滴在水里迅速散开,若油滴不散,即滴水成珠时即可加入黄丹收膏。加入黄丹时边加入边用桑木棍均匀搅拌,看到油花四起时迅速将铁锅移至无火区,并快速搅拌。一会儿便看到白烟突起,继续搅拌直至无烟,加松香 100g 使其融化在锅内膏药里,稍后将龙血竭 120g 放入融化,待温度降至 60℃左右放入冰片 100g,融化后搅拌均匀。

3. 将熬制好的黑膏药放入预备好的容器中,放阴凉处 21 日后方可使用。以去火毒,减少过敏反应及药物的毒副作用。

4. 将储藏好的黑膏药摊在大小合适的帆布或牛皮纸上袋封备用。

【应用】用酒精灯把膏药烤软后打开膏药稍候片刻,贴至病灶部位或按穴位贴敷,每 3 日更换一次。

【方解】该膏药组方中有独活、防风、雷公藤、羌活、薏苡仁、川乌、草乌、南星等中药,具有很强的祛风除湿、祛寒止痛功效;杜仲、三七、血竭、川芎、地龙、乳香、没药等中药具有活血祛瘀、补肝肾、通经络、止疼痛之功效;地骨皮、地肤子等中药增加了该膏药祛风除湿抗过敏作用。诸药合用,奇妙无穷。

【注意事项】

1. 有外伤或皮肤感染处禁止使用。

2. 术后 3 个月内伤口处禁止使用。

3. 有严重过敏史者禁用。

4. 一旦发现贴膏药处痒,甚或奇痒,应立即去除膏药。

5. 皮肤残留膏药用红花油等油性溶剂擦除。

6. 有过敏现象发生,停药后一般 1 周左右即可自行消除。如有严重过敏现象,用金黄散撒在过敏处用无菌敷料覆盖包扎,一般 1 周后自愈。

【疗效观察】我院骨科近 26 年使用约 15 万张,许氏骨痛消膏药对风湿性关节炎、类风湿性关节炎、肩关节周围炎、骨质增生、颈椎病、腰椎间盘突出症等引起的颈肩腰腿疼痛有很好的治疗效果。显效率在 90% 以上,毒副作用较少。深受广大患者好评。

(十六)"717"注射液

【组成】金银花 30g,野菊花 20g,蒲公英 15g,紫花地丁 30g,半边莲 45g,七叶一枝花 15g,青木香 15g。

【功效】清热解毒。

【主治】各种毒蛇咬伤。

【方解】金银花、野菊花、蒲公英、紫花地丁为治疗疗疮的要药,半边莲、七叶一枝花为治疗毒蛇咬伤的主药,青木香有行气止痛、解毒消肿的功效,治疗毒蛇咬伤疗效亦佳。

【应用】应用该方治疗各种毒蛇咬伤228例,除个别因就诊晚死亡之外,其余皆治愈。该方曾于1977年2月制成肌内注射剂,用于临床10余年,疗效亦佳。经实验室验证该注射剂对毒蛇咬伤也有良好的保护作用。

【医案】患者男性儿童,8岁,五步蛇咬伤后出现溶血反应,出血不止,使用当时较先进的进口止血药后仍无效,后使用"717"注射液40ml保留灌肠,2次后血止,患者得救而愈。

【按语】"717"注射液是五味消毒饮加减的注射剂。五味消毒饮本用于治疗疗疮,应用本方治疗毒蛇咬伤是新用。疗疮多为热毒引起,后者是蛇毒引起,二者的病理皆为"毒",二者症状不同,但毒理相同,所谓"异病同治",所以用本方治疗皆可取得良好的疗效。应用本方治疗多种毒蛇咬伤,疗效确切,制成肌内注射剂"717"注射液亦获得满意疗效,与现代毒蛇咬伤药相比仍有优越性,值得进一步研究、发掘、整理、提高。

（梅　欧）

第四部分

许鸿照临床经验

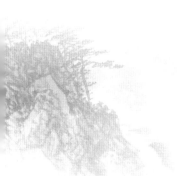

第一章

骨 折

第一节 概 述

骨的完整性或连续性遭到破坏称为骨折。骨折的同时常伴有软组织或其他内脏的损伤,故对骨折患者须做全面的检查以免漏诊或误诊。中医骨伤科在骨折的复位、固定、药物治疗和练功等方面具有独特的优势。

外因

1. 直接暴力 骨折发生在暴力直接作用的部位,常引起横形、粉碎性和开放性骨折,骨折周围软组织损伤较严重。

2. 间接暴力 骨折发生在远离暴力作用的部位。间接暴力包括传达暴力和扭转暴力等。骨折一般发生在骨力学结构的薄弱处,造成斜形、螺旋形骨折,骨折处软组织损伤较轻。

3. 肌肉牵拉 由于肌肉的强力收缩,导致肌肉起止点周围骨折。

4. 持续劳损 由于反复的应力刺激,使骨骼的强度下降而产生骨折。

内因

1. 年龄和健康状况 年轻力壮者不易骨折;年老体弱缺乏锻炼或长期失用易发生骨折。

2. 骨骼的解剖结构特点 骨骼力学结构薄弱处是骨折的好发部位,如小儿的骨骺分离,老年人的桡骨远端骨折和股骨粗隆间骨折。

3. 骨骼本身的病变　骨代谢异常、骨的感染性疾病和骨肿瘤等容易导致病理性骨折。

临床表现

（一）症状

1. 肿胀　骨折后，离经之血溢于脉外，前臂肿胀较为明显。
2. 疼痛　受伤局部疼痛，尤以旋转活动时明显。
3. 活动受限　受伤部位活动功能障碍。
4. 其他　注意有无神经血管受压症状。错位明显者患肢可出现短缩、成角畸形。如桡神经损伤可出现典型的三垂征，即腕下垂，拇指及各手指下垂。此外桡神经损伤可出现不能伸掌指关节，前臂有旋前畸形，不能旋后，拇指内收畸形。

（二）体征

多有明确的外伤史，伤后局部肿胀、功能障碍、疼痛，有压痛和纵轴叩击痛，局部皮肤可见瘀斑。非嵌插型骨折可出现骨擦音和异常活动。

诊断依据

1. 病史有外伤史　了解暴力的大小、方向性质形式及其作用的部位。尤其注意老年人常常合并多段骨折，以免漏诊。
2. 临床症状　局部可见疼痛、肿胀、功能障碍。
3. 体征　局部压痛、纵轴叩击痛，畸形骨擦音及异常活动是骨折特有的体征。
4. 辅助检查　X线检查是诊断骨折最基本的方法。诊断困难时，尤其是儿童骨折时可加照健侧作为对比，有时还需一些特殊体位。复杂骨折或伴有血管神经损伤的患者还需根据具体情况选择CT三维重建、磁共振检查、血管彩超及肌电图等检查。

辨证施治

许老治疗骨折病讲究三期辨证，以"瘀去新生骨合"为用药指南，分三期辨证论治。

1. 早期　筋骨损伤，瘀血凝结，肿胀疼痛。治宜活血化瘀、消肿止痛。在损伤早期用愈伤1号方，功专接骨散瘀，活血止痛。

愈伤 1 号方

柴胡 10g	当归 15g	桃仁 10g	红花 6g
苏木 15g	土鳖 10g	枳实 12g	花粉 15g
大黄(后下)10g	茯苓 15g	黄芩 12g	三七粉(冲服)3g
甘草 3g			

水煎服,日 1 剂,水煎分 2 次温服。

本方中苏木为伤科之要药,善活血通经,祛瘀止痛,红花、土鳖、三七粉活血消瘀、续筋接骨,枳实、花粉、柴胡、黄芩透热转气,凉血止血。桃仁、大黄、茯苓引血下行,使瘀从二便中解,以达祛瘀之功用,甘草调和诸药。

2. 中期 瘀肿已消,患者断骨虽初步愈合而未坚实,筋肉萎弱无力,功能尚未恢复。应该予以活血补肾。用愈伤 2 号方,功专活血化瘀,补益肝肾。

愈伤 2 号方

当归 15g	赤芍 10g	土鳖 10g	苏木 15g
续断 15g	乌药 10g	补骨脂 10g	红藤 15g
桃仁 10g	红花 6g	虎杖 15g	三七粉(冲服)3g
淫羊藿 10g	甘草 3g		

水煎服,日 1 剂,水煎分 2 次温服。

本方中,当归、赤芍、桃仁、红花为桃红四物汤主要组成部分,功专活血养血化瘀,土鳖、虎杖、三七粉活血定痛,清热凉血,乌药、红藤行气散瘀,补骨脂补益肝肾、接骨续筋,甘草调和诸药。

3. 后期 骨已接续,但气血未复,筋骨未坚。治宜养气血、补肝肾、壮筋骨。内服药选用愈伤 3 号方,同时应当注意补益脾胃,可合用参苓白术散补中益气。

愈伤 3 号方

当归 15g	丹参 15g	制乳香 6g	黄芪 20g
木香 10g	骨碎补 15g	淫羊藿 10g	血竭 6g
杜仲 15g	红藤 15g	甘草 3g	三七粉(冲服)3g
土鳖 10g			

水煎服,日 1 剂,水煎分 2 次温服。

本方中,当归、丹参、血竭、红藤、三七粉功专活血化瘀;制乳香、土鳖活血化瘀,消肿生肌;淫羊藿、杜仲、补骨脂补益肝肾、接骨续筋;木香行气活血,甘草调和诸药。

(杨文龙)

第二节 肱骨外科颈骨折

概述

肱骨外科颈骨折是肱骨近端最常见的骨折类型,发生在大小结节连线以下至胸大肌止点以上的部位,属关节外骨折。外科颈位于解剖颈下2~3cm,相当于大、小结节下缘与肱骨干的交界处,为疏松骨质与致密骨质交界处,为应力上的弱点,易发生骨折。

许老认为,外科颈骨折有明显的两个高发年龄段:①青少年时期,多为骺损伤,这与骺板相对薄弱而青少年活动能力明显增强有关;②老年患者,这与老年人骨质疏松有关。

病因病机

肱骨外科颈骨折多为外展外旋间接暴力所致,为跌倒时手掌或肘部着地,暴力向上传导至肱骨上端,形成剪力或扭转力,作用于肱骨外科颈而至骨折。直接暴力,如跌倒时肩部着地、受暴力直接打击等,亦可发生骨折,但较少见。

临床表现

(一) 症状

1. 肿胀 骨折后,离经之血溢于脉外,因骨折位于关节外,缺乏关节囊包裹,局部肿胀较为明显,尤以内收型及粉碎性为甚。

2. 疼痛 除外展型者外,多较明显,尤以活动时明显且伴有环状压痛及叩痛。

3. 活动受限 骨折移位较大时,可出现活动受限症状。

4. 其他 注意有无神经血管受压症状。错位明显者患肢可出现短缩、成角畸形。

(二) 体征

多有明确的外伤史,伤后局部肿胀、功能障碍、疼痛,有压痛和纵轴叩击痛,上臂内侧可见瘀斑。非嵌插型骨折可出现骨擦音和异常活动。

辅助检查

X线检查:常规拍摄肩关节正位片、穿胸侧位片、腋位片,可显示骨折及类型,粉碎性骨折或肩关节活动困难者,可行 CT 检查,必要时行三维重建。

鉴别诊断

肩关节前脱位:亦表现肩部疼痛、压痛、活动受限,典型方肩畸形;但伤肢外展 25°~30° 位弹性固定,搭肩试验阳性;X 线可鉴别,有时两者合并存在。结合病史及辅助检查多可明确诊断。

肩部挫伤:系直接暴力所致,局部皮肤有擦伤、瘀斑,肿胀、压痛局限于着力部位,无环形压痛及纵向叩击痛;X 线片无骨折征象。

疾病分型

肱骨外科颈骨折根据受伤机制及骨折特点可以分为以下类型(图 4-1-1):

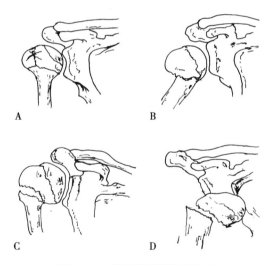

图 4-1-1 肱骨外科颈骨折分型
A:无移位骨折;B:外展型骨折;C:内收型骨折;D:粉碎性骨折

1. 无移位骨折 是裂缝骨折,二是嵌插骨折。
2. 外展型骨折 骨折近端呈内收位,肱骨大结节与肩峰的间隙增宽,肱骨头旋转;远折端肱骨的外侧骨皮质插入远端髓腔,成外展位成角畸形;也可能远折端向内上移位而呈重叠移位。
3. 内收型骨折 臂呈内收位畸形,常可扪及骨折断端。X 线片可见骨折远折端位于肱骨头的外侧,大结节与肩峰的间隙变小,肱骨头有旋转,可产生向前、外方的成角畸形或侧方移位。

4. 粉碎性骨折　根据骨折的移位及部位分型,目前比较通用的分型是Neer解剖学分型,应加以掌握。1970年Neer观察到肱骨近端骨折可出现的4个主要骨折块:关节部或解剖颈、大结节、小结节、骨干或外科颈。这些骨折块中有3个与其在肱骨近端的骨化中心一致(1个在肱骨头,大、小结节各有1个),这些骨化中心在接合部的融合形成易骨折的薄弱部。在这个分类体系中,当1个或多个部位之间的移位大于1cm或成角大于45°时被定义为移位骨折。如果移位没有达到这个标准,无论骨折块数量多少,骨折都被视为无移位。Neer解剖学分型如图4-1-2所示。

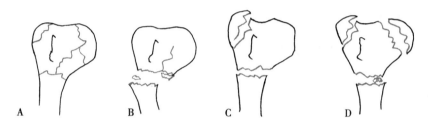

图4-1-2　Neer解剖学分型
A:Ⅰ型为无移位或轻度移位骨折;B:Ⅱ型为两部分骨折;C:Ⅲ型为三部分骨折;D:Ⅳ型为四部分骨折

辨证施治

(一) 非手术治疗

许老认为保守治疗主要有石膏和夹板两种固定方法,此两种方法已在临床使用多年,其中超肩夹板外固定和U形石膏外固定是固定中最理想的。对于无移位骨折不需进行手法复位,用三角巾悬吊上肢3~4周即可开始进行功能锻炼。对于外展及内收型骨折治疗主要采用手法复位、外固定方法治疗。对于粉碎性骨折:①对于严重粉碎性骨折,若患者年龄过大,全身情况很差,可用三角巾悬吊,任其自然愈合;②手术治疗先用松质骨螺钉固定近折端骨块,使外科颈骨折复位,再用"T"形钢板固定,或用张力带钢丝固定。术中注意修复肩袖,术后4~6周开始肩关节活动;③对青壮年的严重粉碎骨折,估计切开复位难以内固定时,可进行尺骨鹰嘴外展位牵引,附以手法复位,小夹板固定。6~8周后去牵引,继续用小夹板固定,并开始肩关节活动。

但对于NeerⅢ型、Ⅳ型,虽然C形臂X线机的使用使复位成功率大大增高,但是仍然存在维持复位困难,骨折易移位,局部畸形,影响外观和功能,固定繁琐,对粉碎性骨折易出现肱骨头缺血坏死等缺点。

1. 手法复位　一般不需要麻醉,患者仰卧位或坐位,前臂中立位,用一条宽布带绕过患肢腋窝及胸壁,一助手紧拉布带,另一助手双手分别握住患肢肘部和腕部,沿患肢纵轴方向进行拔伸牵引,术者站在患者患侧,双手握住骨折端行手法操作。然后根据骨折类型采用下述不同的复位手法。

(1) 外展型骨折:助手使患肢处于外展 45°~60° 位进行拔伸牵引。术者双手环抱折端,四指紧扣骨折远端内侧,双手拇指按压住骨折近端外侧,同时嘱助手在拔伸下内收上臂,直至贴胸,纠正向内成角,并用内外推端手法纠正骨折远端向内的侧方移位(图 4-1-3)。

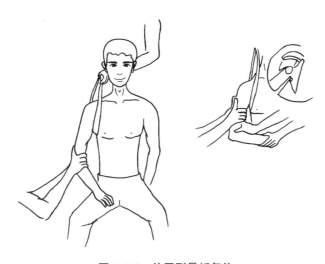

图 4-1-3　外展型骨折复位

(2) 内收型骨折:助手使患肢处于中立位或稍内收位进行拔伸牵引。术者双手环抱折端,双手拇指按压住骨折远端外侧,同时嘱助手在拔伸下外展上臂,至超过 90°,以矫正向外的侧方移位(图 4-1-4)。

(3) 合并肩关节脱位:先整复脱位,助手在轻度外展位牵引,术者在腋窝处摸准肱骨头推向外上方,使肩关节复位,再按照骨折的移位情况来整复。

2. 固定方法　采用超肩关节夹板固定,在整复后持续牵引下,将棉垫3~4 个放在骨折部周围,前、后、外侧夹板上端带弯,以利固定肩关节;前、内侧夹板较短,以利于肘关节活动;内侧夹板带蘑菇头。外展型骨折可在外侧夹板的远端及近端相当于大结节处放 1 块压垫,以内侧板蘑菇头顶住腋窝,使上臂形成内收的趋势。内收型骨折可在外侧夹板上端相当于骨折端处加

1块压垫,内侧板蘑菇头放于肱骨内上髁上部,形成和外展型骨折相反的加压固定。骨折端有向前成角者可在前侧夹板上端相当于骨折端处加1块压垫,后侧板两端各放1块压垫,以防止骨折端向前成角移位。常规捆扎打结,并用三角巾悬吊患肢于胸前。夹板固定时间一般为4~6周(图4-1-5)。

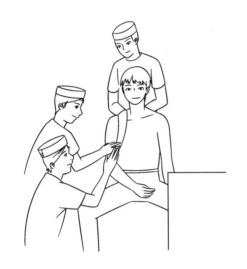
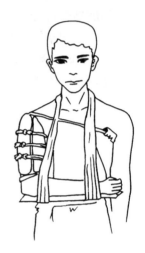

图 4-1-4   内收型骨折复位   图 4-1-5   超肩关节夹板固定

3. 药物治疗   按照中医骨折三期辨证治疗。早期常用含有大量活血祛瘀类药物的中药汤剂如"桃红四物汤"加味内服,能有效消肿散瘀止痛,有利于早期的功能锻炼和夹板固定。中、后期则辨证用和、补法。对于老年患者,在中后期常需辅以抗骨质疏松治疗,如用钙剂和活性维生素D,能防止出现严重失用性骨质疏松并促进骨折愈合。解除夹板后用舒筋活络类中药汤剂熏洗,可促进患肩功能恢复。

4. 功能锻炼   术后即可行手、腕部功能锻炼,疼痛消减后可立即开始耸肩、屈伸肘关节等锻炼。但要注意外展型骨折应限制外展活动,内收型应限制内收活动。去除夹板固定后可用药物熏洗,并行患肢全面功能锻炼,如爬墙、甩肩等,以促进患肩功能尽早恢复。

(二) 手术治疗

许老采用自行设计研制的双爪固定器治疗肱骨外颈骨折,取得满意疗效,具体如下;双爪固定器的结构:双爪固定器由双爪、固定座、螺旋杆、微调螺母杆等组成。

肱骨外科颈骨折和肱骨解剖颈骨折,手法复位成功后,于肱骨上段的前外侧和后外侧,朝肱骨头方向,各打入1枚骨圆针。在肱骨下段外侧与肱骨垂直打入1枚骨圆针。调整双爪角度,安装固定器,适当调整螺杆长度即可。针孔用酒精纱布保护。

治疗方法整复固定在麻醉下进行,之后行手法复位或经皮撬拨下复位,整复满意后在无菌下穿针固定,安装固定器。对于新鲜肱骨外科颈骨折,采用手法牵引、端提等法,均可复位良好。对于陈旧性骨折,可无菌下取肩部外侧小切口,纵行分开三角肌,显露骨折端,用骨膜剥离器撬拨复位,复位成功后根据骨折线不同,分别在骨折线下或上2~3cm处,平行钻入2枚2mm骨圆针至肱骨头软骨面下或近端内侧骨皮质,进针角度与肢体成130°~140°角,第三枚针在肱骨外髁上2~3cm处钻入至对侧骨皮质,安装固定器。

术后护理及功能锻炼钻孔用75%酒精纱布覆盖,5~7日更换一次,预防感染,一般固定2日内嘱患肢主动肌肉练习,术后3日开始做患肢前后摆动。1周后加大活动范围,10~15日可做肩关节各项功能活动,4~5周拆除外固定。关节内与近关节骨折,为一种严重的损伤,直接危害患肢的功能恢复,而功能活动是评定骨折疗效的重要标准。现代研究表明,要取得良好的疗效,必须取得关节功能一致性恢复,即准确复位和早期关节功能活动,而临床工作中如何把骨折固定与功能活动有机地结合,成为长期困扰医务工作者的一大矛盾和难题。双爪固定器的应用,很好地解决了这一矛盾。

应用双爪固定器固定,必须重视整复的质量。首先要明确病史和局部情况,确定诊治步骤,选用适当麻醉和准备用具,之后必须正确复位,手法治疗时可充分利用韧带和关节囊的牵拉力,配合关节的内外翻及侧向挤压手法,使之达到解剖或近解剖复位,恢复关节面的完整,撬拨整复最好在C臂机透视下进行,通过观察,我们还体会到应用双爪固定器穿针固定和牵引复位,可以纠正骨折重叠,但不能纠正旋转和侧方移位,所以不能用固定器代替手法整复。对某些整复困难影响后期功能恢复者,可行手术切开复位,仍用双爪固定器固定,疗效亦良好。穿针固定时必须以肢体能活动为目标,切实维护关节的活动功能,做到早期功能练习,促进关节面的磨造,避免骨折病的发生。

许老医案

初诊:患者谢某,男,60岁,摔伤致右肩部疼痛,活动不利2h。患者2h前骑自行车时不慎摔倒,右肩部地致伤,查体:右肩部功能障碍、压痛阳性,纵轴叩击痛阳性,上臂内侧可见瘀斑,局部可触及骨擦音。平素饮食睡眠尚可,舌质黯,脉弦。拍X线片示:右肱骨外科颈骨折。既往有高血压病史。

诊断:右肱骨外科颈骨折,气滞血瘀型;给予手法复位后予以双爪固定器固定,三角巾悬吊患肢。分三期辨证施治内服中药。同时进行腕关节功能锻炼。1周后进行肩关节前屈后伸运动,1周后做肩关节30°以内的内收,外展运动,争取做到骨折愈合与功能恢复同时进行。

愈伤1号方

柴胡 10g	当归 15g	桃仁 10g	红花 6g
苏木 15g	土鳖 10g	芡实 12g	花粉 15g
大黄(后下)10g	茯苓 15g	黄芩 12g	三七粉(冲服)3g
甘草 3g			

水煎服,日1剂,早晚分服。

本方中苏木为伤科之要药,善活血通经,祛瘀止痛,红花、土鳖、三七粉活血消瘀、续筋接骨,芡实、花粉收敛止血,柴胡、黄芩透热转气,凉血止血。桃仁、大黄、茯苓引血下行,使瘀从二便中解,以达祛瘀之功用,甘草调和诸药。

二诊:1周后复查,肿痛消退,查体:肩部无明显肿胀,仍有瘀斑,偶有口渴,舌黯红,苔少,脉弦细。摄片:骨折对位对线良好,予调整夹板,并嘱其进行甩肩疗法。辨证为瘀血尚存,气血亏虚,治法宜益气生血,方药:

愈伤2号方

当归 15g	赤芍 10g	土鳖 10g	苏木 15g
续断 15g	乌药 10g	补骨脂 10g	红藤 15g
桃仁 10g	红花 10g	虎杖 15g	三七粉(冲服)3g
甘草 3g	淫羊藿 10g		

水煎服,日1剂,早晚分服。

本方中当归、赤芍、桃仁、红花为桃红四物汤主要组成部分,功专活血养血化瘀,土鳖、虎杖、三七粉活血定痛,清热凉血,乌药、红藤行气散瘀,补骨脂补益肝肾、接骨续筋,甘草调和诸药。当归补血汤加减。

三诊:1个月后复查,查体:瘀斑已消,舌淡,苔白,脉细弱,辨证为气血亏虚,肝肾不足,方药:

愈伤3号方

当归 15g	丹参 15g	制乳香 6g	黄芪 20g
木香 10g	骨碎补 15g	淫羊藿 10g	血竭 6g
杜仲 15g	红藤 15g	甘草 3g	三七粉(冲服)3g
土鳖 10g			

水煎服,日1剂,早晚分服。

本方中当归、丹参、血竭、红藤、三七粉功专活血化瘀;制乳香、土鳖活血化瘀,消肿生肌;淫羊藿、杜仲、骨碎补补益肝肾、接骨续筋;木香行气活血,甘草调和诸药。

按语

许老认为肱骨外科颈骨折是常见病、多发病,老年人较多见,应当早发现、早治疗,力争骨折对位良好,预防并发症发生,这是缩短疗程,提高疗效的有效途径。双爪固定器的最大优势是固定牢靠,在骨折复位固定后能够早进行环转功能锻炼,获得骨折愈合,功能康复同步进行的目的。

预防并发症

许老认为肱骨外科颈骨折导致的并发症主要有两个:肩周炎和肱骨头坏死。

肱骨外科颈骨折多发生于老年人,由于骨折后肩部组织外伤性炎症反应,加上老年患者多有肩关节的退行性变,骨折后的血肿很容易与肌肉发生粘连;骨折若有移位会使肱骨大、小结节间沟变窄,沟床变浅,肱二头肌长腱在结节间沟滑动时不平滑流畅,故容易引起肱二头肌长腱的粘连。骨折较长时间的固定,会引起肩部肌肉萎缩,关节囊粘连,因此肱骨外科颈骨折后产生肩周炎的机会极大。

预防肩周炎的方法有:①骨折早期尽早做耸肩运动;②骨折3~4周即开始上肢的前屈后伸运动,范围由小到大,逐渐增加;③5~6周后拍片复查,骨痂生长较多即可做肩关节的内收外展运动,开始在30°~40°范围运动。2~8周后加大运动范围。同时做肩关节旋转运动。采用双爪固定器治疗者,术后第二周开始做各种运动,活动范围逐渐增加。导致肱骨头坏死的患者较为少见,如若发生先行切开复位内固定术,若无效及粉碎性骨折可行人工肱骨头置换手术。

(杨文龙)

第三节 肱骨干骨折

概述

肱骨干骨折一般指肱骨外科颈以下2cm至肱骨髁上2cm之间的骨折,

约占全身骨折的 3%。肱骨干系非承重骨,肌肉附着点多,应力环境复杂,因而其骨折固定以及骨愈合过程较为特殊,无论是采取保守治疗,还是手术开放复位内固定治疗,发生骨不连接均不少见。前者骨不连接发生率为 2%~5%,后者初次手术的骨不连接发生率高达 25%。

肱骨干上起胸大肌止点上缘,下达肱骨髁上部位,为长管状坚质骨,上部较粗呈圆柱形,并轻度向前外侧突。下部前后方向,自上而下逐渐变为扁平,三个缘形成三个面,前缘从大结节前上方向下延伸到冠突窝。内侧缘起于小结节嵴止于内上髁。外侧缘从大结节后上方向下达外上髁。肱骨干中下 1/3 交界处后外侧有一桡神经沟。桡神经穿出腋窝后,经肱骨干中 1/3 后侧,沿桡神经沟自内后向前外侧紧贴骨干斜行而下。肱骨干的滋养动脉在中 1/3 偏下内方处,从滋养孔进入骨内,向肘部下行。骨折好发于中 1/3,其次为下 1/3,上部最少。中下 1/3 骨折易发生桡神经损伤,中 1/3 骨折易发生骨不连接。

病因病机

(一)直接暴力

致伤暴力直接作用于肱骨干,是造成肱骨干骨折的最常见原因。如打击伤、挤压伤或火器伤等,骨折多发生于中 1/3 处,骨折常表现为开放性骨折,而且骨折多为横形骨折或粉碎性骨折,有时可发生多段骨折。

(二)间接暴力

致伤暴力通过力的传导作用于肱骨干而引发骨折。如摔倒时肘部或手掌着地,地面反击暴力向上传导,暴力相交于肱骨干某处。猛烈的肌肉收缩也可造成肱骨干骨折,如运动员投掷标枪、垒球时。多发生在中下 1/3 处,骨折类型常为斜形或螺旋形。肱骨干骨折后,可因附着于骨干远、近骨折端肌肉的牵拉作用,而使骨折端产生不同形式的移位,许老认为,这就是肱骨干骨折的一大特点。当骨折位于三角肌止点以上时,近骨折端受胸大肌、背阔肌和大圆肌牵拉而内收,远骨折端受三角肌牵拉外展,但因同时受肱三头肌、肱二头肌和喙肱肌的牵拉而使两骨折端重叠;当骨折位于三角肌止点以下时,三角肌牵拉近骨折端外展,远骨折端受肱三头肌和肱二头肌牵拉而向上移位。偶尔骨折断端以不同程度的成角维持接触,但更常见的是断端的移位和重叠畸形。

临床表现

多有明确的外伤史,伤后患肢肿胀、功能障碍、疼痛,有压痛和纵轴叩击痛,上臂有短缩或成角畸形,并伴有异常活动和骨擦音。桡神经损伤时可出现腕关节背伸受限及虎口区感觉异常。

（一）症状

1. 肿胀　骨折后，离经之血溢于脉外，因骨折位于关节外，缺乏关节囊包裹，局部肿胀较为明显，尤以粉碎性骨折者为甚。

2. 疼痛　较明显，尤以活动时明显且伴有环状压痛及叩痛。

3. 活动受限　骨折移位较大时，可出现活动受限症状。

4. 其他　注意有无神经血管受压症状。错位明显者患肢可出现短缩、成角畸形。

（二）体征

多有明确的外伤史，伤后局部肿胀、功能障碍、疼痛，有压痛和纵轴叩击痛，上臂可见瘀斑。桡神经损伤可见三垂征，即腕下垂，拇指不能外展，掌指关节不能伸直。手背桡侧皮肤感觉减退或缺失，前臂外侧及上臂后侧的伸肌群和肱桡肌萎缩。

辅助检查

X线检查：肱骨正侧位片可明确骨折的部位类型和移位情况，粉碎性骨折者，可行CT检查，必要时行三维重建。

鉴别诊断

（一）病理性骨折

上臂部X线正侧位片可明确骨折的部位、类型和移位情况，注意有无骨质破坏，鉴别是否为转移癌、骨囊肿等所致的病理性骨折。

（二）上臂软组织损伤

有牵拉痛，压痛局限于损伤部位，但无纵向叩击痛及异常活动。X线片可以除外骨折。

（三）桡神经损伤

若出现桡神经损伤，要鉴别清楚是术前损伤还是术中损伤，通过询问病史、发病时间和发病经过、临床表现则不难诊断。如果术前无桡神经损伤表现而术后立即出现者考虑为牵拉伤和粗暴操作所致，如果术后渐进性出现桡神经损伤表现应考虑为骨痂或瘢痕粘连所致。

疾病分型

根据患者肱骨解剖学特点可分为三角肌粗隆以上骨折及三角肌粗隆以

下骨折。三角肌粗隆以上骨折:由于胸大肌及三角肌的牵拉,导致骨折远端向上向外移位;骨折近端向前向内移位(图 4-1-6)。三角肌粗隆以下骨折:由于胸大肌及三角肌的牵拉,导致骨折近端向外向前移位,骨折远端向上移位(图 4-1-7)。

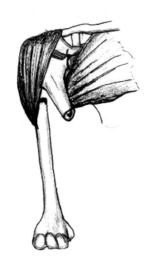 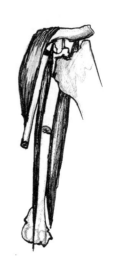

图 4-1-6 三角肌粗隆以上骨折　　　图 4-1-7 三角肌粗隆以下骨折

辨证施治

肱骨属于非负重骨,轻度的畸形愈合可由肩胛骨代偿,其复位标准在四肢长骨中最低。功能复位标准:2cm 以内的短缩,1/3 以内的侧方移位、20° 以内的向前、30° 以内的外翻成角及 15° 以内的旋转畸形。

对于肱骨干骨折的治疗,许老认为无移位的肱骨干骨折仅用小夹板固定 3~4 周,早期进行功能锻炼即可;有移位的肱骨干骨折宜及时行手法整复,夹板、石膏固定。此型骨折复位要求较低,不要轻易切开复位内固定,但也要避免反复多次整复;闭合性骨折合并桡神经损伤者,可将骨折行手法整复,夹板、石膏固定,密切观察 2~3 个月,大多数可逐渐恢复。若未见恢复征象,可手术探查。

(一) 手法复位

患者坐位或平卧位。骨折移位较少者,不必麻醉。骨折移位较大者,可在局部麻醉或高位臂丛神经阻滞麻醉下进行复位。一助手用布带通过腋窝向上提拉,另一助手握持前臂在中立位向下、沿上臂纵轴徐徐用力顺势拔伸牵引(许老特别强调肱骨干骨折牵引的顺势性,也就是先按照骨折成角的方向牵引,再慢慢过渡到中立位方向,这样能有效解除桡神经的卡压和扭转,避免桡神经的损伤),一般牵引力不宜过大,否则容易引起断端分离移位。待重叠移位完全矫正后,根据骨折不同部位的移位情况进行复位。

1. 三角肌止点之上肱骨干骨折 在助手维持牵引下,术者两拇指抵住骨折远端后外侧,其余四指环抱近端前内侧,将近端托起向外,使断端微向外成角,继而拇指由外推远端向内,即可复位,术者亦可用一手拇指抵住骨折近端的前内侧,另一手拇指抵住骨折远端的后外侧,两手拇指同时用力,将两骨折断端按捺平复。

2. 三角肌止点之下肱骨干骨折 在助手维持牵引下,术者以两手拇指抵住骨折近端外侧推向内,其余四指环抱远端内侧拉向外,使两骨折断端内侧平齐,并微向外成角,然后两拇指再向内推,纠正成角,使两骨折断端复位。术者亦可用一手拇指抵住骨折近端的前外侧,另一手拇指抵住骨折远端的后内侧,两手同时用力按捺,使两骨折断端复位。纠正移位后,术者捏住骨折部,助手徐徐放松牵引,使断端互相接触,微微摇摆骨折远端或从前后内外以两手掌相对挤压骨折处,矫正残余侧方移位,若感到断端摩擦音逐渐减少,直至消失,骨折处平直,表示已基本复位。

3. 肱骨干粉碎性骨折的"三步复位法" 肱骨干粉碎性骨折临床较常见。骨折块因受肌肉的牵拉,移位复杂,切开固定不适宜,手法整复也很难一次成功。许老采用三步复位法压垫及夹板固定配合中药三期辨证及早期功能锻炼,可取得满意疗效。

第一步:大体复位法主要矫正骨折重度旋转及成角畸形。患者仰卧,患肢外屈,二助手对抗牵引,术者利用双手掌跟部前后或内外对挤,以矫正骨折端的重叠、旋转及成角移位。达到正确骨折对线大体复位的目的。术后纸压垫、夹板固定,肘关节屈曲90°,前臂中立位,颈袖带悬吊于胸前。前臂上段放置沙袋,重1~1.5kg,开始做握举、肘关节的轻度屈伸(肱骨中上段骨折时)或肩关节的前后甩动(肱骨中下段骨折时)。

第二步:矫正大骨块侧方移位。第一步整复3~5日后摄正侧位片一张。患者坐位,根据X线片移位情况在维持适当对抗牵引下,术者利用捏挤法,双手拇、示、中指前后或左右向中线挤压,矫正大骨折块的侧方及旋转移位,术后继续以压垫、夹板固定,放置沙袋(重量适减)。在用力握拳情况下增加肩或肘关节的活动范围。

第三步:捏合碎骨块,缩小骨间隙。第二步整复后3~5日,常规摄片一张,此时肿胀基本消失,患者坐位,在轻度牵引下,术者用双手拇、示指捏挤对合连接尚不够紧凑的小骨块,用合骨法由四周向中线对挤使骨端间隙缩小至最小限度,有时尚需轻微旋动远端,以利于小骨块的充分对合和嵌入复位。根据 X 线片调整压垫及夹板固定,沙袋重量可适减或取消,同时,继续增加肩、肘等各关节的活动。

(二) 固定方法

前、后、内、外侧夹板,其长度视骨折部位而定。肱骨干上 1/3 骨折要超肩关节固定,下 1/3 骨折要超肘关节固定,中 1/3 骨折则不超过上、下关节固定。如果侧方移位及成角畸形已完全矫正,上 1/3 骨折则在骨折近端的前侧、内侧各放置一长方形固定垫,在骨折远端的后侧、外侧各放置一长方形固定垫;中 1/3 骨折则在骨折近端的前侧、外侧各放置一长方形固定垫,在骨折远端的后侧、内侧各放置一长方形固定垫,以防骨折断端重新移位。两垫固定法适用于骨折有侧方移位者,三垫固定法适用于骨折有成角移位者,四垫固定法适用于既有成角移位又有侧方移位者。

固定时应注意固定垫厚度要适中,防止局部皮肤压迫性溃疡和坏死。在桡神经沟部不要放置固定垫,以防桡神经受压而发生麻痹。包扎后,肘关节屈曲 90°,以带柱托板或三角巾将前臂置于中立位,患肢悬吊于胸前(图 4-1-8)。

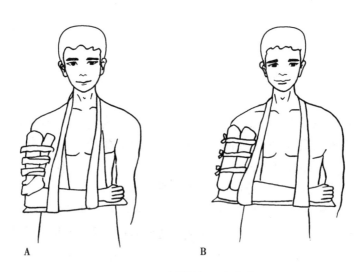

A   B

图 4-1-8　肱骨骨折固定方法
A:肱骨中段骨折固定方法;B:肱骨下段骨折固定方法

固定时间成人为 6~8 周,儿童为 3~5 周。肱骨中、下 1/3 骨折是迟缓愈合和不愈合的好发部位,固定时间可适当延长,必须在临床症状消失,X 线照片复查有足够骨痂生长之后,才解除固定。

（三）药物治疗

中药治疗可加速骨折的愈合,内服药仍以中药治疗为主,三期辨证治疗;对有桡神经损伤者,可加用地龙、威灵仙、何首乌等疏通经络、强筋壮骨的药物。

（四）功能锻炼

固定后患肢即可做伸指、掌、腕关节和耸肩活动,有利于气血通畅。前臂和手肿胀较甚者,应每日进行用力握拳及轻柔按摩,促进肿胀消退。肿胀消退后,进行患肢上臂肌肉舒缩活动,以加强两骨折断端在纵轴上的挤压力,保持骨折部位相对稳定,防止骨折断端分离。若发现骨折断端分离时,术者一手按患侧肩部,一手托肘部,沿纵轴轻轻相对挤压,每日 1 次,使骨折断端逐渐接触,并相应延长带柱托板或三角巾悬吊日期,直至分离消失、骨折愈合为止。中期应逐渐进行肩、肘关节活动。练功时不应使骨折处感到疼痛,以免引起骨折重新移位或产生剪力、成角及扭转应力而影响骨折愈合。骨折愈合后,加大肩、肘关节活动范围,并可配合药物熏洗、按摩、使肩、肘关节活动功能早日恢复。

许老医案

初诊:1979 年 9 月 11 日,患者刘某,男,25 岁,金溪人,工人。

在工作中因外伤致右肱骨中下 1/3 开放性骨折,来我院就诊,急诊行清创,开放复位钢板螺钉内固定术,术后住院半月,X 线片:右肱骨中段骨折解剖对位,已行内固定。刀口愈合,右肘腕手指功能正常,出院。

二诊:1980 年 10 月 16 日,X 线片示:有肱骨中段骨折,已愈合,右上肢功能正常,无任何症状,住院治疗。1980 年 10 月 18 日,行内固定取出术。18 日晚出现右手麻木,腕下垂等桡神经损伤症状。19 日急诊行桡神经探查术,发现:桡神经部分断裂,及时缝合断端,术后采用综合疗法观察半年,随访 1 年余,桡神经损伤仍无恢复。

按语

许老认为此案应吸取的教训:①骨伤科医生必须有扎实的基本功,熟悉肌肉、血管、神经等组织的关系;②术中游离神经时,要从正常组织开始,逐渐到达内固定物,要细心、耐心地剥离,千万不能蛮干;③最后取出内固定物,小心放回桡神经,注意不能用力牵拉,避免给患者增加不应的痛苦。

此外,还应注意几个方面。①手法要点:首先分析受伤机制及 X 线骨折移位特点,充分利用牵引方向的改变和挤压复位,先矫正重叠、旋转及成角移位,达骨干轴线要求,再矫正侧方移位。若为粉碎性骨折,先整复大骨块的移位,再整复小骨块的移位,最后以合骨法使骨折块紧密接触;②压垫的应用:按骨折移位情况选用二垫、三垫、四垫固定法,本着先大后小的原则,压垫应首先放在大骨折块侧旁,维持其对位。另外,因肌肉牵拉有移位倾向的骨折块,也应放置压垫以抵消骨折移位的倾向力。压垫一般为 3cm×5cm大小,宜大不宜小,以免压垫卷曲引起骨块翘起或旋转;③沙袋放置:将沙袋放置前臂上段,既有牵引作用,又不影响肘关节功能锻炼,但上臂肌肉不如大腿肌肉强壮,且有前臂本身的重量作用,易发生骨端分离移位,应引起重视。沙袋重量一般不宜超过 1.5kg,且放置时间不宜过长(2 周以内)。应合理利用 X 线观察骨端变化,本文病例沙袋均在 1~1.5kg 之间,时间在 2 周内,未发现有骨折分离现象;④若为老年患者,在三角肌止点之上肱骨干骨折复位时应当注意,在助手维持牵引下,术者两拇指抵住骨折远端后外侧,其余四指环抱近端前内侧,将近端托起向外,使断端微向外成角,继而拇指由外推远端向内,即可复位,持续牵引的力量不可过大,以免引起神经血管损伤。复位固定后应注意用大三角巾悬吊患肢,并纵向轻叩击肘部,可以防止骨折断端分离,促进骨折愈合。

预防并发症

(一) 骨折不愈合

肱骨干骨折不愈合发生率在长骨干中最高,约占该类骨折的 9.6%,肱骨干骨折不愈合的发生究其原因主要有以下几个方面:①原始暴力挫伤软组织较重及粗暴的手法复位;②固定不恰当及断端分离;③不适当的功能锻炼;④髓内针和钢板固定影响骨折端血供等。

骨折不愈合的预防方法:①及时有效微创的手法复位;②积极指导患者功能锻炼;③夹板固定需要经常调整扎带的松紧度保持有效固定;④尽可能少用内固定疗法。

(二) 桡神经损伤

肱骨干骨折后桡神经麻痹是长骨骨折后最常见的神经损伤,肱骨干中间段 1/3 及中远端 1/3 的骨折较其他部位更易于并发桡神经损伤。横形骨折和螺旋形骨折的桡神经损伤发生率明显高于斜形骨折和粉碎性骨折。肱骨中下 1/3 的粉碎性骨折,易于损伤桡神经,应采用稳准的手法复位。

许老临床经验告诉我们,桡神经损伤的康复周期长,疗效差,应先行保守治疗,同时认真观察桡神经损伤后的病情变化。一般情况下骨折复位成功后 3 个月左右桡神经损伤应有恢复迹象。若仍无反应,则应该行手术探查。

桡神经损伤的治疗方法:①中药内服外用;②针灸治疗;③甲钴胺等营养神经药物的使用;④积极的功能锻炼;⑤鼓励患者要有耐心,并积极配合治疗。40~50 岁以上的患者要加强肩关节的功能锻炼,预防肩周炎的发生。

(杨文龙)

第四节 肱骨髁上骨折

概述

肱骨髁上骨折是指肱骨远端内外髁上方 2cm 以内的骨折,为肱骨干与肱骨髁交界处发生的骨折,好发于 5~8 岁儿童,约占儿童全身骨折的 26.7%,肘部损伤的 72%。属关节外骨折,及时治疗后功能恢复较好,是造成儿童骨折遗留肘内翻畸形的主要因素。

病因病机

多有明确的外伤史,可由直接或者间接暴力引起,许老认为,熟悉和掌握肱骨髁上的解剖结构以及受伤体位(图 4-1-9),对临床医师治疗和认识该病很有指导性意义。肱骨髁上与肱骨干相比较,肱骨髁上部处于密质骨与松质骨交界处,后有鹰嘴窝,前有冠状窝,两窝之间仅有一层较薄的骨片,承受载荷的能力较差,因此不及肱骨干坚固,加之肱骨内外髁稍前屈,与肱骨纵轴形成向前 30°~50° 的前倾角,暴力传导时髁上往往成为应力部位,易发生骨折。许老认为,当外载荷增加时,肱骨髁上部位各点的应力成比例增加,而且尺侧边缘的应力要普遍比桡侧边缘应力高出很多,表明肱骨髁上部位尺侧应力比较集中,最容易发生骨折,正因为尺侧压应力的集中,尺侧更加不稳,导致肘关节有内翻趋势。前臂完全旋后伸直时,上臂与前臂纵轴成 10°~15° 外翻携带角。骨折移位可使该角改变而呈肘内翻畸形(图 4-1-10)。

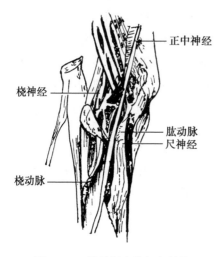

图 4-1-9　肱骨髁上的解剖结构

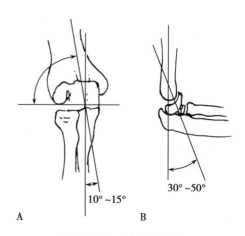

图 4-1-10　肘内翻畸形
A:携带角;B:前倾角

临床表现

（一）症状

1. 肿胀　骨折后,离经之血溢于脉外,肘部肿胀较为明显。

2. 疼痛　肘关节疼痛,活动后明显加重。

3. 活动受限　前臂旋转功能及肘关节活动功能障碍。

（二）体征

多有明确的外伤史,伤后局部肿胀、功能障碍、疼痛,有压痛和纵轴叩击痛,肘后三角关系正常,可触及骨摩擦感及异常活动。当肱骨髁上骨折处理不当时容易引起 Volkmann 缺血性肌挛缩或肘内翻畸形。

辅助检查

X 线检查:常规拍摄肘关节正侧位片,可显示骨折及类型,粉碎性骨折或肩关节活动困难者,可行 CT 检查,必要时行三维重建。但应与儿童的肱骨远端全骨骺分离相区别。

鉴别诊断

本病应当与肘关节脱位相鉴别,两者均可出现肘部疼痛、肿胀、活动受限之表现,但是前者肘关节可部分活动、肘后三角无变化、以上臂短缩、前臂正常为主。而肘关节脱位,主要表现为肘关节弹性固定、肘后三角有变化、上臂正常、前臂短缩。

疾病分型

肱骨髁上骨折根据暴力方向可以分为伸直型、屈曲型和粉碎型三类（图 4-1-11）。

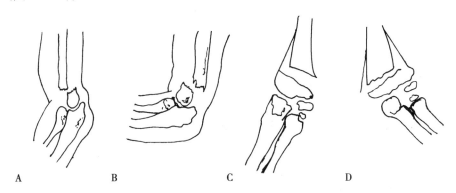

图 4-1-11 肱骨髁上骨折疾病分型
A:伸直型;B:屈曲型;C:尺偏型;D:桡偏型

（一）伸直型

最多见,占 90% 以上。跌倒时肘关节处于半屈曲或伸直位,手心着地,暴力经前臂传导至肱骨下段,将肱骨髁推向后方。由于重力将肱骨干推向前方,造成肱骨髁上骨折。骨折线由前下斜向后上方。骨折近端常常刺破肱前肌,损伤正中神经和肱动脉。骨折时,肱骨下端除接受前后暴力外,还可伴有侧方暴力,按移位情况又可以分型为伸直尺偏型和伸直桡偏型。

1. 伸直尺偏型　骨折暴力来自肱骨髁前外方,骨折时肱骨髁被推向后内方。内侧骨皮质受挤压,产生一定塌陷。前外侧骨膜破裂,内侧骨膜完整。骨折远端向尺侧移位。因此,复位后远端容易向尺侧再移位。即使达到解剖复位,因内侧皮质挤压缺损而会向内偏斜。尺偏型骨折后肘内翻发生率最高。许老认为,为避免肘内翻发生,建议进行微创细克氏针固定。

2. 伸直桡偏型　与尺偏型相反。骨折断端桡侧骨皮质因压挤而塌陷,外侧骨膜保持持续。尺侧骨膜断裂,骨折远端向桡侧移位。此型骨折不完全复位也不会产生严重肘外翻,但解剖复位或矫正过度时,亦可形成肘内翻畸形。

（二）屈曲型

较少见。肘关节在屈曲位跌倒,暴力由后下方向前上方撞击尺骨鹰嘴、髁上骨折后远端向前移位。骨折线常为后下斜向前上方,与伸直型相反。较少发生血管、神经损伤。

(三) 粉碎型

多见于成年人。本型骨折多数肱骨髁间骨折,按骨折线形状可分为 T 形和 Y 形或粉碎性骨折。

许老认为,受伤后肘部肿胀,偶有开放性伤口。伤后立即就医者,肿胀轻,可触及骨性标志:多数病例肿胀严重,已不能触及骨性标志。肿胀严重者可出现张力性水疱,肱骨髁上部有异常活动和骨擦音,但是肘后三角关系正常可与肘后脱位相比较。如果出现 5P 征,即①疼痛(pain);②桡动脉搏动消失(pulselessness);③苍白(pallor);④麻痹(paralysis);⑤肌肉无力或瘫痪(paralysis)应高度怀疑前臂筋膜间隔室综合征。

辨证施治

肱骨髁上骨折治疗方法众多,许老认为,手法复位,夹板外固定是治疗小儿肱骨髁上骨折的首选方法。关于肱骨髁上骨折的治疗应以手法复位为主已形成了共识,良好的复位,纠正骨折端的尺偏、旋转移位等,恢复骨折端的正常轴线,是预防肘内翻关键的第一步,旋转移位是造成肘内翻的重要因素,因此复位时必须纠正旋转移位,恢复两骨折端的正常轴线关系。

骨折端复位时,许老认为,应遵循桡侧嵌插、尺侧分离,尺偏型矫枉过正呈轻度桡偏,桡偏型不矫枉过正的原则。判定复位优良的标准是恢复骨折端的正常轴线,不是骨折端的局部对正、对齐。关于尺侧骨折端的分离程度,应以纠正尺侧骨皮质塌陷、恢复骨折断端的正常轴线为度。

(一) 手法整复

本病复位要求较高,必须获得正确的复位,一般手法整复在局部麻醉或臂丛麻醉下整复。

1. 伸直型　复位时,患者取仰卧位,上臂外展,一助手固定上臂,另一助手握持前臂远端及腕部并使掌心向前,以矫正远折端旋转,上下对抗牵引 3~5min,使重叠移位完全矫正后,医者双拇指抵于鹰嘴后侧向前推,余指环抱近端前侧向后拉,同时令远端助手牵引下屈肘关节。

2. 伸直尺偏型　重叠移位完全矫正后,医者一手握近折端向内推,另一手握远折端及肘部向外扳,先纠正远折端的尺偏移位,并尽可能矫枉过正,使内侧连续的骨膜断裂,然后整复骨折前后移位,术式同"伸直型"纠正前后移位的方法。

3. 伸直桡偏型 上下对抗牵引利用携带角即自动纠正桡偏移位,不要刻意整复远折端桡偏,前后移位的整复方法同"伸直型"(图 4-1-12)。

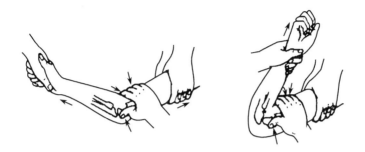

图 4-1-12 伸直桡偏型复位方法

4. 屈曲型 两助手牵引同"伸直型"。医者双手环握骨折端,双拇指于远折端前侧肘窝处向后压,余指交叉于近折端后侧向前托,交叉用力,使折端向前成角对位后,远端助手牵引下屈曲肘关节 90°~100°,即可复位。

(二) 固定方法

骨折复位后,维持对位,采用超肘关节小夹板固定,夹板长度应上达三角肌中部水平,内、外侧夹板下达超肘关节,前侧夹板下至肘横纹,后侧夹板至鹰嘴下。为防止并发肘内翻畸形,尺偏型骨折可在骨折近端外侧及骨折远端内侧分别加一塔形垫。伸直型固定肘关节于屈曲位 90°~110° 3 周。屈曲型固定肘关节于半屈曲位 40°~60° 2 周,以后逐渐将肘关节屈曲至 90° 位置 1~2 周。

(三) 药物治疗

按骨折损伤的三期辨证进行处置,详见第一章第一节骨折概述。

许老医案

患者,邓某,男,8 岁,2012 年 10 月 8 日 17:30 初诊。

主诉:摔伤致右肘部疼痛,活动不利 1 小时。

病史:患者 1 小时前行走时不慎摔倒,右肘部着地致伤,于当地医院拍片提示:右肱骨髁上粉碎性骨折。今前来我院就诊。就诊时见患儿肥胖,痛苦面容。

查体:右肘周围高度肿胀、肤红,皮肤紧张,无弹性,有压痛和纵轴叩击痛,局部可触及骨擦音,肘后三角关系正常,有桡动脉弱,右肘功能丧失,舌质黯,苔薄白,脉弦。

初步诊断:右肱骨髁上粉碎性骨折,气滞血瘀型。

处理:1. 卧床,患肢牵引。

2. 严密观察患儿的疼痛,肿胀,右手的血液循环及全身情况的变化,并告知家属照看患儿。

3. 内服活血祛瘀消肿止痛中药1剂。

2012年10月8日21:00

值班医生夜间查房,其母诉已吃晚饭,现疼痛、肿胀较前改善,患儿全身精神状态尚可。

2012年10月9日7:00

患儿母亲忽然呼叫当班医生,医生查体后发现患儿面青,身凉,查瞳孔散大,已宣告临床死亡。患儿母亲补诉昨夜小孩未叫疼痛、睡眠尚可。

上述病例分析病情认为可能是脂肪栓塞导致患儿致死,与其家属协商同意行尸体解剖,解剖结果证实脂肪栓塞,究其原因有三:①患儿肥胖,脂肪较多;②损伤严重;③患肘以下肿胀疼痛严重,可能有血管破裂,游离脂肪粒进入血管内,渗入血液循环,形成脂肪栓塞。

许老认为:这一血的教训,值得牢记,吸取教训,预防类似情况的发生。外伤后游离脂肪粒,能否进入血管内,什么时候进入血管内,很难知晓,难以判断,值得探讨。

按语

肱骨髁上骨折是常见病,多发病,本病因外伤至骨的完整性或连续性遭到破坏,而小儿骨骺不能显影,常有漏诊。肱骨髁上骨折尽量做到四早:早判断,早治疗,早用功能锻炼,早做到并发症的预防,绝大部分患者治疗效果满意,但治疗中需要重视以下问题:①手法复位成功率高,应推广应用;②预防并发症显得特别重要,下节会重点叙述;③伤后肢体高度肿胀者,应悬吊牵引,不可急于手法复位;④严密观察患者,肢体肿胀疼痛变化,预防并发症发生;⑤严密观察全身情况生命体征的变化,预防脂肪栓塞危及生命,以免发生意外。

预防并发症

许老认为,软组织损伤使肱骨髁上骨折复杂化,应早期功能锻炼预防肌腱粘连等并发症。在手法复位时,尤其是伸直尺偏型应重点纠正尺偏尽可能矫枉过正,以免引起肘内翻。若有血管神经受骨折端或血肿压迫者,要严密观察,积极处理,预防不良严重后果发生。小儿骨折生长快,故早期多观察调整,尽早做关节功能锻炼。

骨折后 1~2 周,此期患肢局部疼痛,肢体肿胀,骨折断端不稳定,功能锻炼的目的主要是促进肿胀消退,防止肌肉萎缩,预防关节粘连。复位或手术后当日即可开始手指的抓空增力、腕关节屈伸活动。1周后可加做耸肩活动。3~4 周后参考 X 线片骨折显示的愈合情况,决定是否去除外固定。加做肘关节的伸屈和前臂旋转活动。去除外固定后,应逐步加强肘关节主动功能锻炼。需要注意,屈曲型骨折肘关节不能做过度屈曲活动,伸直型骨折不能做肘关节过度伸展活动,以防止骨折端承受不利的应力而导致二次骨折。

许老认为,肱骨髁上骨折预防并发症应贯穿整个治疗的全过程。多见的并发症有:

1. 肘内翻 是畸形是比较常见的并发症,其发生原因,各家意见不一,许老认为,骨折远端向尺侧移位或尺侧骨皮质的压挤嵌插是发生肘内翻的主要原因。并对预防肘内翻的发生提出以下几点防治意见:①对远折端有桡偏移位者,若移位不重可不予整复。若移位较大者也应避免过度矫正,以防发生肘内翻;②对远折端为尺偏移位者,整复时除了应注意解剖复位外,必要时可由尺偏变为轻度桡偏移位,复位后前臂应取旋前位外固定。若复位后仍有较明显之尺偏尺倾移位者再次手法复位矫正移位,若患者家属不同意复位者,可手术治疗。

2. 缺血性肌挛缩 严重肱骨髁上骨折,由于损伤重、出血多,而且移位的骨折块有可能压迫肱动脉,导致远端肌群缺血,产生缺血性肌挛缩,又称福尔克曼挛缩(Volkmann contracture)。当肌肉缺血 >6h,就可能产生永久性病废,造成严重后果。许老认为,临床上对该并发症处理的关键在于尽早发现、诊断、处理。早期正确复位加固定也是减少肿胀的重要因素。诊断的重点在于早期密切观察,患处烧灼感、蚁行感、不明原因的剧痛;被动屈伸疼痛加重往往是有价值的表现。当出现 5 "P"症状时病情已经接近晚期。处理上首先去除所有外固定,6~8h 血管压迫仍未解除,则可采用交感神经阻滞,经此 30min 后缺血仍未解决,便应立即切开深筋膜减压。发生在 36h 以内的缺血性肌挛缩经过积极、正确的处理后患肢体仍可恢复大部分功能。

3. 正中神经损伤 严重肱骨髁上骨折,常因为压迫、牵拉等可致正中神经损伤,许老认为大多为暂时性功能损伤,神经断裂较少见,伤后 3 个月内症状可基本恢复。若 3 个月后症状仍无恢复,则可行手术探查。

(杨文龙)

第五节　孟氏骨折

概述

尺骨上 1/3 骨折合并桡骨小头脱位称孟氏骨折。文献报告是 1814 年意大利外科医生 Monteggia 最早报道了这种类型骨折,故称孟氏骨折。孟氏骨折可见于各年龄人群,但以儿童和少年最为多见,约占全身骨折的 1.5%。

病因病机

损伤由直接暴力和间接暴力导致,各型损伤机制也不尽相同。桡骨头环状关节面与尺骨桡切迹构成了桡尺近侧关节。附着于尺骨桡切迹前后缘的环状韧带约束着桡骨头,当前臂旋转,桡骨头便紧贴着尺骨桡切迹旋转。孟氏骨折易并发桡神经损伤,因桡神经在肘前部向下分为深支和浅支两支,其深支绕过桡骨头,进入旋后肌的深、浅层之间,然后穿出旋后肌位于骨间膜背面走向远侧。

临床表现

(一) 症状

1. 肿胀　骨折后,离经之血溢于脉外,前臂肿胀较为明显。
2. 疼痛　肘关节疼痛,尤以旋转活动时明显。
3. 活动受限　前臂旋转功能及肘关节活动功能障碍。
4. 其他　注意有无神经血管受压症状。错位明显者患肢可出现短缩、成角畸形。桡神经损伤可出现典型的三垂征,即腕下垂,拇指及各手指下垂。此外桡神经损伤可出现不能伸掌指关节,前臂有旋前畸形,不能旋后,拇指内收畸形。

(二) 体征

多有明确的外伤史,伤后局部肿胀、功能障碍、疼痛,有压痛和纵轴叩击痛,肘部可见瘀斑。非嵌插型骨折可出现骨擦音和异常活动。

辅助检查

X 线检查:常规拍摄前臂正侧位片(含肘关节),可显示骨折及类型,判定不清者,可行 CT 检查,必要时行三维重建。

鉴别诊断

尺桡骨双骨折相鉴别:二者都有肘关节疼痛肿胀旋转活动受限,但是尺桡骨双骨折并不伴有桡骨小头脱位,因此临床上针对儿童尺桡骨双骨折的病患应该注意其桡骨小头是否脱位,以防漏诊。

孟氏骨折好发于儿童,也可发生在各年龄段,临床上常因损伤的特殊性而漏诊,许老强调要特别注意常见的漏诊原因:①由于幼儿桡骨头骨骺尚未骨化以及拍片时肘关节位置不同,极易造成漏诊和误诊;②X 线检查时未包括肘关节或骨折部位,而使骨折漏诊;③尺骨上 1/3 骨折容易被误诊为尺骨鹰嘴骨折。尺骨鹰嘴为骨性突起,婴幼儿骨骺尚未出现,鹰嘴突作为软骨组织在 X 线片上并不显影,与成人尺骨鹰嘴对应的部位实际上是尺骨上 1/3。儿童孟氏骨折,尤其尺骨近端皱褶时,容易忽略漏诊。此时,除仔细查体外,要注意摄包括腕、肘全长尺桡骨片,必要时加拍健侧片或同侧肩关节片。

疾病分型

诸多分型中,许老认为,Bado 的对临床指导性较强。1967 年 Bado 将孟氏骨折分为四种类型(图 4-1-13)。

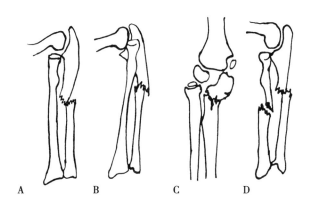

图 4-1-13　孟氏骨折分型
A:Ⅰ型;B:Ⅱ型;C:Ⅲ型;D:Ⅳ型

Ⅰ型(前侧型或伸直型):尺骨骨折伴桡骨小头向前脱位,骨折有移位则向掌侧成角。多见于儿童。损伤机制:跌倒时,肘关节伸展或过度伸展,前臂呈旋后位。外力自肱骨向下传导,地面的反作用力通过掌心向上传导。尺骨上端可发生骨折,暴力转移至桡骨上端,使桡骨小头脱出环状韧带向前外侧脱位,骨折端也随之向掌侧及桡侧成角移位。直接暴力作用于尺骨侧也可引起此种类型骨折。

Ⅱ型(后侧型或屈曲型):尺骨骨折伴桡骨头向后外侧脱位,骨折如有移位则向背侧成角。多见于成年人。当暴力作用时,肘关节呈微屈曲状,前臂旋前位置,外力通过肱骨干向后下方向传导,地面反作用力自手掌向上传导,尺骨近侧可先发生骨折。桡骨头在肘关节屈曲和向后的外力作用下即可造成脱位,骨折端随之向背侧、桡侧成角移位。

Ⅲ型(外侧型或内收型):尺骨骨折伴桡骨小头向外侧或前外侧脱位,尺骨青枝骨折如有移位则向外侧成角。多见于幼儿和年龄较小的儿童,成人较为少见。损伤机制:在暴力作用的瞬间,肘关节呈伸展位,前臂呈旋前位,由于上下外力传导至肘部,在肘内侧向外侧作用,致尺骨鹰嘴发生骨折并向桡侧成角移位。该型尺骨骨折多呈纵形劈裂,或青枝骨折,移位不明显,容易漏诊。肘内侧面的直接暴力伤也可造成。

Ⅳ型(特殊型):尺骨及桡骨上 1/3 或中上 1/3 双骨折,桡骨头向前脱位。成人和儿童均可发生。多数学者认为,其损伤机制与伸直型相同,但又合并了桡骨骨折,可能在桡骨头脱位后,桡骨又受到第二次创伤所致。

辨证施治

(一) 保守治疗

孟氏骨折绝大多数可采用手法整复、夹板局部固定的方法加以治疗。即使是合并桡神经挫伤,亦可采用手法整复,前臂超肘夹板固定。在桡骨头脱位整复以后,桡神经也可在 3 个月内自行恢复。

孟氏骨折复位的标志:①桡骨头和肱骨小头在一轴线上;②桡骨头上关节面与尺骨冠状突在一个平面上;③上尺桡关节的间隙在 1.5~2mm 左右(图 4-1-14)。

1. 手法整复　对于孟氏骨折的手法整复有两种看法:一种先整复桡骨头脱位,然后再整复尺骨骨折。桡骨头复位后,以桡骨为支撑,则尺骨骨折易于整复。另一种主张先整复尺骨骨折,再整复桡骨头脱位,其理由如下:①从受伤机制上看,无论何型骨折,也无论直接暴力或间接暴力,皆是先造成尺骨骨折,其成角短缩移位使暴力再通过尺骨继续作用于桡骨,而将其向他方推移再加上肱二头肌及前臂旋转肌的收缩乃使桡骨头向不同的方向脱位分离。孟氏骨折中尺骨骨折的成角、缩短为主导,脱位分离为从属,即先骨折后致脱位;②从解剖来看,尺骨的位置比较表浅,易于复位,尺骨的成角

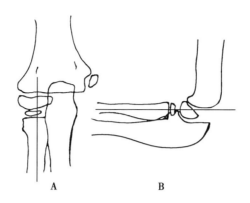

图 4-1-14　孟氏骨折复位标志
A:正位;B:侧位

重叠矫正后,既可恢复尺骨的长度,又可解除桡骨头复位的阻力,利于桡骨头恢复原位并向尺骨靠拢。先整复脱位还是先整复骨折孰优孰劣,目前尚无定论,但许老采用先整复桡骨头脱位,再整复尺骨骨折的方式取得了满意的疗效,整复方法如下。

(1)Ⅰ型(伸直型骨折):患者正坐,肩关节外展 70°~90°,肘伸直,前臂中立位。助手握持上臂下段,术者站于患肢外侧,一手握持肘部,另一手握持腕部,进行拔伸牵引。术者一手拇指在肘部前外方将脱位的桡骨头向尺侧、背侧按捺,另一手将肘关节徐徐屈曲 90°~100°,使桡骨头复位。然后嘱助手用拇指固定已复位的桡骨头,以防止再脱位。术者两手拇指在背侧尺、桡骨间隙,余指在掌侧尺、桡骨间隙进行挤捏分骨,继而两拇指分别按压在尺骨骨折远、近端,矫正成角,再用推挤手法,矫正侧方移位。

(2)Ⅱ型(屈曲型骨折):患者平卧,肩外展 70°~90°,肘伸直位。一助手握持上臂下段,另一助手握持腕部,两助手进行拔伸牵引。术者两拇指在背侧、桡侧按住桡骨头并向掌侧、尺侧按捺,同时助手将肘关节徐徐伸直,使桡骨头复位,有时还可以听到或感觉到桡骨头复位的滑动声。然后术者在尺、桡骨间隙挤捏分骨,并将尺骨骨折远端向掌侧、尺侧按捺,使尺骨复位。

(3)Ⅲ型(内收型):患者平卧,肩外展,肘伸直,前臂旋后。两助手分别握持上臂下段和腕部,进行拔伸牵引。术者站于患肢外侧,拇指放在桡骨头外侧,同时助手在维持牵引下将患者肘关节外展,向外侧推按脱出的桡骨头,使之还纳。与此同时,尺骨向桡侧成角畸形亦随之矫正。

（4）Ⅳ型（特殊型）：先做桡骨头脱位的整复手法，同内收型。桡骨头复位后，术者用手捏住复位的桡骨头作临时固定，再按桡尺骨干双骨折处理，应用牵引、分骨、反折、按捺等手法、使之复位。

2. 固定方法　手法整复后，在维持牵引下，于骨折部掌、背侧各放置一分骨垫，在骨折的掌侧（伸直型），或背侧（屈曲型）放置一平垫；桡骨头前外侧（伸直型，特殊型），或背侧（屈曲型），或外侧（内收型）置葫芦垫；在尺骨内侧的上、下端分别放一平垫，用胶布固定。然后用四块前臂夹板固定。伸直型、内收型和特殊型骨折脱位应固定于肘关节极度屈曲位 2~3 周，待骨折初步稳定后，改为肘关节屈曲 90° 位固定 2~3 周；屈曲型宜固定于肘关节近伸直位 2~3 周后，改为肘关节屈曲 90° 位固定 2 周。X 线照片尺骨骨折线模糊，有连续性骨痂生长，骨折临床愈合后，才可拆除夹板固定。

3. 功能锻炼　功能锻炼在复位固定后即做掌指关节的屈伸、握拳活动和肩关节活动的功能锻炼。肘关节不要过早活动，禁止做前臂旋转活动。因有桡骨头的脱位，肘关节在屈曲位固定 2~3 周后方可开始活动。另外，在做功能锻炼时，前臂应始终保持在中立位，严防尺骨骨折处的旋转，否则可导致骨折处延迟愈合或不愈合。

4. 药物治疗　按骨折三期辨证用药，初期宜活血祛瘀、消肿止痛，内服合营止痛汤，瘀肿较甚者加三七，外敷活血止痛膏。中期宜和营生新、接骨续损，内服续骨活血汤，外敷接骨膏。后期宜补肝肾、壮筋骨、养气血，内服六味地黄汤；解除夹板后，外用散瘀汤熏洗患肢。

（二）手术治疗

难以维持尺骨骨折端对位以及桡骨头不能手法复位者需要手术。阻挡桡骨头复位的软组织因素包括环状韧带、关节软骨以及桡神经。新鲜孟氏骨折尺骨对位良好后桡骨头自然复位，多数不需要探查环状韧带。可以采用 Boyd 入路探查肱桡关节，有时可发现环状韧带并无破裂而是被折叠压迫于向前脱位的桡骨头之后方。针对儿童孟氏骨折可采用闭合复位弹性钉内固定术。

许老医案

一诊：2017 年 9 月 2 日初诊，患者，杨某，女，72 岁。

主诉：摔伤致右前臂及肘部疼痛，活动不利 4 小时。

病史：患者 4 小时前在家头晕不慎摔倒，右掌着地致伤。

检查：伤后右肘部与前臂疼痛、肿胀，前臂旋转功能及肘关节活动功能障碍。舌质黯,脉弦。拍 X 线片示:尺骨上 1/3 骨折合并桡骨前脱位。

诊断:尺骨上 1/3 骨折合并桡骨前脱位,气滞血瘀型。

治疗:给予手法复位后外敷院内制剂跌打外敷散,再予以夹板外固定,肘关节极度屈曲位 2~3 周。患者既往有高血压病史。中药予以活血化瘀,消肿止痛。

处方:桃红四物汤加减。

桃仁 10g	红花 6g	三七 3g	川芎 15g
熟地 6g	当归 10g	制乳香 10g	制没药 10g
桑枝 15g	杜仲 15g	天麻 15g	葛根 15g
陈皮 10g	菊花 10g	鸡血藤 15g	甘草 10g

7 剂

水煎服,日 1 剂,早晚饭后分服。

二诊:2017 年 9 月 7 日复诊,患者服药后患肢疼痛明显缓解,头晕减轻,舌质淡红,苔腻,脉弦数。治以补肾健骨,舒筋通络为法。方药:补肾活血汤加减。

丹参 10g	川续断 10g	黄芪 20g	桑寄生 15g
熟地 10g	杜仲 10g	牛膝 10g	羌活 10g
鸡血藤 15g	骨碎补 15g	伸筋草 10g	甘草 6g
淫羊藿 10g	龟甲 10g		

14 剂

水煎服,日 1 剂,早晚饭后分服。

三诊:2017 年 11 月 3 日复诊,2 个月后复查,骨折已基本愈合,嘱咐其加强前臂功能锻炼,巩固疗效。

按语

许老认为就此例伸直型患者来说,首要的是维持桡骨头复位,过度屈肘可以有效稳定桡骨头,只要桡骨头复位良好,桡骨起到支撑作用,尺骨对线情况不会差,对位可以不必强求解剖复位,再根据骨折情况,采用棉垫置于尺骨成角处掌侧,小夹板固定后一般不会再移位,如果再移位可以进行调整,当然,如果患者自己要求手术也可以手术治疗。

在伤后早期,由于肢体内部筋骨脉络均受损伤,离经之血瘀积不散、气血之道不得畅通,故疼痛较剧烈,患部瘀血肿胀等,初期治宜活血化瘀、通络止痛;故予以桃红四物汤;制乳香、没药活血止痛;鸡血藤、桑枝通络引经;患者既往有高血压病史,现头晕不适,故加天麻、川芎、菊花、葛根治之。在伤后中期,损伤症状改善,肿胀瘀斑渐趋消退,疼痛逐步减轻,但瘀阻虽消而未尽。断骨尚未连接,动则作痛。故使用补肾活血汤补益肝肾,滋养筋骨,促进骨折愈合。许老认为,在手法复位时应注意复位成功的标准,应达到复位标志的要求。此外,许老认为,儿童孟氏骨折多为横断,尺骨的闭合复位是治疗的前提,手法复位尺骨骨折采用牵引、回旋、折顶方法进行。若为斜形骨折可由鹰嘴穿一枚克氏针复位固定。骨折对位良好,稍加挤压桡骨头即可复位,复位后桡骨头是稳定的,效果良好。

预防并发症

新鲜孟氏骨折合并桡神经深支损伤,先手法复位石膏或夹板固定,如手法复位失败,应及时切开复位探查桡神经。因孟氏骨折时桡神经有可能断裂或卡在肱桡关节间,陈旧性孟氏骨折合并桡神经深支损伤神经功能无恢复迹象者,考虑桡神经探查。若是瘢痕粘连、压迫,可松解粘连、解除压迫;若桡神经断裂,则行神经吻合;若桡神经已纤维化,应切除病变段神经,屈肘行神经吻合。

(杨文龙)

第六节　尺　骨　骨　折

概述

尺骨骨折,多见于外力,如遇突然袭击,患者举手,遮挡头面部时被棍棒直接打击所致,因多发生在路遇强人情况下,故又名夜盗骨折。此骨折线多为横形或带有三角形骨块,尺骨干单骨折极少见。因有桡骨支撑,加之附着肌群较少,因而移位程度亦多轻微。

病因病机

尺骨骨折,可由直接暴力和间接暴力造成,但以间接暴力多见。骨折移位与暴力的大小、方向有关。尺骨骨折,由于受伤姿势,暴力方向性质的不同,可以发生在不同的部位。临床上单纯尺骨干骨折较为少见。冠状突骨折和尺骨鹰嘴骨折相对多见。

临床表现

（一）症状

伤后局部皮肤青紫，前臂明显肿胀、疼痛，压痛明显，有纵向叩击痛，可感知骨擦音，有移位骨折，常有典型畸形。对于尺骨上 1/3 骨折，必须仔细检查桡骨头是否同时脱位。

1. 肿胀 骨折后，离经之血溢于脉外，因骨折位于关节外，缺乏关节囊包裹，局部肿胀较为明显，尤以粉碎性骨折为甚。

2. 疼痛 较明显，手指作握拳活动时疼痛加重，尤以活动时明显且伴有环状压痛及叩痛。

3. 活动受限 前臂旋转活动功能部分或完全丧失。

4. 其他 注意有无神经血管受压症状。错位明显者患肢可出现短缩、成角畸形。

（二）体征

多有明确的外伤史，伤后局部肿胀、功能障碍、疼痛，有压痛和纵轴叩击痛，前臂可见瘀斑。

辅助检查

X 线检查：常规拍前臂正侧位片，可显示骨折及类型，判定不清者，可行CT 及 MRI 检查。凡有移位的尺桡骨干骨折，X 线片必须要包括肘、腕关节，以免漏诊。

鉴别诊断

（一）病理性骨折

前臂部 X 线正侧位片可明确骨折的部位、类型和移位情况，注意有无骨质破坏，鉴别是否为转移癌、骨囊肿等所致的病理性骨折。

（二）软组织损伤

有牵拉痛，压痛局限于损伤部位，但无纵向叩击痛及异常活动。X 线片可以除外骨折。

疾病分型

根据骨折移位：

1 型：无移位或轻度移位骨折，可行非手术治疗。

1A:无粉碎骨折;1B:粉碎骨折。

2 型:骨折向近端移位,无肘关节失稳,需手术治疗。2A:无粉碎骨折,可行张力带固定手术;2B:粉碎骨折,行钉板固定。

3 型:骨折合并肱尺关节失稳,需手术治疗。

辨证施治

(一) 手法整复

整复前,需详细了解病情,局部肿胀及畸形度,明确诊断,分清骨折类型,移位方向及程度而决定整复方法。已经有大量研究发现尺骨骨折愈合后残留的畸形与腕关节及前臂的功能有密切关系。

整复前应该仔细研读 X 线片,正确判断骨折的类型。任何盲目的复位,其失败是必然的。拔伸牵引时一定要持续性牵引,切不可匆匆牵引就迫不及待行整复手法。尺骨骨折可能伴有远端的压缩嵌插,若没有完全牵开,则短缩移位不能纠正。对于严重的粉碎性骨折最好采用三人复位法,两助手牵引,术者整复。对于非常严重的粉碎性骨折或涉及关节面的骨折,若手法整复后小夹板外固定不能维持复位,应立即收入院行外固定支架或切开内固定治疗。

整复前可以采用局部麻醉,应用 1% 利多卡因 5~10ml 注入骨折断端,少数骨折时间超过 24h 及骨折情况较为复杂或粉碎性骨折患者,采用臂丛麻醉。

对于单纯的尺骨骨折,整复方法较为容易。先是顺势拔伸。矫正重叠移位、侧方移位。再利用夹挤分骨法矫正侧方移位,最后利用掌背按压法矫正掌背侧移位,一般都可获得满意骨折对位。总之,整复骨折需要遵循“逆创伤机制”原则。

(二) 手术治疗的适应证

关节面有塌陷,手法无法复位者,应考虑切开复位和内固定。手法整复失败者,应早期切开,整复内固定;对陈旧性骨折畸形愈合者,可行截骨矫正术。

(三) 功能锻炼

尺骨骨折的早期复位可靠固定是争取良好预后必不可少的条件,早期功能锻炼是影响功能的主要因素,这是大多数学者的共识。

(1) 功能锻炼加快骨折的骨性愈合,无论何种复位固定,在解除固定时并未达到骨折的骨性愈合,通过功能锻炼给予骨折部位的生理应力刺激,加速骨折的骨性愈合,对老年患者可改善因骨折固定引起(或加重)的骨质疏松。

（2）最大限度地恢复腕指功能：功能锻炼提高肌力，减少肘、腕僵硬、手术粘连等骨折并发症的发生。

（3）功能锻炼要避免纵向暴力和扭曲暴力的再损伤，防止再次骨折移位发生。传统的复位＋小夹板固定一般为4周，手术病例平均固定时间为2周。在骨折复位固定期间，即应鼓励患者进行肘关节、腕掌关节屈伸锻炼。

（四）药物治疗

按骨伤三期辨证论治用药。

许老医案

一诊：患者，孙某，男，57岁。

主诉：摔伤致右前臂疼痛肿胀活动受限1小时。

病史：患者1小时前散步时不慎摔倒，右手着地致伤，伤后立即前往我院就诊。

查体：右前臂青紫、肿胀、畸形，活动受限。舌质黯，脉弦紧。拍X线片示：右尺骨中段骨折，骨折断端向背桡侧移位。

诊断：右尺骨骨折，气滞血瘀型。

治疗：给予手法复位后予以夹板外固定。

治法：活血化瘀，消肿止痛。

处方：愈伤1号方加减。

柴胡10g	当归15g	桃仁10g	红花6g
苏木15g	土鳖10g	枳实12g	花粉15g
大黄(后下)10g	茯苓15g	黄芩12g	三七粉(冲服)3g
甘草3g			

7剂

水煎服，日1剂，水煎分2次温服。

二诊：1周后复查，患者服药后右前臂疼痛明显缓解，纳差，舌质淡红，苔薄白，脉细数。方药：愈伤2号方加减，功专活血化瘀，补益肝肾。

当归15g	赤芍10g	土鳖10g	苏木15g
续断15g	乌药10g	补骨脂10g	红藤15g
桃仁10g	红花6g	虎杖15g	三七粉(冲服)3g
甘草3g			

14剂

水煎服，日1剂，水煎分2次温服。

三诊:2个月后复查,骨折已愈合,嘱咐其加强肘关节功能锻炼。

按语

许老认为结合生物力学及解剖学特点,尺骨两端松质骨较多有充分的血液供应,干骺端的骨折获得满意的复位及合理的固定,骨折愈合时间较短,可以恢复正常功能。而尺骨干密质骨多,松质骨少,又无肌腱附着点,血运较差故骨折愈合较缓,固定时间相对要长,要积极耐心治疗。大部分尺骨干骨折手法复位后结合小夹板外固定均能取得较良好的效果。许老认为手法整复,首先要熟悉尺骨的解剖特点,对于单纯的尺骨骨折,整复方法较为容易。先是顺势拔伸力量不宜太大,然后前臂顺势旋转,压按即可复位,并采用夹板固定。整复后指导患者合理行功能锻炼,体现动静结合的思想,再辅以中药辨证施治,初期治宜活血化瘀、通络止痛;后期使用补益肝肾,滋养筋骨,促进骨折愈合,预后较好。鹰嘴骨折及冠状突骨折属关节内骨折,骨折对位要求高,要达到关节面平整,手法复位不能达到复位要求者,建议手术复位内固定治疗。

预防并发症

肘部的软组织与骨性结构关系密切,如果发生了神经和肌腱损伤等并发症可导致永久性残疾,所以,及时诊断和处理非常重要。此处常见的并发症主要有皮肤损伤,关节僵硬,尺骨中下 1/3 骨折不愈合等,其预防方法是早诊断,早复位,早固定,早进行肘、腕、指功能锻炼,疗效满意。若尺骨上端骨折,关节面不平者,尺骨骨折不愈合者应手术治疗。

(杨文龙)

第七节　尺桡骨骨折

概述

尺桡骨骨折是指尺桡骨骨干同时发生的骨折,是前臂常见的骨折。此种骨折在前臂骨折中居第二位,仅次于桡骨远端骨折。尺桡骨骨折在临床上比较常见,应注重年龄和受伤的姿势。由于骨折后容易出现错位,且较难维持固定,故需引起骨科医生的重视。

病因病机

尺桡骨骨折,可由直接暴力和间接暴力造成,但以间接暴力多见。骨折移位与暴力的大小、方向有关。

(1) 直接暴力作用在前臂上,致尺桡骨双骨折,骨折线多在同一平面,多为横形、蝶形或粉碎性骨折。

(2) 间接暴力作用在前臂上,多因跌倒,手着地,暴力传导至桡骨,并经骨间膜传导至尺骨,造成尺桡骨双骨折。骨折线多为斜形或短斜形,短缩重叠移位严重,骨间膜损伤较重,骨折水平多为桡骨高于尺骨。

(3) 扭转暴力,多为前臂卷入旋转的机器中致伤,多为尺桡骨多段骨折,常合并肘关节及肱骨损伤,软组织损伤很严重。

临床表现

(一) 症状

1. 肿胀　骨折后,离经之血溢于脉外,前臂肿胀较为明显。

2. 疼痛　前臂疼痛,尤以旋转活动时明显。

3. 活动受限　前臂旋转功能及肘关节活动功能障碍。

4. 其他　注意有无神经血管受压症状。错位明显者患肢可出现短缩、成角畸形。桡神经损伤可出现典型的三垂征。

(二) 体征

多有明确的外伤史,伤后局部肿胀、功能障碍、疼痛,有压痛和纵轴叩击痛,前臂可见瘀斑。非嵌插型骨折可出现骨擦音和异常活动。

辅助检查

X线检查:常规拍摄前臂正侧位片,可显示骨折及类型,判定不清者,可行 CT 检查,必要时行三维重建。

鉴别诊断

与孟氏骨折相鉴别:二者前臂都有明显的外伤史,伤后疼痛、活动障碍、畸形、有异常活动,X线可明确诊断骨折移位方向及其类型。CT、MRI可在判别不清时选用。但是尺桡骨双骨折并不伴有桡骨小头脱位,因此临床上针对儿童尺桡骨双骨折的病患应该注意其桡骨小头是否脱位,以防漏诊。

疾病分型

根据骨折移位：分为横形、斜形、螺旋形（图4-1-15）。

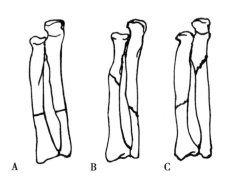

图 4-1-15　尺桡骨骨干骨折类型
A：横形；B：斜形；C：螺旋形

辨证施治

尺桡骨骨折因为肌肉的牵拉、暴力作用的性质、受伤姿势的不同，而有不同的移位方向。常伴有短缩、重叠、成角、旋转及侧方移位。治疗的首要目的是恢复前臂的功能，重点是前臂旋转功能。

（一）保守治疗

1. 手法整复　整复前，需详细了解病情，局部肿胀及畸形度，明确诊断，分清骨折类型，移位方向及程度而决定整复方法。已经有大量研究发现尺桡骨骨折愈合后残留的畸形与腕关节及前臂的功能有密切关系。整复前应该仔细研读X线片，正确判断骨折的类型。临床上尺桡骨骨折比较常见，容易造成思维定式，拔伸牵引时一定要持续性牵引，切不可匆匆牵引就迫不及待行整复手法。尺桡骨骨折可能伴有远端的压缩嵌插，若没有完全牵开，则短缩移位不能纠正。对于严重的粉碎性骨折最好采用三人复位法，两助手牵引，术者整复。对于非常严重的粉碎性骨折，若手法整复后小夹板外固定不能维持复位，应立即收入院行外固定支架或切开内固定治疗。

对于老年患者，应该注意血压的情况，特别要询问患者有无进食，以免整复时患者不耐受剧烈疼痛，发生意外。整复前可以采用局部麻醉，应用1%利多卡因5~10ml注入骨折断端，少数骨折时间超过24h及骨折情况较为复杂或粉碎性骨折患者,采用臂丛麻醉。

2. 整复方法　患者平卧,肩部外展90°,肘关节屈曲90°,中下1/3段骨折取前臂中立位,上1/3骨折取前臂悬后位,由两助手做拔伸牵引,纠正重叠、旋转、成角畸形。尺桡骨骨折均为不稳定时,如骨折在上1/3,则先整复尺骨;如骨折发生在下1/3段,则先整复桡骨;骨折发生在中段,应根据两骨的相对稳定性来决定。若前臂肌肉比较发达,加之骨折后出血肿胀。经过牵引后重叠未完全纠正者,可用折顶手法加以复位。若斜形骨折或锯齿形骨折,有背向侧方移位者,应用回旋手法进行复位,若尺桡骨骨折断端相互靠拢,可采用分骨手法。术者用两手拇指和示、中、环指分别置于骨折部的掌背侧,用力将尺桡骨分离到最大限度。使骨间膜恢复其紧张度,向中间靠拢的尺桡骨断端向桡侧、尺侧各自分离。

3. 固定方法　若复位前,尺桡骨骨端相互靠拢者,可采用分骨垫放置在两骨之间,若骨折也有成角畸形,则采用三点加压法。各垫放置妥当后,依次放掌、背、桡、尺侧夹板,掌侧板由肘横纹至腕横纹。背侧板由鹰嘴至腕关节或掌指关节,桡侧板由桡骨头至桡骨茎突,尺侧板自肱骨内上髁下达第五掌骨基底部。屈肘90°,三角巾悬吊,前臂原则上放置在中立位,固定至临床愈合,成人固定6~8周,儿童固定3~4周。

4. 功能锻炼

(1) 功能锻炼加快骨折的骨性愈合;无论何种复位固定,在解除固定时并未达到骨折的骨性愈合,通过功能锻炼给予骨折部位的生理应力刺激,加速骨折的骨性愈合,对老年患者可改善因骨折固定引起(或加重)的骨质疏松。

(2) 最大限度地恢复前臂功能:功能锻炼提高肌力,减少前臂、腕关节僵硬等骨折并发症和手术并发症的发生。

(3) 功能锻炼要避免纵向暴力和扭曲暴力的再损伤,防止再次骨折移位发生。传统的复位＋小夹板固定一般为4周,手术病例平均固定为2周。在骨折复位固定期间,即应鼓励患者进行指间关节、掌指关节屈伸锻炼及屈肩肘关节活动。解除固定后,可以酌情做腕关节屈伸、旋转和前臂旋转功能锻炼。

5. 药物治疗　按骨折三期辨证用药,初期宜活血祛瘀、消肿止痛,内服和营止痛汤,瘀肿较甚者加三七,外敷活血止痛膏。中期宜和营生新、接骨续损,内服续骨活血汤,外敷接骨膏。后期宜补肝肾、壮筋骨、养气血,内服六味地黄汤;解除夹板后,外用散瘀汤熏洗患肢。

（二）手术治疗

手术治疗的适应证：适用于手法复位失败者或复位后固定困难者；上肢多处骨折；骨间膜破裂者；开放性骨折，伤后时间不长，污染较轻者；骨不连，或畸形愈合，功能受限者。

根据骨折固定原则，选用内固定材料。选用钢板的长度应大于骨干直径的 5 倍，髓内针长度需超过骨折端 8~10cm，才能达到相对牢固的固定。骨质缺损时，尽量植自体松质骨。

许老医案

一诊：患者陈某，男，45 岁。

主诉：摔伤致前臂疼痛，活动不利 1 小时。

病史：患者 1 小时前散步时不慎摔倒，腕关节伸直位着地致伤。

检查：右前臂皮肤青紫，右上肢较左上肢明显短缩，活动受限。舌质黯，脉弦紧。拍 X 线片示：右尺桡骨骨折。患者既往有慢性胃病病史及黄疸病史。

诊断：右尺桡骨骨折，气滞血瘀型。

处理：给予手法复位后予以夹板外固定。患处外敷院内制剂跌打外敷散。中药予以活血化瘀，消肿止痛。

处方：愈伤 1 号方加减。

柴胡 10g	当归 15g	桃仁 10g	红花 6g
苏木 15g	土鳖 10g	枳实 12g	花粉 15g
大黄(后下)10g	茯苓 15g	黄芩 12g	三七粉(冲服)3g
甘草 3g			

7 剂

水煎服，日 1 剂，早晚饭后分服。

二诊：1 周后复查，X 线片示：骨折位置良好。患者服药后右前臂痛明显缓解，肿胀仍有，舌质黯红，苔薄黄，脉细。嘱其加强握拳功能锻炼消肿。予活血通络，接骨续筋。

方药：愈伤 2 号方加减。

当归 15g	赤芍 10g	土鳖 10g	苏木 15g
续断 15g	乌药 10g	补骨脂 10g	红藤 15g
桃仁 10g	红花 6g	虎杖 15g	三七粉(冲服)3g
甘草 3g			

7 剂

水煎服,日 1 剂,早晚饭后分服。

肿消后改服伤科接骨片口服 1 个月。2 个月后复查,骨折已愈合,嘱咐其加强肘关节功能锻炼。

按语

许老认为,结合生物力学及解剖,尺桡骨骨折间有骨间膜及筋膜间隔存在,出血多而不能及时消散,则易引发筋膜间隔综合征,值得重视。如获得满意复位,合理固定及有效锻炼,可以恢复正常功能。初期治宜活血消肿化瘀止痛,消肿为首重,若患者平素肝郁,肝为血脏,损伤之血瘀停于肝,使郁更甚,故加柴胡以疏肝,大黄破血。中期肿未消,应益气活血,助行气消肿之功。许老认为,软组织损伤使尺桡骨骨折复杂化,应该预防因未进行早期功能锻炼所致的肌腱粘连等并发症。

骨折手法复位要点:①牵引力不宜过大;②充分进行夹挤分骨,利用骨间膜的紧张、牵拉骨折端分离;③先复位相对稳定的骨折,如横断骨折;④充分利用前臂的旋转,矫正桡骨的移位。

手法复位成功后,掌背侧放置分骨垫至关重要。分骨垫宜长不宜短。及早进行功能锻炼,屈肘及腕指的屈动,切记禁止过早做前臂旋转运动。

预防并发症

如果外固定后手疼痛持续性加重,手指活动度减少。出现手指麻木,手部肿胀明显,主被动活动障碍。应该考虑骨筋膜间隔室综合征。此时应该立即去除外固定,适当抬高患手,快速静点甘露醇,必要时进行手术治疗。

(杨文龙)

第八节 盖氏骨折

概述

桡骨中下 1/3 骨折,合并下尺桡关节脱位。早在 1929 年法国人即称之为反孟氏骨折。1934 年 Galeazzi 详细描述了此种损伤,并建议强力牵引拇指整复之。此后即称此种损伤为盖氏骨折。还曾被称为 Piedmon 骨折。Compbell 称之为 fracture of necessity,因其确信此种损伤必须手术治疗。盖氏骨折多见于成年人,以 20~40 岁成年男子多见,儿童较少见。

病因病机

临床上要正确诊断,许老告诫我们一定要对其受伤机制理解透彻。桡骨下 1/3 骨折合并下尺桡关节脱位多为前臂过度旋前,腕关节背伸位,暴力通过桡腕关节作用于桡骨干造成骨折,同时撕裂三角纤维软骨或将尺骨茎突撕脱,致下尺桡关节脱位。处于相对游离状态下的桡骨远折端,受前臂旋前方肌、旋前圆肌、拇长伸肌的牵拉,导致骨折端很不稳定。而导致桡骨远折端移位的因素有:

1. 手的重量有导致强力掌侧移位倾向。

2. 桡骨干骨折线恰好在旋前方肌的止点以上,该肌迫使桡骨远折端向尺侧掌侧移位,并产生旋转畸形。

3. 肱桡肌止于桡骨茎突部,以下尺桡关节韧带为支点,使骨的折端向尺侧移位,使桡骨成角短缩。

4. 拇外展肌及拇伸肌的收缩力使桡侧副韧带松弛,易使桡骨远折端尺偏移位。但盖氏骨折不稳定的解剖因素在于下尺桡关节稳定性遭到破坏,该关节的稳定依赖于关节囊、韧带及三角纤维软骨,尤其是三角纤维软骨,只要三角纤维软骨不破裂,下尺桡关节就不会脱位。

临床表现

(一) 症状

1. 肿胀　骨折后,离经之血溢于脉外,前臂肿胀较为明显。

2. 疼痛　前臂疼痛,尤以旋转活动时明显。

3. 活动受限　前臂旋转功能及腕关节活动功能障碍。

(二) 体征

伤后前臂桡骨下 1/3 部向掌侧或背侧成角畸形。腕部也有肿胀、压痛,下尺桡关节松弛并有挤压痛。

辅助检查

X 线检查:常规拍摄前臂正侧位片及腕关节正侧位片,可显示骨折及类型,必要时予复查 CT 及三维重建。许老认为,影像学上的改变要仔细观察。在正位片上,桡尺骨间隙变宽,成人若超过 2cm,儿童若超过 4cm,则为桡尺远侧关节脱位。侧位片上,桡、尺骨骨干正常应相互平行重叠,若桡、尺下段骨干发生交叉,尺骨头向背侧移动,桡骨向掌侧成角则为桡尺远侧关节脱位。

鉴别诊断

与孟氏骨折相鉴别:二者前臂都有明显的外伤史,伤后疼痛、活动障碍、畸形、有异常活动,X 线可明确诊断骨折移位方向及其类型。CT、MRI 可在判别不清时选用。但是尺桡骨双骨折并不伴有桡骨小头脱位,因此临床上针对儿童尺桡骨双骨折的病患应该注意其桡骨小头是否脱位,以防漏诊。

疾病分型

Ⅰ型:儿童桡骨下 1/3 骨折合并下端骨骺分离。

Ⅱ型:桡骨下 1/3 横断、螺旋或斜形骨折,骨折移位较多,桡尺远侧关节明显脱位,多由传达暴力造成。

Ⅲ型:桡骨下 1/3 骨折,桡尺远侧关节脱位合并尺骨干骨折,多为强大扭转暴力造成。

辨证施治

(一) 手法整复

骨折的整复原则是以远折端对近折端,因此整复前必须判明桡骨近折端处于何种旋转位置,以便术中将远折端置于相同的旋转位置。复位顺序应该先整复桡骨骨折的缩短,重叠,侧方,成角移位,后整复下尺桡关节的脱位。

患者平卧,肩外展,屈肘90°,前臂中立位。一助手固定患肢上臂下段,另一助手一手握住患侧拇指,另一手握住其他四指,两助手行拔伸牵引3~5min。术者一手固定桡骨近折端,另一手拇、示、中指捏住桡骨远折端由掌侧向背侧回旋,首先纠正远折端的背向旋转移位,将远折端置于与近折端相同的旋转位置。嘱助手进行对抗拔伸牵引,术者双手置骨折端以夹挤分骨手法纠正重叠移位。然后,术者一手固定骨折近端,另一手握住骨折远端,外端内挤或上提下按,纠正骨折端的侧方或上下方移位,当桡骨骨折对位后。下尺桡关节亦往往随之复位。最后术者一手捏住已复位的骨折端,另一手拇、示、中指置腕部桡、尺侧并向中心挤压纠正下尺桡关节残余移位。

（二）固定方法

根据骨折线走行方向放置分骨垫，桡骨远折端向尺侧偏移者，要求分骨垫在骨折线远端占 2/3，近侧占 1/3，然后用两条胶条固定。并在近折端的桡侧，远折端的桡尺侧各置一平垫，前臂中立位四块夹板超腕关节固定 6~8 周。尺偏型损伤骨折线自尺背侧近端斜向桡掌侧远端者分骨垫正放在骨折处，桡侧板稍超腕关节，而尺侧板宜在腕关节近侧，以保持腕关节轻度尺偏。桡偏型损伤骨折线自桡背侧近端斜向尺掌侧远端，分骨垫应放在桡骨近端尺侧。桡侧夹板同前臂双骨折。

（三）功能锻炼

早期练习握拳、伸指活动，但是要严格限制前臂旋转和手尺偏活动。

许老医案

一诊：患者李某，男，61 岁。

主诉：摔伤致左前臂疼痛，活动不利 1 日。

病史：患者 1 日前下楼梯时不慎滑倒摔伤致左前臂疼痛，活动不利。

查体：左前臂肿胀，纵轴叩痛，左前臂活动受限，舌质黯，脉弦紧。拍 X 线片示：桡骨下 1/3 斜形骨折，桡尺远侧关节明显脱位。

初步诊断：左桡骨下端骨折合并桡尺远侧关节脱位，气滞血瘀型。

处理：给予手法复位，前臂夹板外固定，复查 X 线示：骨折对位对线良好。

治法：活血化瘀，消肿止痛。

处方：愈伤 1 号方加减。

柴胡 10g	当归 15g	桃仁 10g	红花 6g
苏木 15g	土鳖 10g	枳实 12g	花粉 15g
大黄（后下）10g	茯苓 15g	黄芩 12g	三七粉（冲服）3g
甘草 3g	麻黄 10g	杏仁 10g	

7 剂

水煎服，日 1 剂，早晚饭后分服。

二诊：患者服药后左前臂疼痛较前缓解，患肢肿胀开始消退，再次复查 X 线示：骨折对位对线良好，使用补益肝肾，舒筋强骨法。

处方：愈伤 2 号方加减。

当归 15g	赤芍 10g	土鳖 10g	苏木 15g
续断 15g	乌药 10g	补骨脂 10g	红藤 15g
桃仁 10g	红花 6g	麻黄 10g	三七粉（冲服）3g

甘草 3g　　杏仁 10g　　骨碎补 15g

7 剂

水煎服,日 1 剂,早晚分服。

三诊:肿消后改服伤科接骨片口服 1 月。2 个月后复查,骨折已愈合,嘱咐其加强患肢功能锻炼。

按语

许老认为,临床上只发现骨折,而易误漏下尺桡关节脱位诊断。因此,应该掌握盖氏骨折以下三个特征:

1. 不仅是单纯桡骨骨折,而且合并下尺桡关节脱位;

2. 大多数合并骨间膜不同程度的损伤,对维持手法整复后的骨端稳定和恢复前臂的旋转功能是一大障碍;

3. 任何旋转移位都将对今后,尤其是远期的旋转功能产生一定程度的影响。因此精确地恢复下尺桡关节的解剖显得相当重要。一般纠正骨折的短缩、旋转和成角后,下尺桡关节可很好复位。

下尺桡关节的不对合,容易漏诊失治。盖氏骨折的整复应达到解剖或接近解剖对位,尤其是骨折端的旋转成角畸形必须纠正。因此,复位的重点应放在桡骨骨折的复位上,只要恢复桡骨的旋转弓和桡骨原来的长度,下尺桡关节大都可随之复位。固定时,应注意分骨垫的使用。

预防并发症

骨折创伤加上复位、外固定等可致局部骨筋膜室综合征。复位固定后要严密观察患肢肿胀、颜色、感觉、温度,如有异常及时调整外固定,配以药物活血化瘀,预防骨筋膜室综合征的发生。

(杨文龙)

第九节　桡骨远端骨折

概述

桡骨远端骨折是指桡骨下端关节面以上 2~3cm 范围内的骨折,又可以称为桡骨下段骨折。约占全身骨折发生率的 1/6,也是上肢最常见的骨折。许老认为,桡骨远端骨折在临床上比较常见,应注重年龄和受伤的姿势。该病多见于 6~10 岁和 60~75 岁两个年龄阶段,在 6~10 岁阶段,男女发病率没有显著性差异;而在 60~75 岁阶段,女性患者明显比男性患者增多。从发生原因看,在 6~10 岁阶段,主要是高能量损伤引起,也与年轻患者骨骼发育有相关性;而在 60~75 岁阶段,因为高龄及女性绝经后的骨质疏松症,致使低能跌伤远比高能创伤多。

病因病机

桡骨远端骨折,可由直接暴力和间接暴力造成,但以间接暴力多见。骨折移位与暴力的大小、方向有关。桡骨远端膨大,其掌侧面较平,背面稍突起,有许多纵形凹沟,肌腱均在伸肌支持带的束缚下,与骨面紧贴,因此当桡骨远端骨折时容易引起伸肌腱的损伤。桡骨下段远侧为凹陷的腕关节面,正常人此关节面向掌侧倾斜(即掌倾角)$10°~15°$,向尺侧倾斜(即尺倾角)$20°~25°$。

临床表现

(一) 症状

1. 肿胀　骨折后,离经之血溢于脉外,腕部肿胀较为明显。
2. 疼痛　腕关节疼痛,桡骨下端处压痛明显。
3. 活动受限　腕关节活动功能部分或完全丧失,前臂旋转功能受限,手指做握拳活动时疼痛加重。

(二) 体征

多有明确的外伤史,伤后局部肿胀、功能障碍、压痛,有压痛和纵轴叩击痛,可见瘀斑。有移位骨折,常有典型畸形。

辅助检查

X 线检查:常规拍摄腕关节正侧位片,可显示骨折及类型,判定不清者,可行 CT 检查。

鉴别诊断

(一) 桡骨颈骨折

并不多见,常与桡骨头骨折伴发,亦可单发。

(二) 桡骨头骨折

是常见的肘部损伤,占全身骨折的 0.8%,约有 1/3 患者合并关节其他部位损伤。桡骨小头骨折是关节内骨折,如果有移位,应切开复位内固定,恢复解剖位置,早期活动,以恢复肘关节伸屈和前臂旋转功能。

(三) 桡骨干骨折

单独桡骨干骨折,仅占前臂骨折总数的 1.2%,以青壮年人居多。

疾病分型

(一) Colles 骨折

于桡骨远端有压痛,可触及向桡背侧移位的远折端,如系粉碎性骨折,可触及骨擦音。仔细检查可发现尺桡骨茎突关系异常,如桡骨茎突与尺骨茎突处于同一水平或尺骨茎突较桡骨茎突更向远侧突出,从侧面可见典型的"餐叉样"畸形。X 线片上,典型的错位表现为以下几点:①桡骨远端骨折块向背侧移位;②桡骨远端骨折块向桡侧移位;③骨折处向掌侧成角;④桡骨短缩,骨折处背侧骨质嵌入或粉碎性骨折;⑤桡骨远端骨折块旋后。

(二) Barton 骨折

桡骨远端骨折涉及桡腕关节面损伤,称为 Barton 骨折,多需手术治疗。

(三) Smith 骨折

远端向掌侧移位并有重叠时,从侧面可见尺桡骨突关节异常"锅铲"状畸形。X 线片上,典型的畸形是桡骨之远折端连同腕骨向掌侧移位,向近侧移位。尺骨茎突可受累或不受累。很少有嵌入骨折,掌侧骨皮质常有粉碎。

辨证施治

(一) 保守治疗

1. 手法整复　整复前,需详细了解病情,局部肿胀及畸形度,明确诊断,分清骨折类型,移位方向及程度而决定整复方法。已经有大量研究发现桡骨远端骨折愈合后残留的畸形与腕关节及前臂的功能有密切关系。

整复前应该仔细研读 X 线片,正确判断骨折的类型。临床上 Colles 骨折比较常见。拔伸牵引时一定要持续性牵引,切不可匆匆牵引就迫不及待行整复手法。桡骨远端骨折可能伴有远端的压缩嵌插,若没有完全牵开,则短缩移位不能纠正。对于严重的粉碎性骨折最好采用三人复位法,两助手牵引,术者整复。对于非常严重的粉碎性骨折或涉及关节面的 Barton 骨折,若手法整复后小夹板外固定不能维持复位,应立即收入院行外固定支架或切开内固定治疗。

整复前可以采用局部麻醉,应用 1% 利多卡因 5~10ml 注入骨折断端,少数骨折时间超过 24h 及骨折情况较为复杂或粉碎性骨折患者,采用臂丛麻醉。

2. 整复方法

(1) Colles 骨折:其移位特点为向背侧桡侧移位。手法复位时,患者采取坐位,年老体弱者可平卧,患侧肢体外展、屈肘、前臂旋前,掌心向下,助手双手握住患肢肘部,术者双手分别握住患者的拇指及其余手指,助手与术者进行对抗牵引,时间为 3~5min,至嵌入或重叠移位矫正后,握前臂的拇指置于骨折远端的背侧向下按压,握腕部的手将患腕屈曲向下牵引以矫正其背侧移位。同时极度向尺侧牵引,同时握前臂的拇指改置于骨折远端达桡侧用力向尺侧按捺,以矫正其向桡侧移位。

(2) Barton 骨折:为关节内骨折,复位严格要求关节面平整。以往手法复位和石膏固定是常用的治疗方法。其复位适应证为:①桡骨远端骨折块涉及关节面小于 1/2 且位置固定;②腕关节半脱位(掌侧或背侧桡腕韧带完整);③骨折块非粉碎者;④无腕骨骨折。对于掌侧型 Barton 骨折,患者手掌朝上,助手握患者前臂上段,术者双手拇指按压掌侧骨折块,其余各指放于患者前臂背侧,对抗牵引后背伸腕关节。此时,可触及骨块复位的骨擦感,畸形消失,骨折复位。背侧型复位方向与掌侧型相反。

(3) Smith 骨折:患者取坐位,肘关节屈曲 90°,前臂中立位或旋后位。一助手持握手指,一助手握前臂上端,两助手拔伸牵引 2~3min。待嵌入或重叠移位矫正后,术者用两手拇指由掌侧将骨折近端向背侧推挤,同时用示、中、环三指将骨折近端由背侧向掌侧按压,与此同时牵引手指的助手徐徐将腕关节背伸、尺偏,使之复位。

3. 固定方法

(1) Colles 骨折:先在骨折远端背侧和近端掌侧分别放置一个平垫,然后放上夹板,夹板上端达前臂中、上 1/3,桡背侧夹板下端应超过腕关节,以限制手腕的桡偏和背伸活动。

(2) Barton 骨折:尤其是掌侧型 Barton 骨折,由于桡骨远端存在前倾角,易使腕骨向前滑动,且当通过腕部的肌肉发生收缩时,由于骨折线与桡骨纵轴几乎平行,骨折块得不到骨折近端有力的纵向支持,加上腕管的存在,外力很难作用于骨折块,反而易使腕骨伴骨折块向近端移位或使骨折块分离,故复位容易,固定困难。掌侧 Barton 骨折脱位复位后取掌屈(并非一定要过度),前臂旋后位固定。此时骨折远端压力最大,骨折较为稳定,月骨近似半月形关节面中心顶在未骨折的桡骨远端背侧关节面作为支点,未断裂的背侧桡腕韧带紧张以维持复位。正好与背侧型相反。

(3) Smith 骨折:应在远端的掌侧和近端的背侧各放一平垫,桡、掌侧夹板下端应超过腕关节,限制桡偏和掌屈活动,尺侧夹板和背侧夹板不超过腕关节,扎上 3 条布袋,然后将前臂悬挂于胸前,保持固定 4~6 周。

4. 功能锻炼

(1) 功能锻炼加快骨折的骨性愈合;不论何种复位固定,在解除固定时并未达到骨折的骨性愈合,通过功能锻炼给予骨折部位的生理应力刺激,加速骨折的骨性愈合,对老年患者可改善因骨折固定引起(或加重)的骨质疏松。

(2) 最大限度地恢复腕指功能:功能锻炼提高肌力,减少腕、指关节僵硬、手术粘连等骨折并发症和手术并发症的发生。

(3) 功能锻炼要避免纵向暴力和扭曲暴力的再损伤,防止再次骨折移位发生。传统的复位小夹板固定一般为 4 周,手术病例平均固定为 2 周。在骨折复位固定期间,即应鼓励患者进行指间关节、掌指关节屈伸锻炼及屈肩肘关节活动。解除固定后,可以酌情做腕关节屈伸、旋转和前臂旋转功能锻炼。

(二) 手术治疗

若移位严重,且关节面有塌陷,手法无法复位者,应考虑切开复位和内固定。

许老医案

初诊:患者曹某,男,57 岁。

主诉:摔伤致右腕关节疼痛,活动不利 1 小时。

病史:患者 1 小时前散步时不慎摔倒,右腕关节着地致伤。

查体:右腕关节餐叉样畸形,活动受限。舌质黯红,苔黄腻,脉弦紧。拍 X 线片示:右桡骨远端骨折。既往有慢性支气管炎。

初步诊断:右桡骨远端骨折,气滞血瘀型。

处理:给予患处冰敷,采用"扶骨挢筋,扶骨抚肉"手法,手法复位后外敷院内制剂跌打外敷散,予以夹板外固定。中药予以活血化瘀,消肿止痛。

方药:愈伤 1 号方加减。

柴胡 10g	当归 15g	桃仁 10g	红花 6g
苏木 15g	土鳖 10g	枳实 12g	花粉 15g

大黄(后下)10g　　茯苓 15g　　黄芩 12g　　三七粉(冲服)3g

甘草 3g　　　　　麻黄 10g　　杏仁 10g

7 剂

水煎服,日 1 剂,早晚饭后分服。

二诊:2 周后患者服药后右腕部疼痛明显缓解,舌质淡,苔白,脉细。予补益肝肾,强壮筋骨,理气健脾。

方药:愈伤 2 号方加减。

当归 15g　　　赤芍 10g　　　土鳖 10g　　　苏木 15g

续断 15g　　　乌药 10g　　　补骨脂 10g　　红藤 15g

桃仁 10g　　　红花 6g　　　　麻黄 10g　　　三七粉(冲服)3g

甘草 3g　　　　杏仁 10g　　　骨碎补 15g

7 剂

水煎服,日 1 剂,早晚饭后分服。

三诊:肿消后改服伤科接骨片口服 1 个月。2 个月后复查,骨折已愈合,嘱咐其加强腕关节功能锻炼。

按语

许老认为桡骨远端骨折是老年人的常见病、多发病、治疗满意率较高。桡骨远端松质骨多有充分的血液供应,骨折端表浅易获得满意的复位及合理的固定,骨折易愈合,可以恢复正常功能。许老认为,保持关节面的平整是桡骨远端关节内骨折功能恢复的重要条件,应掌握桡骨远端骨折复位的标准:掌倾角应该在 0° 以上,尺偏角不应小于 10°,桡骨短缩不大于 3mm,关节面的分离和塌陷不应大于 2mm。小夹板外固定体现了动静结合的思想,强调患者早期活动腕关节的重要性。

预防并发症

许老认为桡骨远端骨折的并发症有:①骨折畸形愈合;②下尺桡关节脱位或半脱位;③腕关节僵硬,功能障碍;④前臂旋转功能受限或丧失。产生原因有:①老年人不重视损伤的治疗,伤后不便及时就诊;②老年人不愿增加子女的经济负担,有病不及时到医院治疗;③老年人疼痛耐受低,骨折复位后,腕关节因肿胀疼痛不愿活动;④怕骨折再移位,不敢活动。

多种因素致肿痛缓解减慢,腕指关节僵硬,功能障碍,这部分患者是少数,多数患者疗效显著。并发症的处理:①中药外洗;②加强腕指关节功能锻炼;③对症治疗如尺骨头切除,解决前臂旋转功能等。

(杨文龙)

第十节　股骨粗隆间骨折

概述

股骨粗隆间骨折又称股骨转子间骨折,股骨粗隆间骨折占髋部骨折65%,患者多为老年人,男性多于女性,青壮年发病者较少。发病率与年龄、性别、种族和国家有关,年龄大于80岁发生率高,目前,医生可以选择多种方法手术治疗转子间骨折,但没有一种内固定完全满意针对所有类型的骨折,伤后1年的死亡率仍高达20%,因此在治疗转子间骨折方面,我们将面临多方面的挑战,治疗最重要的是用一种可靠的内固定方法保证患者迅速康复。

病因病机

骨折多为间接外力引起。下肢突然扭转、跌倒时强力内收或外展,或受直接外力撞击均可发生,骨折多为粉碎性。老年人骨质疏松,当下肢突然扭转、跌倒造成骨折。

临床表现

(一) 症状

1. 肿胀　骨折后,离经之血溢于脉外,髋部肿胀较为明显,受伤时间较长者可在臀部、大腿后侧见广泛瘀斑。

2. 疼痛　髋关节疼痛,髋关节外侧疼痛明显,动则加重。

3. 活动受限　伤后患肢活动受限,不能站立、行走。

(二) 体征

大粗隆部肿胀,压痛,伤肢有短缩,髋部前方局部压痛明显,压痛点多在大粗隆部,大粗隆有叩痛,下肢传导叩痛。远侧骨折端处于极度外旋位,严重者可达90°外旋,还可伴有内收畸形。

辅助检查

对疑有骨折的患者均应拍髋部正侧位X线片以明确诊断和分型。特别注意小粗隆区骨折情况。若 X 线仍诊断不清,则需要行 CT 骨扫描以及三维重建。

鉴别诊断

本病最重要的要与股骨颈骨折相鉴别:

股骨粗隆间骨折和股骨颈骨折的受伤姿势,临床表现大致相同,两者容易混淆,应注意鉴别诊断,一般说来,粗隆间骨折因局部血运丰富、肿胀、瘀斑明显,疼痛亦较剧烈,都比股骨颈骨折严重;前者的压痛点多在大粗隆部,后者的压痛点多在腹股沟韧带中点的外下方。X 线片可帮助鉴别。

疾病分型

(一) 外旋型骨折

骨折线起自小粗隆或其稍上下部位,斜行向外上与股骨干成较小的锐角,小粗隆可单独撕脱,或同其上下部位的骨皮质一起骨折,成为外旋型股骨粗隆间骨折的一部分。骨折远端因肌肉收缩和重力关系,可发生向上及外旋移位,但颈干角变化不大,少数病例因肢体内收,发生髋内翻畸形,这种骨折经适当的手法复位后,用长外展夹板固定或外展位牵引治疗,骨折即不再移位,是一种最多见的稳定性骨折。

(二) 内翻型骨折

骨折发生部位常较外旋型骨折位置高(接近股骨颈基底),骨折线亦为斜形,由内下向外上斜行至大粗隆,与股骨纵轴形成较大的锐角,内侧骨皮质因受内翻应力的影响,常互相嵌插,小粗隆骨折的发生类似于长骨干发生蝶形骨折的原理,颈干角度小,治疗后因内侧骨皮质破坏严重,常遗留髋内翻畸形。

(三) 内旋型骨折

骨折线由小粗隆与股骨颈基底之间开始,由内上斜行向外下,达股骨干上端外侧,成斜形或短螺旋形骨折,与外旋形骨折线相反。小粗隆有时连在远侧骨断端上,也可发生撕脱骨折。因外展外旋肌的牵拉,形成外展外旋畸形,远端则因受内收肌与腰大肌的强力牵引,向内和向上移位,形成髋内翻畸形。这种骨折经手法整复后,容易再重叠移位,是一种不稳定性骨折,但不易发生髋内翻。

辨证施治

(一) 手法整复

1. 不全或嵌插骨折　这种骨折不需手法复位,在卧床休息期间也不需固定,仅用丁字鞋及沙袋保持患肢外展(30°~40°),足稍内翻成中立位即可。4~5周后,骨折稳定,骨痂生长良好,嘱患者离床,在外展夹板的保护下,持双拐步行(患肢不宜负重),待骨折愈合后,再开始患肢负重。

2. 完全骨折　先以2%普鲁卡因15~20ml血肿内麻醉,助手固定骨盆,术者握住患肢,顺纵轴方向拔伸,待骨折部有向下摩擦感,重叠移位矫正后,再按照骨折类型,将患肢置于适当位置上,外翻骨折外展内旋;内翻骨折将骨折远端向内推,患肢外展内旋;内翻骨折患肢保持中立位。摄X线片,证明复位满意后,将患肢放在牵引架上,行骨或皮肤牵引。牵引重量一般在4~5kg,要防止远端向上移位。5~6周后,在外展夹板保护下,离体持双拐不负重步行,7~8周可根据骨折愈合情况,改为单拐负重行走。

(二) 固定方法

固定器材,主要有外展夹板,用柳木制成,股骨骨折夹板4块,固定带6条,在骨折复位后,将患肢大腿用股骨骨折夹板固定好,然后再用外展夹板固定,外展夹板的活动轴正好对准大粗隆顶部,先将躯体段布带捆扎,再捆紧肢段布带。或者微创防旋股骨近端髓内钉(proximal femoral nail anti-rotation,PFNA)内固定。

(三) 功能锻炼

本病功能锻炼不可忽略,固定期间应注意不盘腿,不侧卧,经常做患肢肌肉运动和全身锻炼,如股四头股收缩活动等,解除牵引后,可扶双拐患肢不负重行走,对于不稳定骨折,应通过临床X线检查证实骨折愈合后,才可逐步负重。

许老医案

一诊:患者刘某,男,72岁,2001年9月1日初诊。

主诉:摔伤致左髋部疼痛,活动不利20余天。

现病史:患者20日前在卫生间洗澡时不慎滑倒摔伤致左髋部疼痛,活动不利。查体:左侧大粗隆有叩痛,下肢纵向叩痛。左髋部活动受限,舌质黯,脉弦紧。拍X线片示:左股骨粗隆间粉碎性骨折。于当地医院住院及行手术治疗。术后20日出现髋内翻畸形,再次行手术治疗,术后并发感染,高热,左股骨大粗隆切口处流脓,患者家属为求进一步诊治转入我院治疗。

入院情况:患者面色苍白,贫血面容,言语低声少气,发热,体温 38.2℃。左股骨大粗隆外下方可见 2cm×1cm 窦道,流脓。已行股骨髁上骨牵引。舌质淡、苔薄黄、脉弦细数。

实验室检查:血红蛋白 101g/L,白细胞计数 11×10⁹/L,中性粒细胞百分比 71%。X 线片:左股骨粗隆间粉碎性骨折已行内固定治疗,轻度髋内翻畸形,断端少量骨痂生长。

诊断:左股骨粗隆间骨折并髋关节感染。

治疗:1. 继续行左股骨髁上骨牵引,保持左下肢外展 30°~40°。

2. 内服中药补益气血,扶正祛邪;方用归芪生脉散加味。

当归 15g	黄芪 30g	党参 15g	麦冬 15g
五味子 10g	花粉 15g	桔梗 12g	皂刺 10g
金银花 15g	野菊花 15g	蛇舌草 15g	甘草 3g
三七粉 3g	陈皮 10g		

7 剂,水煎服,2 次温服。

3. 外用拔毒生肌散,生肌玉红膏,每日换药 1 次。

二诊:治疗 1 周,体温正常,患者精神好转,说话有力,纳可,疮口鲜红,肉芽生长良好,无脓液留出,血常规正常。治疗 1 个月,患者面容气色正常,精神如常人。X 线:左髋内翻畸形已矫正,有较多骨痂生长,未见死骨。口服补益肝肾,强筋壮骨,促进骨痂生长,方用愈伤 3 号方加减。去骨牵引,出院后进行功能锻炼痊愈。

按语

许老认为,此案例已有 20 年有余,但仍然记忆犹新,此例为医疗纠纷,患者家属要求当地医院转院并至上海治疗,故院方请多位专家会诊;患者家属要求定为医疗事故。许老敢于承担风险压力接受了该患者。究其原因:患者家属不是无理取闹,医者不该短时间内行 2 次手术从而诱发了髋部感染,中药治则上用甘温除热法,加大剂量甘温药物如当归、黄芪、党参等以补益气血、扶正祛邪;正是正气存内、邪不可干、邪之所凑、其气必虚的理论应用,以此供同道参考。当时有医生问许老为什么不用抗生素,其原因有如下几点:①当地医院已用大量抗生素但是治疗无效;②气血虚衰是主要矛盾,无力抗争病邪,排毒外出或者内消,故用方剂补益气血,提高机体抗病能力,同时加金银花、野菊花、蛇舌草清热解毒,获得奇效。

预防并发症

本病主要是由于外伤性因素引起,故注意生产生活安全,避免外伤是本病预防的关键,另外,要注意全身情况,预防由于骨折后卧床不起而引起危及生命的各种并发症,如肺炎、压疮和泌尿系感染等,患者还需早期进行关节锻炼,防止关节僵硬。

(杨文龙)

第十一节　小儿股骨干骨折

概述

小儿股骨干骨折以局部肿胀、疼痛、压痛,功能丧失,出现缩短、成角和旋转畸形,可扪及骨擦音、异常活动为主要表现的股骨转子下至股骨髁上部位骨折。儿童的股骨干骨折可能为不全或青枝骨折。

病因病机

股骨干骨折,可由直接暴力和间接暴力造成,但以直接暴力多见。直接暴力多见为压砸、冲撞、打击致伤,骨折线为横断或粉碎型;外在暴力较强时,软组织损伤常较严重,易造成开放性骨折。间接暴力多见于高处跌下,跑跳的扭伤或滑倒所致的骨折。

临床表现

(一) 症状

1. 肿胀　骨折后,离经之血溢于脉外,大腿部肿胀较为明显,受伤时间较长者可在臀部、大腿后侧见广泛瘀斑。

2. 疼痛　大腿部疼痛明显,动则加重。

3. 活动受限　伤后患肢活动受限,不能站立、行走。

(二) 体征

活动障碍,局部肿胀压痛,严重者可见有异常活动,患肢短缩、畸形和骨摩擦音和肢体短缩、功能障碍非常显著,有的局部可出现大血肿,皮肤剥脱和开放伤及出血。

辅助检查

X 线照片可显示骨折部位、类型和移位方向。CT、MRI 在诊断不确定时可辅助诊断。

鉴别诊断

(一) 骨干周围肌肉软组织损伤

主要表现为肌肉牵拉伤,扭伤,撕裂伤等,损伤肌肉局部肿胀压痛,抗阻力试验阳性,下肢活动稍受限,无纵轴叩击痛,无骨擦音或大腿部的异常活动。

(二) 股骨粗隆间骨折

本型骨折部位位于股骨大小转子之间,易于鉴别。

在股骨干骨折中,疲劳性股骨干骨折容易误诊,误诊的原因可能和此类骨折较少见有关;其次是疲劳性股骨干骨折发生的部位恰好是骨肉瘤好发的部位,X 线表现上有相似之处,故容易造成误诊。

疾病分型

根据骨折的形状分型:

(1) 青枝骨折:因骨膜厚,骨质韧性较大。伤时未全断。

(2) 横形骨折:大多数由直接暴力引起,骨折线为横形。

(3) 斜形骨折:多由间接暴力所引起,骨折线呈斜形。

(4) 粉碎性骨折:骨折片在 3 块以上者(包括蝶形的),如砸、压伤等。

Winquist 将骨折粉碎的程度分为 4 型:

Ⅰ型:小蝶形骨片,对骨折稳定性无影响。

Ⅱ型:较大的碎骨片,但骨折的近、远端仍保持以上的骨皮质接触。

Ⅲ型:较大的碎骨片,骨折的近、远端少于 50% 的骨皮质接触。

Ⅳ型:节段性粉碎性骨折,骨折的近、远端无骨皮质接触。

辨证施治

小儿股骨干骨折多为青枝骨折,暴力大时可致明显骨折移位,因为肌肉的牵拉、暴力作用的性质、受伤姿势的不同,而有不同的移位方向。常伴有短缩、重叠、成角、旋转及侧方移位。治疗的首要目的是恢复下肢力线。

（一）持续牵引

根据不同年龄,可采用垂直悬吊皮牵引、平衡持续牵引和固定持续牵引。

1. 垂直悬吊皮牵引 适用于 3 岁以下的儿童股骨干骨折。这种方法简易有效,3~4 周后骨折愈合。

2. 平衡持续牵引 可用皮牵引或骨牵引,以便患者的身体及各关节床上进行功能活动。皮牵引适于 12 岁以下小儿。12 岁以上青少年和则适于做骨牵引。持续 4~6 周,改用单侧髋人字石膏或局部石膏装至 8~12 周,直至骨折完全愈合。

3. 固定持续牵引 开始牵引时重量要大,一般为体重的 1/7整复争取在 1 周内完成,随后减轻牵引重量,以维持固定。要避免影响骨折愈合。

（二）手术治疗

手术治疗的适应证:适用于悬吊复位失败者或复位后固骨折固定原则,选用内固定材料。

（三）功能锻炼

1. 功能锻炼加快骨折的骨性愈合;无论何种复位固定,未达到骨折的骨性愈合,通过功能锻炼给予骨折部位的生骨折的骨性愈合。

2. 最大限度地恢复下肢力线,促进骨痂塑形,减少骨发症的发生。

3. 功能锻炼要避免纵向暴力和扭曲暴力的再损伤,发生。

许老医案

一诊:患者陈某,男,2 岁,摔伤致左大腿疼痛,无法。

病史:患者 1 小时前不慎被车撞伤,伤后左大腿疼

查体:左大腿皮肤青紫,肿胀明显,活动受限。舌

X 线片示:左股骨干青枝骨折。

初步诊断:左股骨干青枝骨折,气滞血瘀型。 儿仰卧,

处理:给予垂直悬吊皮牵引。许老清洁患儿双部离床面两腿垂直向上悬吊置小儿悬吊牵引架上,牵引线状况及感2cm,同时用本院散瘀膏外敷。许老嘱牵引期应每

觉,注意保持会阴部干洁。保持双下肢等长,外观上无成角畸形。定期复查X线片,绷带松动及时更换牵引,患儿3~4周后解除牵引,继续用夹板固定2~3周。

按语

许老认为,儿童股骨干在小儿骨折中较为常见,高处坠落是2~3岁儿童股骨干骨折的主要原因,特点是小儿气血旺盛,接骨续筋强,骨折愈合时间较成人快。许老强调年龄越小,复位标准要求越低。儿童股骨骨折后早期就能形成丰富的骨痂达到坚固愈合。骨折在短缩2cm以内,成角畸形不大于15°,2岁以下甚至25°成角畸形下均可愈合,且可于生长发育过程中自行矫正。大部患儿骨折复位后,因无法配合服用中药,故改用散瘀膏外敷。

预防并发症

小儿股骨干骨折常见的并发症主要有皮肤并发症,多数是由于牵引时不妥或固定部位不正确所导致。如果外固定后疼痛持续性加重,患肢活动减少,主被动活动障碍。应该考虑骨筋膜间隔室综合征。此时应该立即解除皮牵引,适当抬高患肢,快速静点甘露醇,必要时进行手术治疗。此外还得预防神经血管损伤,软组织粘连等并发症。总之,软组织损伤使小儿骨折复杂化,皮肤、筋膜、肌腱、血管、神经结构都有受伤的可能,意识到并发症有助于早期诊断,合理治疗,可以减轻或消除患者功能障碍的

（杨文龙）

第十二节　髌骨骨折

髌骨是人体中最大的籽骨,呈三角形,底边在上而尖端在下,后面覆有关节面。股四头肌腱连接髌骨上部,并跨过其前面,移行为髌韧带止于胫骨结节,髌骨有保护膝关节、增强股四头肌力量的作用。髌骨骨折较少见,损伤的1%,髌骨骨折多见于30~50岁的成年人,儿童极为

病因病机

髌骨骨折多由直接暴力或间接暴力所造成,以后者多见。直接暴力所致者,多呈粉碎性骨折,髌骨两侧的股四头肌筋膜以及关节囊一般尚完整,对伸膝功能影响较少;间接暴力所致者,由于膝关节在半屈曲位时跌倒,为了避免倒地,股四头肌强力收缩,髌骨与股骨滑车顶点密切接触成为支点,髌骨受到肌肉强力牵拉而骨折,骨折线多呈横形。髌骨两旁的股四头肌筋膜和关节囊破裂,两骨块分离移位,伸膝装置受到破坏,如不正确治疗,可影响伸膝功能。髌骨骨折根据移位的程度可分为无移位骨折和有移位骨折;根据骨折线的形态可分为横断骨折(包括上、下极骨折)、垂直骨折、粉碎骨折、斜形骨折。其中,临床上以横断骨折最多见,占所有髌骨骨折的 50%~80%。

临床表现

(一) 症状

1. 肿胀　骨折后,离经之血溢于脉外,大腿部肿胀较为明显,受伤时间较长者可在膝部见广泛瘀斑。

2. 疼痛　膝部疼痛明显,动则加重。

3. 活动受限　伤后膝部活动受限,难以弯曲。

(二) 体征

髌骨骨折后常发生膝关节肿胀积血,髌前可见皮肤擦伤及皮下血肿,压痛明显,有移位的骨折可触及骨折间隙。被动活动时膝关节剧痛,有时可感觉到骨擦感。

辅助检查

摄 X 线片时应采用膝关节侧位及斜位,而不用前后位,侧位虽然对判明横断骨折以及折块分离最为有用,但不能了解有无纵形骨折以及粉碎骨折的情况,斜位可常规采用外旋 45° 位,以避免与股骨髁重叠。

鉴别诊断

在鉴别诊断中应注意除外二分髌骨。它多位于髌骨外上极,位于外缘及下缘者少见。副髌骨与主髌骨之间的间隙较整齐,临床上局部无压痛。但如有髌骨的应力骨折则与副髌骨或其损伤较难区别。

疾病分型

髌骨骨折根据骨折线的方向和骨折机制分型：

1. 无移位骨折 骨质部分或完全骨折，但无移位，形态正常。轻度移位骨折：骨折端分离移位小于 0.5cm，断端关节面台阶小于 0.2cm。

2. 横、斜、纵形骨折 骨折线呈横、斜、纵形状，带关节面骨块为 2 块，断端分离移位大于等于 0.5cm。

3. 一般粉碎性骨折 髌骨粉碎，但带关节面骨块小于等于 3 块，关节面完整性较好。

4. 严重粉碎性骨折 髌骨粉碎，但带关节面骨块大于 3 块，整体呈多平面骨折。

5. 撕脱(套袖)型骨折 成人表现为上、下极撕脱骨折而儿童表现为套袖型骨折。

6. 骨软骨面骨折 髌骨软骨面的冠状面骨折，断面可带有软骨下骨。

辨证施治

(一) 整复方法

患者平卧，先在无菌操作下抽吸关节腔及骨折断端间的血肿后，注入 1% 普鲁卡因溶液 10~20ml 进行局部麻醉，术者以一手拇指及中指先捏挤远端向上推，并固定之，另一手拇指及中指捏挤近端上缘的内外两角，向下推挤，使骨折近端向远端对位。

对于髌骨有翻转移位骨折的患者可采取下列方法：

(1) 徒手复位法：患者仰卧位患肢膝关节后侧垫枕，伸至 150°~160°，使髌骨显露清楚。按无菌技术操作，局部麻醉下，首先在近侧骨折块横行穿入钢针，然后，去除枕垫，令膝关节处于过伸位。术者用拇、示指由下向上，用力由轻到重，反复推远侧骨折块，先使皮肤、股四头肌扩张部等软组织与骨折断面分离，再由下向前、上、后推远侧骨折块，利用圆滑弧形的力矫正翻转移位，术者再以拇、示指固定远侧骨折块，由助手持钢针两端向下推，迫使骨折复位，安装固定器(图 4-1-16)。其复位要点：①膝关节应置于过伸位，膝关节过伸时，膝前软组织松弛，有利于翻转移位骨折块的手法矫正。②术者利用拇、示指由下向前、上、后圆滑弧形动作，推远侧骨折块，可以将皮肤、股四头肌扩张部等软组织与骨折断面的嵌压松解，这一点是翻转移位能否矫正的关键；③股四头肌扩张部与骨折断面嵌压较紧，手法难以矫正者，可用钢

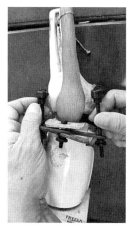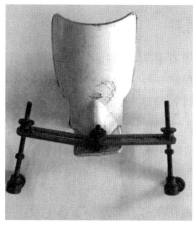

图 4-1-16 髌骨骨折固定器

针将股四头肌扩张部撬起拨开,而后施行手法,复位容易成功。

(2) 撬拨复位法:在无菌操作局部麻醉下,用 3mm 骨圆针由膝关节外侧或内侧刺入,先用钢针分离骨折断面与股四头肌扩张部等组织的嵌压,然后将钢针尖部置于远侧骨折块的断端后侧边缘处,向后按压,同时,另一手拇、示指由前向上、后圆滑地推远侧骨折块,即可矫正远侧骨折块的翻转移位。翻转矫正后,抽出骨圆针,术者用一手拇、示指固定远侧骨块,助手持钢针两端推近侧骨折块向下,当远近骨折块靠近时,术者用另一手拇指由前向后按压远近侧骨折块使之复位。

(二) 固定方法

患者仰卧位,患膝屈曲 20°~30° ,使髌骨显露清楚,无菌技术操作。对于新鲜骨折膝关节严重肿胀者,在预定穿钢针部位抽取积血,以减轻髌前张力。根据膝关节侧位 X 线片选定进针部位,局部注射 2% 普鲁卡因 2~3ml。助手用拇、示指固定髌骨。术者用骨钻将钢针横向穿入髌骨后,伸患膝至10°~15° ,使骨折复位。复位满意后,用加压杆连接钢针和加压弧,使"鞍"形加压弧顶住髌骨下极两侧,调整双侧加压杆螺帽,至骨折满意复位为止。针孔用消毒敷料保护。4~7 日带固定器行走,4~9 周去固定。

(三) 练功活动

在固定期间应逐步加强股四头肌收缩活动,解除固定后,应逐步进行膝关节的屈伸锻炼。但在骨折未达到临床愈合之前,注意勿过度屈曲,以免将骨折处重新拉开。

许老医案

一诊：患者余某，男，46 岁，摔伤致左膝部疼痛 2 日。

病史：患者 2 日前不慎摔伤致左膝部疼痛，活动不利，当时 X 线片示：左髌骨骨折，骨折呈横断，稍有移位。复位后给予许老自研的外固定器皮外固定，复查 X 线片示：骨折线对位良好。但仍有左膝部疼痛肿胀。舌质黯，脉弦紧。

初步诊断：髌骨骨折，气滞血瘀型。

治法：活血化瘀，消肿止痛。

处方：愈伤 1 号方加减。

柴胡 10g	当归 15g	桃仁 10g	红花 6g
苏木 15g	土鳖 10g	枳实 12g	花粉 15g
大黄(后下)10g	茯苓 15g	黄芩 12g	三七粉(冲服)3g
甘草 3g			

7 剂

水煎服，日 1 剂，早晚饭后分服。

隔 2~3 日抓髌器（许老研制的髌骨外固定器）尖部换药一次。

二诊：患者服药后左膝部疼痛明显缓解，于上方去红花、土鳖，加骨碎补 15g、山萸肉 15g、血竭 20g。14 剂。并指导患者进行大腿肌肉锻炼。伤后 3 周去石膏，开始逐步屈膝锻炼。

随访 3 个月，骨折对位愈合好，关节活动良好。

按语

许老认为，髌骨作为人体骨骼中最大的籽骨，膝关节的活动比较复杂，其相关的局部解剖结构较为复杂，采用固定器治疗，具有以下优点：①骨折复位好、大部分患者能达到解剖或近解剖复位，为骨折愈合创造了条件。②能维持有效固定。其加压杆向下的拉力，不仅能够对抗股四头肌的收缩力，维持骨折复位；而且通过膝关节屈伸活动，能对骨折端产生有效压应力，以促进骨折愈合。③能早期功能锻炼。该法固定，由于膝关节后侧无障碍物，因此不影响膝关节屈伸活动，减少膝关节周围软组织粘连，避免关节僵硬，防止失用性肌萎缩，有利于肌力恢复和骨折愈合。

该疗法疗效的优劣，与穿针技术有关。钢针横穿近侧骨折块，距离骨折端 0.5~1cm 为宜。钢针应与髌骨纵轴垂直，即与髌骨冠状切面平行，否则，将导致近侧骨折块旋转移位。另外,中 1/8 横断和粉碎性骨折,钢针以横穿髌骨前后的中线为宜;下极骨折,钢针应在髌骨前后中线的前侧穿入;翻转型和近端向后移位的骨折,钢针应在髌骨前后中线的后侧穿入。钢针横穿髌骨,一般来说是容易的,但我们曾遇到 2 例钢针只穿过软组织而未进入髌骨,其缺点是固定力不足,并可加重髌前软组织损伤,导致髌骨脱钙,延长骨折愈合时间。临床上可根据穿针时阻力的大小、提拉钢针髌骨是否随之而动,以及钢针易否抽出等,来判断钢针是否已横穿髌骨。穿针应无菌操作,预防感染。

对近侧骨折块向后移位的阶梯状骨折,在固定期间,需将近侧骨折块向前下方提起固定,以维持骨折解剖复位,单纯压远侧骨折块向后难以获得满意疗效,我们已有教训。

翻转型骨折较为少见。这类骨折,膝关节受伤时,多呈锐角屈曲位,因此则由于股四头肌的强力收缩与膝关节的屈曲,造成远近骨折块的分离移位。当小腿弯曲达 90° 时,远侧骨折块断端形成朝向前方,如小于 90° 成锐角时,则可朝向前下方,此时,被撕裂的股四头肌扩张部和皮下等软组织,被牵拉伸长靠拢,而充填在髌骨上下断端之间。当外力停止,伤肢被动伸直时,远侧骨块随之上升,就在上升的同时,髌股关节之间因彼此均为软骨面不产生阻力,而非关节的前方则受填充其间的软组织发生阻力,而上升受阻,膝关节越接近伸直位,远侧骨折块承受阻力越大,便产生了进一步向前下方旋转移位。这也是造成翻转移位骨折,手法复位困难的原因。

翻转移位骨折块是否得到矫正的标志:①翻转移位骨折,皮肤表面往往有一横形长条形凹陷,翻转矫正后,皮肤表面的凹陷消失。②若远侧骨折块活动范围较大,说明股四头肌扩张部等软组织与骨折断面的嵌压已得到松解。③当术者施引手法复位时,拇、示指向前、上、后圆滑地推远侧骨折块,骨折块断面由前向下,向后上翻致 80° 左右时,术者指下有一弹性感,若除去拇、示指的推力,骨折块立即又向前下翻转,这表明填充的软组织未能拨开。翻转移位尚未矫正,若指下弹性感消失,去除外力后,骨折块稳定者,标志着翻转移位已得到矫正。

维持有效固定力量是取得满意疗效的重要环节。该疗法有绷带对固定座的约束力;固定座、棉垫、皮肤间的摩擦力;胫骨内、外踝的阻力,可维持有效固定力。但由于肿胀的消减、负重行走、膝关节屈伸活动,仍有减弱固定力之可能。本组病例疗效欠佳者,多属此因造成,故需加强对固定装置的管理。下床行走早期,患膝要限制在 10°~30° 以内的活动范围,不要急于增加屈曲度,避免导致愈合不牢的骨折重新分离移位。

该疗法对髌骨中 1/3 横断、粉碎性骨折及髌骨下极骨折折块较大者,有较好疗效。髌骨下极片撕脱性骨折、髌骨纵形骨折不适宜。

预防并发症

注意调整抱膝圈扎带的松紧度,松则不能有效地维持对位,紧则抱膝圈影响肢体的血液循环。术后应鼓励患者行股四头肌收缩锻炼,可将患肢轻微抬离床面,当小腿肌肉控制力恢复后,可允许患者扶拐行走。

(杨文龙)

第十三节   胫骨平台骨折

概述

胫骨平台骨折是膝关节创伤中最常见的骨折之一。膝关节遭受内、外翻暴力的撞击,或坠落造成的压缩暴力等均可导致胫骨平台骨折。由于胫骨平台骨折是典型的关节内骨折,其处理与预后将对膝关节功能产生很大的影响。同时,胫骨平台骨折常常伴有关节软骨、膝关节韧带或半月板的损伤,遗漏诊断和处理不当都可能造成膝关节畸形、力线或稳定问题,导致关节功能的障碍。因而,对于胫骨平台骨折的诊断与处理是膝关节创伤外科中的重要课题。

病因病机

多由高处跌下,足底触地产生传达暴力所致。若两髁受力不相等时,则受力较大的一髁发生骨折;若内外两侧髁所受压力相等时,则两侧髁同时发生骨折;膝关节过度外翻或内翻时,亦可造成胫骨内侧髁或外侧髁骨折,骨折后多有不同程度的关节面破坏。目前,随着 MRI 检查应用的增多,发现胫骨平台骨折患者合并的韧带损伤发生率比以前认为的要高,并常常合并半月板及软组织损伤,胫骨平台骨折中半月板合并损伤约占 67%,受伤原因中以交通事故汽车撞击、高处坠落或运动损伤为多见,老年人骨质疏松,外力虽轻微也可发生胫骨平台骨折。

临床表现

（一）症状

1. 肿胀 骨折后,离经之血溢于脉外,膝部肿胀较为明显,受伤时间较长者可在膝部见广泛瘀斑。

2. 疼痛 膝部疼痛明显,动则加重。

3. 活动受限 伤后膝部活动受限,难以弯曲。

（二）体征

胫骨平台骨折后常发生膝关节肿胀积血,髌前可见皮肤擦伤及皮下血肿,压痛明显,有移位的骨折可触及骨折间隙。膝关节不稳定、反常活动;注意是否合并骨筋膜间室综合征;是否合并神经、血管损伤。

辅助检查

常规拍摄膝关节正侧位片,可显示骨折及类型,判定不清者,可行 CT 或 MRI 检查。CT 扫描及三维重建:分别对骨折、骨折周围的软组织进行扫描。MRI:疑伴有韧带、半月板损伤者,可酌情选用 MRI 检查。

鉴别诊断

与邻近部位骨折、脱位、软组织损伤相鉴别:

病史、查体、影像学检查可明确。与病理性骨折相鉴别,后者有或无轻微外伤史,影像学有相应表现,可资鉴别。

诊断要点:膝部明显瘀肿、疼痛、功能障碍,可有膝外、内翻畸形。若侧副韧带撕裂,则膝关节侧向应力试验阳性,MRI 检查可确诊。

疾病分型

Ⅰ型:外侧髁单纯劈裂骨折。单行的楔形非粉碎性骨折块向外下劈裂移位,此型骨折常见于无骨质疏松的年轻患者。

Ⅱ型:外侧髁劈裂压缩骨折。侧方楔形骨块劈裂分离,关节面压缩陷入干骺端。最常见于老年患者。

Ⅲ型:外侧髁单纯压缩性骨折关节面压缩陷入平台,外侧皮质完整。其易发生于骨质疏松者。

Ⅳ型:内侧髁骨折单纯的楔形劈裂或是粉碎、压缩骨折,常累及胫骨棘,可伴有脱位。要评估血管神经的损伤。

V型:双髁骨折累及双侧胫骨平台。鉴别特征是干骺端和骨干仍保持连续性。

VI型:伴有干骺端和骨干分离的平台骨折,除单髁或双髁及关节面骨折外,还存在胫骨近端干骺端横形或斜形骨折。

已发表的资料表明,外侧平台受累最为多见,占 55%~70%,单纯内侧平台损伤占 10%~23%,而双髁受累的有 10%~30%。因损伤程度不同,故单用一种方法治疗不可能获得满意疗效,对低能量的损伤所致的胫骨平台骨折,特别是在老年人中,采用保守和手术治疗均取得了满意疗效,但对中等以上能量损伤所致的年轻人骨折,一般不宜采用保守治疗。

辨证施治

无移位骨折,可固定膝关节于伸直位置 4~5 周;有移位骨折应施行手法整复、撬拨复位、持续牵引治疗,力求恢复胫骨关节面的平整和下肢正常的生理轴线,以防止创伤性关节炎的发生。

（一）操作方法

患者仰卧位,常规消毒,局部浸润麻醉。以胫骨结节最高为起点,向小腿的内、外侧画线,标出小腿的横截面。根据骨折移位情况,选择有利于骨折复位处穿入 1 枚直径 2.5mm 的骨圆针,进行撬拨复位。骨折对位满意后,内侧平台骨折从内侧横线上 0.5cm 处将上述骨圆针钻入,以穿透对侧骨皮质为度。然后自距该针前或后 1cm 处,由内向外穿入第 2 枚骨圆针,使两针交叉或平行;外侧平台骨折,进针点应在腓骨头前方,由前外向后内贯穿胫骨上端;双侧平台骨折,亦由外向内穿针,但须穿出内侧皮肤。第 3 枚选用 3mm 骨圆针,单侧骨折,由小腿中段的内或外侧,穿透对侧骨皮质;双侧骨折,需要穿出对侧皮肤。然后安装双爪固定器(单侧骨折用 1 副,双侧骨折用 2 副),将螺杆调长呈托举固定。针孔用酒精纱布保护。

（二）术后护理

术后取仰卧位,患肢抬高。针孔每日滴酒精 1 次,5 日更换敷料 1 次,预防感染。术后当天开始主动做踝关节的背伸、跖屈和股四头肌收缩锻炼。根据肿胀程度,术后 2~3 日或 5~7 日开始做膝关节屈伸活动。活动范围由小到大,逐渐增加,以能耐受为原则。

（三）练功活动

一般 2~3 周可持拐不负重行走。4~5 周逐渐负重。6~8 周骨折达临床愈合时拆除固定。9~10周骨折线模糊或消失,可逐渐增加行走负重量。

许老医案

一诊:患者涂某,男,49岁。

主诉:摔伤致右膝部疼痛,活动不利1日。

病史:患者1日前被小车撞伤至右膝部疼痛,活动不利。

查体:右膝外则压叩痛,下肢纵向叩痛。右膝部活动受限,舌质黯,脉弦紧。拍X线片示:右胫骨外侧平台骨折,部分向外移位。

初步诊断:右胫骨平台骨折,气滞血瘀型。

处理:给予手法复位,双手掌根由平台内外两侧,向内用力挤压,使外侧平台分离移位得以纠正复位。右下肢双爪固定器固定。中药予以活血化瘀,消肿止痛。

方药:愈伤1号方加减。

柴胡 10g	红花 6g	当归 10g	川芎 6g
瓜蒌 10g	大黄 6g	制乳香 10g	制没药 10g
青皮 10g	泽兰 10g	丹参 6g	三七粉(冲服)3g
川牛膝 10g	木通 10g	大黄(后下)6g	甘草 3g

7剂

水煎服,日1剂,早晚饭后分服。

二诊:2个月后复查拆除固定器,嘱咐其加强膝关节功能锻炼。

按语

胫骨平台骨折为一种严重的损伤,直接危害患肢的功能恢复,而功能活动是评定骨折疗效的重要标准。现代研究表明,要取得良好的疗效,必须取得关节一致性恢复,即准确复位和早期关节功能活动,而临床工作中如何把骨折固定与功能活动有机地结合,成为长期困扰医务工作者的一大矛盾和难题,双爪固定器的应用,很好地解决了这一矛盾。

双爪固定器是一个力学平衡体,牢固性能测定及力学分析表明,由于钢针被固定架牢固地锁紧,构成了一个三角形稳定的刚性力学结构,同时对尸体胫骨平台骨折测定,当200kg载荷时仅向下位移0.5mm,可以看出双爪固定器的良好性能,适合肢体的生理要求。

双爪固定器通过穿针将骨折块稳定地固定在关节一侧的肢体上,从而达到了不超关节固定的作用,使关节早期活动成为现实,因此可发挥肌肉的收缩运动,促进骨折端的相互挤压,刺激骨生长,又可减少骨折端剪力,有效地控制了旋转对骨折愈合产生的最大危害。早期的锻炼,可以防止滑膜的粘连以及关节囊的挛缩,并可通过活动磨造,重塑损伤的关节面,以利于关节功能的恢复。

应用双爪固定器固定,必须重视整复的质量,首先要明确病史和局部情况,确定诊治步骤,选用适当麻醉和准备用具,之后必须正确复位,特别对股骨髁间、胫骨平台骨折,手法先纠正骨折块的旋转移位,再纠正重叠移位,最后纠正分离移位。手法时可充分利用侧副韧带和关节囊的牵拉力,配合膝关节的内外翻及侧向挤压手法,使之达到解剖或近解剖复位,恢复关节面的完整,撬拨整复最好在电视 X 线光机监视下进行,穿针时必须注意:外侧平台骨折,穿针时防止腓总神经和动静脉损伤;内侧股骨髁穿针时,不宜过分偏后上,以免损伤股血管。

应用双爪固定器穿针固定和牵引复位,可以纠正骨折重叠,但不能纠正旋转和侧方移位,所以不能用固定器代替手法整复,对某些整复困难影响后期功能恢复者,可行手术切开复位,仍用双爪固定器固定疗效亦良好。穿针固定时必须以肢体能活动为目标,切实维护关节的活动功能,做到早期功能练习,促进关节面的磨造,避免骨折病的发生。

预防并发症

本病暂无有效预防措施,早发现早诊断是本病防治的关键。特别是针对如工地上的工人等易发生损伤的特殊人群,一定要加强安全宣传,增强防范意识,避免损伤,预防骨折发生。另外对于小孩及老人等易受外伤的人群,要加强保护,从而预防损伤导致骨折的发生。

(杨文龙)

第十四节　胫腓骨骨折

概述

胫腓骨骨折是指自胫骨平台以下至踝上的部位发生的骨折。胫腓骨骨干骨折占全身骨折的 8%~10%。10 岁以下儿童尤为多见。其中以胫骨干单骨折最多,胫腓骨干双折次之,腓骨干单骨折最少。胫骨是连接股骨下方的支承体重的主要骨骼,腓骨是附连小腿肌肉的重要骨骼,并承担 1/6 的承重。

胫骨中下 1/3 处易于骨折。胫骨上 1/3 骨折移位,易压迫胭动脉,造成小腿下段严重缺血坏死。胫骨中 1/3 骨折瘀血潴留在小腿的骨筋膜室,增加室内压力造成缺血性肌挛缩。胫骨中下 1/3 骨折使滋养动脉断裂,易引起骨折延迟愈合。

病因病机

胫腓骨干骨折,可由直接暴力和间接暴力造成,但以直接暴力多见。直接暴力多见为压砸、冲撞、打击致伤,骨折线为横断或粉碎型;有时两小腿在同一平面折断,软组织损伤常较严重,易造成开放性骨折。间接暴力多见于高处跌下、跑跳扭伤或滑倒所致的骨折;骨折线常为斜形或螺旋形,胫骨与腓骨多不在同一平面骨折。

临床表现

(一) 症状

1. 肿胀 骨折后,离经之血溢于脉外,小腿部肿胀较为明显,受伤时间较长者可在小腿见广泛瘀斑。

2. 疼痛 小腿疼痛明显,动则加重。

3. 活动受限 伤后下肢活动受限,难以行走。

(二) 体征

胫腓骨骨折后常发生小腿肿胀积血,可见皮肤擦伤及皮下血肿,压痛明显,有移位的骨折可触及骨折间隙。严重者有肢体短缩、成角及足外旋畸形。胫骨上 1/3 骨折者检查时应注意胭动脉的损伤。腓骨上端骨折时要注意腓总神经的损伤。注意是否合并骨筋膜间室综合征;合并伤情况。

辅助检查

X 线检查:常规拍摄胫腓骨正侧位片,可显示骨折及类型,判定不清者,可行 CT 检查。

鉴别诊断

结合临床及 X 线表现多可确诊,但疲劳性胫腓骨骨折有时需与骨样骨瘤及青枝骨折、局部骨感染、早期骨肿瘤等鉴别。

(一) 骨样骨瘤

虽有骨皮质增厚及骨膜反应,但有较典型之瘤巢。

（二）局部骨感染

以骨膜反应骨皮质增厚为主，无骨小梁断裂及骨皮质切迹征，而临床上皮肤温度较高。

（三）早期骨肿瘤

以花边样或葱皮样骨膜反应为主，逐渐出现骨质破坏、瘤骨及软组织肿块等。

疲劳骨折与以上各种骨疾病虽有相同的局部骨膜反应、骨皮质增厚硬化等表现，但它仍有自身的特点，只要掌握 X 线特点及临床病史，即可对疲劳性骨折做出正确的诊断。

诊断

结合病史及辅助检查多可明确诊断。

疾病分型

一般采用 AO 分型。

A 型骨折：简单骨折（A1 螺旋形，A2 斜形，A3 横断）

B 型骨折：楔形骨折（B1 旋转楔形，B2 弯曲楔形，B3 碎片性楔形）

C 型骨折：复杂骨折（C1 螺旋形，C2 多段，C3 不规则）

辨证施治

对于胫腓骨骨折的治疗，许老认为，最主要的就是恢复小腿的长度和负重功能，因此，应重点处理胫骨骨折。对骨折端的成角和旋转移位，应予以完全纠正。除儿童患者外，虽不可强调恢复患肢与对侧等长，但成人骨折应注意使患肢短缩小于 1cm，畸形弧度小于 10°，内翻不超过 5°，两骨折端对位至少应在 2/3 以上。无移位骨折只需夹板固定，直至骨折愈合；有移位的稳定性骨折，可用手法整复，夹板固定；不稳定性骨折，可用手法整复，夹板固定配合跟骨牵引。开放性骨折应彻底清创，尽快闭合伤口，将开放性骨折变为闭合性骨折。

（一）手法整复

患者平卧，膝关节屈曲 15°~16°，一助手用肘关节套住患者腘窝部，另一助手握住足部，沿胫骨长轴做对抗牵引 3~5min，矫正重叠及成角畸形。若近端向前内移位，则术者两手环抱小腿远端并向前端提，一助手将近端向后按压，使之对位。螺旋形、斜形骨折，远端易向外移位，术者可用拇指置于胫腓骨间隙,将远端向内侧推挤,其余四指置于近端的内侧,向外用力提拉,并嘱助手将远端稍稍内旋,可使完全对位。然后,在维持牵引下,术者两手握住骨折处,嘱助手徐徐摇摆骨折远端,使骨折端紧密相嵌。最后用拇指和示指沿胫骨前嵴及内侧面来回触摸骨折部,检查对位对线情况。

（二）固定方法

夹板固定:根据骨折端复位前移位的方向及其倾向性而放置适当的压力垫。上 1/3 骨折时,膝关节置于屈曲 40°~80° 位,夹板下达内、外踝上 4cm,内外侧板上端超过膝关节 10cm,胫骨前嵴两侧放置两块前侧板,外侧板正压在分骨垫上;两块前侧板上端平胫骨内、外两侧髁,后侧板的上端超过腘窝部,在股骨下端做超膝关节固定。中 1/3 部骨折时,外侧板下平外踝,上达胫骨外侧髁上缘。内侧板下平内踝,上达的胫骨内侧髁上缘;后侧板下端抵于跟骨结节上缘,上达腘窝下 2cm,以不妨碍膝关节屈曲 90° 为宜;两前侧板下达踝上,上平胫骨节结,下 1/3 部骨折时,内、外侧板,上达胫骨内外侧髁平面,下平齐足底,后侧板上达腘窝下 2cm,下抵跟骨结节上缘,两前侧板与中 1/3 部骨折相同。将夹板按部位放好后,用布带先捆中间两道,后捆两端。下 1/3 部骨折的内、外侧板在足跟下方做超踝关节捆扎固定;上 1/3 部骨折,内、外侧板在股骨下端做超膝关节捆扎固定,腓骨小头处应以棉垫保护,避免夹板压迫腓总神经而引起损伤。需配合跟骨牵引者,穿钢针时,跟骨外侧要比内侧高 1cm,牵引时足跟则轻度内翻,可恢复小腿的生理弧度,骨折对位更稳定。牵引重量一般 3~5kg,牵引后 48 小时内摄 X 线片检查骨折对位情况。

（三）手术治疗的适应证

不稳定性骨折手法复位失败,合并血管神经损伤及两处以上的多段骨折,可考虑切开复位内固定。可选用钢板螺丝钉、髓内钉,对于胫骨近端和远端难以进行髓内钉固定的,可使用经皮微创钢板固定技术（minimally invasive percutaneous plating osteosynthesis,Mippo）技术。

（四）功能锻炼

整复后应做踝、足部关节屈伸活动及股四头肌锻炼。稳定性骨折从第 2 周开始进行抬腿及屈膝关节活动,在第 4 周开始扶拐不负重下步行锻炼。不稳定性骨折,则解除牵引后仍需在床上继续功能锻炼 5~7 日,才可扶拐进行不负重步行锻炼。

许老医案

一诊:患者王某,男,40 岁。

主诉:摔伤致右小腿疼痛肿胀,活动不利 4 小时。

病史:患者 4 小时前被车撞伤,当即右小腿肿痛。

查体:右小腿肿胀,活动受限,畸形。舌质黯,脉弦紧。拍 X 线片示:右胫腓骨骨折,胫骨中下骨折,腓骨上段骨折,对线可,对位欠佳。

初步诊断:右胫腓骨骨折,气滞血瘀型。

处理:给予手法复位后,外敷我院跌打外敷散,予以压垫矫正残余移位,并加夹板外固定。嘱其加强踝泵锻炼,抬高患肢。中药予以活血化瘀,消肿止痛。

方药:愈伤 1 号方加减。

柴胡 10g	红花 6g	当归 10g	川芎 6g
瓜蒌 10g	大黄 6g	制乳香 10g	制没药 10g
青皮 10g	泽兰 10g	丹参 6g	三七(打粉冲服)3g
川牛膝 10g	木通 10g	大黄(后下)6g	甘草 3g

7 剂

水煎服,日 1 剂,早晚饭后分服。

二诊:患者右小腿部疼痛肿胀明显缓解,摄片骨折对位对线良好。故使用和营通络,强壮筋骨法。方药减制乳香、制没药、红花,加黄芪 20g、柴胡 10g、徐长卿 15g、川续断 15g、骨碎补 15g、地龙 10g。14 剂。

三诊:2 周后复查肿痛已消,摄片复查:对位对线好,骨折线较清晰,周缘骨痂少。故去徐长卿、泽兰,予以千年健 15g、党参 20g、全蝎 6g、桑寄生 15g 继服,嘱咐其足跟轻轻叩击地面,促进骨愈合。

按语

胫腓骨骨折是较为常见的骨折,由于胫腓骨特殊的解剖结构,胫骨横切面为不标准的三棱形。周围软组织较少,故骨折发生率较高,约占全身长骨骨折的 5.1%。胫腓骨骨干骨折,采用手法复位夹板固定,功能复位,疗效满意率高。不稳定性骨折、粉碎性骨折,再增加跟骨牵引,多数骨折能取得满意疗效。

胫骨下 1/3 骨折因局部血液供应不足,若不能及时有效处理,骨折后易发生感染、骨折迟缓愈合或骨不连等严重后遗症。对骨折迟缓愈合者,采用跟部纵轴叩击疗法,有效的应力刺激有利于骨折愈合。

胫腓骨骨干治疗原则是恢复小腿长度和负重功能。功能疗法是实现膝、踝关节功能恢复的有效措施,要贯彻治疗的始终,千万不可忽视。对骨不连者可手术治疗。

预防并发症

采用夹板外固定时,要注意夹板的松紧度,既要防止消肿后外固定松动而引起骨折再移位,也要防止夹缚过度而影响患者血运或造成压疮。

(杨文龙)

第十五节 踝关节骨折

概述

踝关节由胫、腓骨下端和距骨组成。胫骨下端内侧向下的骨突称为内踝,其后缘向下突出者称为后踝,腓骨下端骨突称为外踝。外踝比较窄而长,位于后踝约1cm、下约0.5cm,内踝的三角韧带也较外踝的腓距、腓跟韧带坚强,故阻止外翻的力量大,阻止内翻的力量小。内、外、后三踝构成踝穴,而距骨居于其中,呈屈戌关节。胫、腓骨下端之间被坚强而有弹性的下胫腓韧带连接在一起。距骨分为体、颈、头三部。其体前宽后窄,其上面为鞍状关节面,当做背伸运动时,距骨体之宽部进入踝穴,腓骨外踝稍向后外侧分开,而踝穴较跖屈时能增宽1.5~2mm,以容纳距骨体,当下胫腓韧带紧张时,关节面之间紧贴,关节稳定,不易扭伤,但暴力太大仍可造成骨折。当踝关节处于跖屈位时,下胫腓韧带松弛,关节不稳定,容易发生扭伤。

病因病机

踝部损伤原因复杂、类型很多。韧带损伤、骨折和脱位可单独或者同时发生。根据受伤姿势可分为内翻、外翻、外旋、纵向挤压、侧方挤压、跖屈和背伸等多种,其中以内翻损伤最多见,外翻损伤次之。

(一) 内翻(内收)型骨折

Ⅰ度:单纯内踝骨折,骨折缘由胫骨下关节面斜向内上,接近垂直方向。

Ⅱ度:暴力较大,内踝发生撞击骨折的同时,外踝发生撕脱骨折,称双踝骨折。

Ⅲ度:暴力较大,在内外踝骨折同时距骨向后撞击胫骨后缘,发生后踝骨折(三踝骨折)。

(二) 外翻(外展)型骨折

Ⅰ度:单纯内踝撕脱骨折,骨折线呈横形或短斜形,骨折面呈冠状,多不移位。

Ⅱ度：暴力继续作用，距骨体向外踝撞击，发生外踝斜形骨折，即双踝骨折。如果内踝骨折的同时胫腓下韧带断裂，可以发生胫腓骨下端分离，此时距骨向外移位，可在腓骨下端相当于联合韧带上方，形成扭转外力，造成腓骨下 1/3 或中 1/3 骨折，称为 Dupuytren 骨折。

Ⅲ度：暴力过大，距骨撞击胫骨下关节面后缘，发生后踝骨折，即三踝骨折。

(三) 外旋骨折

发生在小腿不动足部强力外旋，或足不动小腿强力内转时，距骨体的前外侧挤压外踝前内侧，造成腓骨下端斜形或螺旋形骨折。

Ⅰ度：骨折移位较少，如有移位，其远骨折端为向外，向后并向外旋转。

Ⅱ度：暴力较大，发生内侧副韧带断裂或发生内踝撕脱骨折，即双踝骨折。

Ⅲ度：强大暴力，距骨向外侧移位，并向外旋转，撞击后踝，发生三踝骨折。

(四) 纵向挤压骨折

高处坠落，足跟垂直落地时，可致胫骨前缘骨折，伴踝关节向前脱位。如果暴力过大，可造成胫骨下关节面粉碎骨折。

凡严重外伤，发生三踝骨折时，踝关节完全失去稳定性并发生显著脱位，称为 Pott 骨折。

临床表现

(一) 症状

1. 肿胀　骨折后，离经之血溢于脉外，踝部肿胀较为明显，受伤时间较长者可在踝部见广泛瘀斑。

2. 疼痛　踝部疼痛明显，动则加重。

3. 活动受限　伤后踝部活动受限。

(二) 体征

踝关节骨折后常发生踝关节肿胀积血，可见皮肤擦伤及皮下血肿，压痛明显，有移位的骨折可触及骨折间隙。检查可见踝关节畸形，内踝或外踝有明显压痛，并可有骨擦音。

辅助检查

X 线检查应拍摄踝关节正位、侧位和踝穴位片。根据外伤史、踝部疼痛肿胀畸形及 X 线表现诊断骨折并不困难。但在踝关节损伤时，有时会发生腓骨颈高位骨折，应注意检查，避免漏诊。对于高位的外踝或腓骨骨折，应注意评价下胫腓关节损伤的可能。另外，需注意检查其他合并损伤，如周围韧带损伤、腓骨肌腱、跟腱、胫后肌腱等损伤，距骨骨软骨损伤，神经和血管损伤等。

鉴别诊断

与邻近部位骨折、脱位、软组织损伤相鉴别。

病史、查体、影像学检查可明确。与病理性骨折相鉴别，后者有或无轻微外伤史，影像学有相应表现，可资鉴别。

诊断要点

踝部明显瘀肿、疼痛、功能障碍，可有膝外、内翻畸形。若侧副韧带撕裂，则踝关节侧向应力试验阳性，X 线照片可确诊。

疾病分型

踝关节骨折分为 4 型：旋后外旋型、旋后内收型、旋前外旋型、旋前外展型。

辨证施治

踝关节面比髋、膝关节面积小，但其承受的体重却大于髋膝关节，而踝关节接近地面，作用于踝关节的承重应力无法得到缓冲，因此对踝关节骨折的治疗较其他部位要求更高，踝关节骨折解剖复位的重要性越来越被人们所认识，骨折后如果关节面稍有不平或关节间隙稍有增宽，均可发生创伤性关节炎。无论哪种类型骨折的治疗，均要求胫骨下端即踝关节与距骨体的鞍状关节面吻合一致，而且要求内、外踝恢复其正常生理弧度，以适应距骨后上窄、前下宽形态。

（一）无移位骨折

用小腿石膏固定踝关节背伸 90° 中立位，1~2 周待肿胀消退，石膏松动后，可更换一次，石膏固定时间一般为 6~8 周。

（二）有移位骨折手法复位外固定

手法复位的原则是采取与受伤机制相反的方向，手法推压移位的骨块使之复位。如为外翻骨折则采取内翻的姿势，足部保持在 90°背伸位，同时用两手挤压两踝使之复位。骨折复位后，小腿石膏固定 6~8 周。

（三）手术复位内固定

踝关节骨折的治疗，应要求解剖复位，对手法复位不能达到治疗要求者，仍多主张手术治疗。

1. 适应证　手法复位失败者；内翻骨折，内踝骨折块较大，波及胫骨下关节面 1/2 以上者；外翻外旋型内踝撕脱骨折，尤其内踝有软组织嵌入；胫骨下关节面前缘大骨折块；后踝骨折手法复位失败者；三踝骨折；陈旧性骨折，继发创伤关节炎，影响功能者。

2. 手术一般原则　踝穴要求解剖对位；内固定必须坚强，以便早期功能锻炼；须彻底清除关节内骨与软骨碎片；手术应尽早施行。

3. 对不同部位骨折采用的方法　内踝撕脱骨折：用螺丝钉固定即可，如螺丝钉达不到固定要求，可用克氏针与钢丝行"8"字张力带加压固定。外踝骨折：可用螺丝钉固定，如腓骨骨折面高于下胫腓联合以及骨折面呈斜形者，可用钢板或加压钢板固定。后踝骨折波及胫骨下端关节面的 1/4 或 1/3，手法复位较为困难且不稳定，一般应开放复位，螺丝钉内固定。Dupuytren 骨折：可用骨栓横行固定下胫腓关节，并同时修补三角韧带。

许老医案

一诊：患者王某，男，57 岁。

主诉：摔伤致右踝关节疼痛，活动不利 1 小时。

病史：患者 1 小时前散步时不慎摔倒，右踝关节扭伤。

查体：右踝关节畸形，活动受限。舌质黯，脉弦紧。拍 X 线片示：右外踝骨折，骨折远端轻度移位。

初步诊断：右外踝骨折，气滞血瘀型。

处理：给予手法复位后外踝加厚垫，予以夹板外固定。中药予以活血化瘀，消肿止痛。

方药：愈伤 1 号方加减。

柴胡 10g	红花 6g	当归 10g	川芎 6g
瓜蒌 10g	大黄 6g	制乳香 10g	制没药 10g
青皮 10g	泽兰 10g	丹参 6g	三七（打粉冲服）3g

　　川牛膝10g　　　木通10g　　　大黄(后下)6g　　　甘草3g

　　　　　　　　　　　　　　　　　　　　　　　　　　　　　　7剂

　　　　　　　　　　　　　　　　　　水煎服,日1剂,早晚饭后分服。

　　二诊:患者服药后右踝部疼痛明显缓解,摄片示:骨折对位良好,踝穴正常。故去制乳香、制没药,加用丹参10g、黄芪20g、血竭10g、地龙10g,使用益气通络,强壮筋骨法。调整夹板于踝关节中立位。

　　1个半月后去夹板,进行功能锻炼。用海桐皮汤熏洗,方用海桐皮、透骨草、伸筋草、陈艾各30g,羌活、独活、制川乌、制草乌、当归、川芎、丹参各15g。每日2次,熏洗第1次后药液可与后药同煮,10日为1个疗程,外洗治疗均2个疗程。

按语

　　许老认为,踝关节脱位多为强大暴力损伤的结果,即使没有合并骨折,踝关节周围韧带多已受到严重损伤,如果固定不牢靠,可造成踝关节不稳,导致后期创伤性关节炎和慢性疼痛。本案外踝骨折时腓骨远端有向外移位之势,故以厚垫压之。许老认为,夹板固定束缚骨和关节,可指导患者早期合理进行功能锻炼,体现了动静结合的思想,再辅以中药海桐皮汤熏洗,其药力与热力有机地结合,大大地促进了药物的吸收,使中草药的药性发挥得更好、更快,解除肌肉挛缩。从而达到舒筋活络、强筋健骨的功效,有利于关节功能康复。

　　踝关节骨折手法复位难度不大,容易成功。重要的是要充分利用踝关节的内外翻、旋转、背伸、跖屈功能,迫使骨折块回归原位,复位前认真阅读X线片,弄清骨折移位原理,再行复位,不可无目的地粗暴扭拉,造成新伤。

预防并发症

　　骨折手法整复固定后,早期应卧床休息并抬高患肢。以促进踝部血液回流,减轻肿胀,同时常规检查外固定松紧度,如踝部出现进行性加重的疼痛、肿胀、麻木,趾端皮肤苍白,常提示局部压迫过紧,应及时予以松解。踝部肿胀一般于固定4~6天后逐渐消退,此时应及时缩紧固定,以免扎带松脱,使骨折移位。

　　　　　　　　　　　　　　　　　　　　　　　　　　　　(杨文龙)

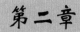

脱　位

第一节　颞颌关节脱位

概述

颞颌关节脱位曾被称为下颌关节脱位,中医古籍中谓之"失欠颊车""落下颏""脱颏""颌颏脱下"。在正常情况下闭口时颞颌关节髁状突位于下颌窝内,讲话、咀嚼、唱歌时髁状突有较大的滑动。张口越大时,髁状突向前滑动移位越大,当向前滑至关节结节之上时,关节囊被拉长,若此时遭受外力打击,或翼外肌、嚼肌痉挛和下颌韧带紧张,可推动下颌骨向前继续滑移,超越关节结节的最高峰至其前方,无法回到下颌窝内,即形成颞颌关节脱位。

病因病机

(一) 张口过大

在大笑、打哈欠、张口治牙时,下颌骨的髁状突及关节盘都可过度向前滑动,移位于关节结节的前方,即可发生颞颌关节前脱位,有时欠熟练的麻醉师,在放置开口器时,亦可引起该关节一侧或双侧脱位。

(二) 外力打击

在张口状态下,外力向前下方作用于下颌角或颏部,关节囊的侧壁韧带不能抵御外来暴力,则可形成单侧或双侧颞颌关节前脱位。

(三) 杠杆力作用

在单侧上下臼齿之间,咬食较大硬物时,硬物为支点,翼外肌、嚼肌为动力,颞颌关节处于不稳定状态,肌力拉动下颌体向前下滑动,多形成单侧前脱位,亦可发生双侧前脱位。

(四) 肝肾虚损

老年人筋肉松弛、无力和久病体质虚弱者均有程度不同的气血不足,肝肾虚损,筋肉失养,韧带松弛,因此容易发生习惯性颞颌关节脱位。

临床表现

患者呈开口状态,不能闭口,流涎,进食及说话均困难,表现为极度痛苦。专科检查非常重要,颞颌关节脱位可见下颌运动受限,后牙呈反颌状态。脱位侧耳屏前方凹陷,颧弓下方显膨隆。X 线片显示髁状突位于关节结节的前方。

诊断与鉴别诊断

1. 诊断　根据病史、症状结合体征一般都能准确诊断出颞颌关节脱位。

2. 鉴别诊断　本病应与髁状突骨折相鉴别:髁状突骨折多由跌倒或外力直接打击下颌部所致,因翼外肌的牵拉,可向内前方移位,骨折部肿胀、疼痛、口涎流出,拍 X 线片可以明确诊断。

辨证施治

(一) 手法复位

1. 新鲜性颞颌关节脱位　口腔内复位法:患者坐低位靠背椅,助手双手固定患者头部(或头倚墙);术者站在患者面前,先用伤筋药水在颊车穴处揉搽数遍,以缓解咀嚼肌的痉挛,术者用数层纱布或胶布裹住拇指,将双手拇指伸入患者的口腔内,指腹分别置于两侧最后下臼齿的嚼面上,其余各指放于口外两侧下颌骨下缘,示指托住下颌角并起固定保护作用,中、环、小指扣住下颌体。术者两手下按下颌骨,感觉肌肉松弛时,乘势用力下压、后推,中、环、小指向上端提下颌,利用杠杆作用,解除咬肌、颞肌的痉挛,使髁状突下移,迈过关节结节,最后用手向后一送,可听到“咯噔”声响,即已复位。复位时嘱患者尽量放松面部肌肉,将口张大。单侧口外复位法:术者与患者的体位同前。如患者左侧脱位,头应向右侧偏斜 45°,术者以左手托住患者颏部,右手拇指置于左侧髁状突前缘,其余四指放于颈后。右手拇指向后推挤髁状突,左手协调地向后端送下颏部,当听到滑动响声时,复位即已成功。此法适用于颞颌关节单侧脱位的患者。

2. 习惯性颞颌关节脱位　手法前的准备同口腔内复位法,但拇指无须纱布包缠,术者双手拇指分别置于两侧下颌角处,其余手指托住下颌体,首先双拇指向下按压下颌骨,用力由轻到重,当下颌骨有滑动时,余指协调地向后方推送,髁状突可滑到下颌关节窝内,常伴有入臼响声,说明复位成功。若手法复位未能成功,可在颞颌关节处注入 1% 利多卡因 2ml,使咀嚼肌痉挛解除,再行手法复位。

3. 陈旧性颞颌关节脱位　软木塞整复法:因其周围已有程度不同的纤维变性和增生肉芽组织,上述手法整复比较困难,此时可采取软木塞整复法。整复时,在局部麻醉下将高 1~1.5cm 的软木塞置于两侧下臼齿咬面上,术者一手扶枕部,一手托下颌部,向上端抬。此时,软木塞为支点,术者上提之手为力点,髁状突为重点,通过杠杆作用,可将髁状突向下牵拉而滑入下颌窝内。

（二）固定方法

复位成功以后,应把住颏部,维持闭口位,用绷带兜住下颌部,然后十字环绕,在头顶打结。固定时间 1~2 周。习惯性脱位固定时间 1~2 月。其目的是维持复位后的位置,使损伤的关节囊和韧带得到修复,防止再脱位。

（三）手术治疗

新鲜和习惯性颞颌关节脱位手法复位容易成功,一般不需要手术治疗。陈旧性脱位手法复位较为困难,若关节周围粘连严重,手法复位失败后,可行切开复位或髁状突切除术。

（四）药物治疗

1. 新鲜脱位　早期:宜活血化瘀、消肿止痛,内服舒筋活血汤、活血止痛汤等方,外敷活血散。中期:宜舒筋活血,强壮筋骨,内服壮筋养血汤,外敷舒筋活络药膏。后期:宜补益肝肾,内服八珍汤、补中益气汤,外洗可选用苏木煎。

2. 陈旧性脱位　强调中药通经活络之品内服及温通经络之品外洗,促进关节功能恢复。

3. 习惯性脱位　应补肝肾、益脾胃治疗,以强壮筋骨。

许老医案

一诊:李某,男,75 岁。

主诉:上午打呵欠后双侧面部疼痛,下巴不能活动,无法吃饭与讲话。

检查:两下颌骨下垂,口张开不能闭合,流涎不止,酸痛难受。耳屏前方触诊有凹陷,在颧弓下可触到脱位的髁突。

查体:脉细,苔薄白,舌质红,证属气阴两虚,肝肾不足。

诊断:颞下颌关节双侧脱位。

治疗:助手一人捧住头部,医者双手拇指插入口腔内,置于两侧下颌臼齿上,其余手指控制下颌骨外侧,复位时两拇指用力向后下方按捺,当骨头有下陷声音时,拇指取出,其余手指托下颌骨复位。复位后,用四头带或绷带兜住下颌,在头顶部打结固定1~2日。并告知患者在复位后1~2周内要避免做张口过大的动作及咬硬食物,以防再脱位,甚至形成习惯性脱位。内服补肾壮筋汤加减。

方药:

熟地 12g	山茱萸 12g	当归 12g	续断 12g
青皮 12g	白芍 15g	桂枝 8g	杜仲 15g
茯苓 15g	黄芪 10g	夏天无 10g	千年健 10g
白芷 10g			

7 剂

水煎服,日 1 剂,分早晚两次温服。

按语

许老认为老年人颞下颌关节脱位多与老年人伴发脑血管病、脑萎缩,牙列缺失,营养失衡导致的咀嚼肌群功能与自主调节性减退有关。提高老年人生活质量,控制与延缓脑萎缩并加强咬合诱导锻炼,是预防老年人颞下颌关节脱位的关键。口腔内复位法是常用手法,复位成功率高。其手法要点:术者双手拇指尖置于最后大臼齿上往下压,有松动感时再向后推,同时双拇指迅速向齿外滚动,既可复位成功,也可防止拇指被咬伤。颞颌关节脱位后很易形成习惯性脱位,其预防要点:①第一次发生脱位后必须较长时间内服中药;②平时可吃酸性食物,收敛关窍,亦可配合外用中药;③经常主动做咬合动作,以增强嚼肌的牵拉力;④鼓励患者自行按摩,在翳风穴或下关穴上,轻轻按摩,以酸痛为主,每日 3~5 次,每次按摩 50~100 次,至痊愈为止,不可间断。

(唐芳根)

第二节　肩关节脱位

概述

肩关节脱位,也称肩肱关节脱位。古称"肩胛骨出""肩骨脱臼"。肩关节脱位在临床中较为常见,约占全身关节脱位的第二位,多发生于青壮年人。肩关节脱位分前脱位和后脱位,前脱位较多见,肩关节后脱位较少见。根据脱位后肱骨头所处位置的不同,肩关节前脱位又分肩胛盂下脱位、喙突下脱位和锁骨下脱位。根据脱位的时间长短和脱位的次数,可分为新鲜性、陈旧性及习惯性脱位。

病因病机

肩关节脱位按肱骨头向前或向后脱位分为前脱位和后脱位。肩关节前脱位可因间接外力和直接外力所致,以间接外力最多见。如跌倒时上肢外展外旋,手掌或肘部着地,外力沿肱骨纵轴向上冲击,肱骨头自肩胛下肌和大圆肌之间薄弱部撕脱关节囊,向前下脱出,形成前脱位。肱骨头被推至关节盂下,则为盂下脱位;被推至喙突下,形成喙突下脱位;如暴力较大,肱骨头移位至锁骨下,形成锁骨下脱位。肩关节后脱位很少见,多由于肩关节受到由前向后的暴力作用或在肩关节内收内旋位跌倒时手部着地引起。后脱位可分为肩胛冈下和肩峰下脱位。肩关节脱位如在初期治疗不当,可发生习惯性脱位(图 4-2-1)。

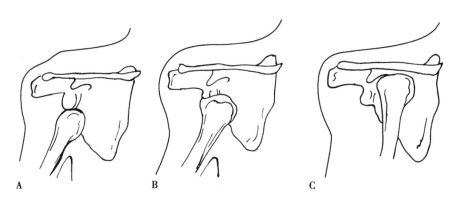

图 4-2-1　肩关节脱位类型
A:肩关节前脱位;B:肩关节肩胛冈下脱位;C:肩关节肩峰下脱位

肩关节脱位后的病理改变主要为肩关节囊的破裂和肱骨头的移位,可伴有肩胛盂边缘的骨折、肱骨大结节骨折或肱骨头骨折,其中肱骨大结节撕脱骨折最常见。

临床表现

(一) 肩关节前脱位

有明显的外伤史,肩部疼痛、肿胀及功能障碍等脱位的一般损伤症状。肱骨头向前脱位后,肩峰突出形成方肩畸形。可触及肩峰下有空虚感。根据脱位的情况,可在腋窝、喙突下或锁骨下摸到脱位的肱骨头。患侧上臂呈外展内旋畸形,弹性固定于这种畸形位置。搭肩试验阳性,直尺试验阳性。要注意检查是否存在血管神经损伤。通过 X 线检查,可以确诊肩关节前脱位的类型,并观察有无合并骨折。

(二) 肩关节后脱位

肩关节后脱位较少见且易误诊。肩关节后脱位多为肩峰下脱位,表现为肩前方暴力作用史,肩前部扁平塌陷,喙突突出,在肩胛冈下可触到突出的肱骨头,上臂呈明显内旋畸形。X 线摄片肩部轴位片或 CT 扫描检查可见肱骨头向后脱位。

诊断与鉴别诊断

肩关节前脱位的诊断较为容易,需要注意的是有无合并肱骨外科颈骨折,肱骨大结节骨折,肩袖损伤和血管神经损伤等。肩关节后脱位以肩峰下型后脱位最为常见,肩前后位 X 线摄片时肱骨头与关节盂及肩峰的大体位置关系仍存在,故摄片报告常为阴性。但仔细阅片仍可发现以下异常特征:①由于肱骨头处于强迫内旋位,即使前臂处于中立位,仍可发现肱骨颈"变短"或"消失",大、小结节影像重叠;②肱骨头内缘与肩胛盂前缘的间隙增宽,通常认为其间隙大于 6mm,即可诊断为异常;③正常肱骨头与肩胛盂的椭圆形重叠影消失;④肱骨头与肩胛盂的关系不对称,表现为偏高或偏低,且与盂前缘不平行。

(一) 肱骨外科颈骨折

肩关节脱位合并肱骨外科颈骨折时,疼痛和肿胀严重,肩部有异常活动和骨擦音,X 线片可以明确诊断。

(二) 肱骨大结节骨折

是肩关节脱位的常见并发症,除肩关节脱位的一般症状外,疼痛肿胀更加明显,可触及骨折碎片或骨擦音。

(三) 肩袖损伤

肩关节脱位后肩关节处疼痛和功能障碍,肩关节脱位复位后,检查肩关节的外展功能。如无肱骨大结节撕脱,肱骨头脱位明显应考虑肩袖损伤。

(四) 血管和神经损伤

肩关节脱位后由于牵拉或肱骨头压迫可致腋神经、臂丛神经和腋动脉损伤。腋神经损伤后,三角肌瘫痪,肩部前外侧、后侧的皮肤感觉消失。血管损伤少见,如有损伤可见患肢前臂和手部发冷和发绀,桡动脉搏动逐渐减弱或消失。

辨证施治

(一) 手法复位外固定

肩关节脱位后,应尽早进行手法复位和固定治疗。整复操作可在麻醉下进行,操作手法要柔和、准确,切忌暴力。

1. 牵引复位法   患者仰卧位,自伤侧腋下经胸前及背后绕套一布单,向健侧牵引固定,作为对抗牵引;一助手握伤肢腕部及肘部,沿上臂弹性固定的轴向方向(即 60° 外展位)牵引并外旋,术者用手自腋部将肱骨头向外后推挤,即可使之复位。此法操作简便,效果满意,危险性小,较为常用。

2. 手牵足蹬复位法   患者仰卧位,术者立于伤侧、面对患者,两手握住伤肢腕部,同时将脚伸至伤侧腋下,向上蹬住附近胸壁(右肩用右脚,左肩用左脚)。术者将患臂外展沿上臂纵轴方向牵引 1~3min,并向外旋转,足跟蹬腋部和胸壁,内收、内旋即可使肱骨头复位。

3. 牵引回旋复位法   患者采用坐位或仰卧位,以右肩关节脱位为例,助手扶住患者双肩,术者立于伤侧,右手握住伤肢肘部,左手握住伤肢腕部,并使伤肢屈肘 90°,徐徐沿上臂纵轴方向牵引,并外旋上臂,再逐渐内收,并使肘部与前下胸壁接触内收;在上臂牵引外旋及内收的情况下,听到滑动响声即已复位,再将上臂内旋,并将伤肢手掌扶于健侧肩峰上,保持复位。

4. 椅背复位法   肩部肌力较弱的脱位者,可令患者坐在座椅上,将患肢放在椅背外侧,腋和胸部紧贴椅背,腋下放置棉垫以防血管神经损伤。此法利用椅背的杠杆作用,术者握住患肢外展、外旋牵引,再逐渐内旋,并将患肢下垂,内旋屈肘即可复位。

5. 悬吊复位法   此法适合于老年人,安全有效。令患者俯卧于床,患肢垂于床旁,在患肢腕部系布带并悬挂 2~5kg 重物,自然位持续牵引 15min 左右,多可自行复位。如复位困难,术者可以双手自腋窝向外上方轻推肱骨头,或旋转上臂即可复位。脱位整复后肩部隆起丰满,喙突下或肩胛盂下摸不到肱骨头,伤肢手掌可以触摸健侧肩部。

6. 固定方法　采用胸壁绷带固定3周。如合并骨折适当延长固定时间。

(二) 药物治疗

各种肩关节脱位通过中药内外治疗能够缩短康复时间,预防其他并发症。

1. 新鲜脱位　早期:宜活血化瘀、消肿止痛,内服愈伤1号方,外敷跌打外敷散;中期:宜舒筋活血、强壮筋骨,内服愈伤2号方,外敷舒筋活络药;后期:宜补益肝肾,内服愈伤3号方,外洗可选用苏木煎。

2. 陈旧性脱位　强调中药通经活络之品内服及温通经络之品外洗,促进关节功能恢复。

3. 习惯性脱位　应提早补肝肾、益脾胃治疗,以强壮筋骨。

许老医案

一诊:王某,男,25岁,未婚,出租车司机,就诊时间:2014年5月20日。

主诉:跌伤致左肩部肿痛,畸形,活动受限3小时。

现病史:患者于3小时前不慎跌倒,左手着地,即感左肩部肿痛,畸形,活动受限,今来求诊。

查体:左肩呈"方肩"畸形,局部压痛(+),左肩外展20°位弹性固定,左肩功能障碍,在肩胛盂的下方可扪及肱骨头。

摄片:左肩关节前脱位(盂下型)。

诊断:左肩关节前脱位(盂下型)。

治法:

(1) 手法整复:手牵足蹬法,可听到"咔哒"入臼声响,复位成功。

(2) 屈肘90°,绷带贴胸壁固定左上肢(3周)。

(3) 摄片复查:左肩关节脱位已复位。

(4) 嘱加强左手握拳等功能锻炼。

(5) 中药内服,活血化瘀,消肿止痛。方选桃红四物汤加减:

当归10g	桃仁10g	红花6g	三七3g
甘草3g	元胡10g	桑枝10g	川续断10g
泽兰10g	广木香10g	白茅根20g	赤芍10g

7剂

水煎服,日1剂,分早晚两次温服。

按语

许老认为:肩关节前脱位多见,手法复位成功率高,疗效显著。手法复位的方法很多,要想达到速效目的,关键在于:①熟悉局部的解剖关系;②熟悉各手法的复位要点;③各手法的操作熟练;④树立辨证施术思想。根据脱位程度、移位多少、患者年龄、体质强弱、脱位时间长短、第一次还是习惯性脱位等,选择合适手法。以下举例说明。

各手法复位要点如下:

牵引复位法:稳健、有力,适用范围广,成功率高。其手法要点是:助手顺肢体畸形牵引 2~3min,在 40°~60° 范围内做 30° 左右的内收外展摆动,并做外旋,这时撕裂的关节囊开口较大,而后术者由内向外下方推肱骨头进入囊内。再令助手内收,最后内旋即可复位成功。

手牵足蹬复位法:适用于年老体弱、习惯性脱位者。其手法要点:利用力的杠杆作用复位。足跟紧靠胸壁,腋窝顶部是其支点,患侧上肢为力臂,牵引肱骨头下移,外旋肱骨进入囊内,内收内旋复位成功。

预防习惯性肩关节脱位方法:①第一次脱位复位成功后一定要屈肘搭肩固定 4 周;②去除固定后做外展运动要循序渐进,开始在不大的范围外展、外旋,以免撕裂的关节囊愈合不牢,发生再脱位;③若已形成习惯性脱位,应手术修复关节囊;④内服中药补肝肾、壮筋骨,加强锻炼,促进关节囊修复。

(唐芳根)

第三节　肘关节脱位

概述

肘关节脱位别名"曲瞅骱出",是肘部常见损伤,多发生于青少年,成人和儿童也时有发生。由于肘关节脱位类型较复杂,常合并肘部其他结构损伤,在诊断和治疗时应加以注意,防止误诊,漏诊。

病因病机

(一) 肘关节后脱位

这是最多见的一种脱位类型,患者以青少年为主,当跌倒时,手掌着地,肘关节完全伸展,前臂旋后位,由于人体重力和地面反作用力引起肘关节过伸,尺骨鹰嘴的顶端猛烈冲击肱骨下端的鹰嘴窝,即形成力的支点,外力继续加强引起附着于冠状突的肱前肌和肘关节囊的前侧部分撕裂,则造成尺骨鹰嘴向后移位、而肱骨下端向前移位的肘关节后脱位。构成肘关节的肱骨下端内、外髁部侧方有副韧带加强关节稳定,如发生侧后方脱位,很容易发生内、外髁撕脱骨折。

(二) 肘关节前脱位

前脱位者少见,常合并尺骨鹰嘴骨折,其损伤原因多系直接暴力,如肘后直接遭受外力打击或肘部在屈曲位撞击地面等,导致尺骨鹰嘴骨折和尺骨近端向前脱位。这种损伤肘部软组织损伤较严重。

(三) 肘关节侧方脱位

以青少年为多见,当肘部遭受到传导暴力时,肘关节处于内翻或外翻位,致肘关节的侧副韧带和关节囊撕裂,肱骨的下端可向桡侧或尺侧(即关节囊破裂处)移位,因在强烈内、外翻作用下,由于前臂伸或屈肌群猛烈收缩引起肱骨内、外髁撕脱骨折,尤其是肱骨内上髁更易发生骨折,有时骨折片可嵌夹在关节间隙内。

(四) 肘关节分裂脱位

这种类型脱位极少见,由于上、下传导暴力集中于肘关节时,前臂呈过度旋前位,环状韧带和尺桡骨近侧骨间膜被劈裂,引起桡骨小头向前方脱位,而尺骨近端向后脱位,肱骨下端便嵌插在二骨端之间(图 4-2-2)。

临床表现

肘部明显畸形,肘窝部饱满,前臂外观变短,尺骨鹰嘴后突,肘后部空虚和凹陷。关节弹性固定于 120°~140°,只有微小的被动活动度。肘后三角关系改变。

诊断

1. 病史 有明确外伤史。

2. 肘部肿胀疼痛 求诊时可见患者以健手托住患侧前臂,肘关节弹性固定于半伸位,被动运动时伸不直肘部,肘后空虚感,可摸到凹陷处,鹰嘴后凸畸形,肘后三角失去正常关系。应当注意是否合并血管神经损伤。

3. 肘关节正侧位 X 线片 检查可明确诊断,并可判定关节脱位类型以及是否合并骨折及移位情况。

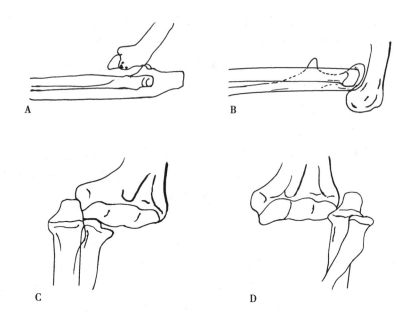

图 4-2-2   肘关节脱位类型

A:肘关节后脱位;B:肘关节前脱位;C:肘关节侧方脱位;D:肘关节分裂脱位

鉴别诊断

肘关节脱位应与肱骨远端全骺分离、肱骨髁上骨折鉴别。在正常情况下肘伸直位时,尺骨鹰嘴和肱骨内、外上髁三点呈一直线;屈肘时则呈一等腰三角形。脱位时上述关系被破坏,而肱骨髁上骨折时肘后三角关系保持正常,此征是鉴别二者的要点。

合并尺骨鹰嘴骨折的肘关节前脱位与伸直型孟氏骨折相鉴别,通过 X 线检查可将二者相鉴别。

辨证施治

(一) 非手术治疗

新鲜肘关节脱位主要治疗方法为手法复位,合并骨折的脱位先行手法复位,视复位后肘关节的稳定性、骨折复位的情况决定是否需要进一步手术治疗。对陈旧性骨折,为期较短者亦可先试行手法复位,不能成功者再考虑手术治疗。

1. 单纯肘关节后脱位   术者可一手握上臂向后推,一手握前臂向前拉,即可使脱位复位。手法复位后用上肢石膏将肘关节固定在屈肘 90° 位。

3周后拆除石膏,做主动的功能锻炼,必要时辅以理疗,但不宜做强烈的被动活动。

2. 合并肱骨内上髁撕脱骨折的肘关节脱位 肘关节复位之时,肱骨内上髁通常可随之复位。如果骨折片嵌夹在关节腔内,则在上臂牵引时,将肘关节外展(外翻),使肘关节内侧间隙增大,内上髁撕脱骨片借助于前臂屈肌的牵拉作用而脱出关节并得以复位。若骨折片虽脱出关节,但仍有移位时,加用手法复位,及在石膏固定时加压塑形。也有如纽扣样嵌顿无法复位者,要考虑手术切开。

3. 陈旧性肘关节脱位(早期) 超过3周者即定为陈旧性脱位。通常在1周后复位即感困难,经X线拍片证实复位后,用上肢石膏将肘关节固定略小于90°位3~4周左右,拆除石膏做功能锻炼。

4. 肘关节前脱位 将肘关节置于高度屈曲位进行手法复位,一助手牵拉上臂,术者握上臂,推前臂向后,即可复位。复位后固定于半伸肘位约4周。

(二)手术治疗

手术适应证:闭合复位失败者,或不适于闭合复位者,多合并肘部严重损伤如尺骨鹰嘴骨折并有分离移位者;肘关节脱位合并肱骨内上髁撕脱骨折,当肘关节脱位复位,而肱骨内上髁仍未能复位时,应施行手术将内上髁加以复位或内固定;陈旧性肘关节脱位,不宜试行闭合复位者,或无法手法复位者。

手术方式选择:手术方式取决于患者的全身情况及脱位局部情况。

切开复位:臂丛麻醉。取肘后纵形切口,肱骨内上髁后侧暴露并保护尺神经。肱三头肌腱做舌状切开。暴露肘关节后,将周围软组织和瘢痕组织剥离,清除关节腔内的血肿、肉芽组织。辨明关节骨端关系加以复位。缝合关节周围组织。为防止再脱位可采用一枚克氏针自鹰嘴至肱骨下端固定,1~2周后拔除。

关节成形术:多用于肘关节陈旧脱位,软骨面已经破坏者,或肘部损伤后关节僵直者。术后用上肢石膏托将肘关节固定于90°,前臂固定于旋前旋后中间位。抬高伤肢,手指活动。术后3~5日后带上肢石膏托进行功能锻炼,3周左右拆除固定,加强伤肢功能锻炼,并辅以理疗。

(三)药物治疗

1. 新鲜脱位 早期:宜活血化瘀、消肿止痛,内服舒筋活血汤、活血止痛汤等方,外敷活血散。中期:宜舒筋活血,强壮筋骨,内服壮筋养血汤,外敷舒筋活络药膏。后期:宜补益肝肾,内服八珍汤、补中益气汤,外洗可选用苏木煎。

2.陈旧性脱位　强调中药通经活络之品内服及温通经络之品外洗,促进关节功能恢复。

许老医案

一诊:周某,男,27岁。

病史:于两天前运动而致摔伤,当时患者自述前臂直挺,手掌着地。在家自用活血化瘀药无缓解,因今日病情加重,肘部疼痛肿大,遂来我院就诊。

门诊查体见:肘部明显畸形,肘窝部饱满,前臂外观变短,尺骨鹰嘴后突,肘后部空虚和凹陷,关节弹性固定于120°~140°,只有微小的被动活动度,肘后骨性标志关系改变,患肢血运正常,神经反射正常。嘱患者进行 X 线辅助诊断,X 线片显示肘关节后脱位。

处理:故予以行肘关节手法复位。患者取坐位,令助手双手紧握患肢上臂,术者双手紧握腕部着力牵引将肘关节屈曲60°~90°,并可稍加旋前,常可听到复位响声或复位的振动感、复位后以中药活血化瘀外用,上肢石膏将肘关节固定在功能位。

方用舒筋汤加减。药用:

当归 12g	骨碎补 9g	陈皮 9g	羌活 9g
伸筋草 15g	五加皮 9g	桑寄生 15g	木瓜 9g
桑枝 10g	甘草 3g		

7 剂

水煎服,日 1 剂,分早晚两次温服。

二诊:3 周后拆除石膏,做主动的功能锻炼,必要时辅以理疗,但不宜做强烈的被动活动。

按语

许老认为复位前应检查有无尺神经损伤。肘关节后内或后外脱位手法复位要点:先矫正侧方移位。助手稍加牵引,术者用两手掌向中间挤压即可矫正侧方移位。再矫正掌背侧移位。在助手牵引下,术者手置前臂上段,同掌侧向背侧按压,使冠状突离开鹰嘴窝,同时令助手在牵引下屈曲肘关节即可复位成功。

若合并肱骨内上髁骨折,肘关节复位后,肱骨内上髁多可随之复位;但有时骨折片嵌入肱尺关节间隙,可高度外展前臂,利用屈肌的牵拉作用将骨折片拉出。随肘关节脱位复位而随之复位成功。

功能锻炼在其治疗上起重要作用,治疗目的是恢复肢体功能。及早进行功能锻炼,可以防止肌肉粘连,关节僵硬及肌肉萎缩所引起的受伤关节的功能障碍,恢复患者的肢体功能。肘关节功能锻炼比较特殊,因为肘关节屈的功能要大于伸的功能,所以要注意屈肘的练习,而且它只能做主动的屈伸功能练习,切忌让别人粗暴或应用外力强力拉伸肘关节,否则造成关节再出血,粘连加重,更加僵硬,甚至并发肘关节骨化性肌炎。

肘关节骨化性肌炎的预防方法有:①手法复位切忌粗暴;②以自主功能锻炼为主;③肘关节功能障碍切忌强力牵拉做屈伸活动;④中药内服、外洗。洗后及时进行肘关节屈伸运动是功能恢复的关键。洗后肌肉、韧带、关节囊较柔软、松弛,粘连松解,所以关节功能恢复较快,对预防骨化性肌炎起重要作用。

(唐芳根)

第四节　桡骨小头半脱位

概述

桡骨小头半脱位又称牵拉肘,是幼儿常见的肘部损伤之一。发病年龄1~4岁,其中2~3岁发病率最高,占62.5%。本病男孩比女孩多见,左侧比右侧多。当肘关节伸直,前臂旋前位忽然受到纵向牵拉时容易引起桡骨小头半脱位,有时幼儿翻身时上臂被压在躯干下导致受伤引起脱位。常见的是大人领小儿上台阶、牵拉胳膊时出现。

病因病机

桡骨头的关节面和桡骨纵轴有一定的倾斜度,其大小与前臂旋转活动有关。倾斜度的变化会影响环状韧带的上下活动,在前臂的旋前旋后位,这种倾斜度的可变性无疑使之易于脱位。当肘关节伸直位手腕或前臂突然受到旋转动作的纵向牵拉,环状韧带下部将产生横形撕裂,向下轻微活动,肱桡关节间隙变大,关节囊及环状韧带上部由于关节腔的负压作用,只需滑过桡骨小头倾斜远端一部分关节面就可嵌顿于桡骨关节间隙,从而阻止了桡骨小头复位,造成桡骨小头半脱位。

临床表现

1. 有上肢被牵拉病史 通常是年轻父母牵着小儿上街,小儿的上肢上举,父母的上肢下垂,遇有台阶时,父母提起小儿之手帮助其走过台阶,随后即出现症状;或用强制手段为小儿穿上羊毛衫,粗暴的牵拉力量也会出现桡骨头半脱位。

2. 肘部疼痛 小儿不肯用该手取物和活动肘部,拒绝别人触摸。

3. 检查所见体征较少 无肿胀和畸形,肘关节略屈曲,桡骨头处有压痛。

辅助检查

X线检查阴性。

诊断与鉴别诊断

本病一般根据临床表现和病史可确诊,不需要进行辅助检查。本病 X线检查阴性,但通过 X 线片可与尺骨骨折及桡骨小头骨折相鉴别,后者亦有肘关节活动受限及压痛,但 X 线片可见骨折线。

辨证施治

治疗本病主要是依靠手法复位,复位时不用麻醉,将肘关节从伸到屈的过程中旋转前臂,复位成功时可感觉到肱桡关节处的弹跳感。复位后肘部及前臂可活动自如,前臂上举无任何障碍,复位后用三角巾悬吊 1 周。

许老医案

一诊:黄某,女,3 岁,就诊时间 2014 年 5 月 14 日。

主诉:牵拉致左肘部疼痛,左上肢不能上举半小时。

现病史:患者于半小时前被牵拉致左肘部疼痛,不能上举,哭闹不止,即来就诊。

查体示:左肘外侧压痛(+),左上肢不能上举。

诊断:小儿桡骨小头半脱位。

治疗:(1)手法整复:拔伸—旋转—屈肘手法。

(2)手法整复后,患儿哭闹停止,左上肢能高举过头。

(3)嘱咐家长避免过度牵拉左手腕,并用三角巾悬吊 1 周。

按语

许老认为治疗本病主要是依靠手法复位,复位时将肘关节从伸到屈的过程中旋转前臂,复位成功时可感觉到肱桡关节处的弹跳感。复位后肘部及前臂可活动自如,前臂上举无任何障碍。复位后用三角巾悬吊1周,无须其他固定。针对本病,许老还提出了一些预防的方法:比如家长平时牵拉(提)小儿手部时,应同时牵拉衣袖;给小孩穿衣服时应避免手部旋前位牵拉,应和衣袖同时拉扯等。

（唐芳根）

第五节　髋关节脱位

概述

股骨头与髋臼构成的关节发生脱移。髋关节为杵臼关节,球状股骨头插入较深的髋臼内,一方面能向各种方向做运动,有较大的活动范围,屈曲达100°以上,其他方向在30°~60°之间,另一方面因髋臼较深,关节比较稳定。髋关节囊前面有坚强的髂股韧带,韧带起于髂前下棘至股骨粗隆间线。后侧有坐股韧带,在这两韧带之间关节囊没有坚强的韧带和肌肉,比较薄弱,当股骨头在薄弱处遭受外界来的暴力打击即可形成前脱位或后脱位。

病因病机

髋关节为杵臼关节,周围有坚韧的韧带以及强大的肌肉瓣保护,因而十分稳定。只有在间接暴力的作用下,才会通过韧带之间的薄弱区脱位。多为青壮年,在劳动中或车祸时遭受强大暴力的冲击而致伤。股骨头脱位出位于Nelaton线之后者为后脱位;位于其前者为前脱位。扭转、杠杆或传导暴力均可引起。而传导暴力使股骨头撞击髋臼底部,向骨盆内脱出则属于中心脱位。

临床表现

(一)髋关节后脱位

这是髋关节脱位中最常见的一种。当髋关节屈曲,大腿内收位时,如受来自前方的外力冲击膝部,并沿股骨纵轴冲向后方至髋关节时;或在坐位

时,膝关节屈曲和大腿内收,上半身突然向前倾斜而以膝前部撞于前方的固定物时,即可发生髋关节后脱位。其症状:

(1) 患髋关节肿胀剧痛,不能活动或站立。

(2) 患肢呈屈曲、内收、内旋畸形,膝关节靠在对侧大腿上。患肢短缩,"粘膝征"阳性。

(3) 腹股沟部触诊有空虚感。

(4) 患肢呈"弹性固定"位。

(5) 大转子位置上移。患侧臀后可摸到圆球状骨性隆起,股骨大转子的上缘,位于 Nelaton 线以上。此外,如果有合并损伤存在,应出现相应的体征。

(二) 髋关节前脱位

较少见,可分闭孔与耻骨脱位两类。当髋、膝屈曲,大腿过度外展情况下。外力击于膝部并沿股骨纵轴向髋关节冲撞时,股骨头部穿破前方关节囊,形成前脱位。有时大腿外展时外力击于臀部,亦可发生前脱位。其症状:

(1) 髋关节前部肿胀、疼痛、髋关节功能障碍。

(2) 腹股沟隆起,臀部扁平,患肢呈外展、外旋、屈曲畸形,"粘膝征"阴性。

(3) 在闭孔部(闭孔部脱位)或耻骨上部(耻骨部脱位)可触及移位股骨头,患肢可能比健侧加长。

(4) 髋关节活动受限,呈"弹性固定"位。

(三) 髋关节中央型脱位(或骨盆内脱位)

少见,多为中年或青壮年。外力直接击于股骨大粗隆部,或自高处跌下以大粗隆着地,股骨头冲破髋臼底部,股骨头一部分或全部进入盆腔,形成中央型脱位。其症状:患者受这种严重外伤时,最易发生休克,并觉腹胀与腹痛,直肠触诊时可能触及疼痛包块,患肢短缩不明显,移动髋关节时可加剧疼痛。确诊尚需依靠 X 线摄片。

创伤性髋关节脱位的根据股骨头脱出的位置方向可分为前脱位、后脱位及中心性脱位。脱位后股骨头在髂坐线(Nelaton 线)上方为后脱位,在下方为前脱位,股骨头突破臼底,穿入骨盆者为中心性脱位。临床上以后脱位最为多见。

诊断与鉴别诊断

本病根据病史及症状,结合 X 线、CT 检查多可明确诊断。

（一）髋关节后脱位的诊断

从患者典型的受伤史和临床表现即可怀疑存在髋关节后脱位，常规应行X线检查，通常以髋关节正位片即能确诊，摄片显示股骨头在髋臼后侧或后上侧，股骨颈内缘与闭孔上缘的连续弧线中断。CT扫描对于确诊是否合并股骨头骨折、髋臼骨折或关节内是否存在骨软骨碎块有重要意义。

（二）髋关节前脱位的诊断

从患者典型的受伤史和临床表现即可怀疑存在髋关节前脱位。当正位X线片无法确定是前上方脱位或后上方脱位时，可摄髋关节侧位X线片：前上方脱位股骨上端呈外旋位（即转子变大，股骨头变圆，转子间嵴显示清楚），大转子内移。后上方脱位股骨上端常呈内旋位，小转子变小或消失，转子间嵴显示不清，大转子外移。此外，前上方脱位股骨干无内收，后上方脱位股骨干常处于内收状态。有时因患者的体位或投照等因素影响，会出现正位X线片显示股骨头和髋臼对应关系正常，此时拍摄侧位片明显提高诊断的正确性。当并发髋臼或股骨头骨折时，CT检查可以明确髋臼和股骨头骨折部位、骨折片的大小及关节腔内是否存在碎骨块。

（三）髋关节中心性脱位的诊断

从患者髋外侧受撞击史和临床表现即可怀疑存在髋关节损伤。摄片检查见股骨头冲破髋臼底部，股骨头一部分或全部进入盆腔，即可诊断为中心性脱位。

辨证施治

（一）新鲜脱位的治疗

1. 后脱位的复位方法　问号法（Bigelow法）：在腰麻下，病员仰卧，助手固定骨盆，术者一手握住患肢踝部，使患侧屈髋、屈膝90°，另一手的前臂放在腘窝处向上牵引，开始先使髋关节屈曲、内收、内旋（使股骨头离开髂骨），然后一面持续牵引，一面将关节外旋、外展、伸直、使股骨头滑入髋臼而复位（助手可协助将股骨头推入髋臼）。因为复位时股部的连续动作呈"？"形，似一问号，故称"问号法"复位，左侧后脱复位时，股部的连续动作如一个正"问号"，反之，右侧后脱位为一反"问号"。提拉法（Allis法）：患者仰卧，助手的动作和术者的位置同上法，复位时术者先将患侧髋和膝关节屈至90°，使髂股韧带和膝屈肌松弛，然后一手握住小腿向下压，另一前臂套住膝后部向上牵拉，使股骨头向前移位接近关节囊后壁破口，同时向内外旋转股骨干，使股骨头滑入髋臼，助手可同时将股骨头向髋臼推挤复位。复位时常可听到或感到一明显响声。此法比较安全。复位后的处理:复位后可用单侧髋人字石膏固定4~5周(或平卧用沙袋固定患肢使呈轻度外展内旋位),此后可扶拐下地、患侧不负重活动,待6~8周后,进行X线检查,显示无股骨头坏死时再负重行走。手术复位的适应证:因有碎骨块阻碍手法复位或复位后不能维持者应考虑及时手术复位同时内固定髋臼碎骨块。

2. 前脱位的复位方法　前脱位治疗原则同前,仅手法方向相反,复位后处理亦同。

3. 中心性脱位的复位方法　中心脱位宜用骨牵引复位或手术切开复位。骨牵引的时间为4~6周。如晚期发生严重的创伤性关节炎,可考虑人工关节置换术或关节融合术。

(二) 陈旧性脱位的治疗

因髋臼内充满纤维瘢痕,周围软组织挛缩,手法复位不易成功。可根据脱位时间、局部病变和伤员情况,决定处理方法。脱位未超过3个月者,或试行手法复位。先行骨牵引1~2周,将股骨头拉下至髋臼缘,再在麻醉下试行轻缓手法活动髋关节,以松解粘连,获得充分松动后再按新鲜脱位的手法进行整复。但切忌粗暴,以免发生骨折。手法复位不成功或脱位已超过3个月者应手术复位。对关节面破坏严重者,可根据患者职业决定做髋关节融合术或人工关节置换术。

许老医案

一诊:徐某,男,26岁,鹰潭市公务员。就诊日期:2011年4月15日。

病史:患者驾驶摩托车时不慎跌落,伤后即失去意识少时,意识恢复后感右髋部疼痛、活动不利,右髋部畸形、肿胀,不能站立,于当地医院行X线检查后示:右髋关节脱位。右股骨头向后上方移位。当地医院行夹板固定后,为求系统诊治,求治于许老门诊。

入院症见:面白,痛苦病容,舌黯,脉滑。右下肢呈屈髋、屈膝、内收、内旋和缩短畸形,右臀部稍隆起,右股骨头大粗隆向上移位,臀部触及右股骨头。右下肢活动障碍。

许老接治后安排入院,急诊在手术室内腰麻下,病员仰卧,以一助手固定骨盆,屈膝屈髋至直角,许老握住患肢踝部同时在患者腘窝处向上牵引,一手使患者右髋关节先后屈曲、内收、内旋,然后在维持牵引下,快速将关节外旋、外展、伸直,在助手协助下同时将股骨头推入髋臼,即告复位成功。复位后即予以长夹板固定于外展20° 中立位,同时内服中药活血化瘀,消肿止痛,方用愈伤 1 号方加减。水煎服,每日 1 剂,早晚两次温服。

嘱患者在指导下行踝背伸及股四头肌收缩锻炼。患者 7 日后患髋痛减,14 日二诊时肿胀基本消退,仍有髋部轻度疼痛。嘱继续锻炼。伤后 21 日三诊时拆除外固定,练习扶拐左下肢不负重行走。伤后 1 月,患者基本恢复正常活动。要求患者继续下肢功能锻炼,不要过度负重,预防发生股骨头坏死。随访至今,未见明显股骨头坏死。

按语

髋关节是人体下肢行走的重要关节,髋关节脱位将导致行走功能的丧失。许老认为股骨头血运较差,脱位后可能发生股骨头坏死,故手法治疗外伤性髋关节脱位时,必须注意手法轻柔,恰当用力,避免进一步损伤血运。常用回旋复位法,其手法复位要点是:患者仰卧位,术者利用前臂向上提拉;股骨头由后向前移动,屈髋、屈膝股骨头可至髋臼边缘,这时股骨头处于不稳定状态,再内收内旋,破裂的关节囊裂口张开,随后外展外旋,股骨头可滑入髋臼而复位成功。复位成功的关键不是力量的大小,而是对体位变化的把握;是利用杠杆力的作用来进行复位。髂股韧带是杠杆力的支点,由于内收内旋、外展外旋体位的变化,髂股韧带松弛、紧张的改变,使不稳定的股骨头滑入髋臼内,复位成功。这一体会供同道参考。在手法复位后的恢复期,要重视患者练功锻炼,避免下肢肌肉发生失用性萎缩。

(唐芳根)

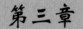

第三章

筋　伤

第一节　头部损伤

脑　震　荡

概述

脑震荡（concussion of brain）是指伤后表现为短暂性昏迷、逆行性遗忘以及头痛、恶心和呕吐等症状，神经系统检查无阳性体征发现。它是最轻的一种脑损伤，经治疗后大多可以治愈。虽然已将意识丧失的时间定义为"短暂的"，但确切的时间长短仍存有争议，有的学者认为，意识丧失应持续几秒或几分钟，多数认为意识丧失在半小时以内。

病因病机

中医学认为脑震荡前期头部遭受外力的震击，外力扰乱宁静之府，出现神不守舍，同时，头部脉络受损，离经之血逆乱，气滞血瘀，阻滞于清窍，压迫脑髓，使清阳不得上升，浊阴不能下降，气机逆乱，神明昏蒙。后期主要病机为肝肾亏虚，气血虚弱。

西医学认为，脑部为暴力所致，中枢系统遭受较强的刺激，神经细胞震荡而功能障碍，发生了超常抑制，但在病理解剖上，并无明显变化。

临床表现

（一）症状

1. **短暂性脑干症状** 外伤作用于头部后立即发生意识障碍,表现为神志不清或完全昏迷,持续数秒、数分钟或数十分钟,但一般不超过半小时。患者可同时伴有面色苍白、出汗、血压下降、心动徐缓、呼吸浅慢、肌张力降低、各种生理反射迟钝或消失等表现。在大多数可逆的轻度脑震荡患者,中枢神经功能迅速自下而上,由颈髓—延髓—脑干向大脑皮质恢复,而在不可逆的严重脑震荡则可能是自上而下的抑制过程,使延髓呼吸中枢和循环中枢的功能中断过久,因而导致死亡。

2. **逆行性遗忘** 患者意识恢复之后不能回忆受伤当时乃至伤前一段时间内的情况,脑震荡的程度愈重,原发昏迷时间愈长,其近事遗忘的现象也愈显著,但对往事(远记忆)能够忆起。

（二）体征

1. **神经系统查体** 无阳性体征发现。

2. **脑震荡恢复期** 患者常有头昏、头疼、恶心、呕吐、耳鸣、失眠等症状,一般多在数周至数月逐渐消失,但亦有部分患者存在长期头昏、头疼、失眠、烦躁、注意力不集中和记忆力下降等症状,其中有部分是属于恢复期症状,若逾时3~6月仍无明显好转,除考虑是否有精神因素之外,还应详加检查、分析,有无迟发性损害存在。

辅助检查

1. **实验室检查** 腰椎穿刺颅内压正常;脑脊液无色透明,不含血,白细胞数正常。

2. **影像检查** 头颅 X 线平片检查无骨折发现,头颅 CT 检查颅、脑内无异常。

3. **脑电图检查** 可见低或高幅快波,偶见弥散性 δ 波和 θ 波,多在1~2日恢复正常。

中医辨证分型

1. **瘀阻脑络** 伤后头痛,痛处固定,痛如锥刺,或伴头部青紫、瘀肿,心烦不寐。舌质紫黯有瘀点,脉弦涩。

2. **痰浊上蒙** 头痛头晕,头重如裹,呆钝健忘,胸脘痞闷,或时作癫痫。

舌胖,苔白腻或黄腻,脉濡滑。

3. 肝阳上扰   眩晕头痛,耳鸣耳聋,每因烦躁、恼怒而加重,面色潮红,少寐多梦,泛泛欲吐,口干苦,小便黄赤。苔黄,脉弦数。

4. 心脾两虚型   伤后眩晕,神疲倦怠,怔忡惊悸,心神不安,面色萎黄,唇甲无华。舌淡,脉细弱。

5. 肾精不足型   眩晕健忘,耳聋耳鸣,视物模糊,神疲乏力,腰膝酸软,或发脱齿摇,或失语,或肢体萎软不用。舌淡或红,脉沉细。

辨证施治

1. 瘀阻脑络

治法:活血祛瘀。

方药:通窍活血汤化裁。

丹参 20g	石决明 25g	赤芍 15g	桃仁 15g
川芎 10g	红花 10g	菊花 10g	牛膝 10g
麝香(冲服)0.25g	葱 3 根	生姜 3 片	大枣 3 枚

7 剂

水煎服,日 1 剂,早晚饭后温服。

晕厥加服至宝丹;头痛眩晕加天麻、石菖蒲。

2. 痰浊蒙窍

治法:化痰开窍。

方药:温化寒痰用二陈汤;清化热痰用贝母、竹茹、竹沥、白矾;重镇祛痰用礞石、铁落、朱砂、磁石;化痰开窍用石菖蒲、远志、白矾;息风化痰用天麻、胆南星、天竺黄、羚羊角等。

3. 阳亢风动

治法:平肝潜阳,息风通络。

方药:天麻钩藤饮加减。

天麻 12g	钩藤 30g	石决明 15g	珍珠母 30g
白僵蚕 6g	怀牛膝 20g	玄参 12g	菊花 30g

7 剂

水煎服,日 1 剂,早晚饭后温服。

4. 心脾两虚

治法:补气养血,安神定志。

方药:归脾汤加减。

党参 15g	白术 15g	黄芪 10g	当归 10g
茯神 15g	远志 15g	龙眼肉 10g	莲子 15g
杏仁 15g	炙甘草 6g	阿胶(烊化)12g	

7 剂

水煎服,日 1 剂,早晚饭后温服。

5. 肾精亏虚

治法:填精荣脑。

方药:大补元煎加减。

紫河车 10g	龙眼肉 15g	桑椹 30g	熟地黄 18g
太子参 15g	丹参 15g	赤芍 9g	白芍 9g
郁金 12g	菖蒲 9g	远志 9g	茯苓 9g
生蒲黄 12g			

7 剂

水煎服,日 1 剂,早晚饭后温服。

许老医案

一诊:患者,赵某,男,25 岁。

主诉:被人打伤至头部疼痛,记忆力下降 10 日余。

病史:患者 10 日前被人打伤头部,当时有短暂的昏迷,有头昏、头疼、恶心、呕吐不适,在当地医院拍头颅 CT 片未见明显骨折和颅内损伤,具体治疗不详,10 日来一直有头痛,头晕,记忆力下降,耳鸣等不适,卧床时较好,活动后加剧。舌胖,苔白腻或黄腻,脉濡滑。

诊断:脑震荡,痰浊蒙窍型。

治法:化痰开窍。

方药:

半夏 10g	陈皮 10g	茯苓 10g	砂仁 6g
薏苡仁 15g	贝母 10g	竹茹 10g	石菖蒲 10g
天麻 6g	胆南星 6g		

7 剂

水煎服,日 1 剂,早晚饭后温服。

二诊:头痛,头晕明显缓解,记忆力稍有恢复,夜间睡觉时仍有耳鸣不适,多梦,腰膝酸软,尿频,舌质淡,苔薄白,脉沉细。治疗以补气血,安心脾,益精补髓。方药:归脾汤加减。

党参 15g　　白术 15g　　黄芪 10g　　当归 10g

茯神 15g　　远志 15g　　龙眼肉 10g　　莲子 15g

阿胶(烊化)12g

7 剂

水煎服,日 1 剂,早晚饭后温服。

同时服用六味地黄丸。

三诊:患者服药后精力充沛,面色红润,无头痛头晕,记忆力明显提高,睡眠良好,饮食良好。劳累后仍有腰酸不适,嘱其继续服用六味地黄丸,半年后随访,身体已康复。

按语

许老认为,本病为脑络损伤,早期以"瘀"为辨证重点,多为实证,如瘀血,痰浊,肝阳上亢,治疗多以扶正祛邪为主,或祛瘀,或化痰,或泻火;"脑为髓海",迁延不愈者,久病多虚,或气血不足,或精亏髓少,髓海空虚,治疗以补气养血,益肾填精为主。

预防并发症

脑震荡预后良好,多数患者在 2 周内恢复正常,但有少数患者也可能发生颅内继发病变或其他并发症,因此,在对症治疗期间必须密切观察患者的精神状态、意识状况、临床症状及生命体征,并应根据情况及时进行必要的检查。

(姚浩群)

第二节　颈 部 损 伤

颈 椎 病

概述

颈椎病(颈椎退行性关节炎、颈肩综合征或颈椎综合征)是指颈椎间盘退行性变,及其继发性椎间关节退行性变所致脊髓、神经根、椎动脉、交感神经等邻近组织受累而引起的相应临床症状和体征。是一种常见的颈段脊柱慢性退行性疾病。常在 40 岁以上中年以后发病,男性多于女性。以肝肾不足多见。

临床表现

本病的症状变化多样,因而造成了诊断上的困难。发病年龄一般在40岁以上,近年来年龄较轻者也逐渐增多。起病缓慢,开始时并不引起注意,仅为颈部不适,有的表现为经常"落枕",经过一段时间,逐渐表现出上肢放射痛出现。上颈椎的病变可以引起枕后部痛、颈强直、头昏、耳鸣、恶心、听力障碍、视力障碍以及发作性昏迷及猝倒。中颈椎的骨赘可以产生颈3~5根性疼痛及颈后肌、椎旁肌萎缩,膈肌亦可受累。下颈椎的病变可产生颈后、上背、肩胛区及胸前区的疼痛以及颈5~胸1的神经根性疼痛。中下颈椎的病变可压迫脊髓,产生瘫痪。

辅助检查

颈椎病的检查包括:前屈旋颈试验、椎间孔挤压试验、臂丛牵拉试验等。还有颈椎病的X线检查(图4-3-1),肌电图检查及CT、MRI检查等。

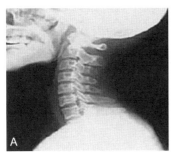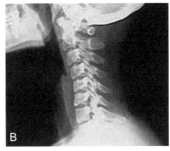

图4-3-1 颈椎病的X线检查
A:正常颈椎X线片;B:颈椎生理曲度变直的X线片

诊断要点

临床上将颈椎病分为颈型、神经根型、脊髓型、椎动脉型和交感神经型及其他型等,其中以神经根型最常见。

(一) 颈型

1. 具有较典型的根性症状(麻木、疼痛),且主诉头、颈肩疼痛等异常感觉,并伴有相应的压痛点。

2. X线片上颈椎显示曲度改变或椎间关节不稳等表现。

3. 应除外颈部其他疾患（落枕、肩周炎、风湿性肌纤维组织炎、神经衰弱及其他非椎间盘退行性变所致的肩颈部疼痛）。

（二）神经根型

1. 范围与颈脊神经所支配的区域相一致。

2. 压头试验或臂丛牵拉试验阳性。

3. 影像学所见与临床表现相符合。

4. 痛点封闭无显效（诊断明确者可不做此试验）。

5. 除外颈椎外病变（胸廓出口综合征、网球肘、腕管综合征、肘管综合征、肩周炎、肱二头肌腱鞘炎等）所致以上肢疼痛为主的疾患。

（三）脊髓型

1. 临床上出现颈脊髓损害的表现。

2. X线片上显示椎体后缘骨质增生、椎管狭窄。影像学证实存在脊髓压迫。

3. 除外肌萎缩性侧索硬化症、脊髓肿瘤、脊髓损伤、继发性粘连性蛛网膜炎、多发性末梢神经炎。

（四）椎动脉型

椎动脉型颈椎病的诊断是有待于研究的问题。常见临床表现如下：

1. 曾有猝倒发作，并伴有颈性眩晕。

2. 旋颈试验阳性。

3. X线片显示节段性不稳定或枢椎关节骨质增生。

4. 多伴有交感症状。

（五）交感神经型

常表现为头晕、眼花、耳鸣、手麻、心动过速、心前区疼痛等一系列交感神经症状，X线片有失稳或退变，椎动脉造影阴性。

（六）其他型

颈椎椎体前鸟嘴样增生压迫食管引起吞咽困难（经食管钡剂检查证实）等。

中医辨证分型

中医按照颈椎病的临床特点不同，将其分为痹痛证、痿软证、眩晕证和瘀滞证等进行辨证用药。

辨证施治

(一) 手法治疗

按摩是治疗颈椎病的主要方法之一,常用的手法有:舒筋法;提拿法;揉捏法;点穴拨筋法;端提运摇法;端提摇晃法;拍打叩击法。

(二) 枕颌带牵引法

又称颈椎牵引,是治疗颈椎病最为常用的有效疗法。牵引治疗要注重牵引的重量、时间与角度。轻量牵引,用于椎动脉型及脊髓型;重量牵引,用于颈型、神经根型。一般每次 45~60min,每日 1~2 次,前屈 15°~30° 体位。

(三) 固定方法

适当固定颈部,这样可限制颈椎活动和保护颈椎,减少神经根的磨损,减少椎间关节创伤性反应,有利于组织水肿的消退,巩固疗效,防止复发。常用的颈部固定工具是围领和颈托。

(四) 练功疗法

是巩固疗效、防止复发的重要手段。可以做颈项前屈、后伸、左右转向等活动锻炼。此外,还可做体操、太极拳、健美操等运动锻炼。

(五) 药物治疗

1. 内服药 按照颈椎病的临床特点不同,将其分为痹痛证、痿软证、眩晕证和瘀滞证等进行辨证用药。

痹痛证:治宜祛风除湿,方用羌活胜湿汤。

痿软证:治宜益气活血,疏通经络,方用补阳还五汤加减。

眩晕证:若属气虚下陷者,症见少气懒言,四肢乏力,治宜补中益气,方用补中益气汤加减。若属气血两虚者治宜益气养血,舒筋通络,方用归脾汤加味,若属痰瘀交阻者,治宜祛湿化痰,散瘀通络,方用温胆汤加减。若属肝肾阴虚者,治宜滋水涵木,调和气血,方用六味地黄丸或芍药甘草汤加减。属肝阳上亢者,治宜平肝潜阳通络,方用天麻钩藤饮加减。

瘀滞证:治宜活血止痛,舒筋通络,方用活血止痛汤,也可用活血定痛汤,防风归芎汤加减。

2. 外用药 外治药以活血止痛,舒筋活络为主,可选用舒筋活络药膏、活血散外敷。或用万花油、正红花油外擦,亦可用热熨药,如坎离砂热熨患处。

(六) 手术治疗

严格掌握手术指征。手术的原则,一为减压,包括对脊髓,神经根及椎动脉的减压；二为稳定局部，如有节段不稳，在减压的同时应予以植骨融合。

（七）其他疗法

其他治法包括穴位封闭治疗、针灸疗法、理疗等。

许老临证体会

（一）临证分析

许老认为本病病因主要是颈部的损伤和颈椎的退行性变两个方面。慢性劳损引起颈椎病较为多见，许老认为颈部肌肉、韧带、筋膜与关节等的劳损可引发颈部气血不畅，颈椎的平衡失调或错缝。因此许老强调平时姿势不良、枕头和睡姿不当、低头工作或看手机等常可造成颈部劳损，而大家常易忽视。颈部软组织的劳损促使颈椎的生理曲度改变，使颈椎间盘的退变过程加速，引发小关节的增生，从而造成压迫症状而发病。因此许老认为颈脊筋骨痿软是本病发生的内因；颈部外伤、劳损及外感风寒湿邪等，是引起本病的外因。先天性颈椎椎管狭窄，六淫之邪的侵袭，毒邪的感染，都可促进颈椎病的发生。

（二）临证施治

对颈椎病（眩晕证），许老通过多年运用中医整体观念和辨证施治方法进行临床诊治研究。许老认为辨证论治实质上就是中医诊治疾病的思维模式。许老认为，人到中年以后，肝肾功能开始衰退，气血不足日趋明显，筋骨得不到充足的濡养，逐步退化导致颈椎退变压迫神经血管而致使太阳经经气不利，营卫不和，气血不畅，经脉瘀滞，故出现颈项强痛，肩臂麻木，眩晕、头痛等本虚标实的复杂证候。

许老根据临床经验，颈椎病中医辨证分型及辨证要点，可分肝阳亢型（多见于椎动脉型，脊髓型，交感神经型）、阻滞型（多见于神经根型）、瘀滞型（多见于颈型，混合型）。椎动脉型颈椎病属肝阳上亢型，肝阳亢型临床见头晕、头痛、目昏、耳鸣、头重脚轻等，选用天麻钩藤饮加减，平肝潜阳，每获佳效。

若兼胸闷用桔梗、枳实，兼心悸用麦冬、五味子，兼不寐用酸枣仁、夜交藤、远志，兼心烦用知母、栀子，兼多汗用煅龙骨、牡蛎，兼目瞀用枸杞子、女贞子；兼麻木用黄芪、桂枝益气活血；另气虚型临床见头晕，肢体乏力等，以补中益气汤补中益气，并合枸杞、杜仲补肝肾，羌活、独活等祛风湿。

许老十分重视功能锻炼在治疗中的意义，认为是颈椎病恢复的一个必不可少的方法之一。其自创的颈椎操，包括颈椎前屈、后伸、侧屈、左右旋转、捏揉拍打肩关节、颈肌大回旋活动以及原地脚尖点地整脊疗法,一气呵成。并告诫患者动作频率应与呼吸频率相对应,不可图快,在动中求静。许老认为这些方法首先有利于发挥肌肉组织的潜能,使沉积于肌肉组织中的寒湿等邪能自行祛除;其次有助药力通达病所,起到引导作用;再次该法能有效地调整颈椎的外源性稳定性,从而促使颈椎内源性和外源性平衡,恢复颈椎原有的功能,这既是"动静结合"的体现;又同样发挥患者的积极性,增强肌力和肌肉抗病能力,是"医患合作"的具体表现。充分发挥了中医的特色,疗效颇佳,深得患者欢迎。

许老医案

一诊:刘某,女,41 岁。

主诉:颈部胀痛伴头晕痛 1 月。

病史:患者于 2012 年 7 月 10 日因睡觉醒后出现头晕、头重脚轻,认为感冒,自服感冒药后无缓解,睡不安,于我院门诊内科治疗,测血压稍高,予以降压处理,后症状稍改善,但仍有头晕,并逐渐出现头痛、胸闷、肢体乏力等,今来诊见头晕,头胀、胸闷、失眠、颈部酸重,二便常,舌淡白,脉沉弦细。摄片见颈椎生理弧度变直,椎体后缘骨质增生。

查体:患者颈椎压痛,无放射痛,旋颈试验阳性,臂丛牵拉试验阴性。

诊为椎动脉型颈椎病,属肝阳上亢型。

选用天麻钩藤饮加减,处方:

天麻 15g	钩藤 12g	珍珠母 10g	青葙子 10g
蔓荆子 10g	菊花 10g	川芎 10g	桔梗 10g
枳实 10g	酸枣仁 10g	夜交藤 10g	牛膝 10g
甘草 5g			

7 剂

水煎服,日 1 剂,早晚饭后温服。

二诊:见头晕好转,无头胀胸闷不适,睡眠改善,颈部仍有酸重,二便常,舌淡白稍腻,脉沉细。守方去酸枣仁、夜交藤,加白芍30g,葛根30g,续服7剂,并予以艾灸风池、肩井等穴而愈。

按语

许老认为随着年龄增长而肝肾渐不足,气血而弱,筋骨不得充养,逐步退化导致颈椎退变压迫血管,太阳经行于项背,上达颠顶,致使经气不利,营卫不和,气血不畅,经脉瘀滞,故现颈项强痛,眩晕、头痛等本虚标实的复杂证候。许老以此方中天麻、钩藤平肝息风清热;牛膝补肝肾,引血下行;珍珠母平肝潜阳安神,清肝明目;蔓荆子清利头目;川芎活血行气;酸枣仁、夜交藤养心安神、通络;菊花疏风平肝明目,用桔梗、枳实宽胸理气缓解胸闷。上药合用,共奏平肝息风通络,养心安神之效,二诊白芍缓急止痛,葛根解肌升阳,以缓图之。

许老认为随着科技的发展,电脑及手机的普及,电脑办公已渗透到各行各业,玩手机人群年龄从1岁到70~80岁,长期使用电脑和手机已成为颈椎病的常见诱因,且导致颈椎病的发生率还会上升。颈椎病本是中老年人的多发病,以后年轻人的发病率会更高,这是值得医界重视的问题,加强对颈椎病的预防和研究变得尤为重要。

(姚浩群)

第三节　胸背部损伤

一、气　胸

概述

气胸是指气体进入胸膜腔,造成积气状态,称为气胸。多因肺部疾病或外力影响使肺组织和脏层胸膜破裂,或靠近肺表面的细微气肿泡破裂,肺和支气管内空气逸入胸膜腔。多见于男性青壮年或患有慢性支气管炎、肺气肿、肺结核者。本病属肺科急症之一,严重者可危及生命,及时处理可治愈。气胸可分为闭合性气胸、开放性气胸和张力性气胸。

病因病机

(一) 闭合性气胸

胸壁无开放性外伤,气体多来自于肺组织损伤的破裂口,空气进入胸膜后,伤口迅速闭合,使空气不再进入胸膜腔,这类气胸称为闭合性气胸。

(二) 开放性气胸

胸壁为开放性,胸膜腔经胸膜和胸壁裂口与外界相通,空气随着呼吸自由出入胸膜腔,这类气胸称为开放性气胸。这类气胸会严重影响肺的呼吸功能,造成缺氧,严重情况下会引发肺休克。

（三）张力性气胸

气管、支气管或肺损伤处形成活瓣,气体随着呼吸进入胸膜腔并积累增多,导致胸膜腔压力高于大气压,这时造成的损伤比上两种气胸更为凶险,有时可发生缺氧、窒息,甚至死亡。

临床表现

（一）症状

症状的轻重取决于气胸发生的快慢、类型和两肺的原来情况。最早出现的症状为胸痛,锐痛如刀割,可放射至肩背、腋侧及前臂,因咳嗽及深吸气加剧,常位于气胸同侧,继之出现呼吸困难,少量气胸无明显症状或先有气急,后逐渐平稳,大量气胸时,突然气急,气促,烦躁不安,严重呼吸困难,大汗,甚至发生休克,意识丧失。此外,气胸患者常有咳嗽,多为刺激性咳嗽。

（二）体征

气胸体征视积气多少而定。少量气胸可无明显体征,气体量多时患侧胸部饱满,呼吸运动减弱,触觉语颤减弱或消失,叩诊鼓音,听诊呼吸音减弱或消失。肺气肿并发气胸患者,虽然两侧呼吸音都减弱,但气胸侧减弱更明显,即使气胸量不多也有此变化,因此,叩诊和听诊时应注意左右对比和上下对比。大量气胸时,纵隔向健侧移位。右侧大量气胸时,肝浊音界下移,左侧气胸或纵隔气肿时,在左胸骨缘处听到与心跳一致的咔嗒音或高调金属音。当患者出现发绀、大汗、严重气促、心动过速和低血压时,应考虑存在张力性气胸。

辅助检查

影像学检查:X 线检查是诊断气胸的重要方法。

胸片作为气胸诊断的常规手段,若临床高度怀疑气胸而后前位胸片正常时,应该进行侧位胸片或者侧卧位胸片检查。胸片是最常应用于诊断气胸的检查方法,CT 对于小量气胸、局限性气胸以及肺大泡与气胸的鉴别比 X 线胸片敏感和准确。气胸的基本 CT 表现为胸膜腔内出现极低密度的气体影,伴有肺组织不同程度的压缩萎陷改变。

中医辨证分型

1. 肺气虚　面色㿠白,自汗畏风,倦怠懒言,语声低怯,咳嗽有白稀痰,舌质淡胖,苔薄白,脉虚弱。

2. 肺阴亏虚　形体消瘦,口唇鼻咽干燥,干咳气急,或咳少量黏稠痰,颧红,午后潮热盗汗,舌质红少苔,脉细数。

3. 肺气阴两虚　面色㿠白,颧红,倦怠懒言,语声低怯,咳嗽气急,有白痰清稀偶或痰中带血,咳声无力,盗汗与自汗并见,畏风,午后潮热,食少,形体消瘦,舌淡红,边有齿痕,苔少,脉细弱。

辨证施治

1. 肺气虚

治法:补益肺气。

方药:补肺汤加减。方中党参、黄芪、白术补益肺气固表,桑白皮、枳壳宣肺利气,紫菀、甘草止咳化痰。

2. 肺阴亏虚

治法:滋养肺阴。

方药:百合固金汤加减。方中麦冬助百合润肺,元参助生地、熟地滋养肾阴,以抑肺经之虚火。当归、白芍养血柔肝以平肝火,贝母润肺止咳。气促者,加五味子敛肺气,有潮热者,可加地骨皮,银柴胡,知母,鳖甲清虚热,盗汗者,加浮小麦,乌梅收敛止汗。

3. 肺气阴两虚

治法:益气养阴。

方药:补肺汤与百合固金汤加减。方中党参、黄芪、白术补益肺气固表。百合、麦冬滋阴润肺。当归、芍药、生熟地、元参滋阴养血,桑白皮、枳壳宣肺利气。紫菀、贝母、甘草止咳化痰。饮食减少,可加扁豆、山药、蔻仁、鸡内金健脾和胃理气,去地黄、麦冬、元参滋腻之品。阴伤较甚,潮热盗汗者,可加地骨皮、鳖甲、乌梅、浮小麦清虚热敛汗。

许老医案

一诊:患者,李某,女,38岁。

主诉:胸痛,呼吸困难3日。

病史:患者3日前与人吵架后出现阵发性胸部疼痛,呼吸困难,气急,咳嗽,休息后缓解。

查体:面色㿠白,自汗畏风,言语无力,咳嗽有白稀痰,左上肺呼吸音减弱,舌质淡胖,苔薄白,脉虚弱。

辅助检查:X线显示左上肺尖透亮度增高。

初步诊断:气胸,肺气虚型。

治法:补益肺气。

处方:补肺汤加减。

黄芪 30g　　党参 15g　　白术 10g　　桑白皮 10g

枳壳 10g　　紫菀 10g　　甘草 10g

7 剂

水煎服,日 1 剂,早晚饭后温服。

二诊:患者服药后胸部疼痛,呼吸困难明显好转,言语有力,自汗消失,无咳嗽,舌质淡,苔薄白,脉缓。继续服用前方 7 剂后,症状消失,复查 X 线片未见明显异常。

按语

许老认为,肺主气,司呼吸,主宣发肃降,为气机出入升降之枢。肺外合皮毛,开窍于鼻。若肺气虚弱,外邪入侵,邪气壅肺,肺气宣降不利,或咳或喘或哮或津液失于输布而成痰,停伏于肺,久则均可致肺虚,气阴耗伤,导致肺主气功能失常。病情急剧恶化而见气急、剧咳、胸痛。治疗以补肺气,滋肺阴,调节肺的宣发肃降功能。

预防并发症

天气寒冷会刺激呼吸道炎症加重,多个肺泡破裂形成肺大泡,肺大泡再破裂就容易把肺冲出一个洞,导致气体漏入胸腔,形成气胸,长期患严重呼吸道疾病的老年患者在冬天应特别注意。自发性气胸患者宜做胸膜固定术,创伤性气胸治疗一般可按自发性气胸的治疗原则进行,但应强调及时诊断,积极抢救,防止并发症发生,预防复发。

二、血　胸

概述

血胸是指全血积存在胸腔内,又称胸膜腔积血、胸腔积血。最常见的原因是创伤或外科手术。内科常见于脓胸和结核感染,还有胸膜或肺内肿瘤、凝血机制障碍等。血胸的临床表现因胸腔内积血的量、速度、患者的体质而有所不同,急性失血可出现面色苍白、脉搏细速、呼吸急促、血压逐步下降等低血容量休克症状。

病因病机

血胸多为刀刃、火器、骨折直接损伤胸腔内脏器和血管所致。其主要来源主要有三:一是肺的损伤,由于肺循环血压低,出血慢,常可自行停止;二是胸壁血管损伤,比如肋间动静脉等,这些损伤一般不容易自行停止;三是心脏或大血管的破裂,此类出血迅猛,常因抢救不及时而导致死亡。

临床表现

血胸的临床表现与出血量、速度和个人体质有关。一般而言,小量血胸(少于 500ml)无明显临床症状,胸片示肋膈角消失。中等量血胸(不超过 1 000ml)和大量血胸(超过 1 000ml),尤其是急性失血,可以出现面色苍白、脉搏细速、呼吸急促、血压逐步下降等低血容量休克症状。休克时表现为脉搏快弱、血压下降、呼吸短促等。当并发感染时,则出现高热、寒战、疲乏、出汗等症状。

辅助检查

1. 血常规　大出血患者的外周血红细胞明显下降,血红蛋白也明显下降。

2. X 线胸片　积血量小于 200ml 时,X 线也难进行诊断。积血量大于 500ml 时,肋膈角变钝,合并气胸时可见肋膈角区有液平面。卧位摄片常被遗漏,应行直立位摄片,并定时(损伤后 6 小时、24 小时)做 X 线随访。积血量在 1 000ml 左右时,积液阴影达到肩胛下角平面。积血量超过 1 500ml 时,积液阴影超过肺门水平,甚至显示为全胸大片致密阴影和纵隔移位。

3. 超声检查　可见液平段,胸腔穿刺抽出不凝固血液时则可确定诊断。在凝固性血胸时不易抽出血液或抽出量很少。内出血症状加重,X 线示积液量增多。临床症状严重时,根据物理检查,直接先做胸腔穿刺来确立诊断,而不必等待或根本不能先做 X 线胸片检查。

中医辨证分型

1. 瘀积胸胁　胸闷,胸痛,呼吸不利或咳嗽,二便自调,舌黯或舌红有瘀点,苔薄白,脉弦或涩。

2. 气血亏虚　胸闷,气短,神疲乏力,倦怠懒言,食欲不振,面色苍白,心悸,舌淡,脉细数。

3. 气虚血脱 气短,呼吸微弱,声音低微,面色苍白,爪甲淡白,汗出肢冷,口开手撒;舌淡白,脉微欲绝。

辨证施治

1. 瘀积胸胁

治法:早期,祛瘀止血;中后期,活血祛瘀,行气止痛。

方药:早期,十灰散;中后期,血府逐瘀汤。常用药:侧柏叶、茜草根、仙鹤草、白及、白茅根、桃仁、红花、赤芍、川芎、延胡索、枳壳、陈皮。

2. 气血亏虚

治法:益气补血,兼以止血。

方药:八珍汤。常用药:党参、白术、茯苓、甘草、当归、熟地黄、川芎、白芍、阿胶。

3. 气虚血脱

治法:益气固脱。

方药:生脉散。常用药:麦冬、五味子、人参、黄芪。

许老医案

一诊:患者,吴某,女,54 岁。

主诉:胸痛,呼吸困难 10 日。

病史:在江西省中医院住院治疗,诊断为:原发性血胸,住院期间多次行胸穿抽吸积血,患者要求请中医会诊治疗。胸部持续刺痛,呼吸困难,舌黯红有瘀点,苔薄白,脉涩。

初步诊断:血胸,瘀积胸胁型。

治法:活血祛瘀,行气止痛。

处方:血府逐瘀汤加减。

桃仁 12g	红花 10g	当归 10g	生地 10g
川芎 10g	赤芍 10g	牛膝 10g	枳壳 6g
桔梗 6g	柴胡 3g	甘草 5g	蒲黄 6g
五灵脂 6g			

7 剂

水煎服,日 1 剂,早晚饭后温服。

二诊:患者服药后胸部疼痛,呼吸困难明显好转,精神状态良好,舌质红,苔薄白,脉细。继续服用补中益气汤 7 剂后,症状完全消失。

按语

许老认为,胸膈为血府,为心肺所居之处,心主血,主神志;肺主气,司呼吸,主宣发肃降,为气机出入升降之枢。外伤所致脉络受损或本气亏虚不能摄血,均可导致血行脉外,瘀血内生,留滞胸膈血府,气机运行不通则痛,故有胸痛,影响肺的升降出入,故有咳嗽,呼吸困难之证。因此,早期使用血府逐瘀汤,活血祛瘀,通络止痛,去除瘀血,待实邪去除后,继而使用补中益气汤之类的补气养血之药,固本培元,防止血液外溢,从根本上治疗。

预防并发症

防治胸部外伤,及时正确地处理肋骨骨折,针对病因积极治疗,抗生素治疗,预防感染。

三、肋 软 骨 炎

概述

肋软骨炎又蒂策病(Tietze disease),胸肋综合征。是指胸肋软骨与肋骨交界处不明原因发生的非化脓性的肿胀疼痛。表现为局限性疼痛伴肿胀的自限性疾病。是门诊常见疾病,分为非特异性肋软骨炎和感染性肋软骨炎。本章肋软骨炎所阐述的是肋软骨的非特异性、非化脓性炎症。其原因一般认为与劳损或外伤有关,好发于上臂长期持重的劳动者。病变部位多在胸前第2~5肋软骨处,以第2、3肋软骨最常见,也可侵犯胸骨柄,锁骨内和前下诸肋软骨。软骨本身无血管,其血供主要来自软骨膜(图4-3-2)。受累肋

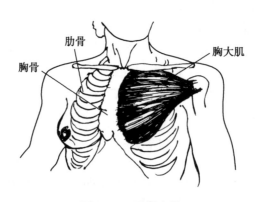

图 4-3-2 肋骨血供

软侧骨处自感胸部钝痛或锐痛,有压痛和肿大隆起,深吸气,咳嗽或活动患侧上肢时疼痛加剧、有时向肩部或背部放散。甚至不能举臂,但局部皮肤无改变;疼痛轻重程度不等,往往迁延不愈,影响患者的工作和学习。疼痛消失后,肿大的肋软骨甚至可持续数月或数年之久。有时劳累后,疼痛还会发作,发病有急有缓。

临床表现

多数病例为青壮年,女性居多。发病有急有缓,急性者可骤然发病,感胸部刺痛,跳痛或酸痛;隐袭者则发病缓慢,在不知不觉中使肋骨与肋软骨交界处呈弓状,肿胀、钝痛,有时放射至肩背部、腋部、颈胸部,有时胸闷憋气。休息或侧卧时疼痛缓解,深呼吸、咳嗽、平卧、挺胸与疲劳后则疼痛加重。

辅助检查

由于肋软骨在 X 线片中不能显影,胸部 X 线检查不能发现病变征象,但有助于排除胸内病变、胸壁结核、肋骨骨髓炎。MRI 能够显示骨、软骨、滑膜及骨髓的活动性炎性改变,特异性和敏感性较高。

诊断要点

主要诊断依据是临床症状和局部体征。

唯一症状是局部疼痛,有时向肩部或背部放散。以第 2、3 肋软骨多见。咳嗽和上肢活动时,疼痛加重。

检查可发现患处肋软骨肿胀,隆起并有压痛。

中医辨证分型

1. 肝郁气滞 因情志抑郁而导致肝失疏泄,肝气郁结。常见胸胁胀痛,痛处不定,胸闷不舒,善太息,大便不畅,深呼吸或咳嗽时疼痛加剧,口干苦,纳呆,便秘,舌淡红或苔黄,脉弦。

2. 痹阻脉络 素体虚弱,卫外不固,邪气乘虚而入,致使气血凝滞,经脉痹阻,不通则痛。见胸部肿胀疼痛,肢体拘急不舒,胸背痛,舌质淡,舌苔白,脉沉紧。

3. 气血亏虚 旧病不愈,身体虚弱,气虚不能化血或气虚不能化气。患病日久,身体羸弱,胸胁部肿胀隐痛,劳后加重,休息后缓解,舌质淡,舌苔薄,脉细弦。

4. 痰湿阻滞　胸肋部肿胀疼痛,胸脘痞闷不舒,纳呆食少,短气懒言,脉弦滑。

辨证施治

(一) 针灸治疗

采用针刺配合艾灸,具体操作如下:

1. 针刺治疗　取穴:阿是穴、膻中、心俞、内关。

2. 针刺的同时于痛点中心处采用艾绒中炷直接灸:为中炷,置于患处,点燃后,当艾炷燃至一半左右,患者感皮肤灼热时即用镊将艾炷夹去,另易新炷施灸,共做 3 壮,以局部皮肤红晕为度。治疗隔日 1 次,10 次 1 个疗程,疗程间休息 7 日。

(二) 中药治疗

1. 内服

(1) 肝郁气滞型:治以疏肝解郁,行气和血,方拟复元活血汤合逍遥散加减:柴胡 15g,当归 10g,白芍 10g,红花 12g,炮穿山甲 9g,川芎 9g,桃仁 9g,郁金 12g,香附 9g,薄荷(后下)6g;痹阻脉络型:治以散寒除湿,活血行气。方拟复元活血汤加减:柴胡 15g,当归 12g,红花 12g,甘草 6g,炮穿山甲 9g,制大黄 15g,桃仁 12g,羌活 12g,独活 12g,细辛 3g。

(2) 气血亏虚型:治以益气养血,和血散瘀,方拟复元活血汤合八珍汤加减:党参 30g,黄芪 15g,白术 15g,茯苓 12g,甘草 6g,当归 15g,白芍 9g,川芎 6g,桃仁 9g,红花 6g,陈皮 9g,焦三仙(山楂、神曲、麦芽)各 10g。

(3) 痰湿阻滞型:治以祛痰散结、活血行气。方拟复元活血汤合二陈汤加减:陈皮 12g,制半夏 12g,瓜蒌 15g,茯苓 9g,甘草 6g,柴胡 12g,当归 12g,红花 6g,炮穿山甲 9g,桃仁 12g,延胡索 15g。

2. 外用外敷　取马钱子 30g,大黄 30g,生南星 20g,红花 20g,乳香 20g,没药 20g,白芷 15g,冰片 15g。上方共研末封存。用时取适量药末以 75% 医用酒精及蜂蜜调和至软膏状外敷患处,用塑料布覆盖,外包纱布,胶布固定。2 日 1 次。

(三) 其他治疗

1. 针刀闭式松解综合疗法。

2. 采用非甾体类镇痛消炎药对症治疗。疼痛明显、对症治疗欠佳时,可在无菌操作下于肿胀的软骨骨膜注射混有普鲁卡因或利多卡因的长效类固醇激素局部封闭治疗,对减轻肿胀及疼痛疗效确实。

3. 理疗如超声波、低反应水平激光、磁疗法、紫外线照射,热敷等。

许老临证体会

(一) 临证分析

许老认为肋软骨炎在冬春季节发病者较多,多见于中年女性。其发病原因不十分明确,目前尚缺乏统一认识,多认为与病毒感染、损伤机械应力有关。许老强调临床上注意妇女患肋软骨炎多数以乳痛就诊,因肋软骨炎的疼痛常放射到乳房。因此,肋软骨炎易与乳房疼痛相混淆。但鉴别并不困难,若系乳房本身疾患,常可在乳房摸到肿块或条索状物,或乳房局部皮肤发红等。肋软骨炎常因咳嗽、深呼吸、举臂侧身等使疼痛加剧,而乳房疼痛则不受这些因素的影响。

许老认为本病属于骨痹、胸痹、胁痛范畴,病机为情志不畅、肝郁气滞、风邪侵袭、痹阻经络、气虚血瘀。从肋软骨的循经部位来看,胸胁为足厥阴肝经分布,肝主疏泄,性喜条达,若肝郁气滞、疏泄不畅,经脉运行受阻,就会出现肿痛;若肝阴虚,肝藏血功能衰弱,这些组织就可能出现病理反应。从肋软骨炎发生的部位来看,位于胸部,胸属肺,肺主呼气,肾主纳气,肺气不宣,肃降失调,故呼吸疼痛,甚者有憋气的症状。"肝肾同源",肾阴不足可以导致肝阴不足,阴虚则内热,所以患者有口微苦,肋骨膜增厚,水肿表现。是阴虚发热,久虚火旺的表现。

(二) 临证施治

许老在治疗方面认为,肋软骨炎疼痛窜及胸胁,上臂乃气滞,局部隆起,压痛明显,痛点固定不移乃血瘀。治常以疏肝解郁、补气活血、消肿散瘀止痛之法。许老认为本病亦有风热入侵经络,毒热交炽,气血壅遏不通之情形。气滞血瘀,风热入侵经络,毒热交炽,气血壅遏不通,不通则痛。治宜清热解毒,疏通气血。方用五味消毒饮加减。可以使用我院散瘀膏合金黄膏外贴。症状较重时可适当休息,减少上肢及胸部活动。局部理疗,热敷。另外,许老认为吸烟易引起肋软骨炎严重并发症,发作期应该禁止吸烟。方药:

板蓝根 30g	鱼腥草 30g	银花 15g	连翘 9g
蒲公英 15g	紫花地丁 15g	黄柏 12g	桔梗 12g
黄芪 15g	乳香 9g	没药 9g	丹皮 18g
防风 3g			

若有胁肋不舒,嗳气,宜疏肝解郁,可加柴胡 10g,广郁金 10g。

预防肋软骨炎,许老建议多锻炼身体,提高机体免疫力和抵抗力。注意劳逸结合,不要过于劳累。在室内要开窗,保持空气流通。衣着要松软、干燥、避免潮湿。换季时期,要注意适当添减衣物,避免患病。劳动时,注意提高防护意识,搬抬重物时姿势要正确,不宜用力过猛,而提防胸肋软骨、韧带的损伤。

许老医案

一诊:朱某,女,41 岁。2011 年 6 月 15 日初诊。

主诉:左侧胸部出现疼痛 1 月。

病史:1 月前因生气后即感左侧胸部憋胀不适,近日受凉后,左侧胸部出现刺痛,呼吸、咳嗽、举臂时疼痛加重,于医院治疗效果不佳,故来我院求治。

查体:胸左侧 2~5 肋及胸骨肿胀,于胸骨上端及左侧第 2~5 肋压痛,按之压痛,皮肤颜色黯红,舌苔薄黄,舌质红,舌边瘀斑,脉弦。胸部透视未见明显异常。

诊断:肋软骨炎,属肝郁气滞,瘀血阻络。

治疗:治宜疏肝解郁,活血通络。方拟复元活血汤合逍遥散加减,结合外用活血散瘀膏于患处。另外,配合刮痧疗法,由天突穴向下经华盖、紫宫、玉堂、膻中等穴,刮至鸠尾穴处;并在病变局部沿着肋间隙,由中间向两侧刮肋间隙。

处方:

大黄 30g	瓜蒌根 10g	当归 10g	桃仁 12g
红花 10g	白芍 30g	延胡索 10g	柴胡 15g
广郁金 8g	鸡血藤 15g	陈皮 7g	炮穿山甲 9g
枳壳 10g	甘草 6g		

7 剂

水煎服,日 1 剂,早晚饭后温服。

二诊:服药 7 剂后,疼痛减轻,再 7 剂后疼痛消失,外用活血散瘀膏 2 周巩固,无复发。

按语

许老认为本案"血瘀"为本病之本,气血瘀滞,筋络气机不利,经脉瘀滞,故不通则痛,当活血祛瘀,疏肝通络。许老以复元活血汤为本,此方中大黄荡涤留瘀败血;当归、桃仁、红花活血祛瘀,消肿止痛;炮穿山甲破瘀通络;瓜蒌根入血分助诸药消瘀散结;甘草调和诸药,鸡血藤活血通络;延胡索、郁金等药以加强行气解郁之功,调理血中之气;白芍柔筋止痛;陈皮理气,补而不腻且化痰。诸药合用,共奏活血祛瘀,疏肝通络止痛之效。加之外用活血散瘀膏使药力直达病所,加强局部活血祛瘀之功,配以刮痧疗法更能促进局部血液循环,共奏开窍透骨、通经走络之效。使瘀血祛新血生,气行通络,则肋痛自平。

(姚浩群)

第四节 腰 部 损 伤

一、腹膜后血肿

概述

腹膜后血肿为腹腰部损伤的常见并发症,占 10%~40%,可因直接或间接暴力造成。最常见原因是骨盆及脊柱骨折,约占 2/3;其次是腹膜后脏器(肾、膀胱、十二指肠和胰腺等)破裂和大血管及软组织损伤。因其常合并严重复合伤、出血性休克等,死亡率可达 35%~42%。

病因病机

腹膜后血肿与外界暴力的强弱有着直接的关系,腹部遭受暴力后,内部气血、经络、脏腑受损,致使络脉破损,血溢于脉外。若肝、脾等脏器破裂后,可引起严重的出血,使血容量急剧下降,甚至发生失血性休克。

临床表现

腹痛为最常见症状,部分患者有腹胀和腰背痛、合并出血性休克者占1/3。血肿巨大或伴有渗入腹膜腔者,可有腹肌紧张和反跳痛、肠鸣音减弱或消失。但腹膜后血肿缺乏特征性临床表现,且随出血程度、血肿范围不同而有较大差异。腹痛为最常见症状,部分患者有腹胀和腰背痛,合并出血性休克者占 1/3,血肿巨大或伴有渗入腹膜腔者可有腹肌紧张和反跳痛,肠鸣音减弱或消失。

辅助检查

X 线检查,可从脊柱或骨盆骨折、腰大肌阴影消失和肾影异常等征象,提示腹膜后血肿的可能。B 型超声和 CT 检查常能提供可靠的诊断依据。

中医辨证分型

1. 血虚气脱 伤肢瘀肿黯紫,头目眩晕,面色苍白或萎黄,烦躁口渴,气急心悸,汗出如珠,四肢厥冷。舌淡,苔白,脉细数或虚大。

2. 瘀血内阻 伤肢肿胀,疼痛剧烈,皮肤青紫或瘀斑,伴神清呆滞,胸闷腹胀,舌淡黯,苔白,脉弦。

3. 热毒蕴结 伤肢肿胀,灼痛,得寒痛减,遇热痛甚,伴发热,面赤,尿黄,大便秘结。舌红,苔黄,脉数。

4. 肝郁脾虚 伤肢萎软,麻木不仁,面色无华,头晕目眩,食欲不振,心悸气短,少气懒言,大便溏。舌淡,苔白,脉沉细。

辨证施治

1. 血虚气脱证

治法:益气固脱,回阳救逆。

方药:独参汤(《景岳全书》)人参 9g 或参附汤(《世医得效方》)加味。人参 6g,炮附子 3g。若自汗肤冷,呼吸微弱者,可加肉桂、干姜、黄芪等温阳益气;若出血不止者,可加仙鹤草、侧柏叶、藕节以止血;若心悸失眠者,可加远志、玉竹、北沙参养胃生津。

2. 瘀血内阻证

治法:活血化瘀。

方药:膈下逐瘀汤(《医林改错》)加减。

当归 9g	川芎 9g	赤芍 9g	桃仁 6g
红花 6g	枳壳 9g	丹皮 9g	香附 9g
延胡索 9g	乌药 9g	五灵脂 9g	甘草 6g

水煎服,日 1 剂,早晚饭后温服。

损伤后腹痛较剧者,可加王不留行以行血破瘀;腹胀明显者,可加大腹皮、槟榔以理气导滞;术后痛甚者,可加泽兰、苏木以散瘀破血;若有呕血者,是败血流入胃脘,用加味芎归汤(《医宗金鉴》)加减。

3. 热毒蕴结证

治法:清营凉血,解毒通里。

方药:犀角地黄汤(《备急千金要方》)加减。

犀角(现用水牛角代替)3g	赤芍 9g	生地黄 9g	丹皮 9g

水煎服,日 1 剂,早晚饭后温服。

神昏谵语可加牛黄、黄连、栀子以清心开窍;腹胀腹痛较剧可加桃仁、红花、枳壳、香附以理气活血止痛。

4. 肝郁脾虚证

治法:疏肝健脾。

方药:六君子汤(《医学正传》)加减。

人参 6g	白术 9g	茯苓 9g	炙甘草 6g
半夏 6g	陈皮 9g	生姜 3g	大枣 6g。

水煎服,日 1 剂,早晚饭后温服。

加柴胡、香附、枳壳疏肝解郁以止痛;也可加当归、川芎行气活血止痛;胸胁胀满腹胀,可加枳壳、郁金以疏肝理气;纳差,可加鸡内金、神曲以健脾消食。

许老医案

一诊:患者,李某,男,45 岁。

病史:从高处坠落至腰部疼痛,活动障碍 1 日。收入住院治疗,神志清楚,言语清晰,腰部疼痛,活动不利,下肢感觉及运动均正常,二便正常。

查体:腰 3 棘突处压痛、叩击痛阳性,腹部胀满,无明显压痛及反跳痛,舌质淡,苔白,脉沉细。

辅助检查:X 线显示腰 3 椎体压缩性骨折,B 超显示腹膜后血肿。

诊断:①腰 3 椎体压缩性骨折;②腹膜后血肿,血虚气脱型。

治法:益气固脱。

处方:独参汤加减。

人参(单煎兑入)10g	黄芪 30g	侧柏叶 10g	藕节炭 6g

7 剂

水煎服,日 1 剂,早晚饭后温服。

嘱绝对卧床,腰部垫枕治疗。

二诊:服药后精神好转,腹部仍有胀满,少许腹痛,大便 3 日未解,小便正常。考虑瘀血内阻,腑气不通。

治法:活血化瘀,理气导滞。

处方:膈下逐瘀汤加减。

当归 10g	川芎 10g	赤芍 9g	桃仁 12g
红花 12g	枳壳 10g	丹皮 10g	香附 9g

　　延胡索 9g　　　乌药 9g　　　五灵脂 9g　　　大黄(后下)10g

　　大腹皮 6g　　　槟榔 6g

7 剂

水煎服,日 1 剂,早晚饭后温服。

　　三诊:患者服药后精力充沛,面色红润,腹部胀满腹痛消失,大便顺畅,出院后在家卧床,居家期间腹部偶有胀满,服用香砂六君子丸缓解,随访 2 个月后,骨折痊愈,腹部无不适感。

按语

　　许老认为,腹膜后血肿在中医属于"血证"范畴,多因外伤引起,最常见于骨盆及脊柱骨折。"气为血之脉,血为气之母",早期患者气不摄血,血行脉外,气随血脱;"有形之血不能速生,无形之气所当急固",故治疗使用大剂量的黄芪、人参补气药物,固摄血液,达到止血、减缓血肿的进一步发展。而后脉外之血凝固,形成有形瘀血,内阻经络,影响腑气运行,多见腹胀腹痛之证,气滞为标,瘀血为本,故使用活血祛瘀通腑的治疗方法,从根本进行治疗。

预防并发症

　　避免致伤因素,血肿破裂时应及时处理,防止出血性休克的发生。

二、第三腰椎横突综合征

概述

　　第三腰椎横突综合征多发于青壮年、体力劳动者,多由外伤引起。是以第三腰椎横突部明显压痛为特征的慢性腰痛。属腰部劳损(功能性腰痛)范畴。由于第三腰椎横突特别长,且水平位伸出,附近有血管神经束经过,还有较多的肌筋膜附着。在正位上第三腰椎处于腰椎生理前凸弧度的顶点,为承受力学传递的重要部位,因此易受外力作用的影响,易受损伤而引起该处附着肌肉撕裂,出血、瘢痕粘连、筋膜增厚挛缩,使血管神经束受摩擦、刺激和压迫而产生症状。

临床表现

　　患者主要表现为腰痛,或腰臀部的弥漫性疼痛,亦可向大腿后侧至腘窝平面以上扩散。检查时在骶棘肌外缘第三腰椎横突尖端处有局限性压痛,有时可触及一纤维性软组织硬结,常可引起同侧下肢放射痛,直腿抬高试验可为阳性,但加强试验为阴性。

辅助检查

X 线片除可见第三腰椎横突明显过长外,有时左右横突不对称,或向后倾斜。

诊断与鉴别诊断

对于少数难以确诊的患者,可在第三腰椎横突尖部诊断性注射压痛点用 2% 利多卡因 5~10ml 注射后,疼痛和压痛消失,则可确诊。本病需与腰椎间盘突出症、急性腰扭伤、梨状肌综合征、臀上皮神经卡压综合征等作鉴别。

疾病分型

临床上根据分析损伤机制及损伤部位分为 3 型。

1 型:患侧痛,放射至下腹部或腰部有环状束紧感,病理变化在横突尖部。如涉及臀部疼痛,向大腿放射,则为腰神经后支受累,此种情况应与臀上皮神经炎相鉴别。

2 型:仅有腰痛,伴同侧腰肌紧张,横突后侧的骶棘肌受损。

3 型:如疼痛放射至大腿内侧,出现肌紧张,则横突前面的腰大肌和腰方肌发生病变。

中医辨证分型

瘀滞型、痉挛型、寒湿型。

辨证施治

(一) 理筋手法

患者俯卧位,术者在脊柱两侧的骶棘肌、臀部及大腿后侧,以按、揉、推、滚等手法理筋,并按揉腰腿部的膀胱经腧穴,理顺腰、臀、腿部肌肉,解除痉挛,缓解疼痛。再以拇指及中指分别挤压、弹拨、按揉第三腰椎横突尖端两侧,剥离粘连、活血散瘀、消肿止痛。

(二) 药物治疗

1. 内服药 肾阳虚者治宜温补肾阳,方用补肾活血汤;肾阴虚者治宜滋补肾阴,方用知柏地黄丸或大补阴丸加减;瘀滞型治宜活血化瘀、行气止痛,方用地龙散加杜仲、续断、桑寄生、狗脊之类;寒湿型治宜宣痹温经通络,方用独活寄生汤或羌活胜湿汤;兼有骨质增生者,可配合服骨刺丸。

2. 外用药　外贴活血止痛类膏药、跌打风湿类膏药,亦可配合中药热熨或熏洗。

(三)练功活动

患者身体直立,两足分开,与肩同宽,两手叉腰,两手拇指向后挺压第三腰椎横突,进行揉按。然后旋转、后伸和前屈腰部,以利于舒通筋脉、放松腰肌、解除粘连、消除炎症。

许老临证体会

(一)临证分析

许老强调此部位的骨与软组织最易损伤、易劳损是由于背阔肌的深部筋膜肌肉附着在第三腰椎横突上,是腰部的拉应力中心,当腰、腹部肌肉强力收缩时,该处所承受的拉应力最大。反复持续牵拉损伤引起局部组织的炎性肿胀,充血,液体渗出等病理变化,继而发生滑膜、纤维组织、纤维软骨等的增生,邻近腰脊神经后支的外侧支受到刺激,日久神经纤维可发生变性,产生腰痛和臀部痛,引起腰骶肌痉挛。许老认为患者腰痛等症状主要表现为一侧为主,晨起或弯腰疼痛加重,有时翻身及步行困难。根据临床症状和体征一般都能确立诊断。许老认为 X 线片反映的问题,应结合病史、症状其他体征相印证来进行诊断。许老认为此症较易与腰椎间盘突出症、急性骶髂关节扭伤、梨状肌综合征混淆故需相鉴别。

许老认为急性腰扭伤治疗不当也可引发本病,急性腰扭伤时可使第三腰椎周围的肌肉筋膜被撕裂,出现损伤性炎症,若治疗不当,可引起横突周围瘢痕粘连,筋膜增厚,肌腱挛缩等病理变化,并产生相应的症状。许老认为风寒湿邪的侵袭,“寒主收”,“湿性滞着”,故致一侧腰背肌紧张或痉挛,引发对侧或同侧肌肉在牵拉的作用与反作用力的影响下损伤,“卡压”腰背神经后支的外侧支,是产生该综合征的主要病理。许老指出,在临床上原有风湿病的腰痛患者,也可能由于风湿病削弱了机体的抵抗力而引起腰痛,也可受外力作用的影响,容易受损伤而引起该处附着肌肉撕裂、出血。许老认为病理分型中 1 型最为常见,表现为瘀滞型。

(二)临证施治

由于第三腰椎横突综合征病程时间长且容易反复发作,因此,许老认为在治疗时需要进行全方位综合治疗,不仅治疗前期需要重视,治疗后期在生活上和功能锻炼方面也要重视。注意对于腰部急性损伤要及时医治,注意纠正不良姿势,腰部可束腰带以资护腰,宜睡硬板床,注意保暖,避免疲劳。起床活动时可用腰围保护,以减轻疼痛,缓解肌肉痉挛。只有这样,才能收到完整、稳定、良好的治疗效果。许老认为"松则不痛,痛则不松",运用推拿按摩手法,剥离粘连、疏通经络、解除痉挛,可达到止痛之目的。对顽固、久治不愈的第三腰椎横突综合征,可采用手术治疗。许老常以三味方为主并配合推拿,疗效满意。

1. 三味方 是许老自拟的经验方,药用徐长卿 30g、十大功劳叶 30g、三七(冲服)6g,清热凉血、活血祛瘀、通经活络、消肿止痛。有痛无麻者是神经受炎症水肿组织的刺激,单用三味方即可;既麻又痛者,是经络不畅,组织血肿、水肿,卡压神经,宜加强活血祛瘀,取三味方合失笑散治疗;有麻无痛者,则是经络阻塞、组织粘连、神经受压的表现,宜内服三味方加淫羊藿、地龙等。

瘀滞型:治宜活血祛瘀,消炎止痛。方选三味方加失笑散。药用徐长卿 30g、十大功劳叶 30g、三七粉 6g、五灵脂 15g、蒲黄 10g。

痉挛型:治宜活血解痉,消炎止痛。方选三味方加地龙 10g、木瓜 12g。

寒湿型:治宜温阳利湿,消炎止痛。三味方加淫羊藿 10g、防己 10g。

2. 推拿疗法

穴位按摩法:以拇中指揉按肾俞穴、环跳穴,再以拇指弹拨第三腰椎横突,以活血舒筋,散瘀解痉,消肿止痛。

推滚法:以小鱼际为着力点,利用腕部的运动,沿患者腰部两侧骶棘肌(重在患侧)由下向上,边滚边推,反复 4~5 次,以舒松肌筋,解除骶棘肌痉挛。

抖臀法:以双手掌根部推抖臀肌,进一步缓解痉挛,消除疼痛。

许老医案

一诊:李某,女,32 岁。

主诉:腰痛 3 周,活动不利。

病史:患者于 2011 年 5 月 5 日抬重物后即感腰痛,弯腰后疼痛加重,于家中休息 3 日无改善,故自用止痛膏,稍有好转,但上班后又加重,故前来我院。查体:左侧第三腰椎横突尖端处有局限性压痛,骶棘肌紧张,双直腿抬高试验阴性,加强试验阴性,脉沉细,舌苔薄白。诊为第三腰椎横突综合征。属腰部扭伤,气滞血瘀,经络不通。治宜活血化瘀,行气止痛。

治疗:方用三味方合失笑散加减,配合推拿。

处方：

徐长卿 30g	十大功劳叶 30g	三七粉 6g	五灵脂 15g
蒲黄 10g	木瓜 10g	牛膝 15g	杜仲 10g
鸡血藤 15g	白芍 30g	甘草 5g	

5 剂

水煎服,日 1 剂,早晚饭后温服。

5 剂后腰痛减,守方,续服 5 剂而愈。

按语

许老认为本病属"筋伤""腰痛"范畴。因伤后肢体腰部脉络受损,离经之血瘀积不散、气血之道不得畅通,故疼痛剧烈。许老认为损伤所致,必会经络受损,气血运行不畅,阻滞经脉,不通则痛。治当以活血化瘀,通络止痛。《素问·风论》曰:"风者,百病之长也。"凡人体患病,多可责之于风。徐长卿擅长祛风止痛,在此方中为君药;十大功劳素有"土黄柏"之称,能清热燥湿,正是许老所提倡的气血水并重治疗方法的具体表现。三七粉有活血化瘀,止血不留瘀之功,在此与十大功劳共为臣。三药合用,共奏清热凉血,活血化瘀,通经活络,消肿止痛之效。木瓜、白芍、鸡血藤活血解痉通络。腰为肾之府,筋骨的强壮,有赖于肾脏精气的滋养和推动,故以杜仲、牛膝固其本。

三、腰 肌 劳 损

概述

腰部劳损(功能性腰痛)系指腰部积累性的肌肉、筋膜、韧带、骨与关节等组织的慢性损伤。其中腰肌筋膜劳损,主要是指腰部肌肉,筋膜的慢性积累性损伤。腰肌筋膜劳损是引起慢性腰痛的常见疾患之一,过去把腰部软组织的劳损统称为腰肌劳损。腰背肌肉筋膜范围大、坚韧,腰椎有先天性畸形和解剖缺陷,易引起腰背部肌力平衡失调。中医认为平素体虚,肾气虚弱,外感风、寒、湿邪,留滞肌肉筋脉,以致筋脉不和,肌肉筋膜拘挛,经络阻闭,气血运行障碍而致慢性腰痛。

临床表现

腰肌筋膜劳损表现为腰痛,休息后减轻,劳累后加重,适当活动或变动体位时减轻,弯腰工作困难,若勉强弯腰则腰痛加剧,常喜用双手捶腰,以减轻疼痛,少数患者有臀部和大腿后上部胀痛。兼有风寒湿邪者,腰痛与天气变化有关,阴雨天腰痛加剧,重着乏力,喜温畏冷,受凉或劳累后可加重发作,腰痛如折,不能直立,活动欠利,脉濡细,苔白滑。此症脊柱外观一般正常,俯仰活动多无障碍,一侧或两侧骶棘肌处,髂嵴后部或骶骨后面腰背肌止点处有压痛。病情严重时疼痛较重,活动稍有受限,神经系统检查多无异常,直腿抬高试验阴性。

辅助检查

X线检查:有时可见脊柱生理弯曲的改变,如腰椎侧弯,腰前凸度减弱或消失,或见第五腰椎骶化、第一骶椎腰化、隐性脊柱裂等先天变异,或见有骨质增生缘。压痛点用 1% 或 0.5% 普鲁卡因 5~10ml 注射后,疼痛和压痛消失。根据压痛点和注射普鲁卡因有效,并结合病史、症状其他体征和 X 线照片可以确定诊断。化验多在正常范围内,红细胞沉降率或抗“O”有时稍增高。磁共振检查,腰背部皮下可见条片状长 T1 长 T2 信号,边界较清,为渗出的液体信号。年老或骨质疏松患者检查可选择发射计算机断层显像(ECT)检查,骨密度检查,且骨质疏松也可致慢性腰痛。

诊断要点

(1) 主要表现为腰背部弥漫性钝痛,尤以两侧腰肌及髂嵴上方更为明显。腰部疼痛、发凉、皮肤麻木、肌肉痉挛和运动障碍或有硬结及肥厚感。

(2) 晨起痛,日间轻,傍晚复重,长时间不活动或过度活动均可诱发疼痛,病程长,且因劳累及气候性变化而发作。

(3) 查体时患部有明显的局限性压痛点,触摸此点可引起疼痛和放射。

(4) 用普鲁卡因痛点注射后疼痛消失。

中医辨证分型

腰部劳损中医认为因感受寒湿、湿热、气滞血瘀、肾亏体虚或跌仆外伤所致。其病理变化常表现出以肾虚为本,感受外邪,跌仆闪挫为标的特点。临证首先宜分辨表里虚实寒热。大抵感受外邪所致者,其证多属表、属实,发病骤急,治宜祛邪通络,根据寒湿、湿热不同,分别施治。由肾精亏损所致者,其证多属里、属虚,常见慢性反复发作,治宜补肾益气为主。

1. 寒湿型　腰部冷痛重着,转则不利,静卧不减,阴雨天加重。舌苔白腻,脉沉。

2. 湿热型　腰痛处伴有热感,热天或雨天疼痛加重,活动后可减轻,尿赤。舌苔黄腻,脉滑数。

3. 瘀血型　痛有定处,如锥如刺,俯仰不利,伴有血尿,日轻夜重。

4. 肾虚型　腰痛而酸软,喜按喜揉,足膝无力,遇劳更甚,卧则减轻,面色苍白,心烦口干,喜暖怕冷,手足不温,常反复发作。脉沉细或细数。

辨证施治

(一) 手法治疗

选用适当的手法治疗腰部扭伤,其疗效显著,痛点应作为施术重点区(图4-3-3)。

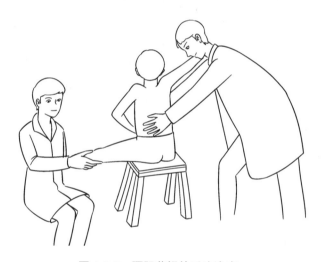

图 4-3-3　腰肌劳损的手法治疗

(二) 药物治疗

1. 内服药　寒湿证:治宜祛风散寒、宣痹除湿、温经通络,方用羌活胜湿汤或独活寄生汤加减;湿热证:治宜清热化湿,方用二妙汤加牛膝、木瓜、薏苡仁、豨莶草之类;瘀滞证:治宜活血化瘀、行气止痛,方用地龙散加杜仲、续断、桑寄生、狗脊之类;肾虚证肾阳虚者:治宜温补肾阳,方用金匮肾气丸、补肾活血汤加减,肾阴虚者,治宜左归丸。

2. 外用药　初期外敷定痛散;后期可配合中药热熨或熏洗。

(三) 物理治疗

可采用超短波、磁疗、中药离子导入等,以减轻疼痛、促进康复。

（四）固定治疗

宜卧硬板床或佩戴腰围，以减轻疼痛，缓解肌肉痉挛。

（五）练功活动

宜做腰部前屈后伸、左右侧屈、左右回旋等各种功能锻炼，以促进气血循行、防止粘连、增强肌力。

（六）手术治疗

经非手术治疗无效者，同时有长期疼痛不适而影响工作者，可采用硬膜外或局部麻醉下，第三腰椎横突综合征行腰背筋膜松解加横突部软组织剥离术，或横突切除术进行治疗。

（七）其他治疗

1. 针灸治疗　针刺阿是穴、腰俞、委中。针灸法对风、寒、湿引起的疼痛治疗效果更明显，在针灸过程中，用艾卷燃着倒置于针柄之上，又针又灸，也可手执艾卷，在距疼痛部位数厘米高度直接灸，这种联合治疗方法效果更佳（图4-3-4）。

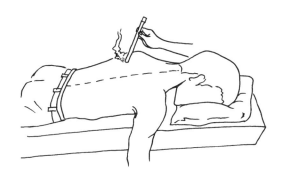

图 4-3-4　腰肌劳损的针灸治疗

2. 封闭疗法　有固定压痛点者，可用 0.5%~1% 普鲁卡因 5~10ml 加醋酸强的松龙或醋酸氢化可的松 0.5~1ml 进行痛点封闭，效果良好。

3. 穴位注射疗法

4. 理疗　可采用红外线、超短波、热蜡浴或中药离子导入等。

5. 针刀治疗。

许老临证体会

（一）临证分析

许老认为本症多见于长期从事腰部持力或弯腰活动工作，以及长期的腰部姿势不良者。究其理,腰背部肌肉尤其是腰背部伸肌群具有等张收缩和等长收缩的双重作用,前者产生或控制脊柱的运动,后者在任何位置(舒适站立和运动极限除外)均要拮抗重力的牵拉而维持躯干的姿势和脊柱正常的曲度。躯干在负重活动时,位置越低,所承重量越大,故腰部受力最大也最集中。肌肉内的压力升高,血供受到影响而处于缺血状态,肌肉痉挛并产生大量乳酸,加上代谢产物不能及时消除,积聚过多而引起水肿、粘连,久之可导致组织变性,形成慢性劳损。长期如此,肌肉即产生代偿性肥大、增生。许老强调腰部急性扭挫伤未能获得及时而有效的治疗,或治疗不彻底、或反复轻微损伤。筋膜松弛,或有慢性的撕裂伤,或有瘀血凝滞。另外先天性畸形和解剖缺陷者(腰椎骶化,椎弓根崩裂与腰椎滑脱),以及由于各种因素所致的胸腰段脊椎柱畸形(腰椎压缩性骨折脱位所致的腰椎后突畸形)呈多发病理基础之一。许老认为慢性腰痛主要是损伤的肌肉筋膜发生粘连,迁延而成,肌纤维变性或瘢痕化,刺激神经末梢而产生腰痛,以致腰痛难愈。可引起腰背部肌力平衡失调,亦可造成腰部肌肉筋膜的劳损。许老强调中医认为本症多为平素体虚,肾气虚弱,外感风、寒、湿邪,留滞肌肉筋脉,以致筋脉不和,肌肉筋膜拘挛,经络阻闭,气血运行障碍而致慢性腰痛。

(二) 临证施治

许老认为临床治疗过程中手法治疗为其首先考虑的主要治疗手段,手法治疗的目的在于促进血液循环,理顺肌纤维,剥离粘连,加速炎症消退,缓解肌肉痉挛。同时许老特别指出治疗腰肌劳损另一关键在于锻炼腰背部肌肉。

1. 手法治疗 许老认为推拿治疗慢性腰肌劳损有一定的效果,但关键是消除致病因素,即改变不良的姿势和超负荷劳动,才能达到满意的治疗效果。许老一般常用手法为揉按法,对腰肌痉挛者,其重点在点压、弹拨手法施术于痛点及肌痉挛处,反复 3~5 遍,以达到提高痛阈,松解粘连,解痉止痛的目的。最后捏拿及推法理筋,从而达到舒筋活血。

2. 休息、固定与练功 许老强调病情重者,应该注意卧硬板床休息,平时应戴腰围保护固定。许老强调急性症状缓解后才能进行练功疗法。许老认为加强腰肌背伸锻炼是主要的锻炼方式,如仰卧的三点、五点,拱桥式锻炼,俯卧位的飞燕式锻炼。

3. 药物治疗 内治法:初期治宜活血化瘀、行气止痛,血府逐瘀汤加减等。兼便秘腹胀者,如体质壮实,可通里攻下,加番泻叶 10~15g 代茶饮。后期宜舒筋活络、补益肝肾,内服补肾壮筋汤;外治法:许老常用我院制剂散瘀膏外敷。另外许老的热罨包中药外敷也能取得很好的疗效。

4. 由于腰部劳损有反复发作的特点,许老认为最主要的还是应该预防它的发生,在日常生活中,我们需要做到的是:应当重视,避免一些容易突然引起"闪腰"的动作,如弯腰持重物、多次反复弯腰等;工作时要经常变换体位,纠正不良姿势。坐着办公或学习时尽量挺直腰板,避免弯腰时间过长而引起或加重腰部肌肉紧张度,增加腰痛可能;平时要加强腰背肌及脊椎间韧带的锻炼和保护,在体育运动或搬抬重物前要做好准备活动,防止突然用力使腰部扭伤;还可以经常参加太极拳、五禽戏、健身操的锻炼,这些传统的健身方法对预防腰肌劳损都有益处;防止潮湿,寒冷受凉。不要随意睡在潮湿的地方。根据气候的变化,随时增添衣服,出汗及雨淋之后,要及时更换湿衣或擦干身体。天冷时可用电热毯或睡热炕头。

许老医案

一诊:李某,男,52岁。

主诉:腰背痛3年,活动不利。

病史:患者于1990年2月因劳累受凉后,即感腰痛,患病始至小诊所服中药治疗,后越来越甚,来我院后,予以封闭治疗,无效后医生要求手术治疗。现不能干活,做事就疼痛加剧,故前来就诊。查体:腰椎生理弧度消失,骶棘肌紧张,伴有广泛压痛,双侧第三腰椎横突压痛甚。舌苔薄白腻,脉弦紧。属寒湿内聚,气滞血瘀,经络不通,不通则腰痛。治宜消肿止痛、疏散寒邪、温经通络。

治疗:中药汤剂,配合推拿。

处方:三味方合失笑散加减。

麻黄 6g	苍术 10g	乳香 10g	没药 10g
土鳖虫 3g	僵蚕 3g	全蝎 5g	川牛膝 10g
甘草 5g			

法以黄酒兑水煎煮。一次150ml,1日2次。隔日1次。

7剂腰痛减,续服10剂而愈。

按语

许老认为本病属寒湿瘀滞之证。因寒邪留滞肌肉筋脉,以致筋脉不和,肌肉筋膜拘挛,经络阻闭,气血运行障碍而致慢性腰痛。故以麻黄、苍术燥湿散寒、温经通络、止痛;乳香、没药、土鳖虫辛香理气、活血化瘀、通络止痛;

全蝎、僵蚕搜风祛痰,通络止痛;川牛膝引血下行,且补肝肾;甘草缓急止痛,且调和诸药;黄酒辛甘大热,温经通络止痛,且补脾护胃,引药直达病所。诸药共奏祛寒湿、止痹痛、温经络、畅气血、补肝肾、强腰脊之功。配合手法治疗能有效改善症状。

四、腰椎间盘突出症

概述

腰椎间盘突出症(腰椎间盘纤维环破裂髓核突出症),它是腰椎间盘发生退行性变之后,在外力的作用下,纤维环破裂髓核突出刺激或压迫神经根、血管或马尾等组织所引起的腰痛,并且伴有坐骨神经放射性疼痛等症状为特征的一种病变。

腰椎间盘突出多见于壮年男性体力劳动者,以工人为最多,易发于20~40 岁之间,平均年龄为 30 岁左右,男女之比约为(10~30):1。好发部位以腰 4~5 为多见,其次为腰 5~骶 1。腰 4~5 及腰 5~骶 1 之间是因为此段为全身应力的中点,负重及其活动度更大,损伤概率更高。所以椎间盘突出症易于发生在下腰部。

临床表现

有外伤史;劳损史。腰痛伴放射性坐骨神经痛是腰椎间盘突出的主要症状,腰痛的特点是咳嗽、打喷嚏、用力排便时使之加重,卧床后减轻。中央型突出造成马尾神经压迫症状。查体:压痛点的位置有定位意义。下腰棘突旁压痛伴有放射痛。直腿抬高试验阳性、加强试验阳性,股神经牵拉试验有助于诊断神经根受压情况,配合皮肤感觉定位、肌力测定定位、腱反射定位。主要鉴别疾病:梨状肌损伤综合征、第三腰椎横突综合征、腰椎管狭窄症。

辅助检查

根据病史、症状和体征,以及 X 线片、CT、MRI、肌电图检查,对多数腰椎间盘突出症可作出正确诊断和病变定位。

诊断要点

(1) 腰椎间盘突出症患者有腰部以下在外伤后出现腰部疼痛或单侧下

肢疼痛病史。

（2）腰痛部位多位于下腰部的一侧，腿痛多为一侧由臀部向远端的放射性疼痛，可伴有麻木感。

（3）单侧鞍区或一侧（双侧）小腿外侧，足背外侧或内侧疼痛或麻木，或疼痛和麻木同时存在。

（4）腰椎间盘突出症患者腰或腿疼痛，在卧床休息后多可缓解，下床活动一段时间后又出现疼痛。

（5）行走时疼痛加重，不能完全站直行走，多数患者需用手扶腰部疼痛一侧，咳嗽、打喷嚏或提重物时疼痛突然加重。

疾病分型

根据腰椎间盘突出症髓核突出的位置、程度、方向、退变程度与神经根的关系及不同的影像学检查，有多种分型方法，至今无统一标准。

（一）病理分型

腰椎间盘突出症虽有多种分型方法，但大都以病理分型为基础，该型可分为退变型，膨出型，突出型，脱出后纵韧带下型，脱出后纵韧带后型和游离型。前三型为未破裂型（contained），后三型为破裂型（ruptured）。

（二）位置分型

根据突出物与椎管的位置（横断面）分为中央型，旁中央型，椎间孔内型或称外侧型和椎间孔外型或称极外侧型。前两者多见，占85%左右，后两型少见，且多发于L3~4和L4~5水平。

（三）根据神经根与突出椎间盘的关系分型

肩上型，肩前型，腋下型。肩上型：突出物位于神经根的肩外侧；肩前型：突出物位于神经根腹侧，将神经根顶向后方；腋下型：突出物位于硬膜囊与神经根之间，神经根受压，向上迂曲变形。

（四）依据形态分型

根据手术中所见，分为凸起型，破裂型和游离型。

1. 凸起型　纤维环内部破裂，外层因受髓核压力而凸起，常呈半球形，孤立凸起于椎间盘后外侧，居神经根外前方或内下方（约占30%）。临床表现：患者年轻，发病缓慢，发病初期腰痛重于腿痛，神经根刺激症状较明显，如痛觉过敏，但肌肉萎缩不明显，X线片可表现为椎间隙前窄后宽。

2. 破裂型　纤维环全层破裂或几乎全层破裂（67%），已纤维化的髓核或破碎的纤维环致部分软骨板向后移位入椎管，突出块表面高低不平，仅有薄膜覆盖,突出范围一般较凸起型广泛,与神经根可有粘连。重者可压迫两条神经根或产生马尾神经受压综合征,腰椎后凸为主要体态,中央型突出多属此型。

3. 游离型 较少见,突出物已离开突出的破裂口突入到椎管中,甚至破入硬膜腔,可压迫硬膜囊和刺激神经根。临床征象与破裂型相似,神经根痛较轻,但马尾神经受压症状较重。

中医辨证分型

分为血瘀、风寒、湿热、肾虚四种。

辨证施治

急性期应完全卧床休息。

(一) 手法治疗

中医手法治疗腰椎间盘突出症疗效满意,方法安全,简便易行。手法的目的是松解神经根的粘连,消瘀退肿,缓解腰臀腿肌肉痉挛。目前常用的手法有:

1. 卧位推拿法 目前常用的手法有三步八法。①俯卧位法:术者在腰腿痛处依次做揉摩、拿捏、滚按、提腿后扳压腰、牵抖法等手法。②侧卧位法:患者在上的下肢屈曲、在下的下肢伸直,术者一手按其髂骨后外缘,一手推其肩前,两手同时向相反方向用力斜扳,使腰部扭转,有时可听到或感觉到"咔嗒"响声。术毕换另一侧。③仰卧位法:运用滚摇伸腿法。先屈髋屈膝,顺时针或逆时针摇动患肢,再顺势拔伸牵拉。隔天 1 次,1 个月为 1 个疗程,症状明显者每日 1 次。

2. 旋转复位手法

3. 麻醉推拿手法 以硬膜外麻醉较为安全,麻醉后,施行推拿手法。

(二) 牵引疗法

主要采用骨盆牵引法,适用于早期患者或反复发作的急性患者。骨盆牵引带固定后,每侧各用 10~15kg 作牵引,每次 30min,每日 1~2 次,7~10 日为 1 个疗程。

进行牵引治疗禁忌:

(1) 全身明显衰竭的患者。如有心血管系统、呼吸系统疾病,心脏功能较差的患者。

(2) 年龄较大,而且明显有骨质疏松现象的患者。

（3）虽然有腰痛或坐骨神经病症状，但病因是因结核或肿瘤引起，腰椎有破坏性改变的患者。

（4）腰骶部外伤后仍处于急性期的患者。

（5）虽然明确诊断后确可进行牵引治疗，但因牵引而症状加重或疼痛剧烈的患者。

（三）硬膜外封闭及骶管封闭方法

（四）药物治疗

1. 内服药　风寒证：治宜祛风活络，方用独活寄生汤加减；湿热证：治宜清热化湿，方用加味二妙散为主方；血瘀证：治宜活血化瘀，方用身痛逐瘀汤加减；肾虚证：肾阳虚者，治宜温补肾阳，方用肾气汤，或右归丸合青娥丸；肾阴虚者，治宜滋补肾阴，方用六味地黄丸，或左归饮为主，阴虚有火则用大补阴丸。

2. 外用药　局部肿痛并见者，可外敷消瘀止痛药膏，寒湿者，可外敷温经通络膏；亦可外搽万花油、正红花油；此外，可用热熨药热敷患部。

（五）其他疗法

（1）练功疗法：功能锻炼对本症可起辅助作用，练功可以逐渐纠正因疾病而造成的不正确姿势，增强腰背肌肉力量，使腰腿等部位肌力相对平衡稳定，逐渐恢复正常的功能。常用的方法有飞燕式、拱桥式，或站立位作腰部前屈、后伸、侧弯及在双杠上悬吊前后摆腿练习等。

（2）针刺疗法：取穴环跳、承扶、委中、阳陵泉、承山、悬钟、足三里、三阴交、昆仑、阿是穴等。亦可用药物作穴位注射。

（3）理疗：可选用局部透热、超短波、音频、中药离子导入等。

（4）髓核化学溶解法：已用的药物有木瓜凝乳蛋白酶、胶原蛋白酶。

（5）手术治疗：已确诊为腰椎间盘突出症的患者，症状严重影响工作和生活，经严格的非手术治疗无效，或有马尾神经受压者，可考虑行髓核摘除术。

许老临证体会

（一）临证分析

许老总结在日常生活和劳动中，脊柱前屈运动较其他活动为多，当脊柱前屈运动时，有使髓核向后移的倾向，从而造成髓核突出。许老认为亦有患者无明显外伤史，而于受凉后而发病，是由于腰部着凉后腰肌痉挛，促使已有退行性变的椎间盘突出。

许老认为突出的椎间盘压迫脊神经后而神经变扁,发生充血、水肿、变性,引起明显的神经痛症状。日久可有周围组织的增生肥厚,甚至与突出的椎间盘发生粘连。初起时神经根受激惹,出现该神经根支配区放射性痛。感觉过敏、腱反射亢进等症状,以后部分神经纤维功能丧失,则除放射痛外尚有支配区感觉减退、肌力减弱、腱反射减弱甚至消失等现象,疼痛为持续性,夜间加重,休息后亦不缓解。

许老认为椎间盘压迫脊神经后出现的"麻"即为非痒非痛,肌肉之内如千万小虫乱行,或遍身如虫行,有如麻之乱;而"木"即为不痒不痛,按之不知,搔之不觉。引起麻木的病因有气虚、血虚、痰瘀阻滞或兼夹风寒湿邪等。朱丹溪认为,麻是气虚,木是湿痰死血。气虚则输布无力,化源不足,影响气的温煦作用,而致麻木。十二经脉中的阳经受督脉统率,腰为肾之府,项背部为督脉循行部位,故腰、项背部损伤均可波及督脉,致经气不旺,而引起阳经部位出现麻木,甚至也可累及阴经;另外,损伤失治,瘀血停留,日久化痰,痰瘀交错,闭阻经脉,气血不得宣畅,则肌肤麻木。上述诸因,加之风寒湿等邪乘虚入侵,气血滞涩更甚,则麻木亦甚。

(二) 临证施治

许老认为治疗上,手法、牵引疗法、练功疗法等为基础治疗手段,急性期应完全卧床休息相配合。

许老强调牵引推拿是骨伤科治疗腰椎间盘突出症的主要方法,根据多年的临床经验,认为牵引治疗的时间长短、重量大小的变化以及推拿如何与牵引有机地结合是取得疗效的关键所在。

1. 牵引　第1疗程牵引重量达自身体重。1日牵引2次,每次50~60min,每10日为1疗程,疗程间隔休息2~3日;第2疗程重量为自身体重的1/2,1日牵引2次,每次40~50min;第3疗程重量同第2疗程,每日牵引1次;以后则改为隔日牵引1次,重量同第2疗程,直到停牵,如此递减和长时间牵引。

许老分析以往采取超或达自身体重的1个疗程接着1个疗程连续不断地进行牵引,其结果虽腿部症状减轻或消失,但腰痛无力,腰肌紧张如板状则日趋明显,许老认为这是大剂量、长时间地牵引超出了肌肉的弹性限度,造成了医源性脊柱外源性稳定(指脊柱周围肌肉以及胸腔内外的肌肉)功能失调,导致腰椎力学结构平衡的改变,形成新的致病因素,加重原有的病理变化,如此恶性循环,故腰椎旁肌肉功能失调,既是腰椎间盘突出症发生的内在因素,又是病理结果。而采用递减法牵引,重牵引为关键,轻牵引长时间是疗效的维持。重牵引后,突出的髓核与受压神经根位置关系已改变,在髓核周围的纤维环等组织又出现新的破裂口,复位或位置改变的髓核容易再从此破裂口脱出。而采取渐减重量长时间牵引可维持重牵引的效果。待破裂口修复后再停止牵引,可防止其再脱出,大大地降低了复发率。

2. 中医手法治疗　中医手法治疗腰椎间盘突出症疗效满意,方法安全,简便易行。

许老认为推拿采用"一松二压三旋转"三步推拿疗法。松:包括滚法、揉法、按压法、弹筋法、劈打法等,每次 1~20min,可与牵引同步,每日 1 次。压:包括直腿抬高足背伸加压法和俯卧位后伸按压法,各连续操作 3~5 次。牵引的第 1 疗程后 5 日每日 1 次,且在松法之后进行。旋转:包括屈膝髋旋转摇晃法(单腿或双腿左右各进行 5 次)和腰部三扳法(扳肩推腰、扳腿推腰、扳肩推臀)以及坐位定点旋转复位法。上述治疗可与牵引同步,每日 1 次,后者应在牵引的第 1 疗程后 5 日隔日进行。中央型腰椎间盘突出症、严重的腰椎管狭窄症禁用此法。

关于牵引与推拿的关系:许老认为牵引可放松或缓解腰椎旁肌肉的紧张或痉挛,为髓核的还纳或突出物与神经根的空间位置关系的改善创造条件,为手法复位扫清障碍,故牵引是治疗的前提,手法推拿是牵引的继续和加强,两者相辅相成,相得益彰,缺一则难提高疗效。

(三) 药物治疗

1. 内服药　许老常以金匮肾气丸为基本方加减治疗腰椎间盘突出症等。许老指出据现代药理研究发现,金匮肾气丸具增强神经-体液调节的能力。而有麻木症状的患者,许老常应用黄芪桂枝五物汤加减进行治疗。药用黄芪 30g,白芍 30g,桂枝 10g,生姜 3 片,大枣 7 枚。麻甚者加法半夏、枳壳、皂角刺、白芥子、地龙;木甚者加附子、皂角刺、白芥子、地龙,桂枝改用肉桂;兼肢体重着、阴雨天麻木甚、口渴不欲饮、舌体胖、苔白腻、脉滑者加薏苡仁、草果、萆薢、细辛等;兼有肢体酸痛,昼轻夜重,舌黯红有瘀点或瘀斑、脉涩紧者加甲珠、鸡血藤、当归等;麻木走窜、有蚁行感者加乌梢蛇、防风、络石藤、蜈蚣等;兼有肢体困倦,胸烦闷,舌红,苔黄腻,脉弦滑数者加防己、三妙丸等;兼肢体、关节肿胀者加赤小豆、木通等;上肢加僵蚕,下肢加川牛膝引经。

2. 外用药　许老常用自创制剂丁苏桂热熨药热敷患部。

(四) 调护

许老认为腰椎间盘突出症是在退行性变基础上积累伤所致,积累伤又会加重椎间盘的退变,因此预防的重点在于减少积累伤。其中日常注意事项:平时要有良好的坐姿,睡眠时的床不宜太软;长期伏案工作者需要注意桌、椅高度,定期改变姿势;职业工作中需要常弯腰动作者,应定时伸腰、挺胸活动,并使用宽的腰带;应加强腰背肌训练,增加脊柱的内在稳定性,长期使用腰围者,尤其需要注意腰背肌锻炼,以防止失用性肌肉萎缩带来不良后果;如需弯腰取物,最好采用屈髋、屈膝下蹲方式,减少对腰椎间盘后方的压力。

许老医案

一诊:徐某,女,40岁,干部。

主诉:腰痛伴右下肢麻木、放射痛半年余。

病史:检查 L4~L5 右侧椎旁 0.5cm 处压痛阳性,放射痛阳性,右直腿抬高试验 40°阳性,加强试验阳性,屈颈试验阳性,右小腿外侧及足背皮肤痛觉明显减弱,右下肢无肌肉萎缩,腱反射正常。CT 报告 L4~5 椎间盘向右后侧突出 8.6mm,压迫右侧神经根,诊为:L4~5 椎间盘突出症。经腰椎牵引及推拿等治疗,腰及右下肢疼痛缓解,但右小腿外侧及足背仍麻木,经内服活血化瘀之中药及针灸治疗近 1 个月,症状仍然未明显缓解。患者右小腿及足背以麻为主,行走时右下肢有沉重感,舌淡,苔白,脉弦滑。病属湿痰阻络,气血不足,阳气阻遏,营卫循行失调所致。

处方:

黄芪 50g	白芍 30g	肉桂 10g	地龙 15g
法半夏 10g	枳壳 10g	皂角刺 10g	白芥子 10g
草果 10g	萆薢 10g	川牛膝 10g	生姜 3 片
大枣 7 枚			

上方加减内服 1 个月。诸症消失,随访半年未发。

按语

许老认为本案年龄增长而肝肾渐不足,筋骨不得充养,逐步退化,导致腰之为患。腰为肾之府,项背部为督脉循行部位,故腰、项背部损伤均可波及督脉,致经气不旺,气血不畅,经脉瘀滞,故现腰痛,继而引起阳经部位出现麻木等本虚标实的复杂证候。许老以此方中黄芪补气为君,重用黄芪50g,鼓舞气机,气行则血行,病邪即无留着,脉络中气血流畅,益气祛邪,寓泻于补,相辅相成,亦可增加他药疗效。故芍药、肉桂温阳除痹,白芍用量在30g,力近和缓,必重用之始能建功。大枣调和营卫,生姜辛散,使微邪去而血痹自通,故病属营卫循行不调者不可贸然去之。地龙通络,治麻效佳,枳壳开气,从而使黄芪益气之功更佳,配伍相得益彰。法半夏化痰,皂角刺、白芥子祛顽痰通络,湿痰阻络,故用草果、萆薢祛湿之功而化痰显其效。

五、腰椎管狭窄症

概述

腰椎管狭窄症是指造成腰椎管、神经根管及椎间孔变形或狭窄,而引起马尾神经或神经根受压,并产生相应的临床症状。

临床表现

1. 主要症状为腰痛、腿痛和间歇性跛行。

2. 患者常无明显体征,因卧床检查时,体征已缓解或消失。即症状和体征的不一致也是本症的特点之一。

3. 腰痛主要在下腰部及骶部,腰痛的特点多显现于站立位或走路过久时,若躺下或蹲位以及骑自行车时,疼痛多能缓解或自行消失。

4. 后伸试验阳性 在患者伸腰运动或活动后立即检查,体征可能明显些。有的出现类似椎间盘突出症。直腿抬高试验阳性者少,常为两侧性或一侧轻一侧重。

辅助检查

影像学检查以 MRI 检查为准。CT 检查可判断是否存在骨性狭窄。

诊断要点

本病主要症状为腰骶部疼痛,其诊断要点有:①50 岁以上男性多见;②腰骶疼痛常涉及两侧;③间歇性跛行;④主诉症状与体检矛盾。站立、行走疼痛加重,卧床、坐位时减轻或消失,主诉腿痛者比椎间盘突出症者明显为少。

疾病分型

腰椎管狭窄症可分为:先天性(原发性)和后天性(继发性)分为两大类。临床主要按解剖部位分为中央型(主椎管)狭窄和侧方型(侧隐窝和神经根管)狭窄两部分。

中医辨证分型

肾气亏虚证、风湿内阻证、气虚血瘀证。

辨证施治

(一) 手法治疗

手法治疗腰椎管狭窄症,可以活血舒筋、疏散瘀血、松解粘连,使症状得以缓解或消失:①蹬腿牵引法;②腰部按抖法;③直腿屈腰法。

(二) 固定与休息

急性期应适当卧床休息,一般2~3周。如果症状严重者,可考虑采用屈曲型石膏背心或支架固定,减少腰骶过伸,也可减轻疼痛。现在已很少使用。

(三) 练功疗法

病情缓解后,应加强腹肌锻炼。

(四) 药物治疗

1. 肾气亏虚证　偏于肾阳虚者,宜温补肾阳,方用青娥丸、右归丸,或用补肾壮筋汤加减;偏于肾阴虚者,宜滋补肾阴,可用左归丸,大补阴丸。

2. 风湿内阻证　治宜祛风除湿,温经通络,风湿甚者,以独活寄生汤为主;寒邪重者,以麻桂温经汤为主;湿邪重者,以加味术附汤为主;属湿热证者,治宜清热化湿,方用加味二妙散为主。

3. 气虚血瘀证　治宜益气养血,活血化瘀,方用补阳还五汤,加牛膝、桑寄生、五加皮之类。

(五) 其他治疗

(1) 封闭疗法可进行硬膜外封闭。

(2) 针灸。

(3) 理疗可采用醋离子或中药离子局部导入。

(4) 手术治疗。经非手术疗法治疗无效的典型病例,应考虑手术治疗。手术的目的是解除神经组织和血管在椎管内、神经根管内或椎间孔内所受的压迫。

许老临证体会

(一) 临证分析

许老将其列属于中医腰腿痹痛或痹证的范畴。其因以先天肾气不足,肾气虚衰,加之反复遭受外伤或慢性劳损,及风、寒、湿邪的侵袭,故而许老认为肾虚不固为本,加之风寒湿邪阻络,致气滞血凝,营卫不得宣通,见腰腿痹阻疼痛。因此许老认为其主要病理机制是肾虚不固,风寒湿邪阻络,气滞血凝,营卫不得宣通,以致腰腿痹阻疼痛。

（二）临证施治

许老认为腰椎管狭窄症归属于腰痛或痹证的病证,具有本虚标实的临床特点。引起腰痛的原因为风寒湿气外袭,而气血运行不畅是其肢体疼痛原因。因此,本病的病因病机在于筋骨不健,复受扭挫,气滞血瘀,经络痹阻,不通则痛。病延日久,则气血益虚,瘀滞凝结而缠绵难已。

另外许老提示部分腰椎管狭窄症患者,MRI 检查显示椎管狭窄不严重,可考虑手法治疗,用直腿屈腰法以活血舒筋散瘀、松解粘连,使症状得以缓解或消失。

许老认为急性期应卧床休息,可配合针灸、理疗。病情缓解后,再加强锻炼。

在临床上,许老指出绝大多数患者通过保守治疗是可以获得较好疗效的,其次是日常生活中要做好积极的预防和保健措施。

（1）腰的保护:睡床要软硬适中,避免睡床过硬或过软,使腰肌得到充分休息;避免腰部受到风、寒侵袭,避免腰部长时间处于一种姿势,肌力不平衡,造成腰的劳损。

（2）腰的应用:正确用腰,搬抬重物时应先下蹲,用腰时间过长时应改变腰的姿势,多做腰部活动,防止逐渐发生劳损,因工作性质而用腰过度或已产生轻度劳损时,应早用药物,避免劳损进一步加剧,而最终引起腰椎退行性改变。

（3）腰部保健运动:坚持腰的保健运动,经常进行腰椎各方向的活动,使腰椎始终保持生理应力状态,加强腰肌及腹肌练习,腰肌和腹肌的力量强,可增加腰椎的稳定性,对腰的保护能力加强,防止腰椎发生退行性改变。

许老医案

一诊:张某,女,45 岁。

主诉:腰痛 3 月,不能久行久立。

病史:患者于 2013 年 2 月 13 日因劳累后感腰痛,逐渐加重,痛引双侧臀部,于私人诊所治疗后好转。但劳累后复发。现不能久行久立,久行则双下肢麻木疼痛。

查体:患者腰椎生理弧度消失变直,骶棘肌松弛萎缩,双侧第三腰椎横突稍有压痛,双侧直腿抬高试验阴性,加强试验阴性,腰脊椎过伸试验阳性,跟腱、膝腱反射稍减弱,二便常,马鞍区无麻木,舌色瘀黯,脉弦细涩。

诊断:腰椎管狭窄症。证属气血虚亏,气滞血瘀,经络不通。

治法:补气通督活血,搜风通络。

处方:补阳还五汤合三味方随证加减。

生黄芪 60g	当归尾 10g	赤芍 10g	地龙 10g
川芎 10g	红花 10g	桃仁 10g	丹参 15g
蜈蚣 1 条	全虫 3g	鸡血藤 20g	十大功劳 30g
徐长卿 30g	甘草 3g		

10 剂

水煎服,日 1 剂,早晚饭后温服。

二诊:诉行走距离较前增加,腰及双下肢稍有酸胀。守方去徐长卿、十大功劳,加焦杜仲 15g,狗脊 12g,续服 5 剂而愈。

按语

许老认为补阳还五汤具有养血活血,搜风通络之功效。许老常以此方用于治疗退行性腰椎管狭窄症,慢性腰腿疼痛,间歇性跛行,迁延不愈者。许老将生黄芪作为君药重用,大补脾胃之元气,使气旺血行,瘀去络通。擅用鸡血藤,有化瘀而不伤血之妙。患者跟腱、膝腱反射变弱,中医辨证属痹阻督脉者。故用地龙、蜈蚣、全虫等搜风通络。三味方是许老自拟的经验方(药用徐长卿、十大功劳叶、三七),清热凉血、活血祛瘀、通经活络、消肿止痛。有痛无麻者是神经受炎症水肿组织的刺激,单用三味方即可;既麻又痛者,是经络不畅,组织血肿、水肿,卡压神经,酌加鸡血藤。适用于腰痹病久病入络型。待瘀去络顺,而仅有腰腿酸胀之症,为肾虚之象,故加焦杜仲、狗脊补肾益精填髓。

(姚浩群)

第五节 骶部损伤

梨状肌综合征

概述

梨状肌综合征由于梨状肌的急慢性损伤致使肌纤维炎症、充血、水肿、粘连甚至痉挛,压迫或者刺激坐骨神经,从而导致一系列的临床症状出现。坐骨神经通过梨状肌的方式多样。梨状肌(图4-3-5)把坐骨大孔分成上、下两部分,称为梨状肌上孔及梨状肌下孔,坐骨神经大多从梨状肌下孔穿出骨盆到臀部,但有的发生解剖变异,坐骨神经由梨状肌内穿过。梨状肌是股骨外旋肌,主要是协同其他肌肉完成大腿的外旋动作,受骶丛神经支配。

临床表现

有过度内外旋、外展病史。本病以患侧臀部疼痛,并向同侧下肢后侧或外侧反射。急性损伤者疼痛较甚,可呈牵拉样、烧灼样或刺割样疼痛,不能行走,自觉患肢变短或有跛行,但髋关节活动功能正常。病程长者可出现小腿及足部麻木。髋内旋、内收受限,并可加重疼痛。腿痛多表现在小腿外侧腓总神经分布区。查梨状肌体表投影区有明显压窜痛,并可触及“条索状”隆起的肌束;慢性者可见臀部肌肉松软或肌肉萎缩。

直腿抬高试验多为阳性,注意在60°以前臀部及下肢隐约痛,但当抬腿超过60°时疼痛反而减轻。但加强试验为阴性。梨状肌紧张试验阳性(图4-3-6)。

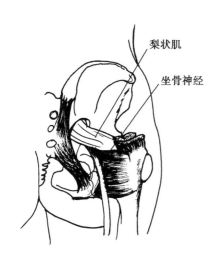

图4-3-5　梨状肌解剖结构

梨状肌

坐骨神经

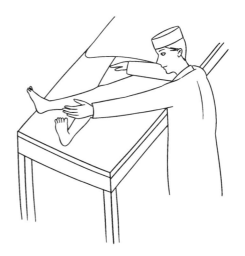

图4-3-6　梨状肌紧张试验

辅助检查

影像学检查及实验室检查常无阳性发现。但X线片可以协助诊断,包括化脓性关节炎、关节结核、股骨头坏死、类风湿性关节炎。

诊断要点

臀部疼痛且向同侧下肢的后面或后外侧放射;大小便、咳嗽、喷嚏可增加疼痛。梨状肌综合征的诊断还需要一些检查体征的支持:患侧环跳穴处压痛明显,尤以梨状肌部位为甚,可伴萎缩,触诊可触及弥漫性钝厚,成条索状或梨状肌束,局部变硬等。

中医辨证分型

梨状肌损伤多由间接外力所致,风寒湿痹也可导致其发病。临床分为:血瘀气滞证、寒湿痹阻证、湿热阻络证。

辨证施治

(一) 手法治疗

梨状肌弹拨法:患者俯卧床上并放松肌肉,上肢向后伸,术者立于患者的患侧,先用拇指按压梨状肌部,并用力向下按压片刻后再顺梨状肌纤维行走方向反复拨动和按摩。

(二) 药物治疗

1. 内服药　血瘀气滞证:治宜活血化瘀,消肿止痛,方用桃红四物汤加减;寒湿痹阻证:治宜散寒除湿,祛风通络,方用蠲痹汤、独活寄生汤之类;湿热阻络证:治宜清热除湿,方用二妙散加味。

2. 外用药　局部可选用伤湿止痛膏。代温灸膏等外贴。

(三) 其他疗法

1. 针灸疗法　阿是穴、环跳穴、殷门、承扶、阳陵泉、足三里等穴,用泻法。急性期每日针刺 1 次,好转后隔日 1 次。

2. 封闭疗法　取曲安奈德 20mg、维生素 B_1 20mg 和利多卡因 100mg,加注射用生理盐水配制成 20ml。以 7 号腰穿针,从大转子至髂后上棘连线外1/3 处垂直皮肤进针,针尖达梨状肌后先行少量(5ml)注药,然后退针少许,按梨状肌走行方向进行扇形浸润。同时使用活血化瘀、舒筋活络及消炎镇痛等药物辅助治疗。

3. 手术治疗　非手术治疗无效者,可行手术切断梨状肌,解除坐骨神经压迫。

许老临证体会

(一) 临证分析

许老认为此病究其理为梨状肌保护性痉挛状态或瘢痕挛缩,常由于髋部剧烈外旋、外展,或髋关节突然内旋,或外伤后肌膜破裂或有部分肌束断裂可致梨状肌出血,均可引发炎性水肿并呈保护性痉挛状态,压迫刺激坐骨神经而致此症,特别是髋关节的急剧内收内旋,使梨状肌遭受突然的牵拉而损伤等因素,即可引起该肌肉紧张、痉挛,造成局部组织充血、水肿、挛缩。另外肩负重物,久站、久蹲;感受风寒,寒阻肌络而收引成痹;均可损伤梨状肌。后期由于梨状肌的变性常可成一硬性条状肿块,压之疼痛。久之也可引起臀大肌、臀中肌萎缩。许老根据病因病机分析,认为本病可以分为血瘀气滞、寒湿痹阻、湿热阻络等证型。

(二) 临证施治

许老认为本症主要是早期诊断,早期治疗,在治疗上需采用综合疗法。如拖延日久出现局部肌肉萎缩,阻碍血液循环,不仅给治疗带来麻烦,而且多反复发作。许老治疗本病以内、外兼治。内服以血瘀气滞证为多见。治宜活血化瘀,消肿止痛。寒湿痹阻证次之,而湿热阻络证少见。

外治以理筋为主,许老强调手法重点在梨状肌弹拨法松解。

(1) **按揉放松**:许老要求患者取俯卧位尽量放松,医者先用轻柔的滚、按、揉等手法在患者侧臀部沿臀大肌肌纤维方向往返治疗 3~5 次,使臀大肌等臀部痉挛的肌肉逐渐放松,许老认为穴位的使用对放松很有帮助,用拇指由轻到重按揉、点压居髎、环跳、委中、承山、昆仑等穴 1~2min 后能更快放松臀部的肌群。

(2) **弹拨松筋**:体位同上,经以上手法及点穴等使臀部痉挛之肌肉放松后,医者再用拇指在梨状肌在体表投影区寻找其"条索状"筋结,找到后按压镇静 1min 左右,许老强调顺梨状肌纤维走行方向由轻到重,深沉而缓慢地弹拨 3~5 次,以患者有酸痛耐受为度,并按揉复平。

(3) **推擦腰骶**:体位同上,医者一手放于患者上背部,一手沿骶棘肌自上而下直推到患者足跟,许老强调重点是臀部梨状肌体表投影区沿梨状肌肌纤维方向的推擦或拍打叩击,以透热为度。

许老医案

一诊:黎某,男,35 岁。

病史:于2011年8月15日下蹲工作时,左臀部及左下肢突然疼痛4日就诊。痛引左大腿后侧,行走困难。自用红花油外擦,次日疼痛不减,感左臀部有红肿,身无热。

查体:患者腰部无压痛,左臀梨状肌体表投影区有明显压痛,可触及条索状物,左臀部外侧稍肿,皮温稍高,不红,小便短赤,舌红稍黄腻,脉弦紧。

诊断:梨状肌综合征。证属局部气血瘀滞,郁而化热,湿热阻络。

治法:清热除湿。

处方:二妙散加味。

苍术 10g	白术 10g	黄柏 12g	三七粉(冲服)3g
牛膝 10g	蒲黄 15g	甘草 3g	麻黄 10g
桂枝 10g	白芷 10g	威灵仙 10g	夜交藤 12g
桑寄生 15g			

7 剂

水煎服,日1剂,早晚饭后温服。

二诊:7日后红肿稍减,疼痛稍有缓解。舌红,脉弦。治宜活血化瘀,消肿止痛。拟改桃红四物汤加减。并外以理筋为主,重在予以梨状肌弹拨之法为重。

处方:

当归 15g	丹参 15g	炙乳香 10g	川芎 10g
赤芍 10g	白芍 10g	熟地 15g	焦杜仲 15g
地龙 10g	小茴香 15g	川续断 15g	元胡 10g
天山雪莲 3g	甘草 3g		

5 剂

水煎服,日1剂,早晚饭后温服。

按语

许老认为此为外伤所致局部气血瘀滞,瘀结不散,郁而化热,湿热阻络,故先应清热除湿,待湿热尽消而专注活血化瘀,并配以手法松解。许老认为二妙散是中医祛湿剂,具有清热燥湿之功效。临床常用于主治湿热下注证,筋骨疼痛者。方中黄柏为君,取其苦以燥湿,寒以清热,其性沉降,长于清下焦湿热。臣以苍术,辛散苦燥,长于健脾燥湿。牛膝为引经之药,引血下行。白芷、威灵仙有祛病除湿、活血止痛等功能。麻黄、桂枝取其发散之力,祛除郁闭。待湿热除而二诊再活血化瘀,消肿止痛,并结合手法起到内外结合之效。许老认为此案特别之处在于湿热阻络之症较易忽视,而误诊误治。

(姚浩群)

第六节　上 肢 损 伤

一、肩部与上臂损伤

肩关节为连接上肢骨及躯干骨,为人体活动范围最大及最灵活的关节,易因外伤、劳损、风寒湿痹等因素致肩部筋脉受损;可单独起病,亦可合并骨折、脱位及上肢周围神经损伤。临床诊治须仔细鉴别。

肩部软组织挫伤

概述

因打击、碰撞、牵拉或跌扑等致使人体肩部软组织损伤;以闭合伤为其特点。根据受伤时间,可分为新鲜损伤、陈旧损伤两类。伤后局部微血管破裂、筋膜损伤,属中医"筋伤""骨痹"范畴。

病因病机

因外力作用致肩关节过度扭转或重物直接撞击引起肩部肌肉、筋膜损伤或撕裂,早期以气滞血瘀、瘀阻脉络为基本病机。病性属实,治疗以活血理筋为原则,配合固定、练功理疗等治疗手段。若早期未积极治疗,加之劳损、风寒湿痹侵袭人体,后期可发展为"骨痹"。

临床表现

(一) 症状

有明确外伤史,主要症状为患侧肩部疼痛,肩关节各向活动不利或活动受限;临床多为急性起病,病程短,重者症状可延至数周。疼痛部位多在肩部上方或外侧方。

(二) 体征

患肩局部压痛,肿胀,皮肤瘀紫,肩关节活动不利,主动活动痛性受限,无被动活动受限,或合并上肢肌力减弱。

辅助检查

1. X 线片　推荐肩关节正侧位或冈上肌出口位。肱骨、锁骨、肩胛骨及肩关节诸骨关系正常。排除骨折及关节脱位。

2. MRI　可快速明确损伤性质。常规行 T1WI、T2WI 及 T2WI 脂肪抑制序列。T2WI、T2WI 脂肪抑制序列：水肿高信号，肌肉周围水肿或关节腔积液；T1WI：显示片状低信号。排除肩袖撕裂、骨囊肿等病变。

鉴别诊断

(一) 肩关节周围骨折

多为直接暴力致伤，合并肩关节周围畸形，可闻及骨擦音，触及骨擦感，异常关节活动，结合影像学检查可明确。

(二) 肩关节或肩锁脱位

各关节结构关系异常，关节畸形，搭肩、直尺试验(+)，琴键征(+)，关节弹性固定，结合影像学检查明确。

(三) 代谢及免疫类疾病(痛风、风湿及类风湿性关节炎)

关节红、肿、热、痛明显，肤温高，无明确外伤史，可累及多关节，实验室检查红细胞沉降率、超敏 C 反应蛋白等炎症指标高，骨结构改变不明显。

(四) 肩袖损伤或断裂

患肢肌力减弱，关节无力；结合 MRI 检查可明确诊断。

治疗方法

(一) 药物治疗

1. 中医药辨证治疗　分早、中、晚三期辨证施治，损伤初、中期以散瘀止痛、生新消肿为主，可外敷消瘀止痛药膏，后期以活血舒筋为主，外用药物熏洗。

2. 西药　以抗炎止痛、消肿治疗为主。如非甾体抗炎药：双氯芬酸钠缓释片、塞来昔布胶囊等。

(二) 理筋手法

嘱患者正坐，操作者自肩向下反复推按多次舒筋，后双手卧患者手腕连续抖动以放松。

(三) 功能锻炼

早期肩部瘀肿明显，应局部制动并冰敷抑制患部微血管破裂及减轻肿胀;后期肿痛减轻应定期做肩关节各向屈伸训练、内外旋转及耸肩等主、被动功能疗法,配合等张肌力训练,避免患肢关节僵硬及肌肉萎缩。

许老医案

一诊:患者,刘某,女,67 岁,2019 年 2 月 3 日。

主诉:左肩碰伤,疼痛 2 日。

病史:患者诉 2019 年 2 月 1 日晨练时因路滑跌倒,致左肩撞在树上,当即感左肩疼痛,活动不利,遂来诊。

查体:左肩前侧广泛压痛,左肩功能轻度受限,舌红,苔薄黄,脉弦。

辅助检查:左肩数字 X 射线摄影(DR)显示左肩诸骨未见明确骨折及脱位征象。

诊断:左肩部软组织挫伤。

治疗:外伤疼痛,瘀血阻滞,治宜活血祛瘀、行气止痛,方用愈伤 1 号方加减。

日 1 剂,水煎分 2 次温服。药渣布包蒸热,外敷左肩,日 1 次,共 7 剂。

二诊:2019 年 2 月 11 日。左肩疼痛明显减轻,主、被动活动功能正常,脉缓,苔薄白。

治疗:治宜活血行气通络止痛,方用桃红四物汤加减。日 1 剂,水煎,分 2 次温服,共 5 剂。加强左肩功能锻炼,巩固疗效,获愈。

按语

肩部软组织挫伤是常见病、多发病,采用综合治疗效果满意。伤后及时治疗,避免形成老伤。功能疗法是巩固疗效,使肩部功能恢复正常,预防肩周炎等并发症的重要措施,不可轻视。

冈上肌腱断裂

概述

冈上肌以扁阔肌腱止于肱骨大结节上端,与周围关节囊相接,构成肩袖顶;冈上肌腱断裂指因冈上肌自身体积短小及肌腱止点处血管吻合网稀少,使肌腱止点部营养供应不足;作为外展启动肌,极易因外伤或长期反复磨损发生断裂,造成肌腱变性萎缩的一系列临床改变。多发于青壮年及 40 岁以上年龄群,伴随年龄增长发病率逐渐升高。常合并止点撕脱骨折或肩关节脱位。晚期可合并肩关节周围炎。属中医学"经筋病",根据受伤机制不同,分为自发性肌腱断裂和外伤性肌腱断裂,3周内为急性期,病程累及3周以上为慢性期。根据撕裂程度分为全层撕裂和部分撕裂。

病因病机

中医并无"冈上肌腱断裂"的病名记载,根据疾病表现、体征及病程特点,符合中医学关于"筋断""筋结""肩痹"等描述。以外伤、劳损及风寒湿六淫邪气痹阻气血,筋骨肌肉失养为基本病机,病性属虚实夹杂,治疗应以营养筋脉,疏通经络气血为基本治则;根据辨证论治分型治疗。

(一)早期病因病机

因跌扑、闪挫、劳损等导致气血运行失常,瘀血停积,引起肩痛、活动障碍。正如《圣济总录·伤折恶血不散》所云"若因伤折,内动经络,血行之道,不得宣通,瘀结不散,则为肿为痛"。气血损伤,二者并行各有侧重。《素问·阴阳应象大论》指出:"气伤痛,形伤肿,故先痛而后肿者,气伤形也;先肿而后痛者,形伤气也。"

(二)晚期病因病机

据《素问直解》云:"痹,闭也,血气凝涩不行也。"风寒湿三邪错杂侵袭人体,气血运行失常,《素问·举痛论》:"经脉流行不止,环周不休。寒气入经而稽迟,泣而不行,客于脉外则血少,客于脉中则气不通,故卒然而痛。"加之机体内在肝脾肾三脏亏损,正气化源不足,血不濡养筋脉,致经络闭塞,气血不荣,发而为痹。如《素问·五脏生成》中说:"故人卧,血归于肝……掌受血而能握,指受血而能摄。"

临床表现

(一)症状

肩关节肱骨大结节处或前外侧疼痛,局部肿胀,肩主动活动受限,尤以外展困难;抬举及落肩无力,早期被动活动正常,未及时治疗,晚期主、被动活动均受限。

(二)体征

疼痛弧试验(+),外展60°~120°疼痛加重;Jobe试验和落臂试验(+),冈上肌腱断裂试验(+),外旋抗阻试验(+);晚期合并三角肌肉萎缩。

辅助检查

1. X 线片 推荐肩关节正侧位及冈上肌出口位。各关节关系正常,急性损伤普通平片可无改变,部分合并肱骨大结节撕脱骨折或肩关节脱位。自发性撕裂或可合并肩峰或肱骨大结节处增生硬化。排除冈上肌钙化性肌腱炎、肱骨或肩峰等部位骨折。

2. MRI 检查 冈上肌腱全层撕裂在 T2WI、T2WI 脂肪抑制序列上表现为肌腱内出现贯穿肌腱全层的高信号影,T1WI 为低信号影;同时伴有冈上肌腱的增厚或者变薄,或者表现为冈上肌腱断裂并且断端回缩。冈上肌腱部分撕裂在 T2WI、T2WI 脂肪抑制序列上表现为冈上肌腱滑膜囊面或者关节面出现局限性的明显高信号影,未累及全层;T1WI 为对应区低信号影。

3. 高频超声 冈上肌全层损伤,在三角肌与肱骨头之间的一块带状组织消失,不连续处充满关节积液或低回声反应性组织;部分冈上肌撕裂,冈上肌均匀回声中间出现单侧低回声区或回声不均。在检测过程中易受损伤程度、体位和肌腱钙化因素影响。

4. 磁共振关节造影(MRAr) 完全撕裂:冈上肌腱全层对比剂充盈,肩峰下滑囊可见对比剂充盈;部分撕裂:冈上肌腱关节面侧或滑囊侧对比剂集聚,另一侧未见。

5. 关节镜 为诊断冈上肌腱断裂的金标准。镜下可见冈上肌周围滑膜充血水肿,肌腱止点毛糙变性;肌腱部分或全层撕裂,全层撕裂可伴有肌腱回缩。

鉴别诊断

(一) 冈上肌钙化性肌腱炎

多急性起病,疼痛剧烈,夜间痛明显,可痛醒;主、被动活动均受限,抬举困难;结合患者影像学检查有明确钙化灶沉积,可明确诊断。

(二) 广泛肩袖撕裂

因外伤或劳损导致,患肢外展、外旋、内收、内旋各向活动均受限,抬举无力;除冈上肌断裂特有体征阳性外,lift-off 试验、Napoleon 试验(+),内旋抗阻试验(+),结合 MRI 检查 T2WI 肩袖止点高信号累及多个层面。

(三) 肩峰撞击征

肩外展或上举时诱发疼痛,各年龄段均可发生,为慢性劳损,肩前方压痛,无明显主、被动活动受限。Neer 征及 Hawkins 征(+)。X 线检查可见肩峰、大结节处骨硬化增生,晚期肩峰、肱骨头间距缩小,冈上肌出口狭窄。

（四）痛风或风湿性关节炎

局部红、肿、热、痛,多为游走性,可累及多关节。生化检查提示炎症指标明显异常,类风湿因子阳性。

辨证施治

（一）非手术治疗

1. 急性损伤者应冰敷消肿、患肢制动,外展90°、前屈30°悬吊固定6周。

2. 局部痛点封闭,使用利多卡因联合类固醇药物逐层浸润封闭,每周1次,连用3~4周。

3. 药物治疗

（1）中医辨证施治:气滞血瘀证治以舒筋活血、通络止痛,选方疏筋活血汤加减;肝肾亏虚,血不濡筋证治以补肝益肾,舒筋养血。外用消瘀止痛膏或伤湿止痛膏等。

（2）西药:急性期口服非甾体抗炎药止痛。

4. 理筋手法配合物理治疗　手法按摩舒筋散结、针刺、拔火罐、中药熏洗治疗、超激光等。

（二）手术治疗

1. 切开冈上肌撕裂缝合,创伤大,目前应用较少。

2. 肩关节镜下肩袖修补锚钉内固定术,直视下使用缝合枪或缝合器缝合断裂肌腱。

（三）常见并发症的治疗和预防

早期充分制动,积极药物治疗,减轻局部炎症反应。

功能疗法:包括上举、内收、外展、背伸各向主、被动功能训练,并行钟摆、肱骨下压训练,弹性带牵伸抗阻训练,预防晚期关节粘连及肌肉萎缩;恢复关节活动度和稳定性。

许老医案

一诊:患者,刘某,男,35岁,工人,2018年12月6日。

主诉:右肩疼痛2月余。

病史:常年从事电钻工作(如钻水泥路面或水泥建筑物),近期工作中,致右肩疼痛、活动受限。

查体:右肱骨大结节处轻度肿胀,右肩前外侧压痛明显,外展活动受限尤甚,疼痛弧试验(+),脉弦,苔薄黄。

有创辅助检查:关节镜下肩冈上肌止点滑膜充血水肿,冈上肌腱断裂。

诊断:右冈上肌腱断裂。

治疗:丁苏桂热敷剂外敷,每日 2 次;内服治以补益气血、活血壮筋、消肿止痛。

处方:桃红四物汤加减。

当归 15g	川芎 10g	赤芍 10g	生地 10g
桃仁 10g	红花 6g	络石藤 15g	甘草 3g

7 剂

水煎服,日 1 剂,早晚饭后温服。

二诊:2018 年 12 月 12 日,症状:右肩肿痛减轻,脉缓,苔薄白。处方:上方加土鳖 10g,鹿角胶(另烊化服)10g。水煎服,日 1 剂,早晚饭后温服,共 14 剂。适当进行右肩功能锻炼。

三诊:2018 年 12 月 28 日,症状:右肩肿痛消失,疼痛弧试验(±)。上方区红花,改赤芍为白芍 12g,淫羊藿 10g,水煎服,日 1 剂,早晚饭后温服,共 30 剂。

2019 年 5 月随诊,药后病愈,未复发。

按语

冈上肌腱断裂的诊断要点:①有外伤或劳损史;②肱骨大结节或前外侧压痛点明显;③疼痛弧试验(+);④MRI 检查可明确诊断;⑤关节镜下可清晰明确冈上肌腱部分或全层撕裂。治疗采用综合疗法,疗效满意。早诊断、早治疗是疗效好的关键,可阻止并发症的发生。

肱二头肌长头肌腱炎

概述

指位于肱骨结节间沟骨纤维管道中的肱二头肌腱长头,在肩关节后伸、内收、外展、前屈等运动中反复滑动,致使肌腱腱鞘发生充血、水肿、增厚等一系列病理改变和临床表现的急慢性损伤性炎症,以肱二头肌长头肌腱在腱鞘内的滑动功能发生障碍为主要表现,为肩关节疼痛的主要原因。多见于老年人,可因外伤或剧烈运动后急性发作,常合并肩关节上盂唇前后部损伤(SLAP)、肩峰下撞击及结节间沟狭窄等疾病改变;在中医学中属于"筋痹"

范畴。若不及时治疗,晚期可导致肩关节前向不稳、肱骨头上移等并发症;晚期可发展为肩关节周围炎。

病因病机

在中医学典籍中并无"肱二头肌长头肌腱炎"的相关疾病诊断,该病名由现代解剖学基础上发展而来,结合相关症状、体征表现可概括为中医学的"筋痹"。《素问·长刺节论》云:"病在筋,筋挛节痛,不可以行,名曰筋痹。"因内在气虚血弱、肝肾亏虚,筋脉失于濡养,加之外伤、劳损、外感风寒湿邪,导致筋脉痹阻不通。据《灵枢·贼风》记载:"若有所堕坠,恶血在内而不去……则血气凝结。"以及《杂病源流犀烛》载:"痹者,闭也,三气杂至,壅蔽经络,血气不行。"说明外伤及风寒外感可诱发本病。以风寒湿邪痹阻,气血瘀滞为基本病机。

临床表现

(一) 症状

有肩部劳损及伤风病史,肩部酸胀,肩前方或肩关节广泛疼痛,尤以喙突处明显,疼痛可向上臂放射;活动时疼痛加重,于外展、上举、后伸时为著;晚期表现为肩关节活动受限。

(二) 体征

喙突及肱骨结节间沟压痛(+),Yergason 试验阳性,肩关节内旋试验(+),或合并肱二头肌萎缩。

辅助检查

1. X 线片　肩关节正侧位,早期关节关系正常,无明显改变;晚期可见喙突下、肱骨结节间沟骨质硬化或骨赘增生等间接征象。

2. MRI 检查　为临床上诊断肱二头肌长头肌腱炎的主要手段,常规行T2WI、T1WI 及 T2WI 脂肪抑制序列。可见 T2WI 及 T2WI 脂肪抑制序列肱二头肌长头肌腱横断面或矢状面形状不规则,周围炎症并周围积液。

3. CT 检查　不常规推荐,对于合并 SLAP 损伤、肩关节周围广泛骨赘增生等可明确损伤程度及骨缺损情况。

4. 超声检查　急性期,表现为肌腱增厚、肌腱内部回声减低,CDFI 或CDE 显示彩色血流信号明显增多;慢性期,表现为肌腱内回声杂乱,不均匀,点状高回声散在分布,彩色血流未见明显增多。

5. 关节镜检查 为诊断肱二头长头肌腱炎的金标准,在诊断的同时,可根据损伤情况进行治疗。表现为肌腱炎性充血水肿,周围组织滑膜广泛增生。

鉴别诊断

(一) 肩关节周围炎

炎症早期较难鉴别,均为肩关节疼痛,夜间痛明显,但肩关节周围炎疼痛范围更为广泛;结合 MRI 检查可明确诊断,可见矢状位肩关节囊大量积液并液囊形成,二者常可伴随发生;晚期较好鉴别,肩关节广泛疼痛并有各向主、被动活动受限。

(二) SLAP 损伤

为肩胛盂唇上缘自前向后撕脱,多见于运动员或暴力性损伤患者,临床可见关节绞索、弹响及关节不稳表现,O'Brien 试验(+),MRI 检查可见上盂唇、肱二头肌长头肌腱附着处积液并附着点撕脱。

(三) Bankart 损伤

肩关节盂唇前下方的撕裂,除肩痛以外,表现为肩关节交锁、不稳或反复脱位,旋转压力试验(+),MRI 检查可见肩关节上盂唇撕裂并附着处周围积液。

(四) 肱二头肌长头肌腱滑脱

因横韧带过度牵拉或撕裂以及肱骨结节间沟变浅造成,查体时屈肘做内外旋活动,一手放于肱二头肌顶端,可触及肱二头肌滚动并有弹响。

(五) 肱二头肌长头肌腱断裂

除肱二头肌长头肌腱炎固有症状和体征外,一般有急性受伤史,查体肱二头肌近端空虚并 Popeye 畸形(大力水手征),结合 MRI 及超声检查可明确诊断。

(六) 混合型颈椎病

伴有颈痛及肩颈部酸胀,多为低头伏案工作者,可有头晕及上肢神经放射等症状,疼痛诱发与上肢活动无明显相关,不伴有肩关节活动受限改变。

辨证施治

(一) 非手术治疗

1. 基础治疗 局部冰敷,注意休息,避免患肢剧烈运动。

2. 手法按摩 先推按放松肩关节周围肌肉,点按肩周诸穴及阿是穴舒筋活血;后以揉法、滚法、摩法等弹拨肱二头长头肌腱周围肌筋,松解肌腱及腱鞘粘连,软化硬结。

3. 药物治疗

(1) 中医辨证施治:气滞血瘀型治以活血化瘀,舒气止痛,疏通经络为主,选方舒筋活血汤加减。肝肾亏虚型治以补益肝肾,舒筋活络,补血益气为主,选方六味地黄丸加减,配合中药熏洗浸泡,局部热敷。方选大黄、黄柏、艾叶、千年健、川芎、当归、红花、防风。

(2) 西药

1) 关节腔穿刺封闭:玻璃酸钠、复方倍他米松及利多卡因三联药物止点注射,减轻肌腱周围炎症,缓解疼痛;必要时可超声引导下注射,穿刺更为准确,避免损伤肌腱。

2) 口服非甾体抗炎药(NSAID)可消除水肿,减轻疼痛。

3) 外用乳胶剂或透皮贴抑制局部炎症反应,如双氯芬二乙酰乳胶剂或丁丙诺啡透皮贴等。

4. 针灸或针刀治疗　通过穴位针刺或对痛点周围粘连挛缩结节进行松解,疏通局部筋脉气血;同时针刺治疗可诱导组织自我修复,促进新生血管长入,改善局部血供,促进炎症因子及相关代谢产物清除。

5. 物理治疗　冲击波、超声波及红外线等可较好促进病变周围组织代谢,减轻炎症反应。

(二) 手术治疗

1. 开放性手术　手术创面较大,需对三角肌进行广泛剥离,目前较少使用。

2. 肩关节镜下肱二头肌长头肌腱单纯切断术　该术式单纯近端切断肱二头肌长头肌腱,操作相对简单,术后恢复快,对于疼痛缓解疗效可;但远期存在远端挛缩风险,可并发 Popeye 畸形并影响盂肱关节稳定,对于年老及运动要求低下者可作为常规术式。

3. 肩关节镜下肱二头肌长头肌腱切断结合固定术　该术式切断肱二头肌长头肌腱近端并将残端固定在结节间沟或胸大肌止点下 1cm 位置,固定后的肌腱仍能维持肌肉正常长度和张力,可有效避免肌腱切断引起的肌肉萎缩。术后痉挛性疼痛及大力水手征发生概率小,多用于年轻或运动要求高的患者,术后康复时间较长。固定方法包括:锚钉缝合固定、界面螺钉挤压固定、骨隧道及软组织固定等。以界面螺钉挤压固定应用更为广泛。

4. 肩关节镜下保留肱二头肌长头肌腱的肌腱固定术 彻底清除肱二头肌长头肌腱周围腱鞘及炎性组织,于结节间沟狭窄处锚钉固定肌腱,可有效避免剧烈运动引起的内固定松动,术后康复时间短。

按语

肱二头肌长头肌腱炎的病理变化是无菌性炎症改变,诊断易,治疗方案有中药内服外用,手法治疗等。手术、功能疗法等均有适应证,如选法准确,疗效颇佳。

肩关节周围炎

概述

肩关节周围炎又称"肩周炎"。以肩部疼痛,逐渐加重,肩关节活动功能受限日益加重,发展到某种程度后可逐渐缓解,最后完全复原为主要表现的肩关节囊及其周围韧带、肌腱和滑囊的慢性特异性炎症;病理表现为肩关节囊挛缩、关节囊滑膜下层慢性炎症和纤维化。临床中,多发于年老者,女性发病率更高。为肩袖损伤、肩部骨折、关节盂唇损伤、肱二头肌长头肌腱炎等各类肩关节周围疾病发展的晚期阶段,多可伴随发展。中医学中属于"五十肩""冻结肩""肩痹""漏肩风"范畴。根据发病特点,分为原发性和继发性两类;原发性肩关节周围炎为特发性肩周炎;继发性肩关节周围炎多继发于患肢创伤及手术后。

病因病机

中医学中根据疾病不同分期、不同致病因素将其命名为"痹证""漏肩风""肩凝症""冻结肩""肩不举"等。外因为风寒湿邪或热邪等经皮毛入络、入经,侵袭人体致筋骨间气血筋液运行不畅发病。亦可因跌扑劳损致筋骨损伤而发病。内因为肝肾不足或脾胃虚损,《类证治裁》中记载:"中年以后,因气血不足,肝肾亏损,筋失濡养,风寒侵袭,经络受阻,营卫气血不畅,肩部正邪相搏发为疼痛。日轻夜重,久则肩部肌肉挛缩,活动受限。"

（一）早期病因病机

各类病因致肩部血脉凝滞,经筋拘急挛缩,为痛为肿,活动受限;据《灵枢·贼风》记载:"若有所堕坠,恶血在内而不去……饮食不适,寒温不时,腠理闭而不通……"说明伤后恶血停聚致气血运行不畅。

（二）晚期病因病机

可表现为气血失荣,关节屈伸不利疼痛日久,耗损精血,肢体废而不用。筋痿骨损。如《灵枢·本神》所说:"脾气虚则四肢不用。"病性为虚实夹杂,治疗应分期论治。

临床表现

疾病具有自限性,分为疼痛期,僵硬期及恢复期;大部分患者肩关节活动可逐渐恢复,但部分患者关节功能仍低于健侧关节。

（一）症状

早期肩关节周围广泛疼痛、关节酸胀逐渐加重,夜间痛明显,或可伴关节肿胀,症状持续数月,因天气变化和劳累后加重;中后期表现为关节主、被动活动受限渐进性发展,合并不同程度的肌肉萎缩及抬举无力。

（二）体征

肩前、肩后、肩外侧、肱二头肌结节间沟处、三角肌前后缘等不同程度的压痛,主、被动活动度不同程度减小,耸肩试验阳性,晚期肩胛肌群萎缩、肌力无明显改变或轻度下降,三角肌更为明显。

辅助检查

1. X线片 推荐肩关节前后位、腋位、冈上肌出口位。早期无明显改变,晚期可合并不同程度肩峰、肱骨大结节处骨硬化,合并不同程度骨质疏松。

2. MRI检查 常规推荐T2WI、T2WI脂肪抑制序列及T1WI序列。早期可见腋下关节囊积液增多;中后期可见斜冠状面和斜矢状面T2加权像,肱骨侧或者肩胛盂侧腋窝关节囊及喙肱韧带不同程度增厚,肩袖间隙喙突下脂肪三角消失。

3. CT检查 不常规推荐检查,可用于鉴别盂肱关节疾病、关节周围骨折等。

4. 肩关节造影 晚期显示关节囊容量明显减少,不作为常规检查方法。

5. 关节镜检查 早期镜下可见关节囊内广泛充血水肿,中后呈现关节囊周围滑膜及韧带不同程度增生变性。

鉴别诊断

（一）肩袖损伤

继发性肩关节周围炎需与肩袖损伤鉴别,二者均可见肩关节不同程度疼痛,但前者无明显被动活动受限,肌力下降明显,结合 MRI 检查 T2WI 及 T1WI 序列可见肩袖不同程度损伤和肩袖肌群周围积液。

（二）盂唇损伤

SLAP 或 Bankart 损伤,前者有明确外伤史或肩关节脱位史,不合并肩关节活动受限,多在特殊体位诱发疼痛,合并关节内弹响,结合 MRI 检查,斜矢状位和斜冠状位可见肱二头肌长头肌腱附着处或前上盂唇附着部撕裂和盂唇周围积液;MRA 可见撕裂口处对比剂充盈。

（三）神经根型颈椎病

伴有肩部放射痛时二者需鉴别。前者多表现为颈部棘突处压痛,颈旁肌紧张,肩关节周围无明显压痛及活动受限,拍摄颈部 X 线可见颈部生理曲度改变及不同程度骨质增生。

（四）肩关节结核

均表现为肩关节周围疼痛,可向肘部、手部放射;但前者早期多为肩部乏力、疲软,不愿活动,伴低热、食欲减退、消瘦等全身伴随症状,部分患者可合并局部脓肿形成。X线检查早期可无改变,部分可见骨性破坏及死骨形成,晚期关节间隙逐渐变窄或消失;关节穿刺结核分枝杆菌培养和活检可确诊。

（五）肩部软组织或骨性肿瘤

均表现为长期疼痛、夜间痛及活动受限,早期较难鉴别,但前者可合并全身乏力、消瘦等改变,局部热敷理疗症状无改善,结合 X 线或 MRI 检查可见局部组织占位改变。

（六）肺上沟瘤（Pancoast 肿瘤）

浸润颈部神经血管时,可引起肩部疼痛,上肢感觉异常及血管受压症状,易与肩周炎混淆;查体时锁骨窝可触及发硬的肿物,肺 X 线片及 CT 即可鉴别。

（七）内脏疾患

冠状动脉心脏病、胆性疾患等引起的体表放射痛,可合并心前区和胆区压痛,结合心、肝功能检查及彩超可明确鉴别。

（八）代谢性或免疫性疾病

风湿、类风湿及痛风性关节炎引起关节周围疼痛,多表现关节周围红、肿、热、痛,累及多关节,结合生化检查提示可明确诊断。

辨证施治

（一）疼痛期（非手术治疗）

1. 一般疗法　避免患肩过度运动,避免抬举、搬提重物等,减少局部炎症反应;可行主动弧形摆动训练、画圈训练及后划臂训练等,避免患肩关节僵硬;传统气功八段锦对于老年人肩关节周围炎症疼痛缓解疗效较佳。

2. 手法推拿　采取轻手法,如推摩、揉捏、拿法、弹拨等,改善患肢血液、淋巴循环,消除水肿,缓解疼痛,保持肩关节活动功能。

3. 普通针刺　对于早期疼痛严重患者,可有效促进外周循环致痛物质代谢,扩张血管,减少炎症渗出物;包括局部选穴——肩三针(肩髃、肩髎、肩贞)、阿是穴(痛区针灸围刺)和循经取穴(手三阳经及足阳明经等,如后溪、合谷、外关、条口等常用穴)。

4. 拔罐、温针灸、中药热熨或火针　主要用于寒湿痹阻型肩痛,可温通经络、祛湿散寒。

5. 物理治疗　冲击波、激光、中频、超声波、磁疗等降低神经末梢兴奋性,促进炎症介质代谢。

6. 药物治疗　中医辨证疗法;西药治疗:局部麻醉药配合类固醇激素局部痛点注射,以缓解局部炎症反应达到神经或痛点阻滞。非甾体抗炎药物结合肌松药物口服,减轻局部肌肉牵拉和挛缩。或外用非甾体抗炎药物软膏痛点处涂擦。

(二) 僵硬期

1. 一般疗法　关节粘连,以肩关节各向主被动活动受限为主要改变,疼痛较前早期改善,以各向助力运动和被动功能训练为主,配合早期炎症时期的主动训练。健侧辅助性前屈上举、摸耳及爬墙训练;拉轮训练改善前屈后伸;对抗固定物体练习内收外旋;摸背及后背毛巾牵拉等训练改善内旋活动。

2. 推拿按摩　重手法弹拨、点按肩峰下、喙突处等痛点及条索结节,并牵拉、抖动活动,辅助患者行外展、内收、后伸、外旋等各向功能锻炼,改善肌腱粘连。

3. 小针刀治疗　刺入肩关节周围病变处进行切割、剥离有害粘连组织,对已形成的粘连挛缩或钙化等变性软组织进行切割松解以疏通气血、减轻和解除压迫。主要取结节挛缩点针刺。

4. 物理治疗　采用磁疗静磁场、蜡疗、热疗等疏通挛缩肌腱、恢复正常组织弹性。

5. 药物治疗　中医辨证疗法;西药治疗:治疗方案基本同第一阶段,还包括关节腔扩张法——针对关节腔容量的减小,关节内注射 40~50ml 类固醇激素、局部麻醉药等混合液体。

6. **手术治疗** 神经阻滞麻醉下行肩关节手法松解肩关节周围粘连组织,恢复关节活动度;肩关节镜下喙肱韧带切断术:相关研究表明及影像学检查提示喙肱韧带病变为原发病灶,多伴有局部的关节囊组织增厚,可关节镜下松解或切断喙肱韧带;肩关节镜下广泛松解术:相对于手法下松解更为有效安全,可直接清除肩袖间隙周围炎性滑膜组织,分离关节周围关节囊。

许老医案

一诊:王某,男,70岁,2019年1月5日。

主诉:不明原因致右肩疼痛1月余。

病史:右肩疼痛1月余,逐渐加重,怕冷,夜痛甚,影响睡眠,多痛醒就诊。

查体:右肩广泛压痛,功能障碍,尤以外展、抬举、旋转为甚,脉弦,苔薄白。

辅助检查:右肩关节未见明显异常。

诊断:右肩周炎。证属寒邪凝滞,经络不通。

治法:温经散寒、活血通络。

处方:用黄芪桂枝五物汤加减。

黄芪20g	桂枝10g	当归15g	川芎10g
威灵仙12g	羌活10g	延胡索10g	三棱10g
白茅根15g	甘草3g		

7剂

水煎服,日1剂,早晚饭后温服。

肩部功能锻炼。

二诊:2019年1月14日。右肩痛减,功能活动较前灵活,脉缓,苔薄白。处理同前,共30剂,增加肩部功能锻炼。

三诊:2019年2月16日。右肩隐痛,功能灵活,活动范围增大,脉缓,苔薄白。处理同前,共30剂,巩固疗效而愈。

(夏雄智)

二、肘部与前臂损伤

肘部软组织挫伤

概述

肘部软组织挫伤是指肘关节部位除骨骼以外的皮肤、筋膜、肌腱、韧带及关节囊等软组织在受到直接或间接暴力后所造成的损伤的统称。如跌倒、撞击、挤压、牵拉、扭转等外力，也包括肘关节发生超过正常活动范围的运动性损伤。常见的有肘关节尺、桡侧副韧带撕裂，关节囊损伤、肱二头肌腱的损伤撕裂及其他肘部肌肉、韧带、筋膜的损伤与撕裂。其撕裂程度差异性较大，临床上有的在骨折、脱位纠正后，肘关节扭挫伤就成为突出的病症；也有某些运动造成肘关节扭挫伤，损伤后并未引起注意，至出现并发症引起肘关节活动受限时，才引起重视。本病属于中医"筋伤"的范畴。

病因病机

直接暴力或间接暴力均可造成肘关节软组织挫伤，直接暴力如肘关节的挤压、击打、撞击、牵拉伤，间接暴力如跌扑滑倒，手掌撑地，传导暴力可使肘关节过度外展、伸直或扭转等，造成肘关节的损伤。由于肘部肱桡关节的稳定性主要依靠关节囊和韧带约束，故临床以桡侧韧带损伤最为多见，尺侧次之，后侧少见。

严重的肘关节扭挫伤，伤后不固定或固定不恰当，或因进行不适当的反复按摩，可因伤后出血增多而致局部血肿扩大。这种血肿有软组织内血肿和骨膜下血肿，常互相沟通。在血肿机化时，通过膜下骨化，以及骨质内钙质进入结缔组织肿块内，造成关节周围组织的钙化、骨化，即造成所谓"骨化性肌炎"者，将另列章节讨论。

临床表现

(一) 症状

有明显的外伤史，肘关节半屈位，患者以手托肘，关节活动受限。重者关节伤侧肿痛明显，皮下有瘀斑，甚至有波动感。

初起时肘部疼痛，活动无力。肿胀常因关节内积液和鹰嘴窝脂肪垫炎，或肱桡关节后滑膜囊肿胀而逐渐加重，以致伸肘时鹰嘴外观消失。

部分严重的肘部损伤有可能是肘关节脱位后已自动复位，接诊时只有关节明显肿胀，已无脱位症，误诊为单纯扭挫伤。因其关节囊和韧带、筋膜均有不同程度的撕裂性损伤，做关节被动活动时有"关节松动"的不稳定感，并同时引起肘部剧烈性疼痛，应值得注意。

(二) 体征

伤处按压痛，有皮下出血时可见瘀斑，或有波动感，外观或有肿胀，但无明显畸形。

辅助检查

X线检查：常规拍摄肘关节正、侧位X线片，排除是否合并骨折等。对可疑病例在进行局部麻醉后，伸直肘关节，做被动肘外翻30°摄片，若内侧关节间隙明显增宽，则说明肘关节尺侧副韧带撕裂。同样，亦可做桡侧副韧带损伤检查。在儿童骨骺损伤较难区别时，应同时拍健侧X线片以对比，可减少漏诊。

鉴别诊断

与肘部骨折和/或脱位相鉴别，后者X线片有明显异常。

辨证施治

（一）非手术治疗

《医宗金鉴·正骨心法要旨》论述肘部损伤时指出："其斜弯之筋，以手推摩，令其平复，虽实时能垂能举，仍当以养息为妙。"说明肘部损伤后功能恢复不可操之过急，应根据损伤程度的不同，采用相应的方法加以调治。

1. 固定治疗　早期可在肘关节屈曲90°位以三角巾悬吊，或用肘关节托于屈肘位固定悬吊，也可用热塑材料自制肘关节托外固定悬吊，以限制肘关节的屈伸活动。时间不宜过长，一般1~2周即可。

2. 手法治疗　肘关节急性扭挫伤肿胀明显时，一般忌用手法治疗，特别是粗暴的理筋手法。如怀疑撕裂的关节囊反折于关节间隙，或者有关节的微小错缝，可在伸肘牵引下将肘关节做一次被动屈伸活动，既能起到关节错缝与关节囊嵌顿的整复作用，还可将存留于关节间隙的瘀血块挤出关节外。但不宜反复操作，尤其在恢复期，粗暴的屈伸活动后，会增加新的损伤，甚至诱发骨化性肌炎。

在触摸到压痛点后，医者以两手掌环握患侧肘部，轻揉按压几次，有减轻疼痛的效果。以患侧为中心，医者用大拇指顺侧副韧带行走方向理顺损伤的肌纤维，一般2周左右逐渐修复。

3. 针灸治疗　针刺治疗：取穴阿是穴、曲池、手三里、少海等，每次取2~4穴，强刺激，以泻法为主，得气后留15min，或加用电针中频刺激。每日1次，1周为一疗程，适用于肿胀消减后之中后期关节活动不利者；灸法：取穴同前，每次取2~3穴，可采用常规穴位艾灸法，或隔姜灸、隔药灸，日1次，

1周为一疗程。适用于中后期关节疼痛活动不利。

4. **药物治疗**　内服药:早期宜应用活血化瘀、消肿止痛之中药或中成药内服,如复元活血汤、桃红四物汤等对症加减。西药可短期应用非甾体类抗炎药口服,但应注意对胃黏膜的保护;外用中药:早期外敷以医院自制的消肿止痛中药膏、丹、散剂以活血散瘀、消肿止痛,1~2周后可用中药煎汤浸泡、熏洗肘关节,能起到很好的消肿止痛,促进肘关节功能早日康复的疗效。常用的熏洗中药如下:大黄、黄柏、艾叶、桃仁、红花、山栀子、两面针、桑枝、桂枝、干姜、花椒、当归、川芎等随症加减使用。用法:取上药8~10味共煎,每次取药汁200ml,兑热水至1 500ml于适量大小的容器内,先利用药物的热蒸汽密闭熏蒸约5min,待水温下降后再全肘部置于药液中浸泡15~20min即可,每日2次。

5. **功能锻炼**　早期功能锻炼可做握拳活动,中、后期做肘关节屈伸等活动。如做被动屈伸活动,动作必须轻柔,以不引起明显疼痛为准,禁止做粗暴的各种主、被动活动。

(二) 手术治疗

肘关节桡或尺侧韧带完全断裂者,宜行手术修复。手术切口取肘关节外或内侧纵向切口。以尺侧副韧带(MCL)断裂为例:患者取仰卧位,切口以肱骨内上髁为中心,沿肱骨内上髁嵴向上延伸3cm,沿前臂内侧纵轴向下延伸3cm,先暴露尺神经,牵开并保护。于肱骨内上髁下方尺侧腕屈肌的两头之间进入,显露MCL前束,检查其损伤情况。新鲜损伤可直接用不可吸收的1号丝线编织缝合修复;若冠突内侧缘止点处无法缝合,将缝线经骨隧道固定于冠突内侧。

如陈旧损伤或新鲜损伤无法修复者,则再向远端延长手术切口3cm,取前臂部分深筋膜,于鹰嘴尖远端5~6cm切断,向近端掀起,保留鹰嘴内侧的起点,制成深筋膜条,留作重建MCL。在肱骨内上髁外上0.5cm处用4.5mm钻头钻孔,引入掀起的深筋膜骨膜条,在肘关节屈曲45°调整好深筋膜骨膜条张力,用不可吸收的1号编织缝合线缝合固定于内上髁。术后应将尺神经常规前置。

许老医案

一诊:陈某,男,35岁,工人,2018年11月6日初诊。

主诉:右肘外伤肿痛1日。

病史:装修房屋时不慎跌伤右肘,当时疼痛未重视,下午右肘外侧肿胀就诊。

检查:右肘外侧肿胀,无明显压痛点,右肘轻度功能障碍,X线片示:右肘关节未见骨折,脉弦,苔薄黄。

诊断:右肘关节软组织挫伤。

治疗:外用跌打外敷散,内服愈伤1号方加减,7剂,日1剂,水煎分2次温服,屈肘90°,以三角巾悬吊。休息3日,开始肘关节屈伸活动。

二诊:11月14日,右肘肿痛明显减轻,功能障碍好转,脉缓,苔薄白,内服愈伤2号方加减,7剂,日1剂,水煎分2次温服,加强肘关节功能锻炼,并用内服药煎第三道熏洗肘关节,巩固疗效而愈。

按语

肘关节软组织挫伤,早诊断、早治疗,效果佳。若患者不及时就诊,错失良机,疗效差,并发症多。要向患者宣传、普及医学知识,有病早治,避免延误时机,引多诸多并发症,后患颇多。

肱骨外上髁炎

概述

肱骨外上髁炎俗称网球肘,是指手肘外侧的伸肌总肌腱因劳损而发生无菌性炎症而引起的一组疼痛症候群。疼痛的产生是由于手前臂外侧肌群反复用力屈伸牵拉而引起的。患肢会在用力做抓握、旋转或拿捏物体时感到肘部外侧酸软疼痛等不适症状。

网球肘是身体局部肌肉群过劳性损伤综合征的典型例子。研究显示,手腕伸展肌,特别是桡侧腕短伸肌,在进行手腕伸直及向桡侧用力时,张力强大,容易出现肘外侧伸肌总起点处的部分肌纤维过度牵拉,形成轻微撕裂,正如人在打网球时前臂伸侧肌肉因强力收缩活动产生的牵拉损伤一样,故名网球肘。属于中医"筋伤"范畴。

病因病机

虽然肱骨外上髁炎称之为网球肘,但却并不限于打网球者,工作生活中凡是需要长时间或是反复抬举前臂重复做某一件事时,均可能发生肱骨外上髁炎。这是因为在抬举前臂活动时会牵拉前臂外上侧的伸肌群,而前臂伸肌群的总起点就在肱骨外上髁上,这样肱骨外上髁处因受到多条伸肌群反复长期的牵拉而在起点骨膜处发生轻微的撕裂伤,而肱骨外上髁起点处腱性部分较多,这些部位相对血供较差,这样反复的撕拉伤不能及时得以吸收修复,局部形成无菌性炎症伴随炎性产物的渗出,也不能得到及时的治疗而吸收,则聚集而形成炎性增生物,进而又影响局部的微循环,这样反复的劳损牵拉损、反复的炎症、增生及循环障碍,形成恶性循环,致病症缠绵不愈(图 4-3-7)。

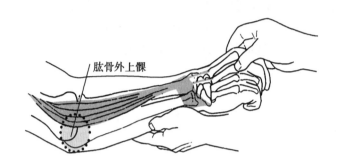

图 4-3-7　肱骨外上髁炎发生部位

临床表现

(一) 症状

主要症状为肘关节外上方的酸胀疼痛感,感觉手臂缺血一样,用力捶几下会稍觉舒适。休息时可稍缓解,前臂屈伸或旋转活动时会明显加重。

(二) 体征

检查时局部无红肿,关节功能不受限。但肱骨外上髁处有局限性压痛。仔细检查均可发现敏感的压痛点。

伸肌腱牵拉试验(Mills 征)阳性:肘伸直、握拳、屈腕。然后将前臂旋前,能诱发肘外侧剧痛者为阳性。肱骨外上髁炎由于有伸肌腱的筋膜炎症,刺激明显,做该试验时疼痛明显。

辅助检查

X 射线检查:X 射线摄片一般无异常表现。病程长者可见外上髁处的硬化增生性反应,在肱骨外上髁附近有点状钙化沉积。

鉴别诊断

(一) 肘关节软组织挫伤

有明显的外伤史,伤处肿痛,压痛广泛,皮肤瘀紫,但没有前臂肌肉群的酸胀感,前臂肌肉活动不受限。

(二) 肘部无移位的骨折

和肘部挫伤一样有明显外伤史,肿胀疼痛症状重,但均局限于肘部,X线可见到骨折线。

治疗方法

(一) 非手术治疗

1. 针灸治疗 针灸治疗的方式方法很多,以下总结介绍几种临床实用性较强又具可操作性的几种方法,特别适合那些不愿或不能接受药物治疗的患者使用,以供参考。

（1）体针

主穴:阿是穴;配穴:手三里、尺泽。

阿是穴位置:常有两处穴点,一为肱骨外上髁前缘凹陷处;一为肱骨外上髁髁体后缘凹陷处。

方法:阿是穴每次两点均取,前者以1寸毫针成90°角直刺;后者,则从肱骨外上髁髁体正中针向腕背部,以45°角刺向髁体后缘凹陷处。如前臂旋前受限加手三里,旋后受限加尺泽。常规针法。针刺得气后,用泻法运针1min,留针20min。每隔5min运针1次,亦可以电针,用密波,频率30Hz,强度以患者可耐受为度。每日或隔日1次,7次为一疗程。

（2）穴位埋针

主穴:阿是穴、少海;配穴:曲池、手三里。

方法:一般仅取主穴,效不佳时加配穴。主穴消毒后,分别将皮内针刺入皮肤,进针后与皮面平行推进,直至针体全部进入皮内,然后用胶布固定。令患者活动患肢,以无任何不适为宜。皮内针3~5日更换1次,3次为一疗程。

（3）艾灸

主穴:阿是穴;配穴:太溪。

灸法分隔药灸和隔饼灸,任选一法。

1）隔药灸灸药制备:川乌、草乌各3g,樟脑10g,血竭、儿茶、麝香1g,共为细末,贮瓶备用。

方法:用面粉加水搓成线绳状,以阿是穴为圆心围成直径为 1.5cm 的圆圈,将上述制备的药末撒于圈内约 4 分厚。再将艾条剪成 1.5cm 长之艾段,置于药末上点燃,以能耐受为度,如过分灼烫,可随时移去艾炷,另易 1 炷,灸 3 壮。太溪穴,以米粒大纯艾炷作直接无瘢痕灸,亦灸 3 壮。上法每日 1 次,7 次为一疗程,疗程间隔 3 日。

2) 隔饼灸灸饼制备:以白附子、生川乌、乳香、没药、细辛等共研末,加淀粉调制成直径 3cm、高 1cm 之药饼,饼上穿刺 10 余小孔。

方法:令患者端坐伏案,屈肘、前臂内收,将灸饼中心置于阿是穴痛点中央。再将纯艾制成的底面直径 2.5cm、高 1.5cm 的圆锥或圆柱状艾炷置于药饼上,点燃施灸。至患者热不可耐时,可将饼夹起,下垫适量药棉以缓减热量,再将灸饼放上,艾炷燃完,随着热量徐减,分两次将所垫药棉减去。灸后皮肤可出现深红晕,局部留有色素沉着或起小水疱。如有水疱可涂以龙胆紫用小块消毒敷料包扎,4~5 日可结痂脱落,不留瘢痕。一般 2~3 日(如起水疱可 5~6 天)1 次,3 次为一疗程,疗程间隔 1 周。

(4) 皮肤针

主穴:阿是穴;配穴:手三里、曲池、少海。

方法:每次取主穴和一个配穴,先用拇指在所取之穴位上进行按揉片刻,以七星针叩刺,先轻后重,直至局部渗出细小血珠,叩刺面积为直径 1cm 左右。揩净血迹,以艾条在局部进行回旋灸,约 15min,以局部潮红为度,每日 1 次,6 次为一疗程,疗程间隔 3 日。

(5) 温针灸

主穴:阿是穴、手三里。配穴:曲池、外关、尺泽、少海。

方法:主穴每次均取,疼痛在肘外侧加曲池、外关;向肘内侧放射者,加尺泽、少海。以 30 号 1.5~2 寸毫针,快速刺入,得气后行平补平泻法。将多功能艾灸仪的两个艾垫和灸头套在两个主穴的针柄上施灸,温度调为 40~50℃,并留针 20min。每日 1 次,6 次为一疗程。如无艾灸仪则可以艾条替代,先以普通毫针刺入穴位后,于针柄插 1 寸长左右的艾条段并点燃,施行温针灸,待艾条燃尽后拔针,时间亦控制在 20min 左右,以不灼伤皮肤为度。

2. 小针刀治疗　小针刀是一种微创性治疗,对肱骨外上髁炎的疗效确定,并且对肱骨外上髁炎病程日久(6 个月以上)不愈或针灸、药物、封闭等治疗无效时亦可取得较好的疗效,实用性强,安全性高。

原理:利用针刀直接刺入外上髁炎处直至骨膜上进行顺肌腱纤维方向梳理、挑拨、切割和松解因炎症而粘连的肌腱纤维,亦可利用针刀刀刃横行切断部分因炎症日久而出现的挛缩与增生的肌纤维,同时针刀后局部会有少量的渗血,这些血一般均呈暗红色,因其中含有大量的炎性因子等代谢产物,这些炎性产物因局部炎症日久而长期积聚于肌腱筋膜之间而难以排出或吸收,从而刺激局部神经末梢才引起局部酸胀疼痛等症状。经过针刀的治疗之后,粘连得以松解,挛缩得到解决,炎性产物得以排出,局部微循环得以重新建立,从而起到了治疗的作用。

3. 穴位封闭注射

主穴:曲池、阿是穴。

药液:强的松龙 25mg 或曲安奈德加 1%~2% 普鲁卡因注射液 1~4ml,摇匀。

方法:每次任取一主穴。用注射器抽吸后,从曲池进针 0.7~1.5 寸,针尖斜向肱骨外上髁,用提插手法,得气后回抽无血,将药注入。亦可直刺入阿是穴,针头深刺至骨膜,推入药液,每穴 1~2ml。出针后,活动肘关节 2min。1 周 1 次,3 次为一疗程。

注意:穴位注射的实质仍然是封闭治疗,不宜过量或多次注射,否则反致病程经久难愈,有害无益。

4. 中药治疗

(1) 中药内服

1) 仙鹤草汤

组成:仙鹤草 30~40g,桑枝 30g,金银花、白芍各 15~30g,片姜黄 6~10g,甘草 3~10g,红枣 5 枚。

用法:每日 1 剂,水煎服,日服 2 次。

功用:活血通络,缓急止痛,消肿。

2) 化瘀通痹汤

组成:当归 18g,丹参 30g,鸡血藤 21g,制乳香、制没药各 9g,香附、延胡索各 12g,透骨草 30g。

用法:每日 1 剂,水煎服,日服 2 次。

功用:活血化瘀,行气通络。

(2) 中药熏洗浸泡:根据多年来的临床经验,采用温经通络、消炎祛湿,通下作用的中药,煎汤浸泡熏洗肘关节,能达到很好的消肿止痛,促进肘关节功能早日康复的目的。常用的熏洗中药如下:大黄、黄柏、艾叶、桃仁、红花、山栀子、两面针、桑枝、桂枝、干姜、花椒、当归、川芎等,随症加减使用。用法:取上药 8~10 味共煎,每次取汁 200ml,兑热、开水至 1 500ml 于适量大小的容器内,先利用药物的热蒸汽密闭熏蒸约 5min,待水温下降后再全肘部置于药液中浸泡 15min 即可,每日 2 次。

5. 其他治疗

(1) 休息及改变活动方式:适当的休息对于急性期(红、肿、痛)特别重要,而改变活动方式则更为重要。找出受伤的原因,然后进行相应的改变,便可以减缓病情。如患网球肘的网球运动员,只需减轻训练强度及科学运动,便可减少 90% 的病症。

(2) 物理治疗:休息、冰敷、固定、抬高及电疗、消炎镇通贴等均可以控制炎症,使肌腱在良好的环境下愈合。

(3) 西药:非甾体抗炎药可以帮助减轻疼痛及炎症程度。对外上髁炎具有缓解作用,但不可久用,以防胃黏膜损伤。而采用类固醇类激素性注射剂行局部封闭治疗,虽可起到快速止痛作用,但从临床效果来看,复发率高,且注射的药物长久不能吸收,不但再封闭无效,且再用其他中西药物治疗时也收效甚微,经久难愈,最终不得不采用手术治疗,术中可见注射的类固醇药物如同白色乳胶膜一样紧密贴附于肌腱纤维间,需行剥离切除之。因此不建议作为常规治疗使用。

(二) 手术治疗

急性期要适当休息患肢,限制用力握拳伸腕动作是治疗和预防复发的基础。经过多种非手术治疗症状无改善或反复发作超过半年或 1 年不愈者,可考虑手术治疗。选用伸肌腱起点剥离松解术、炎性筋膜切除术或卡压神经血管束松解术,可解决经久难愈的慢性炎症。

(三) 预防

1. 尽量避免长期反复从事屈伸肘关节的运动,因工作需要时也应中途间断性休息,特别是在感觉肘部外侧有明显的酸胀感时,即应考虑这可能是外上髁炎的先兆,及时休息。

2. 长期从事屈伸肘关节的工作时,应预防性每晚热水浸泡肘关节或热敷处理,或预防性使用外用药膏或贴剂,防止本病的发生。

3. 一旦确认自己患有肱骨外上髁炎,应及早进行医治,防止病症拖延日久难愈。

许老医案

一诊:罗某,男,62 岁。2019 年 1 月 2 日。

主诉:右肘关节疼痛 1 月余。

病史:平时喜爱羽毛球运动,近来因活动太多,右肘关节疼痛,加重 1 周就诊。

检查:右肱骨外上髁压痛,右伸肌腱牵拉试验阳性,X 线片示:右肘关节未见异常。脉弦,苔薄黄。

诊断:右肱骨外上髁炎。

治疗:①内服活血化瘀、行气通络方剂,方用化瘀通痹汤加减,7 剂,日 1 剂,水煎,分 2 次温服;②中药外洗,方用苏艾红外洗剂,先熏后洗;③针灸;④停止羽毛球运动,适当休息。

二诊:1 月 10 日,右肘疼痛明显减轻,右伸肌腱牵拉试验阴性,继续外洗,休息 7 日,巩固疗效。

建议:老人应坚持适量运动,超负荷运动不可取。

按语

随着社会的发展,人民生活水平的提高,人民群众强身健体兴趣上升,打网球、羽毛球、乒乓球的人群越来越多,甚至有 60~80 岁的老人也参与其中,故网球肘的发病率也不断上升。这也体现了国家兴旺,国人强身健体的意愿在提升。许老认为,对该类疾病的病因病机认识清楚,诊断符合率高,治疗方法多,疗效颇佳,但对该病的预防还有所欠缺,尤其对该病知识的宣传不够,需要医者和有关部门加以重视,让喜爱运动的人掌握运动的规律、技巧、操作方法、运动前的准备。非体育专业人员的运动,应以适量运动为标准,既可达到强身健体的目的,又可减少网球肘的发生。该病是常见病、多发病,国人也希望医者对该病进行深入研究探讨。

尺骨鹰嘴滑囊炎

概述

尺骨鹰嘴滑囊炎是指位于鹰嘴处的滑液囊,因外伤或慢性劳损而引起充血、水肿和渗出、囊内积液而疼痛不适为特征的急慢性劳损性病变。因常见于学生、矿工,故又称学生肘或矿工肘。尺骨鹰嘴处有深浅两个滑囊,且均不与肘关节相通。深部滑囊在肱三头肌腱与尺骨鹰嘴突背面之间,为肌腱下滑囊,较浅部滑囊在肱三头肌腱与皮肤之间,称皮下囊,后者则是尺骨鹰嘴滑囊炎最多发的部位。本病属于中医"筋伤"范畴(图4-3-8)。

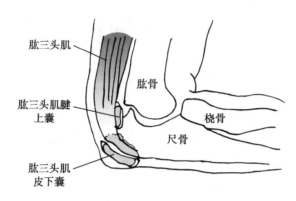

肱三头肌
肱三头肌腱上囊
肱三头肌皮下囊
肱骨
桡骨
尺骨

图 4-3-8　尺骨鹰嘴滑囊炎发病部位示意图

病因病机

形成尺骨鹰嘴滑囊炎的原因是鹰嘴受到反复的摩擦与创伤,可分为急慢性两种,急性者多因肘尖部受到外力直接撞击而致尺骨鹰嘴皮下囊的急性损伤,滑液囊内损伤渗血,滑囊壁因无菌性炎症充血、水肿,随之渗液积聚使滑膜囊膨隆变厚而致。慢性者则因肱三头肌受暴力反复牵拉摩擦,久之可使肌腱止点处部分肌纤维断裂、出血,以及修复后的瘢痕化,继发腱下囊的慢性损伤,或因为肘关节频繁的伸屈运动,使滑囊反复受到摩擦和压迫,逐渐引起滑囊壁的损伤而产生无菌性炎症,滑膜组织随之发生变性、增生、肥厚,囊壁内绒毛形成,滑膜充血、水肿,甚至增生钙化或纤维化,炎性滑液渗出增多,重则可充盈整个囊腔。急性滑囊炎失治误治日久,则转变成慢性滑囊炎。

临床表现

(一) 症状

1. 急性滑囊炎　有鹰嘴部撞击损伤史,局部疼痛、肿胀、碰触痛,患肢无力,严重时尺骨鹰嘴部出现较为清晰的类圆形凸出并有局限性波动感,肘关节呈半屈曲位姿势,但关节活动可。

2. 慢性滑囊炎　多为肱三头肌腱下囊滑囊炎,或者腱下囊与皮下囊同时发生滑囊炎,此时肱三头肌腱同时也有慢性损伤,鹰嘴部肿胀不明显,于尺骨鹰嘴部逐渐形成圆形或椭圆形稍硬的包块,包块的硬度与囊壁的厚薄和积液多少有关,有钙化时包块则相对更硬,但推之可移动,触之或有轻微波动感觉。但囊壁通常较肥厚,有挤压样疼痛,肘关节抗阻力伸肘时疼痛,但肱三头肌抗重力试验阴性,且伸肘无障碍。

（二）体征

于患肢的尺骨鹰嘴处可扪及一大小不等,软硬不一的局灶性包块,有时并有波动感,有明显压痛、叩击痛,因患肘屈曲或触碰时会诱发局部疼痛不适,故患者肘关节往往被动置于半屈位,并自主保护患肘不被其他物体触碰。

辅助检查

X线检查:肘后部软组织肿大阴影,滑囊钙化时,局部有点片状的密度增高区。慢性病程长久者可见到鹰嘴尖部的骨质增生性改变。

鉴别诊断

（一）肘关节软组织挫伤

近期有明确的外伤史,伤处疼痛广泛、呈刺痛性质,并伴有肿胀、皮肤瘀紫等软组织挫伤特征,伤处压痛明显,肘关节活动时牵拉痛。

（二）肘关节无移位的骨折

除了伤处肿胀、疼痛、功能障碍、瘀紫等症状体征均明显较重以外,X线片可见到透亮的骨折线。

（三）肘关节结核关节

肿胀在肱三头肌两旁,无肌肉痉挛,肿关节呈梭形肿胀,运动受限,周围肌肉萎缩,X线检查可见骨质破坏。

（四）单纯性皮下血肿

其肿胀范围较广,肘关节活动受限。

（五）肱三头肌腱断裂出血

肘后疼痛、支撑无力;肘后压痛,肱三头肌腱张力低、不连续、有凹陷;抗阻伸肘无力,抗重力伸肘试验阳性。

（六）肱三头肌肌腱炎

疼痛位置在肘尖部,当抗阻伸肘时疼痛加重,局部无软组织肿胀膨隆,触诊无囊性物,肱三头肌抗阻痛阳性。

辨证施治

（一）非手术治疗

1. 一般治疗　急性期患肢应悬吊制动，局部或用热敷等处理。

2. 手法治疗　按摩揉搓或单指弹拨法，先伸后屈数次。

3. 药物治疗　西药：选用口服非甾体抗炎药可减轻炎症及缓解急性期疼痛；中药口服：仙鹤草汤，组成：仙鹤草 30~40g，桑枝 30g，金银花、白芍各 15~30g，片姜黄 6~10g，甘草 3~10g，红枣 5 枚；用法：每日 1 剂，水煎服，日服 2 次；功用：活血通络，缓急止痛，消肿。

4. 中药熏洗浸泡　其用药以苏艾红外洗剂，先熏后洗。

5. 小针刀治疗　无论急、慢性的鹰嘴滑囊炎都是小针刀治疗的适应证。

体位：取仰卧位，患肢屈肘，将肘放于胸前，屈肘 90°，肘下与胸壁间垫以薄枕，以暴露肘尖而便于操作。体表标志与定位：于肘尖最突出的骨凸部即是鹰嘴。鹰嘴皮下囊的炎症则突出更加明显。腱下滑囊炎的定位点位于鹰嘴尖部稍上方，鹰嘴与肱骨下端相交处的压痛点上。

消毒及麻醉：常规皮肤消毒，戴手套，铺无菌巾，利多卡因局部麻醉。

具体操作：

鹰嘴皮下囊滑囊炎的操作：刀口与肢体纵轴平行，刀体与皮面垂直，快速刺入皮肤及皮下组织，再稍微深入后有落空感即表示已进入皮下囊内。然后稍提刀锋，再同向切开囊壁 2~4 刀，再提起刀锋至皮下层，将刀体向一侧倾斜与皮面平行，分别向左或右推进 1~1.5cm，在皮下层进行剥离术，至皮下层松动后出刀。

鹰嘴腱下囊滑囊炎的操作：找准腱下囊的病位，刀口与刀体的位置及刺入方向同前，将刀锋匀速深入推进，直达鹰嘴骨面。再调整刀锋到鹰嘴的尖端，并透过肌腱达肱骨下端骨面，此时稍稍提起刀锋，切开囊壁 2~3 刀，然后放开针刀柄，任其刀体自然"浮"起，再重新捏持刀柄，进行纵行疏通与横行剥离，至刀下有松动感时出刀。针刀抽出后，术者以双手抱肘，双拇指正对皮下囊部位，进行挤压，务使囊液尽量排出体外，术毕刀口用创可贴或无菌敷料覆盖（图 4-3-9）。

6. 穿刺抽液及局部封闭治疗　穿刺先将囊腔内积液抽尽，再进行囊腔内局部封闭，再局部加压包扎，每周 1 次，3 次为一疗程。

7. 功能锻炼　如前臂旋前屈伸与旋后屈伸等运动。

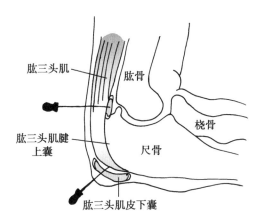

肱三头肌

肱骨

桡骨

肱三头肌腱
上囊

尺骨

肱三头肌皮下囊

图 4-3-9　尺骨鹰嘴滑囊炎小针刀治疗示意图

(二) 手术治疗

适用于囊液较多,并发感染者,应及时切开,并行囊壁刮除术,久治不愈者可手术切除滑膜囊。

许老病案

一诊:刘某,男,35 岁,2018 年 12 月 6 日初诊。

主诉:左肘外伤疼痛月余。

病史:左肘碰伤,当时轻度肿痛,未治,后肿消,痛时有时无,近日左肘肿胀、疼痛加重就诊。

检查:左肘尖处肿胀有波动感,轻压痛,X 线片示左肘未见骨折,采用超示左尺骨鹰嘴处有少量积液,穿刺抽出 2ml 淡黄色液体,脉弦,苔薄黄。

诊断:左尺骨鹰嘴滑囊炎。

治疗:①小针刀治疗一次。②内服中药活血消肿,清热消炎止痛,仙鹤草汤加减 7 剂,日 1 剂,水煎分 2 次温服。

二诊:12 月 14 日,左肘关节肿痛消失,功能欠灵活。予中药苏艾红外洗 7 剂,水煎先熏后洗。再嘱加强肘关节功能活动,巩固疗效而愈。

按语

中药内服、外洗、针刀、功能锻炼治疗鹰嘴滑囊炎方便易行,疗程短、疗效高,颇受众人欢迎。方中仙鹤草有凉血止血,收敛之性,配金银花、桑枝清热消炎,对无菌性炎症有较好的疗效,配姜黄活血通络,可提高疗效。

肘关节骨化性肌炎

概述

肘关节骨化性肌炎指肘关节骨折或脱位等严重损伤后，在靠近关节的软组织内出现异位骨化块，是肘关节损伤后较为严重的创伤性损伤并发症，也是造成肘关节僵硬功能受限的重要原因，因此需要早期预防及及时对症治疗。

中医无骨化性肌炎的病名，但从病因症状上来看，属于中医"骨痹"等范畴。

病因病机

目前肘关节骨化性肌炎的确切发病机制尚不甚明了，通常认为是由于肘关节骨折或脱位后，骨膜被掀起撕裂，肌肉内血肿有可能包含碎裂骨膜或骨片，释放出成骨细胞而形成异位骨化。常发生于肌肉骨膜或骨连接处，特点是纤维组织、骨组织与软组织的增生及化生。

具体形成骨化性肌炎的机制有二：一是由骨折创伤，使周围骨形成蛋白转移到肌肉损伤的软组织中，软组织内血管周围的间叶细胞在骨形成蛋白的刺激下演变成骨母细胞与骨细胞，并形成异位骨化。二是因为骨折处的骨及肌肉均释放出较多的前列腺素，在伤后 14 日达最高峰，而前列腺素则有促进成骨细胞增生的作用。

临床表现

（一）症状

初期肘关节骨折或脱位后，局部出现肿胀、发热、疼痛加重，关节活动障碍。后期肘关节损伤后已形成骨化或初期骨化已硬化，肘关节局部微肿或肌肉僵硬、萎缩、疼痛逐渐减轻或不痛，局部可触及多个或单个坚硬肿块，关节伸展活动明显障碍。

（二）体征

在肘关节的周围可扪及一界限清楚、推之不移的硬性肿块，且无弹性，但可有压痛，因骨化块紧紧附着于肘关节周围，导致肘关节主、被动屈伸功能均受限。

辅助检查

1. X线片 通过连续的X线片观察,开始呈云雾状钙化,以后逐渐轮廓清晰,中央透亮。成熟后外周骨化明显致密,其内可见骨小梁。

2. CT扫描 CT扫描切片可清晰地见到肘关节周围甚至关节间隙内堆积着形状不规则、密度较高但并不均匀的骨样组织。

鉴别诊断

(一)骨折后未及时吸收的血肿硬化

骨折后血肿硬化在X线下不能显影,但如血肿进一步钙化或骨化则演变成骨化性肌炎。

(二)骨折移位的骨碎片

移位的骨碎片在骨折的早期就存在,而骨化性肌炎要到损伤后一或两个月才能出现,且骨碎块通过X线可观察到其来源于正常骨关节的部位有一个与该骨碎块同等大小的缺损区,但骨化性肌炎则是完全多余生长出来的骨块。

辨证施治

(一)非手术治疗

1. 一般治疗 骨化性肌炎诊断确立后,肘关节应妥善加以保护,是否行主动关节活动锻炼要视情况而定,如局部有肿胀、压痛及温度增高,活动时疼痛加重,则不应过度活动;如上述症状不明显,则应在疼痛可忍受情况下锻炼,以保留一定程度的关节活动和功能。

2. 放射治疗 放射治疗通过改变正在分裂的细胞DNA,阻止间充质干细胞分化成为成骨细胞的干细胞,从而影响炎性反应过程,阻止局限性骨化性肌炎的形成与发生。术前术后均可应用,如术前或术后运用单剂量7Gy的X射线照射治疗。每周2次,4周一个疗程。

3. 药物治疗 中药辨证治疗:中医药防治骨化性肌炎强调早诊早治和整体调节、辨证论治,但对中后期已生成的骨化肌炎效果较差。中药外用熏洗治疗:中药熏洗对肘关节骨化性肌炎的治疗效果较中药内服要好,并可用于早、中、后期以及手术清理之后。具有温通经络、消肿止痛、滑利关节、软化骨炎等作用。具体方药可参照肱骨外上髁炎的治疗用药。

（二）手术治疗

凡影响肘关节屈伸功能，且骨化性肌炎处于静止者，异位骨化已致密硬化，界限清楚者，可考虑手术切除。切除的目的是不使任何与骨化块有关的肌、骨组织残留，以防止复发；切除时应切除骨化块连同薄层正常肌肉，彻底止血。特别是紧密地附着于肘关节周围的骨化块，更要彻底清理干净，才能恢复肘关节的屈伸功能。术后石膏固定 1~3 周。

许老医案

徐某，男，42 岁，2016 年 5 月因跌伤至右肘关节内多发骨折，在当地医院行手术切开复位内固定术，术后 8 个月，骨折愈合，但骨化性肌炎也广泛形成，致右肘关节屈伸旋转功能活动严重障碍。2017 年 2 月来我院求治（图 4-3-10）。行手术取除骨折内固定，同时行关节内骨化性肌炎切除术及关节清理术，术后经功能锻炼及中药熏洗 1 个月，肘关节功能基本恢复至正常（图 4-3-11）。

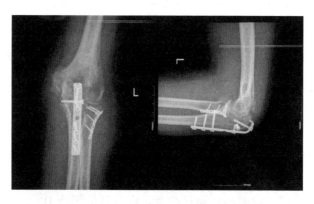

图 4-3-10　肘关节骨化性肌炎术前

按语

肘关节是骨化性肌炎的好发部位，其产生原因有以下几种：①严重的骨折、脱位、软组织损伤；②骨折、脱位整复时手法粗暴；③肘关节功能障碍，行强大暴力，企图矫正关节障碍与畸形。其预防方法有：①骨折、脱位手法复位要掌握复位要点，可在省力、无痛中复位成功，而非在粗暴、蛮力中获成功。②推拿可治疗很多疾病，创伤性肘关节行推拿时，要根据创伤的不同时期，症状轻重选择手法，原则上以轻柔手法为主。③功能锻炼以自主功能活

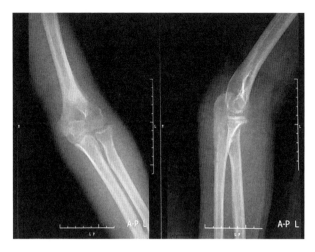

图 4-3-11 肘关节骨化性肌炎术后

动为主,常动多动,循序渐进地增加活动次数与范围大小,有利于肿痛减轻、消失,对预防骨化性肌炎至关重要。④中药熏洗是行之有效的预防措施,熏洗后再施手法治疗效果更好,往往能收到事半功倍之效。

肘关节创伤性滑膜炎

概述

肘关节创伤性滑膜炎顾名思义是肘关节因受到外力的创伤而致肘关节囊内层滑膜发生无菌性炎症而引起的一组症候群。临床上创伤性滑膜炎较为常见,其滑膜炎反应的程度,持续的时间随个体和所受创伤程度不同而各有差异。

肘关节滑膜衬于关节囊的内层,关节前方和后方的滑膜面积相等,在肱桡关节间隙有滑膜及脂肪组织填充,在冠突窝与鹰嘴窝内非关节部分也有滑膜与脂肪组织填充。此外在关节囊纤维层与滑膜层之间,均有移动性脂肪,可维持关节内压力的平衡,且起着一定的缓冲作用。

肘关节创伤性滑膜炎多发生在肘后侧与外侧,常见于鹰嘴窝部,鹰嘴内、外缘与滑车关节与肱桡关节之间。

本病多见于标枪、手榴弹、体操及举重运动员,属于中医"筋伤"的范畴。

病因病机

根据其受伤机制可分为急性损伤和慢性劳损。

急性损伤:肘部忽然伸直支撑或负重,可将滑膜嵌入关节并挤压致伤,产生急性滑膜炎,如投标枪或手榴弹时肘部的甩鞭动作;抓举时突然锁肘,体操跳马或空翻时直臂突然支撑等,将嵌入的滑膜挤伤,伤后滑膜出现充血、水肿,并有绒毛增生。

慢性劳损:由于关节长期负荷过大且活动频繁,可导致关节软骨变性,脱落。脱落的软骨碎片刺激了关节滑囊,可导致广泛性关节滑膜炎,并出现关节内积液及滑膜肥厚。

临床表现

(一) 症状

急性期有明显的肘过伸外伤史,伤后局部疼痛、肿胀、肘过伸受限并疼痛加重,肘半屈位支撑时常有痛感,肘外侧有包块。

慢性劳损性滑膜炎有肥厚感,有时可触及捻发音。关节积液时起时消,积液明显时有关节饱满感及肘关节活动受限,每因稍做肘部活动锻炼可使积液再现或增加,并可有关节活动疼痛反应。

(二) 体征

关节间隙挤压征:此为本病确诊的重要体征,医者一手握患者前臂,另一手拇指端将关节间隙受伤的滑膜按入关节间隙,同时将肘伸直,伤部多出现难以忍受的刺痛,此为阳性。

常见的关节挤压痛点多在鹰嘴窝的外侧缘,此处滑膜发炎,患者多有伸肘抗阻力疼痛,或肘不能支撑用力。如果局部以普鲁卡因封闭,症状则立即消失,可助于确诊。

辅助检查

1. X线片与CT扫描 对本病的诊断意义都不大。

2. MRI 滑膜在正常情况下,MRI并不能分辨出滑膜,但在增强扫描时MRI的某些序列有时可直接显示增厚的滑膜。

鉴别诊断

(一)肘关节结核

早期出现低热、盗汗等阴虚内热的全身症状,急性期肘部可出现脓肿,后期 X 线可显示骨与关节面的破坏。

(二)类风湿性关节炎

多发生于手腕处小关节并出现晨僵,少数亦可发生于肘关节;至少一个手指关节活动时疼痛或压痛;关节往往呈对称性肿胀。在骨隆起部位或关节伸侧常有皮下结节。实验室检查红细胞沉降率加快,多数患者类风湿因子阳性。X 线片显示,关节间隙病变早期因滑膜充血、水肿而变宽,以后变狭窄。

(三)风湿性关节炎

关节出现肿、热、痛,疼痛呈游走性。实验室检查血清抗链球菌溶血素"O"可为阳性。X 线片骨结构改变不明显。

辨证施治

(一)非手术治疗

1. 西药 急性期可口服非甾体类的消炎止痛药,能缓解局部无菌性炎症性疼痛。有胃肠病史者则不宜口服使用。

2. 中药外敷治疗 急性滑膜炎者,宜外敷一号新伤药,加白术、木通、大黄、黄芩等药,并将肘关节屈曲固定 2~3 周,内服跌打丸或七厘散。

慢性滑膜损伤者,宜外敷旧伤药,如防己、木通、白蔹、南星等,内服强筋丸或正骨紫金丹。

3. 中药熏洗浸泡 采用温经通络、消炎祛湿及泻下逐瘀作用的中药,煎汤浸泡熏洗肘关节,能起到很好的消肿止痛,促进肘关节功能早日康复的目的。常用的熏洗中药如下:大黄、黄柏、艾叶、桃仁、红花、山栀子、两面针、桑枝、桂枝、干姜、花椒、当归、川芎等随症加减使用。用法:取上药 8~10 味共煎,每次取汁 200~250ml,兑热或开水至 1 500ml 于适量大小的容器内,先利用药物的热蒸汽密闭熏蒸约 5min,待水温下降后再全肘部置于药液中浸泡 10~15min 即可。

4. 中药内服

(1)仙鹤草汤

组成:仙鹤草 30~40g,桑枝 30g,金银花、白芍各 15~30g,片姜黄 6~10g,

甘草 3~10g,红枣 5 枚。

用法:每日 1 剂,水煎服,日服 2 次。

功用:活血通络,缓急止痛,消肿。

(2) 化瘀通痹汤

组成:当归 18g,丹参 30g,鸡血藤 21g,制乳香、制没药各 9g,香附、延胡索各 12g,透骨草 30g。

用法:每日 1 剂,水煎服,日服 2 次。

功用:活血化瘀,行气通络。

5. 穿刺、封闭治疗　关节积液明显增多者,可先行穿刺抽吸积液后在关节内注入 2% 盐酸普鲁卡因 1~2ml 和地塞米松 10mg 或 2% 醋酸强的松龙 25mg,有助于积液的吸收及减少关节内粘连等。加压包扎 2~3 日后,可外敷上述中药和中药熏洗。

6. 手法治疗　术者先在患肢上臂及前臂上段做表面抚摩、捏、揉捏等手法数分钟,然后用拇指对痛点行挤压按摩,再轻轻屈伸肘关节,最后以搓、揉捏及表面抚摩结束。

7. 理疗　慢性滑膜炎者,宜用超短波、微波、超声波等治疗。

(二) 手术治疗

对慢性滑膜炎反复积液,有关节发响,交锁症状者,宜手术或关节镜下摘除脱落的软骨碎片或切除部分增厚的滑膜等。

预防

防肘关节过伸性损伤及反复屈伸肘关节活动;注意劳逸结合;肘关节损伤或劳损不适应及早就医。

创伤性肘关节僵硬

概述

创伤性肘关节僵硬是指肘关节因骨折、脱位或严重软组织损伤后虽经治疗或失治误治后出现的以肘关节屈伸或旋转功能活动严重受限为主证的一组症候群。通常涉及肘关节广泛的骨骼和软组织的损伤,是肘关节损伤后常见的致残性后遗症。其僵硬发生率占肘关节创伤的 10% 左右,属中医“骨痹”的范畴。

病因病机

创伤性肘关节僵硬的原因与创伤息息相关,常见的创伤有以下几种:①肘关节内的骨折,尤其关节内的多发骨折,如髁间(上)粉碎骨折、肘关节恐怖三联征等;②肘关节骨折合并脱位;③肘关节骨折合并感染;④肘关节面的损伤破坏;⑤肘关节骨折合并骨化性肌炎;上述创伤最终或造成肘关节面的错位并畸形愈合、增生、异位骨化,或是关节囊挛缩粘连,关节间隙变窄,最终关节失去其正常的解剖结构,以致肘关节各方向活动受限而僵硬。中医认为,肘关节因损伤而致筋出槽、骨错缝、气滞血瘀,经脉闭阻,以致肘关节周围筋骨失养变性而活动障碍。

中医骨伤理论认为,医患合作、动静结合,调动患者的主观能动性,在关节僵硬预防及治疗上有一定优势。《正骨心法要旨》中述:"夫皮不破而内有损者,多有瘀血……更察其所伤上下、轻重、浅深之异,经络气血多少之殊,必先逐去瘀血,和荣止痛,然后调养气血,自无不效。"

临床表现

(一) 症状

形成肘关节僵硬的病因复杂,但其临床表现单一,即以肘关节伸屈或旋转功能活动受限为主,并伴有活动后疼痛与关节摩擦音。至后期随着病情进展,功能受限也随之加重,最终关节僵硬强直于某一固定的位置,影响日常工作与生活。

(二) 体征

肘关节僵硬并强直于某一特定的位置,以屈曲位为多。肘关节主、被动的屈伸旋转活动幅度极小,有时有关节摩擦声。

辅助检查

1. X 线片　可见关节的畸形,关节间隙变窄,关节内的增生及关节骨异位骨化影或赘生物形成。

2. CT 扫描与三维重建　有利于识别关节内的游离体、骨赘及异位骨化等。

鉴别诊断

(一) 肘关节结核

早期出现低热、盗汗等阴虚内热症状,肘部可见脓肿,X线可显示骨与关节面破坏。

(二) 类风湿性关节炎

关节出现晨僵;至少一个关节活动时疼痛或压痛;从一个关节肿胀到另一个关节肿胀应不超过 3 个月。关节往往呈对称性肿胀。在骨隆起部位或关节伸侧常有皮下结节。实验室检查红细胞沉降率加快,类风湿因子阳性。关节周围韧带可出现钙化。

(三) 风湿性关节炎

出现肿、热、疼痛,并呈游走性。实验室检查血清抗链球菌溶血素"O"可为阳性。X 线片骨结构改变不明显。

辨证施治

(一) 非手术治疗

1. 自主功能锻炼　中医治疗骨折的原则之一就是"动静结合",尤其强调早期功能锻炼的重要性,并且把自主功能锻炼贯穿于骨折治疗的始终。遵循这一治疗原则可以有效预防或减少关节僵硬的发生。即使对于已经发生的关节僵硬,配合自主功能锻炼亦可不同程度地缓解关节僵硬的症状。

2. 放射治疗　临床及实验已证实,放射治疗通过改变快速分化细胞的 DNA 结构,阻止多能间充质细胞向成骨细胞分化,亦可抑制异位骨化的发生,从而起到预防关节僵硬的作用。如术前或术后运用单剂量 7Gy 的 X 射线照射治疗。

3. 中医手法康复　对于僵硬早期,且因关节囊或韧带等组织的挛缩粘连等非骨性僵硬的因素,采用中医相应的重手法按摩推拿,牵拉斜扳等手法,能起到松解粘连,滑利关节,对缓解肘关节僵硬是很有裨益的,同时要配合患者本身的自主锻炼。

4. 药物治疗　非甾体抗炎药(NSAID)因其能抑制体内前列腺素生物合成,抑制间充质干细胞向成骨细胞转化,因而可达到预防异位骨化的作用。早期可能起到预防关节僵硬的作用,同时亦可缓解关节僵硬引起的疼痛及炎性反应。但 NSAID 类药物有胃肠反应及延迟骨折愈合的副作用,临床可用环氧化酶(COX-2)抑制剂来替代,以降低上述两个副作用。中药辨证内服:早期中药整体辨证论治,采用活血化瘀,通经活络为主要治疗法则。起到祛瘀生新的目的,以消除血肿,减少肌化或骨化的形成,因而其重在预防,当关节僵硬已然形成时则仅靠口服中药则起效甚微。中药熏洗:因为可以直接作用于僵硬的关节,中药熏洗所起的作用比中药辨证内服所起的作用还要有效与强大。用药与熏洗方法参照肱骨外上髁炎的中药熏洗治疗。

肘关节僵硬的非手术治疗有预防和治疗的双重功效,手法松解与功能锻炼的原理是使用物理性牵拉伸展,以恢复挛缩粘连组织的弹性及顺应性,但应用时当注意刚柔并济,灵活使用,不可操之过急,亦不可一味地使用蛮力,否则可能适得其反。而药物与放射治疗则重在预防,且副作用亦不可忽视,中药熏洗的作用疗效确切,安全,无副作用,可以作为常规治疗方法。

（二）手术治疗

手术治疗一般运用于关节僵硬的后期,或非手术治疗无明显效果的患者,当肘关节伸直前臂与上臂夹角 <130° 或屈曲 >45° 时可作为手术治疗指征。

手术方法多为传统开放性关节松解术,开展较多,技术也较为成熟。通过切开松解软组织及关节囊,去除挛缩组织及影响关节活动的骨赘。而对于异位骨化成因的肘关节僵硬患者,一定要待异位骨化成形稳定后手术,否则适得其反。因此术前需认真分析关节僵硬的成因,针对病因治疗,方能有事半功倍之效。

注意术中需行锐性分离操作,彻底止血,术后及早行自主功能锻炼。

预防

关节避免长时间的外固定,内固定时应避免固定关节或内固定物影响关节的屈伸活动;肘关节的骨折应做到解剖复位,再配合牢固的内固定;早期即应进行主被动的屈伸肘关节的锻炼。配合功能康复治疗;积极治疗,动静结合,医患合作,预防各种并发症的发生。

尺神经损伤

概述

尺神经是上肢三大重要神经之一,其神经纤维主要起源于颈 8 与胸 1 神经根,形成臂丛神经内侧束后,主干沿肱动脉内侧下行,于上臂中段与肱动脉分离后穿内侧肌间隔,到达肱骨内上髁后侧的尺神经沟,穿尺侧腕屈肌两个头之间,发出分支至尺侧腕屈肌,然后于尺侧腕屈肌与指深屈肌间进入前臂掌侧,发出分支至指深屈肌尺侧半,与尺动脉伴行,于尺侧腕屈肌桡侧深面至腕部,于腕上 5cm 发出手背支至手背尺侧皮肤。

其主干则通过豌豆骨与钩骨之间的腕尺管后分为深、浅支,深支穿小鱼际肌进入手掌深部,支配小鱼际肌、1~4骨间肌和第3、4蚓状肌、拇收肌和拇短屈肌内侧头。浅支至手掌尺侧及尺侧一个半指皮肤。

尺神经损伤就是自腋部臂丛内侧束分出后循行于上臂、肘部、前臂直至腕部这一段尺神经全程所遭受的损伤。一般来说在肘部以下至腕部这段尺神经更易受到损伤。临床上尺神经损伤也较为常见,尤其是肘腕部位最易受伤。

尺神经损伤在中医学中属于"筋伤""络伤"范畴。

病因病机

造成尺神经损伤的原因主要有以下四个方面:

1. 牵拉伤　如肘部肱骨内髁骨折,前臂尺桡骨双骨折,腕掌骨骨折都可直接牵拉尺神经致伤,此类损伤相对较轻,大多能恢复。

2. 挤压伤　此为直接暴力所致,此类损伤一般较为严重,易遗留后遗症。

3. 切割伤　多发生于腕、肘部尺神经相对较浅的部位,被刀、锯等锐器所伤,此类最重,大多为完全性断裂,后果严重。

4. 此外,尺神经被附近生长的肿块压迫,严重肘外翻畸形对尺神经长期慢性的牵拉,或遭受尺神经沟处骨质增生的压迫等也会造成尺神经的损伤,此类损伤因病情慢,病史长,只要及时阻断损伤病因,大多能痊愈,不遗留后遗症。

临床表现

(一) 症状

尺神经支配的肌肉有:前臂2块,尺侧腕屈肌与指深屈肌尺侧半;手部14块,4块小鱼际肌,7块骨间肌,3、4蚓状肌,拇收肌。尺神经支配的感觉区为腕、掌部尺侧皮肤。因此当尺神经受到损伤时,其所支配的肌肉与感觉区会出现不同程度的运动与感觉障碍。表现为以下四个方面:

1. 皮肤感觉麻痹　如手腕及手掌尺侧皮肤、小指全部与环指尺侧半皮肤感觉麻木或完全丧失。

2. 运动功能障碍　因大部分手内在肌为尺神经支配,如因骨间肌麻痹则手指不能外展与内收,手指的夹力减弱或消失,小指则处于外展位,环小指分离分。手的握力亦随之减弱,且持物不稳,动作不灵活,精细动作明显欠佳。

3. 肌萎缩 尺神经损伤后期多见,以小鱼际肌、掌部骨间肌的萎缩最为明显,此外大鱼际的拇收肌也会出现萎缩。如尺神经损伤在肘部时,前臂屈肌尺侧部分肌肉出现萎缩,屈腕肌力减弱,手桡偏。

4. 畸形 后期出现典型的"爪形手"畸形,表现为掌指关节过伸,指间关节屈曲,状似鹰爪,一般仅限于小指与环指。因为第1、2蚓状肌由正中神经支配,故示、中指爪形手畸形不那么明显。

损伤分型:Seddon根据尺神经损伤的程度不同将其分为以下三型,各型的常见病因、临床表现及神经病变如下表:

	常见原因	神经结构变化	临床表现
神经失用	轻度挫伤、牵拉伤、短时间压迫、火器伤、冲击震荡伤	神经轴突和神经膜完整,节段性脱髓鞘改变,但不发生轴突变性	暂时性传导功能丧失,以运动麻痹为主,感觉功能仅部分丧失,营养正常
轴突断裂	挤压伤、骨折脱位压迫伤、较轻的牵拉伤、药物刺激、较轻的缺血损伤	神经轴突中断,但神经内膜保持完整,损伤的远端可发生沃勒变性	近端再生轴突可沿远端内膜管长至终末器官,可自行恢复
神经断裂	开放伤,暴力牵拉伤、严重缺血性损伤、化学性损伤	神经完全断裂,断裂神经远端发生沃勒变性	完全断裂:运动、感觉完全丧失并有营养性改变;部分断裂:运动感觉部分丧失

(二) 体征

外观可见环小指爪形手畸形,手指夹纸试验:用于测试骨间肌,让患者伸直环指与小指,并嘱其用力夹紧一张纸,医者抓住纸与之对抗,若纸片很易抽出则为阳性。另检查小指全部、环指尺侧半及手掌尺侧皮肤感觉麻痹(图4-3-12)。

Froment征:也叫spinner征。用于测试拇收肌,是尺神经损伤的特有表现,为拇、示指远侧指间关节不能屈曲,使两者不能捏成一个圆形的"O"形。当示指用力与拇指对指时,呈现示指近侧指间关节明显屈曲、远侧指间关节过伸及拇指掌指关节过伸、指间关节屈曲(图4-3-13)。

辅助检查

肌电图是神经损伤最常用、最有效的检查方法,能分辨神经损伤的严重程度与部位。

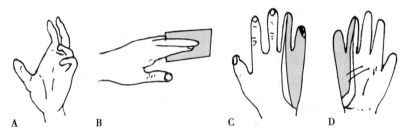

图 4-3-12　尺神经损伤的体格检查
A：环小指爪形手畸形；B：手指夹纸试验；C：小指全部、环指尺侧半皮肤感觉麻痹；D：手掌尺侧皮肤感觉麻痹

　　影像学检查在神经损伤中意义不大，但如神经离断缺损、变性等则高清晰 MRI 检查能显示损伤神经连续性的中断或改变。

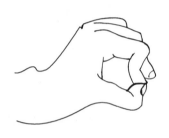

图 4-3-13　Froment 征

鉴别诊断

（一）前臂肌源性损伤

　　因肌肉的损伤而导致对应肌肉的运动丧失与萎缩，但无感觉的异常改变。

（二）前臂缺血性肌挛缩

　　因外伤致前臂肌筋膜间隔综合征未及时处理，造成前臂肌肉神经长时间的缺血而发生的一种严重损伤并发症，多为前臂广泛性的神经肌肉的变性，不仅限于尺神经所支配的肌肉运动及感觉的异常。

（三）尺神经肿瘤

　　无明显外伤史情况下，因尺神经本身发生良恶性肿瘤而致神经纤维的损伤，出现尺神经支配区的运动与感觉的异常，并随着肿瘤的生长而症状加重，病情进展缓慢。

辨证施治

（一）非手术治疗

　　目的：为神经和肢体功能的恢复创造条件，防止肌肉萎缩、纤维化和关节僵硬、促进神经的再生。

　　适应证：闭合性，不全损伤的神经失用型与轴突损伤型。

　　治疗观察期：3 个月内，如 3 个月内无效可改手术探查。

治疗方案如下：

1. 及时解除神经损伤的病因 如解除骨折的压迫,脱位及畸形等过度牵拉的及时纠正。

2. 针灸、理疗 可选取手少阴心包经穴位针刺,每次 2~3 对,针刺后加电针。理疗如神经肌肉刺激仪、超短波、超声波等。

3. 康复训练 每日进行自主功能康复训练,或在专业康复治疗师的指导下进行患者各项屈伸收展功能的训练。有助于功能恢复。

4. 药物治疗

(1) 西药:神经营养性药物,如口服甲钴铵片,神经妥乐平片,针剂如神经生长因子,甲钴胺针剂、神经节苷脂等均可酌情选用,但目前临床疗效还不确定。

(2) 中药内服

治法:益气养血,活血化瘀,通经活络,方药为自拟方:黄芪,党参,茯苓,桂枝,白术,肉豆蔻,续断,三七,桃仁,红花,陈皮,佛手,当归为基本方,并按患者体质不同,夹虚、夹瘀、夹痰、夹湿等适当加减应用。日 1 剂,水煎,分两次温服。对于恢复期的神经与功能康复均有益处。

(二) 手术治疗

对于尺神经的闭合性挤压、卡压伤、牵拉或挫伤且不甚严重者,可先经非手术治疗,3 个月后仍无恢复迹象者,宜及时采取手术探查。如明确为神经的断裂或部分断裂则应及早进行手术修复。

手术的目的是尽早恢复已断裂神经的连续性与完整性,解除被卡压神经的压迫,松解已粘连的神经纤维,切开并松解因缺血变性或缩窄的神经外膜等。术前需明确神经损伤的确切部位,避免盲目切开,术中还需注意尽量保护好神经的伴行血管。

手术吻合已断裂的神经时,除了操作需轻柔、仔细、微创外,还应注意以下两点:一是因尺神经为混合性神经,吻合前应尽量正确对齐神经断端,防止断端旋转错位,并正确对齐各条神经束,先行束支逐一吻合,再行外膜吻合;二是外膜需吻合紧密,避免其内神经束支因膨出外露而与周围组织粘连,同时膨出膜外的神经束支后期生长出神经瘤的机会亦较大,所以最好在显微放大镜下进行操作。只有这样才能最大限度地恢复离断的神经的传导功能,并极大地减少断端术后神经瘤的发生率。吻合神经质量的好坏直接影响着神经的恢复程度,二者是成正比关系的(图 4-3-14)。

神经缺损的处理方法,1~2cm 以内者可采取两端神经松解即可解决。过长的缺损则应行神经移植桥接术,首选自体神经移植,一般多选取腓肠

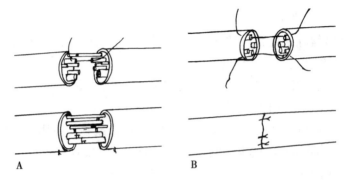

图 4-3-14　神经吻合术

A:神经束膜吻合术;B:神经外膜吻合术

神经;其次是用经过制备的异体神经桥接术,如神桥;三是采用神经套接管桥接。神经套接管为一可吸收材料制成的空心管,将神经的两端分别置入管的两头,并用 8 或 9 个 0 的显微缝线将外膜与套接管壁固定,神经被限制在此套接管内生长。这三种桥接方法的效果也相应递减,其中神经套接管的效果最差。此外还有选取肌肉桥接、血管桥接神经等方式,效果均不确定。

(三) 吻合端神经瘤的预防

神经断端修剪整齐到位,显微镜下精细吻合;外膜需缝合紧密,避免其内的神经束外露;尽量采用神经束膜与神经外膜联合缝合法。

许老医案

一诊:万某,男,45 岁,建筑工人,2018 年 11 月 3 日。

主诉:右手外伤后环、小指疼痛麻木半月余。

病史:因工作不慎跌倒,右上肢外展向前外方手掌着地,当时感到肘部疼痛,麻了一下,在当地医治无效来我院就诊。

检查:右肘内侧尺神经沟处压痛明显,尺神经弹拨时麻痛加重,局部无明显肿胀。X 线片示:右肘关节未见异常,肌电图检查提示:右尺神经损伤。脉弦,苔薄白。

诊断:右尺神经伤。

治法:活血祛瘀,通经活络,益气养血。

处方:愈伤 1 号方加减。

| 柴胡 10g | 当归 15g | 苏木 15g | 桃仁 10g |
| 红花 6g | 黄芩 12g | 三七粉 3g | 紫荆皮 15g |

千年健 15g　　秦艽 12g　　细辛 3g　　甘草 3g

7 剂,日 1 剂,水煎,分 2 次温服。再煎第三道,加水 3 000ml,加醋 50g 先熏后洗肘关节。

二诊:11 月 11 日手指疼痛、麻木均减,上方加黄芪 30g,桂枝 10g,共 30 剂,用法同上,并嘱加强肘关节功能锻炼而愈。

按语

尺神经损伤是常见病、多发病,本案例因跌倒外伤时肘关节过度外展手掌着地,致尺神经被过度牵拉而损伤,方中当归、黄芪补益气血,苏木、桃仁、红花、三七粉活血祛瘀止痛,紫荆皮、千年健、秦艽、细辛通经活络,为治麻木之要药,再用本方熏洗,加功能锻炼,前后治疗月余而愈。

（杨　益）

三、腕部损伤

腕部软组织挫伤

概述

腕部软组织挫伤指手腕关节周围的皮肤、筋膜、肌腱或韧带等软组织受到直接或间接暴力,或长期慢性劳损引起的以疼痛为主的一组症候群。属中医"筋伤"的范畴。根据挫伤的原因不同,本病可分为急性挫伤与慢性劳损两类。腕部软组织挫至后期可演变成腕部多种损伤综合征,如腕管综合征,尺管综合征,腕部三角软骨损伤,桡骨茎突腱鞘炎,创伤性舟、月骨坏死等,这些将在本节之后分别讨论,此不多述。

病因病机

腕部软组织挫伤的原因有急性与慢性两个方面,急性挫伤是因受直接外力所致,如跌倒、挤压、碰撞、击打等暴力直接作用于腕部周围再造成的损伤;慢性损伤则多为长期反复的劳损,是腕部在工作生活中因反复过度的屈伸、旋转、扭曲、牵拉等活动过度而造成腕部累积性的挫伤。

软组织挫伤后局部出现微循环障碍、无菌性炎症,致使局部肿胀疼痛。中医认为软组织挫伤后局部筋肉经脉破损,瘀阻脉络,气血运行受阻,瘀阻而气不通则为肿为胀,血脉不通则为痛。

临床表现

（一）症状

主要症状以患腕部肿胀、疼痛。急性期，局部渗血、水肿，疼痛剧烈，皮肤瘀紫等。慢性期可出现肌肉、肌腱的粘连、缺血性挛缩，关节周围无菌性炎症，甚至引起关节活动受限乃至关节僵硬。

（二）体征

急性期可见腕部皮肤瘀紫，皮内或皮下渗血，腕部周围受伤处压痛、叩击痛。腕关节屈伸旋转等各方向活动受限。

辅助检查

X 线片：严重时可见腕部周围软组织有肿胀影，骨质无异常。

鉴别诊断

1. 腕部骨折。

2. 如近侧的舟骨、月骨、三角骨，桡尺骨下端的骨折，特别是无移位的骨折，需与腕部软组织挫伤相鉴别，X 线片可明确有无骨折及部位，有时骨折线较隐蔽，或因腕骨重叠而难以分辨时，需行 CT 扫描，可发现早期细微的骨折。

治疗方法

（一）非手术治疗

1. **手法治疗**　腕部急性扭挫伤肿胀明显时，忌用手法理伤治疗。手法理伤适用于腕部挫伤 1 周后的中后恢复期，手法也不宜过重，以免增加新伤。宜采用点压、揉捏、推拉、按摩等轻理筋手法（图 4-3-15），同时可用推拿介质按摩膏之类，防止损伤皮肤。常选穴位阳溪、阳池、合谷、腕骨、养老穴（图 4-3-16），以患腕有较强的酸胀感、热感为度。

2. 针灸治疗

（1）针刺

取穴：阿是穴、阳池、阳溪、养老、腕骨等。

治法：每次取 2~4 穴，强刺激，手法以泻为主，得气后留 10~15min，或加用电针中频刺激。每日 1 次，1 周为一疗程，适用于肿胀消减后之中后期关节活动不利者。

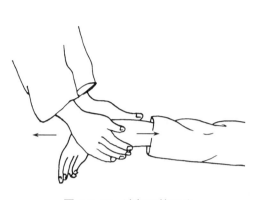

图 4-3-15 腕部理筋手法

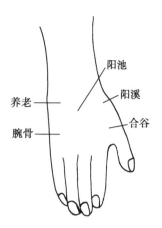

图 4-3-16 常用腕部穴位

（2）灸法

取穴：同前。

治法：每次取 2~3 穴，可采用常规穴位艾灸法，或隔姜灸、隔药灸，日 1 次，1 周一疗程。适用于中后期关节疼痛活动不利。

3. 药物治疗 内服药早期宜应用活血化瘀、消肿止痛之中药或中成药内服，如桃红四物汤、复元活血汤等对症加减。西药可短期应用非甾体类消炎止痛药口服。外用中药早期外敷以医院自制的消肿止痛中药膏、丹、散剂以活血散瘀消肿，一两周后可用中药煎汤浸泡熏洗腕关节，能起到很好的消肿止痛，促进腕关节功能早日康复的目的。常用的熏洗中药如下：大黄、黄柏、艾叶、桃仁、红花、山栀子、两面针、桑枝、桂枝、干姜、花椒、当归、川芎等随症加减使用。用法：取上药 8~10 味共煎，每次取汁 200ml，兑热、开水至 1 500ml 于适量大小的容器内，先利用药物的热蒸汽密闭熏蒸约 5min，待水温下降后再全腕部置于药液中浸泡 10~15min 即可。

4. 功能锻炼 早期腕部可佩戴护腕对腕关节做有限的固定，同时活动手指，可做握拳活动，中、后期做腕关节屈伸、旋转等活动。如做被动屈伸活动，动作必须轻柔，以不引起明显疼痛为准。

（二）手术治疗

腕部软组织挫伤一般经保守治疗均可治愈，无须手术介入。

许老医案

一诊：张某，女，48 岁，2019 年 1 月 2 日。

主诉：右腕外伤肿痛1日。

病史：昨天晨练时不慎跌倒，右手撑地致伤右腕肿痛就诊。

检查：右腕周肿胀，无明显压痛点，功能活动轻度受限，X线片示右腕关节无明显骨折征，脉弦，苔薄白。

诊断：右腕关节软组织挫伤。

治疗：① 外用跌打外敷散；

　　　② 内服愈伤1号方加减，7剂，日1剂，水煎分2次温服；

　　　③ 做手指屈伸活动；

　　　④ 屈肘90°三角巾悬吊。

二诊：1月9日，右腕肿痛明显减轻，续前治疗。

① 愈伤2号方加减，14剂，日1剂，水煎分2次温服。

② 苏艾红外洗剂，14剂，水煎先熏后洗，日2次。

③ 加强腕指关节屈伸旋转等活动。

三诊：1月23日，右腕关节肿痛消失，活动欠灵活，乏力，继续中药外洗7剂，并加强腕关节功能锻炼，巩固疗效而愈。

按语

腕关节软组织挫伤，早诊、早治，中药内服、外用，1周后加中药熏洗，加强腕、指功能锻炼，短期内即可痊愈康复，一般不留后遗症。

腕三角纤维软骨损伤

概述

腕三角纤维软骨是位于尺腕关节尺骨小头上的一个类三角形的纤维软骨盘（triangular fibrocartilage，TFC），它从桡骨乙状切迹向尺侧走行并覆盖于尺骨小头表面，又与桡尺韧带、尺腕韧带、尺侧副韧带、尺腕伸肌腱鞘及小半月板共同构成腕三角纤维软骨复合体（triangular fibrocartilage complex TFCC），在尺腕关节处起着稳定远侧桡尺关节与抵抗轴向压力垫的重要作用。在日常工作生活中容易受直接外力撞击或长期慢性劳损而致TFC或TFCC的损伤。伤后又相对较难自愈，致疼痛功能受限迁延日久，给伤者的日常工作生活带来较大的影响（图4-3-17）。

由于TFC与TFCC在解剖结构上已融为一体，故临床上TFC与TFCC的损伤也难以明确区分，本章节中将二者一起讨论。

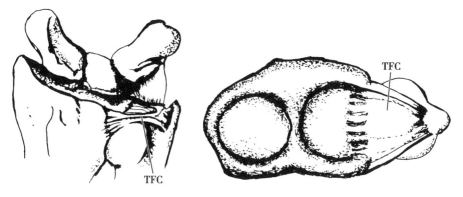

图 4-3-17　腕三角纤维软骨盘斜面观及正面观

病因病机

中医无腕三角纤维软骨或其复合体损伤的病名,但据其临床症状统属于中医之"筋伤"范畴。其病因有外伤与劳损两种,其中外伤又有纵向撞击挤压伤(如跌倒致伤)或牵拉与横向旋转碾磨伤(如搬重物或掰手腕致伤),劳损也分为长期反复慢性的摩擦损伤和年老退变性劳损。前者多因损伤而致局部气滞血瘀,经脉阻滞,后者除了经脉气血阻滞不通之外,还有肝肾不足的病机。西医学对 TFCC 的分型,按 Palmer 分型,亦分为外伤性(Ⅰ型)和退变型(Ⅱ型)两类,其中按有无关节盘损伤、尺骨茎突或桡骨乙状切迹骨折、关节软骨软化和周围韧带有无损伤、断裂区分,Ⅰ型又分 4 级,Ⅱ型则分为 5 级。现代解剖学发现,TFCC 的微循环和膝关节半月板相似,其外周血供较为丰富,中央软骨区则为无血管区,这样周围区域的损伤较易修复,而中央区软骨的损伤则相对较难愈合,宜早期药物或治疗干预。因而确认是中央区还是周围区的损伤对本病的治疗与预后很有帮助。

临床表现

(一) 症状

TFCC 损伤的临床症状相对单一,其临床表现为腕关节尺侧慢性疼痛,或钝痛,或酸软无力而痛,或伴有弹响,大多数患者有腕部损伤或劳损史。临床上可根据不同的疼痛形式与性质初步区分是中央型损伤还是周围区损伤,如:当腕关节的疼痛主要发生在旋转、牵拉或侧向活动时,周围性损伤的可能性较大,而疼痛发生于腕关节的纵向挤压活动,痛感呈酸胀感,并有弹响,则中央型损伤可能性大,因其难以愈合,故其病史相对较长。

（二）体征

检查患腕关节无明显肿胀，有时可伴有尺骨茎突明显的突起高于对侧呈半脱位状态，按压可复位，放手又会弹起，这就是引起弹响的原因。被动做侧方按压、纵向挤压、牵拉、旋转等动作时可诱发疼痛加重。

辅助检查

1. X 线片或 CT 检查   一般来说 X 线检查对此病的诊断意义不大。而 CT 扫描也仅能显示尺桡骨阳性或阴性变异，以及骨折或骨质坏死等有一定的诊断价值，但不能反映关节软骨盘及其周围韧带与软组织的损伤情况，因而不作为本病的常规诊断手段。

2. MRI   是目前 TFCC 的重要诊断手段，包括 TFCC 撕裂或穿孔等类型的损伤，在 MRI 上表现为脂肪抑制序列（STRI）、2D MERGE 及 T2WI 上点状、条、片状高信号，但在 T1WI 上呈等信号。特别是应用高分辨率 MRI 对于急性期损伤能清晰地显示损伤部位及腕部细小结构的形态。

3. 腕关节镜检   目前被普遍认为是诊断 TFCC 损伤的金标准，能直接观察关节软骨和韧带并了解其损伤的形态与程度，同时可进行治疗。但国内在此方面的研究相对落后，经验总结也少，加之腕关节镜本身存在的价格高、技术要求高、具有操作损伤性以及治疗上的局限性等缺陷，也进一步限制了其在临床上的广泛应用。

鉴别诊断

（一）腕关节创伤性（或劳损性）关节炎

有明显外伤史，腕部疼痛广泛且以桡侧疼痛为主，尺侧疼痛反而较少。

（二）尺骨撞击综合征

疼痛虽然也以尺侧为主，但其疼痛原因是其他原因导致桡骨缩短后，尺骨相对较长，并与远端的豌豆骨相互撞击而发生疼痛不适，X 线可见尺腕关节间隙明显变窄。

（三）风湿性关节炎

多因受风寒湿邪的入侵日久而成，疼痛遍及全腕关节，有明显的晨僵，活动后可缓解的风湿痛特有表现，无外伤史，会因寒湿天气或浸冷水而致疼痛加重。

辨证施治

(一) 非手术治疗

1. 一般治疗 急性期要适当休息患肢,限制用力握拳伸腕动作是治疗和预防复发的基础。早期腕关节稳定,可用热塑材料做成个体性支具固定4~6周,亦可佩戴护腕来固定腕关节,使受损的韧带形成瘢痕性修复。尤其是对周围性损伤更为适宜。

2. 西药治疗 可口服非甾体抗炎药1~3周,或间断性口服,不可长期服用,仅对炎症的消除及缓解疼痛有效,长期服用对肠胃刺激性较大并有致溃疡的风险。痛点局部封闭治疗虽起效快且效果良好,但不建议类固醇类激素药局部反复多次使用。

3. 中药治疗

(1) 中药内服

1) 仙鹤草汤

组成:仙鹤草30~40g,桑枝30g,金银花、白芍各15~30g,片姜黄6~10g,甘草3~10g,红枣6枚。

用法:每日1剂,水煎服,日服2次。

功用:活血通络,缓急止痛,消肿。

2) 化瘀通痹汤

组成:当归18g,丹参30g,鸡血藤21g,制乳香、制没药各9g,香附、延胡索各12g,透骨草30g。

用法:每日1剂,水煎服,日服2次。

功用:活血化瘀,行气通络。

(2) 中药熏洗浸泡:采用温经通络、消炎祛湿作用的中药,煎汤浸泡熏洗腕部,能起到很好的消肿止痛,促进腕关节功能早日康复的目的。常用的熏洗中药如下:大黄、黄柏、艾叶、桃仁、红花、山栀子、两面针、桑枝、桂枝、干姜、花椒、当归、川芎等随症加减使用。用法:取上药8~10味共煎,每次取汁200ml,兑热或开水至1 500ml于适量大小的容器内,先利用药物的热蒸汽密闭熏蒸约5min,待水温下降后再全腕关节置于药液中浸泡10~15min即可,一日2次。

(二) 手术治疗

1. 腕关节镜治疗 腕关节镜治疗属于微创手术治疗的一种,主要包括关节镜下TFCC清创术和镜下TFCC缝合修复术。镜下缝合修复的方法较多,包括从内到外(inside-out)、从外到内(outside-in)、全内(all-inside)等。可根据损伤部位,类型及术者的经验不同,可灵活采用。

对于 Palmer Ⅰ型,首选关节镜下清创术,在不影响远侧尺腕关节稳定的情况下最多可清除 2/3 的 TFC 中央部组织。对于 Palmer Ⅱ型亦即周围型损伤,应采用腕关节镜下 TFCC 缝合修复术或关节镜下清创术。总之目前,腕关节镜下 TFCC 的治疗仍处于探索阶段。

2. 传统切开手术　经过非手术治疗症状无改善或反复发作超过半年或1年不愈者,可考虑切开手术治疗,可分为掌侧入路或背侧入路。掌侧入路具有更好的视野,背侧入路则有利于 TFCC 尺骨头凹处的修复,可根据术者习惯选择。手术的目的在于直视下缝合修复及清创。

许老医案

一诊:万某,男,49 岁,工人,2018 年 2 月 1 日。

主诉:右腕外伤疼痛 7 日。

病史:因工作不慎从 1 米高处跌下,右手尺偏手掌着地致右腕关节肿痛1周就诊。

检查:右腕关节无明显肿胀,尺腕关节压痛明显,纵向挤压痛,手掌尺偏挤压痛加重。脉弦,苔薄白,MRI 示:右腕三角纤维软骨撕裂。

诊断:右腕三角纤维软骨损伤。

治疗:①内服仙鹤草汤加减,7 剂,日 1 剂,水煎分 2 次温服;②外用跌打外敷散,2 日更换 1 次;③屈肘 90° 三角巾悬吊,手握托板主柱,腕置于中立位。

二诊:2 月 8 日,右腕疼痛减轻,脉弦,苔薄白。续前处理再 10 日。

三诊:2 月 19 日右腕痛减,腕酸软乏力,舌脉象正常。

治疗:①内服化瘀通痹汤加减 30 剂,日 1 剂,水煎分 2 次温服;②苏艾红外洗剂,30 剂,水煎加醋 50g,先熏后洗;③适当行腕、指关节活动。

随访半年,右腕无疼痛不适,活动灵活有力。

按语

腕三角纤维软骨损伤以中青年较为多见,工人好发,机床工人、开山修路手持摇钻工作者。多为慢性劳损性损伤。急性期内服中药活血通络,清热消炎,消肿止痛为主,同时中药外敷。患肢以制动、休息为主,早期不宜功能锻炼。中后期内服中药活血化瘀,补益肝肾,强壮筋骨为主。中药外洗,加适量腕关节功能活动。临床观察发现腕三角纤维软骨损边缘型损伤,采用以上疗法疗效更佳。

预防

避免腕关节劳损,不做超过自己体能体力的运动。防止急性损伤;避免长期从事屈伸旋转腕关节的运动,以防急慢性劳损;如因工作或运动需要,可佩戴护腕来保护,每晚热水浸泡;一旦腕部不慎发生扭挫伤,应早期就医治疗。

腕管综合征

概述

腕管综合征是由于正中神经在腕管中受压而引起的以手指麻痛为主的一组症候群。是最常见的周围神经卡压性疾病,俗称"鼠标手",临床以30~60岁手工劳作的人群高发。

1854年Paget医生最早描述了两名因桡骨远端骨折患者出现了正中神经卡压的临床表现。1913年,法国学者Marie和Foix医生首次报道了低位正中神经卡压症状及患者的神经病理检查结果,并提出如果早期诊断并切开腕横韧带,或许可以避免出现神经的病变。1933年,Learmouth报道了手术切开屈肌支持带治疗腕管神经卡压的病例。1953年,Kremer首次在公开出版物中使用了"腕管综合征"来命名这一疾患,并一直沿用至今。

中医无腕管综合征这一病名,但从本病的临床症状与体征来看,属于中医"痹证""痿证"的范畴。

病因病机

因各种原因导致腕管内的压力逐渐增大,并形成腕管内的正中神经受压所致,而造成腕管压力增大的原因有以下多种:外伤如腕部骨折、脱位、扭挫伤等;慢性劳损如腕关节的反复屈伸旋转活动;腕部退行性变如骨质增生;腕管内肿物;腕管内肌腱的慢性炎症刺激。

腕管是一个由腕骨沟与屈肌支持带(腕横韧带)组成的封闭的骨-纤维性管道。正中神经和9条指屈肌腱由腕管内穿过,其中拇长屈肌腱1条,指浅屈肌腱4条,指深屈肌腱4条。而正中神经走行在腕管内屈肌支持带下方并紧贴屈肌支持带。在屈肌支持带远端,正中神经返支支配拇短展肌、拇短屈肌浅头和拇对掌肌。其终支是指神经,支配拇、示、中指和环指桡侧半皮肤(图 4-3-18)。

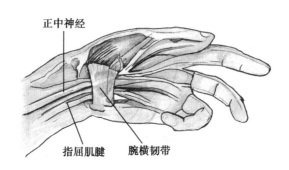

正中神经

指屈肌腱　　腕横韧带

图 4-3-18　腕管综合征发病部位示意图

无论是腕管内容物的增加,还是腕管容积的减小,都会导致腕管内压力增高。从而造成正中神经的压迫而产生相应的神经刺激征。

大量的临床病例显示,长期、反复、过度地从事屈伸手指手腕活动工作的人群,是腕管综合征的高发群体。如电脑操作者、厨师、木工、挤乳工、书法家、画家、提琴手、钢琴师、雕刻家等,以及承担过多家务者等。

中医认为,本病的成因为急、慢性的损伤或劳损造成腕部气血运行不畅,经脉痹阻,最终皮肤筋脉失去气血的濡养而成。气不通则为胀为痛,血不养则为麻为痹。

临床表现

(一)症状

既然本病是因为正中神经受压所致,则其临床表现主要是腕以下手部正中神经支配区域的感觉与运动异常而表现出来的症状。

感觉障碍:为本病特征性症状,表现为拇、示、中指麻木、疼痛,开始为间歇性,渐呈持续性、进展性,可放射到肘、肩部。常在夜间或清晨及劳累时加重,患者常常会夜间痛醒,甩手、局部按摩或上肢悬垂于床边时症状可得暂时性缓解。患者前臂与地面保持垂直,屈曲腕关节,会感觉症状加重。

运动障碍:拇外展、屈曲和对掌肌力减弱。压迫腕掌侧可加重症状。做抓、握、搓、捻等动作时费力,严重者,可见大鱼际肌萎缩、瘫痪。

本病根据临床症状及神经病理改变可分为早、中、后三期。

分期	正中神经病理改变	临床症状
早期	无正中神经病理形状改变	夜间痛醒,伴手指的麻木、疼痛,呈针刺感,可从腕部放射到肩部,用力甩腕可暂时性缓解
中期	正中神经的外膜与束膜水肿,其病变尚属可逆	可出现持续性的手指麻木、刺痛感,并出现持物不稳等运动功能性障碍
后期	神经内膜水肿并神经内纤维化,脱髓鞘变和轴突退变等不可逆性损害	出现大鱼际肌萎缩无力,两个横弓消失,掌心平,出现猿手畸形,而感觉异常或完全消失

(二) 体征

1. 神经干叩击试验(Tinel 征)阳性　前臂旋后,检查者叩击腕部正中神经部位,患者手部的正中神经支配区域会出现放射性疼痛或感觉异常,此为阳性(图 4-3-19)。

2. 屈腕试验(Phalen 试验)阳性　患者两腕关节屈曲 90°,双手背互相靠紧,并维持 30~60s,会诱发或加重拇、示、中指麻木与刺痛症状,为阳性(图 4-3-20)。

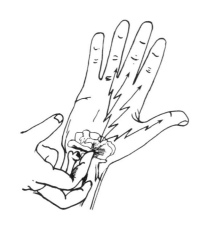

图 4-3-19　Tinel 征

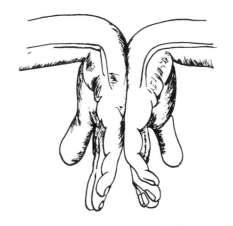

图 4-3-20　Phalen 试验

3. 腕部压迫检查　患者前臂旋后,检查者沿腕管全长,用双手拇指紧紧压迫腕管,维持 15~20s,会再度引起患者拇、示、中指及环指桡侧面的麻木刺痛感为阳性。

（三）辅助检查

1. X 线片　对于普通腕管综合征其诊断意义不大,但当怀疑腕管周围骨性异常导致正中神经卡压时,腕管切线位 X 线片有助于确定是否存在腕管容积的改变。

2. MRI　可以明确腕管内容物的是否存在水肿等病理改变。

3. 正中神经电生理检查(肌电图)　目前肌电图为诊断腕管综合征最常用的辅助检查。显示正中神经传导潜伏期延长,传导速率减慢。

鉴别诊断

（一）第 7 颈肋综合征

是因第 7 颈椎的横突异常增生,隆突形成颈肋,而使胸廓的出口狭小,以致出现神经和血管的压迫症状,此即颈肋综合征。亦有手部发麻或疼痛,但不限于正中神经区,患手尺侧较多;患者往往伴有血管症状,如手指发冷、发绀,桡动脉搏动较另一侧减弱;X 线示有颈肋等可资鉴别。

（二）颈椎病与颈椎间盘突出症

由于神经根受压引起的麻木区不单在手指,前臂也有感觉减退区。运动、腱反射也出现某一神经根受压的变化,但屈腕试验与腕叩诊试验(Tinel征)为阴性。

（三）多发性神经炎

常是双侧发病,不限于正中神经,尺、桡神经也受累,呈手套状之感觉麻木区。

（四）脊髓肿瘤

压迫第六、七颈神经根时,其症状为进行性加重,并且腕以上至颈、肩等处也有症状。

治疗方法

腕管综合征的治疗分保守治疗和手术治疗,但目的只有一个,就是迅速、有效、彻底地解除正中神经的卡压。急性期患者(如腕骨骨折脱位、内出血、外伤)须行急诊手术减压。对于慢性腕管综合征,早期患者可行保守治疗;中期患者,宜先非手术治疗,若治疗不理想或病情进行性加重时,则手术治疗;晚期患者,须行腕管松解术。对腕管内腱鞘囊肿、病程长的慢性滑膜炎、良性肿瘤及异位的肌腹应手术切除。

（一）非手术治疗

1. 药物治疗

（1）西药：营养神经药物如甲钴胺、维生素 B_6 等，非甾体抗炎药如布洛芬、扶他林等，针对急、慢性炎性水肿的治疗。不主张腕关节石膏固定与腕管内糖皮质激素注射治疗。

（2）中药辨证内服

1）气滞血瘀证：症见刺痛、胀痛、麻木、按压叩击痛明显者。

治法：行气活血，祛风、通经活络。

方药：选用活络效灵丹加减，制南星、制川乌、制草乌、川芎、当归、地龙、乳香、没药、桃仁、红花、白芍、三七等加减。

2）气血两虚夹瘀证：症见劳累而痛，呈钝痛、隐痛、胀痛、手指麻木不仁，伴少气懒言，面色㿠白。脉沉细无力。

治法：益气养血，舒筋通络。

方药：芪桂五物汤加减，黄芪、党参、桂枝、白芍、川芎、当归、地黄、生姜、大枣、甘草等。

（3）中药熏洗

治法：温通经络，泻下逐瘀。

方药：艾叶、桑枝、桂枝、川芎、花椒、当归、干姜、桃仁、红花、两面针、大黄、栀子等共煎取汁 200ml，冲热水至 1 500ml，浸泡患腕以下，每次 25min，每日 2 次。

2. 针灸 取阳溪、外关、合谷、劳宫、手三里、阿是穴等穴，得气留针，或加电针，每次 15min，每日 1 次，10 次为一疗程。气血虚者可加用艾灸法。

3. 小针刀 主要起到松解腕部韧带作用，术前消毒皮肤术区，一次性无菌小针刀施术，目的是将腕横韧带行闭合切割一部分，起到松解的作用，要求施术者对腕部解剖结构有较为清楚的知识，否则容易反而致伤正中神经，得不偿失（图 4-3-21）。

4. 手法理筋 采用点按、揉摩、推拉、弹拨等理筋手法，以起到松解腕管周围软组织，滑利关节，疏通经脉，促进气血运行的目的。

（二）手术治疗

美国骨科医师协会（AAOS）提出如

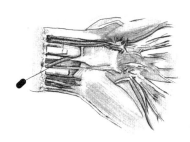

图 4-3-21 腕管综合征小针刀治疗示意图

保守治疗 2~7 周症状仍不能缓解,应更换治疗方法或直接采用手术治疗。手术能直接松解腕管内正中神经,解除正中神经的压迫。出现大鱼际肌的萎缩则是手术治疗的绝对指征。

腕管松解术有多种,主要有传统的腕管横韧带切开松解术、小切口腕管松解术和经内镜视下腕管松解术。

文献报道,内镜组的术后神经并发症发生率高于开放手术组,多为术中牵拉损伤所致。开放手术仍是可靠的治疗选择。内镜与小切口手术具有切口小,创伤轻,术后瘢痕小及术后恢复时间短等优点,但较传统手术操作相对复杂、花费也较高。

最终选择哪种术式,须综合考虑病情需要,患者意愿及家庭经济情况等因素后慎重选择,适合自己的才是最好的(图 4-3-22)。

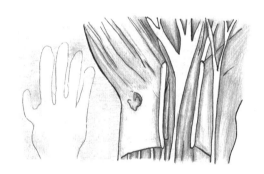

图 4-3-22　腕管综合征手术切开松解示意图

预后:据报道初次腕管松解后复发率为 1.7%,因症状而再次手术的患者占 12%。腕管综合征复发的主要原因有:

手术时腕横韧带松解不完全;术后腕管内纤维结缔组织增生、瘢痕形成;疼痛性瘢痕肥大;复发性腱鞘滑膜炎;手术所致正中神经或掌皮支损伤形成神经纤维瘤。

术后注意休息,患手避免劳累、提重物,避免手及腕部过度活动,睡觉时患手垫高,防止手腕部受压,腕部注意保暖,避免受凉。可有效降低术后复发。

许老医案

一诊:刘某,女,46 岁,3 月 1 日。

主诉:右手疼痛手指麻木月余。

病史:因工作需要每日打电脑 10 小时以上,右手掌侧拇食中指麻痛,累时加重,近来难以坚持工作,右肘前臂疼痛乏力,休息或甩手后症状减轻。

检查:右腕管叩击试验阳性,屈腕试验阳性,肌电图检查示右正中神经元性损害,脉弦,苔薄黄,右大鱼际肌未见萎缩。

治法:补益气血,活血通络,清热消炎。

处方:黄芪桂枝五物汤加减。

黄芪 20g	桂枝 6g	当归 15g	赤白芍各 10g
紫荆皮 15g	千年健 15g	功劳木 30g	秦艽 15g
细辛 3g	甘草 3g		

7 剂

水煎服,日 1 剂,早晚饭后分服。

另青鹏膏外用,涂腕管周围,轻擦后热水袋热敷半小时,1 日 2 次。

停止工作,适当休息,上肢功能锻炼。

二诊:3 月 8 日,患者自述,手麻疼痛减少 60%,脉弦,苔薄黄。处理同上,守方 20 剂。

三诊:3 月 29 日,患者右手麻木、疼痛消失,但右手酸软乏力,脉弦,苔薄白。前方去赤芍、千年健、功劳木,又 10 剂,巩固疗效而愈。

按语

腕管综合征是常见病、多发病,引起该病的因素很多,尤其是电脑的普及、发展、使用率高,这些构成青壮年人群患该病的主要诱因,找准病因是防止错误选用疗法、提高疗效的关键。找准病因,明确诊断的方法有:①鉴别诊断;②MRI 检查可明确其病理性质;③肌电图检查可显示腕管内正中神经的情况,对其诊断有重要参考价值。诊断明确,选用疗法得当,也是避免治疗走弯路的重要举措。

预防

腕管综合征是一种和日常工作、生活习惯有关的疾病,要预防腕管综合征的发生,在平常工作中应该注意保护腕部,最重要的就是要避免长时间手指或手腕的使力动作。平时操作电脑时应注意手和手腕的姿势,把椅子调整到最舒适的高度,保持手腕伸直,不弯曲,也不过度伸展;肘关节成直角。同时,要谨记时不时停下来休息,不要使手腕不断重复相同动作。工作期间经常伸展和松弛操作手,可缓慢弯曲手腕,每小时反复做 10s;也可每小时持续做 10s 的握拳活动。

桡骨茎突狭窄性腱鞘炎

概述

桡骨茎突狭窄性腱鞘炎是指发生于桡骨茎突部位的肌腱因急慢性无菌性炎症刺激而出现疼痛活动受限的一组症候群,多发于30~40岁人群,尤多见于哺乳期妇女、家庭主妇和手工操作者,临床上以女性患者多见,尤其是抱小孩的妈妈,故有"妈妈手"之称(图4-3-23),男女发病比约1∶10。本病可防可治,病程越短,效果越好,一般保守治疗可治愈,属于中医"筋伤"的范畴。

在桡骨下端的桡侧有一条纵形的骨性浅沟,沟上面有坚韧的纤维性韧带与伸肌支持带覆盖,拇长展肌与拇短伸肌腱共同走行于这条周围密闭的骨-纤维性隧道之内,长5~6cm,腱鞘分内外两层,内层与肌腱紧密黏附,外层通过滑液腔与内层分开,在两端内外两层相互移行,构成封闭的腔隙,内外两层之间有滑液,以防止或减少肌腱活动时的摩擦(图4-3-24)。

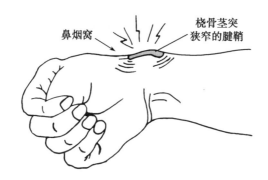

图 4-3-23 桡骨茎突腱鞘炎部位

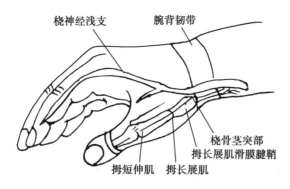

图 4-3-24 桡骨茎突腱鞘示意图

病因病机

本病的发病与其特殊的解剖结构是分不开的,因拇长展与拇短伸肌腱通过桡骨下端的骨-纤维性隧道较为狭窄,且肌腱出隧道后与隧道并不在一直线上,而是与隧道存在一个屈曲的角度,女性此屈曲角更大,特别是当拇指与腕关节在屈伸及旋转活动时,此屈曲角度也随之增大。当频繁地做屈伸腕关节及拇指关节活动时,拇长展与拇短伸肌腱与桡骨茎突处相对固定的骨-纤维性隧道的下口因折角的原因存在一种剪切力,屈曲角越大剪切力越大,并在保持这种剪切力下肌腱与隧道壁因屈伸活动而反复摩擦,出现累积性的肌腱劳损。

劳损后的腱鞘内壁发生无菌性炎症,早期炎性渗出、肿胀,以至腱鞘增厚而狭窄,变硬,腱鞘滑液减少不能润滑及滋养肌腱,并与肌腱发生粘连,而肌腱仍将不断地运动,这样劳损、炎症、肿胀、粗大硬化变性,如此恶性循环,后期肌腱因反复变性缺血而萎缩变细。临床上出现狭窄性腱鞘炎的部位也多限于骨-纤维性隧道最下端剪切力相对较大的 1cm 处(图 4-3-25)。

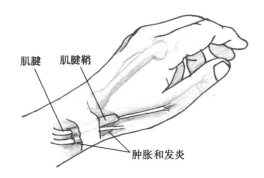

肌腱　肌腱鞘

肿胀和发炎

图 4-3-25　桡骨茎突腱鞘炎发病示意图

临床表现

(一)症状

有长期从事手工劳作尤其是拇指相对频繁用力的手工劳动者是易患人群,这类人群中出现桡骨茎突处明显的酸胀、疼痛和压痛,急性期局部有肿胀,外展与背伸拇指时疼痛尤其明显;慢性期肿胀不明显,腕部酸疼感,活动无力,疼痛可放射至手指或前臂。

(二)体征

局部除压痛明显外,外观局部隆起,可扪及条索状硬性结节。

Finkelstein 试验阳性:即握拳尺偏试验阳性,将患手拇指屈曲置于掌心握拳,再向尺侧屈腕引起剧烈疼痛。

辅助检查

X 线片:早期无明显改变,后期可因桡骨茎突处局部的增生硬化改变而出现茎突处模糊及骨密度增高症。

鉴别诊断

(一) 腕部腱鞘囊肿

囊肿的肿物明显突起,一般无明显压痛。握拳尺屈试验阴性。

(二) 腕舟骨骨折

疼痛位于腕桡侧深部,鼻烟窝部肿胀及压痛;第一掌骨远端腕部叩击痛(+),X 线早期可见到骨折线而确诊。

(三) 下尺桡关节损伤

有扭伤史,下尺桡关节稳定性减弱,握物无力,有挤压痛、异常错动感,转腕可出现响声,前臂旋前时尺骨小头向背侧明显突起。

辨证施治

(一) 非手术治疗

一般治疗:对于 1 周以内发病的早期患者,无须特殊介入性治疗,可嘱患者尽量减少腕部特别是拇指的用力活动,同时局部进行热敷处理,症状会得到及时控制,并逐渐缓解消失。对于症状较长较重的患者则可分别采用以下治疗方法,最终均可治愈。

1. 按摩、理疗 治疗原则:舒筋活络,松解粘连。取穴与部位:曲池、手三里、偏历、阳溪、列缺、合谷、阿是穴。主要手法:揉、按、滚、弹拨等理筋手法,并可在拔伸牵拉下缓慢屈伸腕关节起到松解作用,以轻-中力度手法。配合使用活血定痛按摩膏,每日 1 次,每次 15~20min。此法适合早期轻症患者。

2. 药物治疗 西药:可酌情选用治疗无菌性炎症的常用药物非甾体消炎止痛类(NSAIDs)药物,此类药物众多,常用的如吲哚美辛、萘普生、双氯芬酸、布洛芬、尼美舒利、艾瑞昔布、塞来昔布等。消除、治疗无菌性炎症,其症状也随之得发缓解,但此类的副作用较多,孕妇、儿童、高龄老人、有胃肠病史与过敏病史者均需慎用或禁用。对于不能口服的患者可使用外用的 NSAIDs 药物如扶他林乳膏等。

3. 中药熏洗 与内服中药相比,采用中药煎水熏洗浸泡患处的效果更快更好,能直接作用于患腕部位,效果甚至好于外用的西药乳膏与各类贴剂。使用方法简便、安全,更受患者欢迎。

常用温通经络、活血化瘀、清热利湿、泻火通下的中药如下:艾叶、桂枝、桑枝、桃仁、红花、花椒、干姜、两面针、大黄、栀子等共煎取汁 200ml,再加热开水至 1 000~1 500ml,适温浸泡 20~25min,每日 1~2 次。对于发病在 1 个月左右的早中期病程患者 1 周左右即可缓解症状。

4. 小针刀治疗 小针刀对狭窄性腱鞘炎具有确切的疗效,且早、中、后期均可适用。但对施术者的要求也较高,首先施术者对腕部桡骨茎突狭窄性腱鞘炎的解剖生理病理结构必须有清楚的认识,其次还要有一定的针刀治疗临床经验。不可盲目施术,否则会造成局部肌腱与神经的不可逆性损伤。针刀作用的原理:小针刀类似于闭合微创性手术治疗,是在不切开皮肤筋膜的情况下,对桡骨茎突狭窄性腱鞘管进行有效松解,将紧贴在肌腱鞘外的腕背韧带行部分的纵向切断,特别是远端 1cm 的范围。如果施术位置准确,术后即可缓解症状,且不易复发。

小针刀操作技巧:在清楚局部解剖结构的前提条件下,术区小范围消毒后,铺无菌孔巾,术前可用 2% 利多卡因局部麻醉。术前先摸清桡骨茎突部位的肌腱鞘管,将拇长展与拇短伸肌腱鞘推向腕背侧,再紧贴此肌腱鞘下缘垂直进针,这样可避免损伤背侧的桡神经浅支与肌腱部分,保持小针刀的刀刀纵轴方向与肌腱走行方向一致,直插深入横向切断部分腕横韧带的下半部分,术中可通过针刀感觉到切开韧带的范围与程度。在切断腕横韧带后有一空虚感,说明没伤及其下的肌腱,否则易伤及肌腱实体。临床上因针刀治疗而伤及肌腱的病例也偶有发生,因此不可盲目使用(图 4-3-26)。

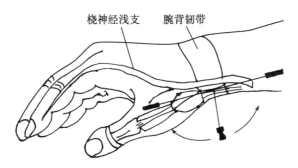

图 4-3-26 桡骨茎突狭窄性腱鞘炎针刀治疗示意图

5. 封闭治疗   封闭疗法源于局部麻醉,将麻醉药物与短效的糖皮质激素类药物如氢化可的松、醋酸泼尼松龙混合注射至浅表的疼痛部位,用于治疗狭窄性腱鞘炎,虽可起到较强的消炎作用而缓解疼痛,但临床上的副作用也较多,如多次或单次注射剂量过大时而出现皮肤筋膜萎缩、白化现象,引起局部骨质疏松,并且容易复发,复发再注射无效等。而更主要的是经过局部封闭治疗的患者再用其他药物治疗则难以起效,最终被迫采用针刀或手术等有创性治疗。

(二)手术治疗

手术治疗是桡骨茎突狭窄性腱鞘炎的终极疗法,经各种保守疗法连续治疗 3 个月以上而无明显效果者可采用手术治疗。

采用桡骨茎突部纵向切口,长度 2cm,切开浅筋膜,牵开浅表的静脉与桡神经浅支并加以保护,找到腱鞘管外并切开其外周包裹严密的腕部筋膜韧带,敞开骨 - 纤维性隧道,暴露腱鞘管,并切除鞘管内纤维间隔,充分松解有粘连的肌腱与鞘管,如见有硬化、增生、变性坏死的筋膜组织也应一并清除,但应保留正常的肌腱鞘并用 4-0 的可吸收线不间断缝合修复,以防止术后肌腱与皮肤筋膜组织粘连(图 4-3-27)。

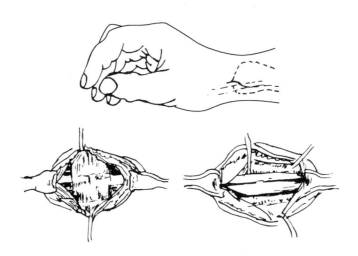

图 4-3-27   桡骨茎突狭窄性腱鞘炎手术切开示意图

按语

许老认为:桡骨茎突狭窄性腱鞘炎是常见的劳损性疾病,早期患者一般多不会在意,等到日久不愈才来医院求治,临床确诊不难,治疗应根据病程长短与病情轻重及患者自身耐受情况选择最适合每个患者的治疗方法,1 周之内以休息制动、外加局部热敷即可,1 个月以内可加用手法理筋按摩、口服西药,外用中药等可愈,3 个月以上可针刀或封闭治疗,半年以上仍可行针刀治疗,1 年以上则多半需手术治疗。值得一提的是中药熏洗疗法,药力直达病所,取效快,疗效好,适应证广,值得推广应用。

预防

日常工作生活中尽量避免长时间反复地从事屈伸腕关节及和拇指的动作,因工作需要时也应中途间歇性休息 1~2min 再继续。特别是当腕部桡侧感觉酸胀不适时提示已有劳损倾向,更应即时休息,并自行腕部按摩,甩动手腕以舒展经络。当因工作劳累而造成腕部酸胀疼痛不适时,每晚可用温热水浸泡或热敷腕部 10min,可及时疏通经络,缓解肌腱的劳损。一旦患有狭窄性腱鞘炎,通过休息及上述处理仍不能缓解的,应及早就医治疗,避免拖成慢性劳损而经久难愈。

创伤性月骨坏死

概述

创伤性月骨坏死是因腕部创伤后月骨的血供受损而致月骨因缺血而出现的骨坏死,是腕骨常见的骨坏死之一。从血供上来看,月骨的血供较舟骨丰富,其血供分别来源于腕掌与背侧的动脉网,但以掌侧血供为主,发生创伤后只要有一侧血供存在,仍可维持月骨的血供而不至于因缺血而坏死。除非月骨遭受严重损伤如月骨远距离脱位或粉碎性骨折,致月骨血供完全中断,才发生月骨缺血性坏死。

临床上除因明显创伤致月骨缺血性坏死外,亦有非明显创伤而出现月骨缺血性坏死,其病因可能与累积性劳损有关,称之为月骨骨软骨缺血坏死,也称 Kienböck 病,因由奥地利放射学家 Kienböck 于 1910 年首次报道而得名,又称月骨特发性坏死、月骨骨软化症、损伤性骨炎、无菌性坏死和慢性骨炎等。

虽然上述两种月骨的坏死其致病原因不同,但二者本质上是一样的,其临床症状及治疗方法也类同。故在本章节一并加以讨论。

月骨缺血性坏死属中医"骨蚀""骨痿""骨痹"范畴。

病因病机

创伤性月骨坏死顾名思义其病因是创伤,由于外部创伤直接损伤了月骨的血供,月骨骨细胞因缺血而坏死。

月骨骨软骨缺血性坏死病因则较为复杂,至今仍未完全明了。目前比较公认的观点认为其坏死的原因与累积性劳损有关,也与其特殊的解剖结构相关。

从解剖上来看,在构成桡腕关节的诸多骨骼中月骨的体积最小,四面环骨而位于桡骨、舟骨、头状骨、三角骨之间并分别与上述诸骨构成关节,因而月骨四周大部分为关节软骨包裹,仅掌、背两侧小范围有骨膜覆盖并有韧带附着,营养血管通过此二侧韧带而进入月骨。当腕关节遭受冲击时,月骨因位处中央而承受的压力也最大。当腕部出现频繁反复的压力冲击或高频震荡时,月骨遭受的冲击首当其冲,久而久之,月骨局部血管收缩紊乱,产生水肿,骨内压增高,月骨及其周围的微循环障碍,产生无菌性炎症,最后月骨中央坏死,月骨四周的软骨面也因缺血而硬化坏死。这点从该病多发生于20~40岁以手工劳动为主的男性从业者即可得以证实。

此外有研究发现,当尺骨头过短,即尺骨下端短于桡骨下端2mm以上(称为负尺骨变异)时,此类人群的月骨缺血性坏死的发病率则明显升高。这可能与尺骨缩短时桡骨下端与月骨之间构成的关节面压力增加有关。

临床表现

(一) 症状

1. 常有手腕部外伤和累积性劳损病史。

2. 早期症状不明显,仅有轻度的腕痛不适感和腕背月骨区的压痛叩击痛,腕关节功能活动尚可。中后期随着骨质坏死程度的增加而出现典型的腕关节顽固性疼痛、功能障碍、手握力降低"三联征":即腕背月骨区的肿胀、疼痛及压痛明显增加,疼痛持续并出现夜间痛,运动时疼痛加剧并放射至前臂,此时腕关节屈伸活动受限,同时手部握力明显减弱。根据月骨坏死的程度及其X线图像的改变可将月骨坏死分为I~IV四期。

(二) 体征

腕部正中背侧月骨区压痛,叩击痛阳性。

第三掌骨纵向挤压痛明显,后期在握拳时第三掌骨头出现下陷,此即Finsterer征阳性。

辅助检查

1. X线检查　四期在X线上的改变如下(图4-3-28):

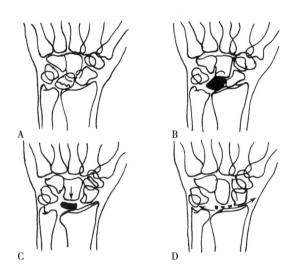

图4-3-28　月骨缺血性坏死四期X线上的改变
A:Ⅰ期;B:Ⅱ期;C:Ⅲ期;D:Ⅳ期

Ⅰ期:月骨形态正常,但月骨内骨折,骨小梁连续性中断。

Ⅱ期:可见月骨因硬化而出现X线下骨密度增高的改变。

Ⅲ期:月骨密度增高,破碎、塌陷,头状骨向近侧移位。

Ⅳ期:月骨硬化、碎裂、塌陷并囊变,并广泛的创伤性关节炎。

此外,部分患者出现负尺骨变异现象。即尺骨下端比桡骨下端短缩2cm以上。

2. CT扫描　可显示月骨坏死程度,骨质硬化情况及周围骨质的关系情况,月骨坏死在CT上呈现出高密度影。

3. MRI　月骨坏死时Ⅰ期在T1WI上即表现为低信号。此低信号通常在X线或CT片异常之前出现,因而MRI较CT诊断更有优势。

鉴别诊断

(一)月骨骨折或脱位

临床症状上亦会出现类似月骨坏死的三联征,但X线上可看到明确的骨折线或者月骨向前或后的脱位。

（二）腕关节类风湿性关节炎

腕关节出现晨僵,有轻度的肿胀,呈对称性肿胀特点,从一个关节肿胀到另一个关节肿胀不超过 3 个月。实验室检查红细胞沉降率加快,炎性反应蛋白亦升高。少数患者类风湿因子阳性。X 线片显示,关节间隙病变早期因滑膜充血、水肿而变宽,后期则变狭窄。出现腕关节的骨质疏松。腕关节面因增生、钙化而变得模糊不清。

辨证施治

（一）非手术治疗

1. 休息,患腕外固定、制动。适合月骨坏死Ⅰ期。

2. 药物治疗

（1）西药:非甾体抗炎药口服可减轻疼痛,适合早期月骨坏死。

（2）中药辨证治疗:中药防治月骨坏死强调早诊早治和整体调节、辨证治疗。适用于Ⅰ、Ⅱ期月骨坏死。

治法:益气养血,通经活络。

方药:苍术 10g　　茯苓 12g　　川芎 10g　　当归 10g

　　　桃仁 12g　　赤芍 12g　　大活血 15g　　党参 15g

　　　红花 10g　　甘草 6g

水煎服,日 1 剂,早晚饭后分服。

3. 物理治疗　包括体外冲击波、电磁场、高压氧等。

（二）手术治疗

1. 带掌背血管蒂的掌骨瓣移植术。

适应证:适应于月骨缺血性坏死的Ⅰ、Ⅱ期,月骨形态仍正常者。

手术方法:腕背侧月骨与第 2 掌骨基底部纵向切口 3cm,仔细寻找进入第 2 掌骨头的滋养动脉,切取包含血管周围组织、骨膜、骨皮质和骨松质约0.5cm×0.5cm×1cm 的带血管蒂掌骨瓣,刮除坏死骨质,将带血管蒂掌骨瓣植入月骨内。

2. 带血管蒂的豌豆骨移位术

适应证:月骨缺血性坏死Ⅲ期,月骨塌陷,腕骨不稳。

手术方法:以尺侧腕屈肌腱、营养血管为蒂的豌豆骨瓣,移位于月骨切除后间隙内。

3. 近排腕骨切除术

适应证:月骨缺血性坏死Ⅲ期、Ⅳ期伴有舟状骨、三角骨吸收破坏者。

手术方法:将近排腕骨舟状骨、月骨、三角骨及豌豆骨逐一分离暴露及切除,留下远排腕骨与桡尺骨下端构成关节,修复腕关节囊。

4. 桡腕关节融合术

适应证:月骨缺血性坏死Ⅲ期、Ⅳ期伴有舟状骨、三角骨吸收破坏者。

手术方法:切除近排腕骨与桡骨下端的关节面,将腕关节融合,固定方式有两种,一种用钢板螺钉内固定,另一种采用桡骨下段背侧长方形骨槽式截骨并下移覆盖腕关节面(图 4-3-29)。

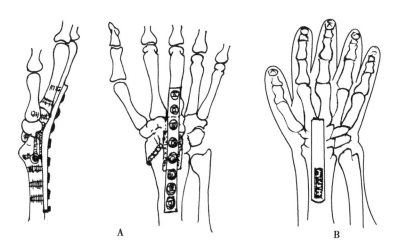

图 4-3-29　常见桡腕关节融合手术方式
A:钢板螺钉内固定;B:桡骨下段背侧长方形骨槽式截骨

按语

创伤性月骨坏死较多见,常见病因有创伤,如手持电钻的震动,反复刺激腕骨,月骨位于腕中间,首当其冲,引起月骨慢性劳损,反复受损,形成月骨缺血坏死。在某种程度上看,创伤性月骨坏死的预防更重要,防是主动的,手持电钻作业人员,间断性休息是必要的,短至 10min 即可缓解腕部的疲劳。加强治未病的宣传是必要的。

预防

首先从病因上未病先防,做好防护措施,防止急慢性腕部损伤。其次从症状上预防,已病防变,一旦腕部遭受损伤而出现月骨区的疼痛不适,应早期就医治疗。月骨坏死并非短期发生,早期介入积极治疗可防止病变进一步加剧,及早阻断月骨坏死的病理基础。可阻止大部分月骨坏死的发生发展。

手 外 伤

概述

手是人们日常生活和工作中最常用的一个器官,因而其遭受损伤的概率也大,特别是在手工业较为发达的地区,手部各类型外伤是医院里最常见也最多的外伤,手外科患者人满为患。此外在日常生活或体育运动中手也容易受到损伤,但其伤情却较工业伤明显减轻,对手的危害性及致残性也不如工业伤大。

手也是人体中较为复杂而精巧灵活的器官,损伤较轻的,治疗起来也相对简单,预后也好,严重复杂的工业伤,其修复治疗的难度也明显增大,治疗时间长,且预后也差。

病因病机

造成手外伤的原因很多,常见的有工业伤、生活伤、运动伤、烧烫伤、电击伤、化学腐蚀伤等,但不管其原因如何,一切手外伤均不外乎以下两大类。①开放性损伤:是指存在皮肤破损的手部外伤。②闭合性损伤:即无皮肤破损的手外伤。但值得注意的是,开放性损伤并不代表着严重的损伤,而闭合性损伤也不等于轻伤。不同的病因往往预示着损伤的部位与程度,如工业机器性损伤往往伤情相对复杂也较严重,生活或运动伤则相对简单而轻,烧烫伤、电击伤与化学腐蚀性损伤多以皮肤筋膜性损伤为主。

临床表现

(一) 症状

1. 开放性损伤　此类损伤常合并出血、疼痛、肿胀、畸形、残缺、功能障碍或丧失。

2. 闭合性损伤　闭合性损伤由于皮肤完整,无外出血,但皮下仍会有出血,而皮下组织在损伤后严重肿胀,容易导致筋膜间隔综合征的发生,因而有时需要行早期切开处理而人为转变为开放性损伤。其临床症状上一样会出现疼痛、肿胀、畸形、功能障碍等症,虽无组织残缺但后期也会因损伤严重而出现功能性的残疾。

对于手外伤而言,尽早查明损伤的部位并尽快进行正确且行之有效的修复至关重要,拖延病情或失治与误治则往往使病情加重或留下本可避免的后遗症。

不同组织的损伤会出现不同的症状,皮肤损伤会瘀紫出血,肌腱损伤会功能受限,神经损伤会麻木或无感觉,骨骼损伤则会畸形异常活动,血管损伤则肿胀、缺血,混合性损伤则诸症悉具。因此临床上依据不同的症状也可判断出相应的不同组织的损伤。

(二)体征

临床依据体格检查可基本判断出手部损伤的病变组织及其部位,甚至损伤的严重程度。如畸形骨擦音是骨折或脱位的症状,伸屈功能受限则提示肌腱伤或断裂的可能,不同部位的皮肤麻木或感觉丧失则是代表相应的神经受到损伤。

辅助检查

1. X 线片 可以确诊或排除绝大部分的手部骨折。

2. CT 扫描 对于少部分隐蔽性的骨折可行 CT 扫描以进一步确诊。

3. MRI 可发现肌腱等软组织的离断损伤,但对骨折的诊断反而不如 CT 或 X 线更清晰明了。

4. 肌电图 用以判断神经损伤的有无及其损伤的程度或性质。

鉴别诊断

无须与其他损伤性疾病相鉴别。

辨证施治

治疗原则:尽早治疗、精确修复、筋骨并重、医患合作、功能为重,这一原则必须贯穿于一切手外伤治疗的始终。

(一)非手术治疗

非手术治疗针对伤情较轻的闭合性手外伤或开放性手外伤中后期的功能康复治疗。常用的手外伤的非手术治疗有以下几种:

1. 手法

(1) 手法按摩理筋:针对手部闭合性损伤中的挫伤性损伤,如软组织或手指关节的挫伤,或者开放性损伤术后的功能恢复期。采用的手法如:按摩、推拉、弹拨、摇旋等手法,可起到活血化瘀,通经活络,滑利关节的作用。配合按摩膏使用效果更佳,早期宜轻巧手法,中后期手法可逐渐加重,可避免中后期手指各关节功能的障碍与僵硬。

（2）手法整复：针对手指骨折或脱位等闭合性手外伤患者，且骨折为稳定型。这类手外伤患者经手法整复后配合适当的外固定治疗即可解决问题。特别是早期的指骨或掌骨骨折的处理，因骨折属稳定型，外固定时间可适当缩短，一般 3~4 周即可拆除，并进行功能康复锻炼，避免因固定时间太长而致关节僵硬而影响手部功能。

2. 药物治疗

（1）中药辨证内服：中药内服治疗参照骨折的早中后三期辨证用药。对于手外伤来说，1 个月以内为早期，1~2 个月为中期，3 个月以上则为后期。

1）早期：活血化瘀，消肿止痛。

方药：方以复元活血汤、四肢伤方等加减运用。药用：木通，枳壳，厚朴，当归，桃仁，大黄，苏木，红花，赤芍，陈皮，生地，川芎，天花粉，甘草等。临证时可根据患者具体情况具体加减，如是否有夹虚、夹湿等症而相应增加补虚祛湿的中药。

2）中期：通经活络，续筋接骨。

方药：方选接骨续筋汤，活络效灵丹等，药用：归尾，赤芍，白芍，生地，红花，土鳖，骨碎补，煅自然铜，续断，落得打，乳香，没药等。

3）后期：强筋健骨，兼补肝肾，调养气血。

方药：方选桃红四物汤，芪桂五物汤等，药用：生、熟地，芍药，川芎，黄芪，党参，杜仲，五加皮，桃仁，红花，当归，桂枝，续断，茯苓，白术，陈皮，甘草等。

（2）中药熏洗浸泡

适应证：闭合或开放性手外伤经治疗之后的中后期仍存在肿胀，疼痛，功能活动受限乃至关节僵硬者，以及开放性伤口感染难愈者。

方药：选用上肢熏洗方与化腐清创方（均为自拟方），前者基本方药：艾叶，大黄，桃仁，红花，生栀子，干姜，桂枝，桑枝，两面针，花椒等；后者在前者基础上加用：蒲公英，金银花，黄柏，生地黄，黄芩等。上药共煎取汁 200ml，加热水至 1 500ml 左右，浸泡患手，每次 20~25min，每日 2 次。对关节僵硬，炎性创面的清疮有良效。

（3）西药口服或注射治疗：如疼痛明显者可口服非甾体抗炎药。开放性的手外伤者可加服抗生素，或直接注射针剂抗生素治疗。以预防或治疗感染。一旦开放性损伤发生感染对手功能的影响将是毁灭性的。并配合伤口分泌物的培养加药敏而选用敏感菌的抗菌药物。此外开放性伤口一定不能忘记注射破伤风抗毒素（TAT）。

（二）手术治疗

手术治疗在手外伤中是极为重要的一种治疗方式，对于绝大部分的开放性手外伤，部分闭合性损伤如涉及肌腱、神经、血管的断裂，骨关节不稳定型骨折的闭合损伤，或严重肿胀而有筋膜间隔综合征倾向的闭合性损伤均应及时行手术治疗。

开放性伤口则应在损伤后 6 小时以内尽快手术治疗。长时间开放外露的伤口其感染的发生率将成倍增加。因而早期伤情评估、尽早手术治疗、尽早关闭伤口在开放性外伤处理中至关重要。

1. 早期伤情评估 由于手的结构精巧而复杂，伤后准确及时地判断出患者的伤情、部位就非常重要。尽早确认伤在皮肤、肌肉、肌腱、神经、血管、骨关节还是复合性损伤，以免失治误治。

（1）皮肤伤情的判断：皮肤的损伤虽直观可见，但不同类型的破损预后不同，皮肤的锐器切割伤相对而言较易处置，而大面积的皮肤剥脱或缺损就较为棘手，因其无法早期缝合修复。大面积的皮肤剥脱伤因存在血运的破坏与皮肤真皮细胞的缺血坏死而难以回植成活。如果是被绞肉机绞伤，因伤口沾染了异种肉浆一类的异源性蛋白，使得伤口容易感染而不愈合，人或动物咬伤的伤口也与之类似。

（2）神经损伤的判断：出现了手指感觉的减退与消失，则说明神经同时受到了损伤，在闭合性损伤中多为挫伤或牵拉伤，并且多可自行恢复。但在开放伤时，往往提示神经的断裂或抽出。有条件的则应及时行显微神经吻合修复术。手部的神经多为感觉性神经，对手的感知非常重要，神经损伤后的恢复程度与吻合的精细程度成正比。

（3）血管损伤的判断：在开放性损伤中，血管损伤在所难免，但应判断出是静脉还是动脉血管的损伤，损伤的血管重要程度如何，如出血呈喷射状则为动脉，应及时按压止血，或上止血带，当避免失血而休克，危及生命。另外，如果出现伤口远端苍白、无脉、皮温明显减低，提示远端已呈缺血状态，不吻合血管则有手指坏死的可能，也应及时尽早修复离断的血管以挽救手指。

（4）肌肉、肌腱损伤的判断：闭合损伤如出现某一个或某几个手指关节的屈伸障碍，但又无感觉的异常，则可能是因为肌腱或肌肉损伤、断裂所致，应及时手术修复。

（5）骨、关节损伤的判断：如果出现骨、关节部位的畸形、异常活动，或者局部的明显肿胀、压痛与骨擦感，都提示有骨、关节损伤的可能，此时，应结合影像学检查以明确有无骨折及严重程度。在拍手部 X 线片时要注意不要只拍全手的正位和斜位片,而应针对某一个具体的手指或关节拍摄正位、侧位和斜位片。这样才不至于漏诊。

2. 急诊清创 对于开放性手外伤而言,急诊清创是手术治疗中至关重要的一环,它直接决定了患者术后的伤口是否会出现感染,是否能一期愈合,以及术后手部功能的好坏。这就要求术者首先要对手部的局部解剖结构了如指掌,同时还要对伤手组织的伤情与受伤组织的失活程度及去留有一个快速、准确的判断,以及娴熟的清创技巧。这些都来源于临床经验的反复积累。

清创第一步,应彻底清除已完全失活坏死的组织、严重污染的组织等。然后,以生理盐水、过氧化氢及碘伏反复冲洗创面,并再次肉眼下精细清创,有时为保留重要的手部神经及血管还要在显微镜下进行清创。以彻底清理伤口内的细小污染物,直至创面清洁、新鲜为止,这样可大大减少术后感染的发生率。

对于某些严重污染的创面,为指导术后的抗菌用药,可对彻底清创后的创面即时采样做细菌培养加药敏试验,如培养无菌则术后减少抗生素的使用,如有菌即可按药敏结果选用敏感的抗生素,避免感染发生后才去做细菌培养加药敏试验,再行调整用药而失去最佳的抗菌治疗时机。这也是降低术后伤口感染率的有效方法。

清创完成后,术中再次对伤情进行二次评估,并对比术前的评估结果,是更重还是更轻了,这样不断地总结经验,提高自己对手部各种伤情的准确评估水平,这样既可以方便做好术前应对的准备,也利于术前与患者及家属的谈话。

3. 修复与重建 如果手部伤口的污染不是特别严重,均应一期对损伤的组织进行修复与重建。如果有皮肤、肌腱、骨骼、神经的缺损,除特殊情况外,也应一期进行组织移植,以避免后期出现的组织挛缩或短缩而严重影响外观或功能(图 4-3-30,图 4-3-31,见图 4-3-14)

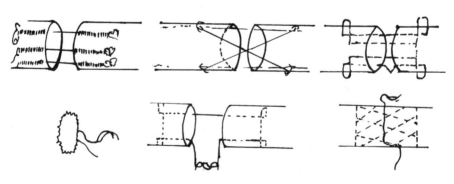

图 4-3-30 常见的几种肌腱吻合法

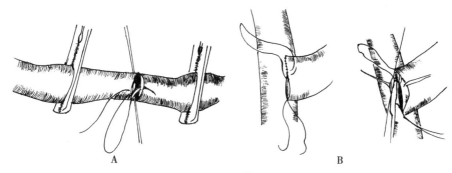

图 4-3-31 血管吻合术

A:血管端端吻合术;B:血管端侧吻合术

(1) 一般性手外伤的手术修复:一般性手外伤在此指皮肤筋膜、肌腱、血管、神经、骨骼的单一损伤,或者是上述几种组织的复合损伤如破裂、离断伤等,但伤情不重,更无严重的组织缺损,经过Ⅰ期清创修复后大多能恢复至正常或接近正常的手部功能。这类手外伤修复起来相对简单。

(2) 严重复杂手外伤的手术修复:严重手外伤在此指伤及的组织多、损伤范围大、损伤程度重、污染也较重,或同时还伴有多组织不同程度的缺损,如手部严重压榨伤、重度热压伤、单一或多平面多处切割离断伤乃至毁损伤等。这类损伤修复也相应较难,需要移植身体其他组织或器官来进行修复,有时还需要多次手术修复才能完成,并且修复后的功能还不一定能恢复到正常的手部功能状态。甚至无法修复,如全手毁损伤。

但从手功能对人体的重要性来说,任何严重的手损伤只要尚有修复的可能均应早期、积极地给予修复。近几十年来,我国经济的高速发展特别是沿海或发达地区手工业的飞速发展,造成大量的手外伤的患者,各类手外科医院或手外伤专科应运而生,从而也造就了一大批显微外科领域高、精、尖的手外科人才与手外科技术,取得了举世瞩目的成就,许多手显微外科的修复技术领先于世界。如断指(肢)再植技术、手再造技术、游离皮瓣技术等,无论是数量还是质量均在全世界遥遥领先。"缺什么补什么,缺多少补多少"成为常规性手术,并且还能做到外观与功能双满意。

(3) 几种特殊手外伤的修复

断指再植技术:包括离断肢体的再植和离断组织的再植,此类技术的核心是显微血管的吻合技术,这一技术在我国的许多镇一级的医院也早已开展并取得了较高的成活率。从技术上来说,借助于高倍显微镜,我国许多的医院均能完成直径在 0.2~0.3mm 的微小血管吻合再通技术,也就是能成功地完成指尖离断的再植手术。从难度上来说,我国是世界上完成十指离断全部再植成功最早与最多的国家(图 4-3-32)。

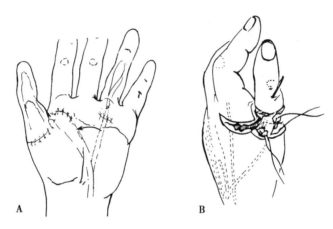

图 4-3-32　手外伤的修复
A:再植术并肌腱转移;B:拇指离断再植术

手指再造技术:手指离断尚能再植,但手指离断并毁损时则无法再植修复,此时手指再造技术便应运而生。手再造的形式与方法多种多样,但目前比较公认的再造术式为足趾移植再造手指。世界首例足趾移植再造手指便产生于我国上海的华山医院,是由杨东岳教授于1966年主持完成的。其后这一技术便在全国乃至全世界迅速发展普及开来,并不断地加以改进与完善。1983年上海六院于仲嘉教授利用双侧足趾联合拇甲瓣技术成功地完成了3例全手指缺损的手再造,被誉为"中国手"。至此手再造技术也达到了巅峰。手再造的数量也同样遥遥领先于世界各国(图 4-3-33)。

手部大面积或多部位皮肤软组织缺损的游离皮瓣移植技术:手部皮肤因外伤而缺损的病例也是手外伤常见的损伤之一,由于手部皮下筋膜组织较少,尤其是手背部,一旦缺损普通的植皮难以成活,往往需要进行带血管(或感觉神经)的游离皮瓣移植来修复。因足与手的皮肤结构最为相似,因而临床上多选用足背部的游离皮瓣移植来修复手背部的皮肤缺损,如游离足背皮瓣移植修复全手背部皮肤的缺损,足背三中皮瓣修复手部三个指背部的皮肤缺损等。但多个手指的全指皮肤脱套伤、全手皮肤脱套伤以及全手缺失仍是手外科临床上颇感棘手的难题,至今仍没有一个公认的理想修复方法。仍需要全世界手外科同道坚持不懈的共同努力。也许将来的生物医学工程技术将是解决这些手外伤难题的有效途径。

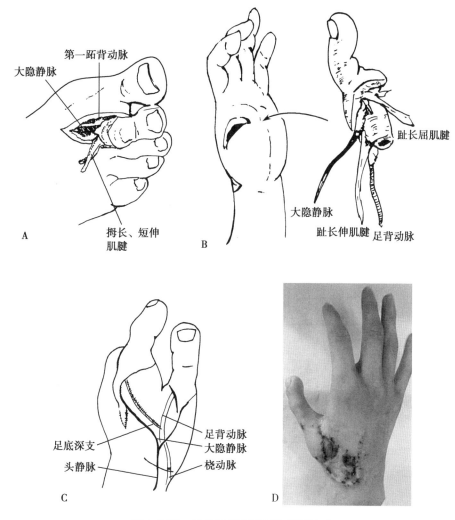

图 4-3-33　第 2 足趾移植再造拇指技术

4. 术后处理　手部伤口引流的处理:手部伤口修复后如放置胶片引流一般 48 小时内即应拔除,如果是置管引流,则视引流量的多少来决定,一般是在 24 小时内引流量少于 15ml 时即可拔除。手部伤口的换药:如伤口无感染,前 2 日可 1 日一换,以后 3~5 日一换即可,至伤口干燥无感染时,于术后 12~14 日拆线。如果伤口感染或渗液较多,应 1 日一换,甚至 1 日换 2 次,至伤口逐渐干燥,如患者血糖正常,2 周左右拆线,如血糖较高,应延迟 3~4 日拆线。防止血管危象:对于断指(肢)再植术、手再造术或游离组织移植术等有显微血管吻合的手术,术后应绝对卧床 1 周以上,同时应尽量减少各种诱发血管痉挛、收缩的因素,如寒冷及疼痛的刺激、抽烟、情绪波动等,以免产生血管危象而致手术失败。外固定及制动:血管、肌腱、神经损伤并行吻合的患者,术后应辅助石膏或种类支具外固定于特定的屈伸位置,石膏固定时间为3~4周,功能性手部支具则应视手部功能恢复的需要而定。功能锻炼及康复:拆除石膏后,应在医生指导下进行全手功能的锻炼与康复,特别是术后1~3个月内,是进行手功能康复的黄金时期。错过这一时间以后的康复将是事倍功半,难以见效的。

对于经过功能锻炼仍存在部分功能障碍的患者,可在第一次手术后4~6个月考虑进行二次手术进行组织的松解、修复或功能重建。

按语

手外伤也是常见病,多发病,随着显微外科的发展,手外伤治疗的优良率不断提高。手功能的康复是治疗目的,能否康复的因素有以下几点:①损伤的程度,相对来说损伤严重者康复难度大;②伤口污染情况;③清创治疗的及时性、彻底性,术者对清创术掌握、运用的熟练程度及术后管理等;④术后固定物的应用;⑤抗菌药物及中药内服外用的应用;⑥功能疗法的应用;⑦医生的指导;⑧患者与家属的配合等等,都与康复的效果有密切的关系。

预防

肌腱粘连的预防:吻合质量过关;预防性使用防粘连材料;减少固定时间;早期进行功能锻炼。

关节僵硬的预防:尽量避免关节内固定;减少内、外固定时间;尽早进行手部屈伸功能锻炼;必要时进行二期手术松解。

肌无力肌萎缩的预防:重视神经的修复,加强吻合质量;减少外固定时间;积极配合医生进行早期手功能康复锻炼;防止手术粘连与关节僵硬。

(杨　益)

第七节 下 肢 损 伤

一、髋与大腿损伤

髋 部 挫 伤

概述

髋部挫伤是指髋关节由于各种原因过度外展、内收、屈曲、过伸、或由于摔跤或高处坠下,致使髋部周围的肌肉、韧带和关节囊发生撕裂、水肿等现象,而出现一系列症状,中医统称髋部伤筋。

病因病机

以间接暴力扭伤多见,直接暴力挫伤少见。青壮年多因摔跤或高处坠下时,髋关节在过度屈曲、伸直、内收或外展的姿势下扭挫,其肌肉、韧带和关节囊或有撕裂、断裂伤,或有嵌顿现象,产生脉络受损,瘀血阻滞,使髋部正常的生理功能失调。

临床表现

(一) 症状

主要症状为损伤后患侧髋部疼痛、肿胀、功能障碍。活动时加重,休息静止时疼痛减轻。患肢不敢着地负重行走,呈保护性姿态,如跛行、拖拉步态、骨盆倾斜等。

(二) 体征

患髋"4"字试验阳性,患侧腹股沟处有明显压痛,在股骨大转子后方亦有压痛,髋关节各方向被动活动时均可出现疼痛加重。有时髋局部皮下有青紫、瘀斑。偶有患肢外观变长。托马斯(Thomas)征可出现阳性,髂胫束挛缩试验阳性。

辅助检查

1. X线片 多无异常发现。

2. MRI 可表现关节腔积液,肌肉间积液或肌肉、韧带、关节囊不连续信号。

鉴别诊断

(一) 股骨头骨骺炎

多发生于青少年,无明显外伤史,跛行明显,局部压痛肿胀不明显,晚期 X 线片可见明显软骨损害,股骨头变形。

(二) 髋关节结核

多见于儿童及青少年,同时有消瘦乏力、食欲减退、夜间盗汗、低热,红细胞沉降率加快,患髋多有屈曲、内收、内旋畸形,髋关节功能受限,托马斯征阳性,晚期有冷脓肿、窦道形成。X 线片可见骨质破坏,关节间隙变窄,或有死骨出现,常合并病理性髋关节脱位、畸形。

辨证施治

弹响髋不伴疼痛,一般不需治疗。伴有疼痛以手法治疗为主,配合药物治疗。

(一) 手法治疗

患者俯卧位,术者在髋部痛点进行按摩;然后改仰卧位,在髋部痛处做按摩推拿等理筋活络手法;最后一手固定骨盆,一手握膝在屈膝屈髋下边摇转边下压,并外展伸直下肢数次,可使嵌顿的圆韧带或关节囊松弛,消除因疼痛导致的肌肉痉挛,恢复髋关节活动度。

(二) 药物治疗

1. 中医药辨证治疗　中医药强调早诊早治和整体调节、辨证论治。

(1) 初期:患者单侧髋部疼痛,行走困难或跛行,骨盆倾斜,体格检查:腹股沟处压痛,"4"字试验阳性,脉涩,苔黄腻,X 线显示:髋关节未见明显异常。

治法:活血祛瘀、消肿止痛。

选方:桃红四物汤加减。

桃仁 9g	红花 6g	当归 15g	川芎 10g
赤芍 10g	生地 12g	甘草 3g	枳实 10g
大腹皮 15g	三七粉(冲服)3g		

水煎服,日 1 剂,早晚饭后分服。

(2) 后期:患者病久多虚,行走不便,髋关节隐隐作痛,行走打软腿,欲跌倒,脉缓,苔薄白或薄黄。

治法:活血壮筋。

选方:用壮筋养血汤加减。

白芍 12g	当归 15g	川芎 10g	川续断 15g
红花 6g	生地 12g	牛膝 10g	牡丹皮 9g
杜仲 15g			

水煎服,日 1 剂,早晚饭后分服。

2. 西药　如疼痛难忍可适当予以扶他林口服,若有胃炎可服用塞来昔布胶囊。

3. 外治法　患者可选用海桐皮汤(海桐皮 15g,透骨草 15g,乳香 6g,没药 6g,当归 15g,川续断 10g,川芎 10g,红花 6g,威灵仙 15g,白芷 10g,大活血 30g,防风 10g)外洗以促进血液流通,解除肌肉挛缩。

许老医案

一诊:2018 年 6 月 12 日,吴某,男,27 岁,昨天下午骑车跌倒扭伤右髋关节,疼痛难忍,行走困难,今日,疼痛加剧,跛足而行。

检查:右髋关节肿大,右腹股沟压痛明显,活动受限,右“4”字试验阳性,右托马斯(Thomas)征阳性,髂胫束挛缩试验阳性。

X 线片示:右髋关节未见明显异常。舌质淡,苔黄,脉弦。

诊断:右髋部挫伤。证属气滞血瘀。

治法:活血化瘀。

处方:桃红四物汤治疗。

熟地 10g	川芎 10g	桃仁 10g	红花 6g
当归 15g	赤芍 10g	甘草 3g	花粉 15g
大腹皮 15g	槟榔 10g	土鳖 10g	三七粉 3g
柴胡 10g			

10 剂

水煎服,日 1 剂,早晚饭后分服。

二诊:2018 年 6 月 22 日,患者行走时右髋部仍痛,但减轻了许多,脉弦,苔薄黄,上方去粉加骨碎补 15g,补骨脂 10g,水煎服,每日 1 剂,连续服用 10 日。

三诊:2018 年 7 月 3 日,右髋部有轻微疼痛,可行走,4 字试验阴性,右托马斯征阴性,脉弦,苔薄黄。治法:补益肝肾,强壮筋骨。用愈伤 3 号方加减:

当归 15g	丹参 15g	制乳香 6g	黄芪 20g
木香 10g	骨碎补 15g	淫羊藿 10g	土鳖 10g

红藤 15g   三七粉 3g   虎杖 15g   甘草 3g

15 剂

水煎服,日 1 剂,早晚饭后分服。

适当做髋关节锻炼,巩固疗效。

按语

许老认为目前髋部挫伤的难点是早期很多患者仅仅表现为轻微的髋部不适,临床筛查常用的手段是拍摄 X 线片,难以达到早诊断和早治疗。本案例患者损伤症状明显影响患者的生活工作,故及时求诊治疗康复较快。因外伤不明显,症状轻,患者未及时有效治疗,并发髂胫束挛缩产生弹响髋者,可手术治疗,手术小,疗效好。

预防

因疼痛引起者,应控制活动、对症治疗;常见并发症的治疗和预防:无须严格的固定,但患者应卧床休息,或患肢不负重行走,并注意避风寒侵袭,以利早日恢复。

儿童髋关节错缝

概述

儿童髋关节错缝是由髋关节过度外展外旋运动时,将关节囊、关节内脂肪、圆韧带挤压在股骨头与髋臼之间,使股骨头不能复位所致。临床上以 3~11 小儿多见。

病因病机

以间接暴力扭伤多见,直接暴力挫伤少见。是因髋关节遭受损伤后关节正常解剖结构发生了微细的改变而出现髋关节疼痛、功能障碍、双下肢相对不等长与步态失常。

临床表现

(一) 症状

主要症状为患儿均有从高处跃落时或跌倒时下肢过度外展或内收致伤。多数患者次日早晨患肢疼痛,跛行或行动功能障碍,不敢屈髋内收活动。

（二）体征

患儿仰卧床上脱去裤子，身体摆正，可见两下肢长短不齐，骨盆向患肢倾斜，下肢呈假性增长，腹股沟处健侧饱满，中央处有压痛，叩击大转子部腹股沟处作痛，俯卧位患侧臀部横纹下降，环跳处有深压痛，患髋"4"字试验阳性。

辅助检查

1. X线片 两髋关节组成正常骨质未见破坏患侧申顿线（Shenton line）弧度变大，但此曲线的完整性连续性未受破坏。

2. CT及MRI 未见明显异常。

鉴别诊断

（一）股骨头骨骺炎

多发生于青少年，无明显外伤史，跛行明显，局部压痛肿胀不明显，晚期X线片可见明显软骨损害，股骨头变形。

（二）髋关节结核

多见于儿童及青少年，同时有消瘦乏力、食欲减退、夜间盗汗、低热，红细胞沉降率加快，患髋多有屈曲、内收、内旋畸形，髋关节功能受限，托马斯征阳性，晚期有冷脓肿、窦道形成。X线片可见骨质破坏，关节间隙变窄，或有死骨出现，常合并病理性髋关节脱位、畸形。

辨证施治

（一）手法治疗

患者取仰卧位。术者立于患侧，一手握住患肢踝部，另一手握住患肢膝部。使患肢屈膝、屈髋并尽量内收、内旋，绕过胸腹后再尽量外展、外旋，最后伸直患肢。以右髋为例其动作类似"?"，左侧髋就是个反"?"。此手法操作数次，至患肢假性变长消除，走路跛行不明显，即示复位成功。

（二）药物治疗

1. 中医药辨证治疗 中医药强调早诊早治和整体调节、辨证论治。

（1）新伤：患者伤在2周以内，患肢疼痛，跛行或行动功能障碍，不敢屈髋内收活动，骨盆倾斜。

体格检查：骨盆向患肢倾斜，下肢呈假性增长，腹股沟处健侧饱满，中央处有压痛，叩击大转子部腹股沟处作痛，俯卧位患侧臀部横纹下降，环跳穴处有深压痛，患髋"4"字试验阳性，脉涩，苔黄腻。

X 线显示:髋关节申顿线弧度变大。

治法:活血祛瘀、消肿止痛。

方药:桃红四物汤。

桃仁 3g	红花 2g	当归 6g	川芎 2g
赤芍 6g	生地 3g	甘草 2g	枳实 6g
大腹皮 3g	三七粉(冲服)1g		

水煎服,日 1 剂,早晚饭后分服。

(2) 陈伤:患者伤在 2 周以后,病久多虚,行走不便,髋关节隐隐作痛,不敢行走,脉缓,苔薄白或薄黄。

治法:舒筋活血。

方药:舒筋汤加减。

白芍 6g	当归 6g	川芎 6g	川续断 6g
红花 3g	生地 6g	牛膝 6g	牡丹皮 6g
杜仲 6g			

水煎服,日 1 剂,早晚饭后分服。

2. 西药　如疼痛难忍可适当予以扶他林乳膏外用。

3. 外治法　患者可选用海桐皮汤(海桐皮 15g,透骨草 15g,乳香 6g,没药 6g,当归 15g,川续断 10g,川芎 10g,红花 6g,威灵仙 15g,白芷 10g,大活血 30g,防风 10g)外洗以促进血液流通,解除肌肉挛缩。

许老医案

一诊:2018 年 5 月 15 日,何某,男,8 岁.因滑倒当即感右髋关节疼痛跛态,当晚疼痛难忍。次日贴膏药依然疼痛不止,跛态加重,遂来就诊。

检查:右髋关节屈曲 90°,腹股沟压痛,患侧下肢较健侧长约 2cm。

X 线片示:右髋关节未见明显异常。舌质淡,苔黄,脉弦。

诊断:右髋关节错缝。证属气滞血瘀。

治疗:首先予以手法复位,治法为活血化瘀。

处方:桃红四物汤加减。

桃仁 3g	红花 2g	当归 6g	川芎 6g
赤芍 6g	生地 6g	甘草 2g	蛇舌草 6g
大腹皮 6g	三七粉(冲服)1g		

7 剂

水煎服,日 1 剂,早晚饭后分服。

二诊:2018 年 5 月 22 日,患者行走时右髋部痛减轻了许多,脉弦,苔薄黄,上方去三七粉加骨碎补 4g,补骨脂 2g,水煎服,每日 1 剂,连续服用 10 日。患者症状完全消失。

按语

许老认为小儿髋关节发育尚不完全,在发育过程中,常有股骨头与髋关节生长速度略有差异,至其关节面对应有异于正常,且由于韧带关节囊等较成人松弛,故当跳跃、跌倒、跳皮筋时使下肢过度外展或内收,至髋关节间隙增宽,关节内负压将关节滑膜吸入关节腔隙内,产生嵌压,或产生了关节面之间的细小错动。少数病例可自行恢复,绝大部分须手法整复,治疗越早越好,否则有发生股骨头坏死的可能。髋关节错缝使关节正常剖解关系发生微细改变,股骨头圆韧带难免被撕裂,关节周围组织痉挛,更加重关节解剖关系改变,必然挤压或牵拉圆韧带,儿童圆韧带内本来就很少有血液供应,受挤压或牵拉后变得更细,血流更不畅,使股骨头血供发生障碍,可致严重创伤性关节炎,日后终身病残。手法要点:①准备手法宜轻柔缓和,先在小范围活动,如髋、膝屈伸运动应在 30°~40° 范围内活动;②而后缓慢逐渐加大范围达 50°~60°,旋转活动亦是如此;③最后在 40°~50° 范围内采用突然伸直,即正骨手法当稳准快速,但不可盲目粗暴,"法使骤然人不觉.患如知也骨已拢"。手法要急要重,动作要突然,一次整复成功。错缝恢复的时间段:①在搬运过程中,由于体位的改变,错缝自行恢复;②在施行准备手法中得到恢复;③在施行正骨手法中获得成功。因此不难看出错缝恢复成功率高,我们遇到的手法复位案例基本上都为成功案例。本案例是由外伤所致,但真正的病因和病理还不清楚,望同道能进一步研究探讨。

预防

髋关节功能障碍因疼痛引起者,应控制活动、对症治疗;常见并发症的治疗和预防:患者复位后应予以固定,卧床休息,或患肢不负重行走,并注意避风寒侵袭,以利早日恢复。

儿童髋关节滑膜炎

概述

髋关节滑膜炎又叫暂时性滑膜炎。是造成 3~10 岁儿童急性髋关节疼痛的最常见原因。男性多为常见,大多数患儿发病突然。发病高峰 3~6 岁,右侧多于左侧,双侧髋关节发病者约占 5%。

病因病机

该病原因尚不明确,可能与病毒感染、创伤、细菌感染及变态反应(过敏反应)有关。病理检查可见非感染性炎症和滑膜增生。

临床表现

(一) 症状

单侧髋关节或腹股沟疼痛是最常见的临床症状,部分患者可表现为大腿中部或者膝关节疼痛。在很小的患儿可以表现为夜啼。还应注意患者近期上呼吸道感染病史、咽炎、支气管炎、中耳炎等病史,上述病史可出现于近半数的髋关节滑膜炎患者中。髋关节滑膜炎的患儿,通常不发热或者轻度体温升高,高热罕见。

(二) 体征

患肢屈髋,轻度外展、外旋,轻度跛行。有 1/3 的髋关节滑膜炎患者髋关节活动无障碍,但仍可感到轻度的活动阻力,特别是在外展和内旋髋关节时。髋关节被动活动时出现疼痛。保持患者平卧位,检查者滚动患者下肢,可以感受到患侧肌肉不自主的保护性收缩。双 4 字试验(+),双髋外展外旋试验(+),患侧腹股沟可有压痛,在膝关节存在症状的患者,应检查膝关节,除外其他疾病。

辅助检查

(一) 影像学

1. X 线检查　一般骨质无异常表现,有时可表现为骨盆轻度倾斜,髋关节囊肿胀,关节间隙增宽,无骨质破坏。

2. MRI 检查　磁共振检查显示患侧髋关节间隙增宽和关节腔积液,并较 X 线平片显示更加清晰。同时能显示髋关节内是否存在软组织占位。MRI 显示在髋臼和股骨头软骨之间的滑膜组织在 T1WI 呈中等信号,T2WI 呈高信号。

3. B 型超声检查　患髋股骨颈颈前间隙较健侧明显增宽,双侧差值 >1mm。股骨颈颈前间隙,即股骨颈骨膜表面至关节囊外缘(关节囊与髂腰肌的分界线)之间的最大距离。

（二）实验室检查

血白细胞总数正常，或轻微升高。红细胞沉降率正常或轻微升高，若红细胞沉降率升高明显，超过 20mm/h，结合体温升高超过 37.5℃，白细胞计数增高等，提示感染性关节炎。C 反应蛋白（CRP）明显升高，是感染性关节炎的征象。细菌培养阴性。

鉴别诊断

（一）股骨头骨骺炎（Legg-Perthes disease）

此病虽有跛行，髋部疼痛，但病史较长，X 线片可见股骨头骨骺的变形和压缩现象。

（二）儿童风湿性关节炎及风湿热

该病也常见于儿童，也有髋部疼痛、肌肉痉挛、跛行等症状，但其病情常呈逐渐性进行性发展，实验室检查白细胞数及红细胞沉降率可有升高，且本病多累及多个关节。

辨证施治

内治法：许老在长期临床实践中始终强调对疾病的防治要遵循整体观念，天人相应和辨证论治的原则。他认为，儿童髋关节滑膜炎的形成，不仅仅是局部的问题，更是整体在局部的反映。其在运用理法方药方面师古而不泥古，辨证、遣方用药方面匠心独具。临床上，主张先辨病，后辨证，病证结合。根据经方加减遣方用药，总体以扶正祛邪，调理阴阳，以恢复动态平衡为主。

在急性发病初期，髋关节积液内阻，经脉不通，湿热阻络，可伴有发热、咽干、髋关节酸痛及疲倦乏力，舌红，苔黄腻脉弦滑。因此，治疗应以清热利湿，化瘀通滞为原则，多用二妙散加减，黄柏 6g、苍术 6g，土茯苓 6g，蛇舌草 6g，金银花 6g，野菊花 6g，甘草 3g。每日 1 剂，水煎服，每周为 1 疗程。苍术、黄柏配伍构成是治疗湿热类方剂的核心药组。黄柏苦以燥湿，寒以清热，其性沉降，长于清下焦湿热。苍术辛散苦燥，长于健脾燥湿。二药相伍，清热燥湿，标本兼顾，使湿热瘀滞尽去，从而缓解疼痛等急性症状。

外治法：皮套牵引治疗是本病的重要治疗方法。许老认为，使用皮套牵引治疗是在服药无明显效果的情况下所必须使用的一种方法，并因为此法可以在家中使用而减轻了家长护理的焦虑。开始时患儿往往难以坚持，需家长密切配合，仔细安抚。可教会家长如何调整皮套的松紧。只要能先坚持 1~2 天,患儿往往易习惯牵引状态。许老的办法是用小儿专用皮套绑在下肢,重量 1~2kg,小腿下垫放中间有凹槽的硬枕,适当将下肢外展。并根据儿童难以一直坚持同一个体位的特点,允许儿童在牵引的时候采用侧卧甚至半坐卧位,甚至俯卧位也是可以接受的。如果中间需要上厕所或难以坚持,可以先解除绑带适当活动。

许老医案

李某,男,8 岁,2016 年 6 月 18 日初诊。

主诉:右髋反复疼痛 3 日。

病史:患者 2 周前因感受风寒,出现轻咳及低热,经治疗 1 周后症状消失。1 周后,逐渐出现右髋关节疼痛伴跛行,并且症状呈逐渐加重。遂来本院就诊。

查体:右髋 4 字试验(+)。

X 线摄片示:骨盆及双髋关节未见异常。

MRI 检查示:双侧髋臼、双侧股骨粗隆间、左侧股骨大粗隆骨骺及所见双侧骶髂关节面下局部骨髓水肿。右髋周围软组织肿胀。

诊断:髋关节滑膜炎。证属湿热蕴结。

治疗:嘱患者家长回家辅以牵引治疗,负重 1.5kg。中药治以清热燥湿。

处方:三妙散加减。

黄柏 6g	苍术 6g	牛膝 3g	土茯苓 6g
蛇舌草 6g	野菊花 6g	生甘草 3g	

7 剂

水煎服,日 1 剂,早晚饭后分服。

二诊:2016 年 6 月 25 日,右髋疼痛明显缓解,已无跛行,恢复自行上学。仍有乏力,气短懒言,纳、眠一般,二便调。舌质淡红,苔稍黄,脉弦滑。查:右髋无明显压痛,伸屈无受限,旋内稍受限,双下肢等长。许老认为,患儿病久,正气受损,应益气健脾,清热燥湿。上方加山药 10g,共 7 剂,每日 1 剂,加水 400ml,煎至 150ml,分两次温服。

三诊:7 月 2 日症状全消失行走自如,继续控制活动预防病有反复。

按语

儿童髋关节滑膜炎,其诊断要点是:①发病突然;②轻度跛行;③4 字试验阳性;④MRI 示为滑膜炎即可确诊。治疗方法:①控制活动;②必要时牵引;

③内服中药早期急性治标,以清热燥湿为主,中期缓者治本,以益气健脾兼以清热燥湿,一般半个月左右都可以痊愈,疗效颇佳。

预防

无须严格的固定,但患者应卧床休息,或患肢不负重,并注意避风寒侵袭,以利早日恢复。

股骨头缺血性坏死

概述

股骨头坏死又称股骨头缺血性坏死,指股骨头血供受损或中断,导致骨髓成分及骨细胞死亡,紧接发生随后的修复,并导致股骨头结构改变,甚至塌陷的系列病理改变与临床表现。属中医"骨蚀""骨痿""髋骨痹"范畴。根据股骨头血供破坏因素的不同,本病可分为创伤性及非创伤性两大类。

病因病机

股骨头坏死在中医学中并无病名记载,根据其临床症状、体征以及现代影像学检查,符合中医学中关于"骨蚀""骨痿""骨痹"等描述,以风、寒、湿、热、痰、瘀痹阻气血为基本病机,其治疗当以祛邪通络为基本原则,根据辨证分型对症治疗。

(一)早期病因病机

股骨头坏死的早期症状为疼痛、活动障碍,与中医"骨痹"症状相符。据《黄帝内经》记载:"风寒湿三气杂至,合而为痹。""病在骨,骨重不可举,骨髓酸痛,寒气至,名曰骨痹"。可见其致病因素有风寒湿三邪,然"正气存内,邪不可干",故又恰逢正气不足,三邪杂合而致骨痹。外伤是其重要诱因,风寒湿痹阻经络,气血瘀滞,不通则痛,局部血气不足,难以充养筋脉,故"不可举"。加之跌打损伤,肌肉等软组织受损,瘀血留内、经络阻滞不通,股骨头缺乏血液供应,导致营养不足,久而久之致股骨头缺血坏死。

(二)中后期病因病机

可以用中医"骨痿""骨蚀"来阐释病机。《灵枢·刺节真邪》有:"虚邪之入于身也深,寒与热相搏,久留而内着,寒胜其热,则骨疼肉枯;热胜其寒,则烂肉腐肌为脓,内伤骨,内伤骨为骨蚀。"《素问·痿论》亦有"肾气热,则腰脊不举,骨枯而髓减,发为骨痿。"随着病邪逐渐入里,也就是病程逐渐发展,加之长期受身体重量压迫,股骨头开始出现塌陷,这一过程与肝肾不足密切相关。中医认为,"肾主身之骨髓",久病肾虚,不能转化足够的骨髓致髓枯而骨痿,肝肾同源,肝脏也随之亏虚,不能正常调控血液循环,局部气血瘀滞,加之"后天之本"的脾脏亏虚,运化不足,新骨不能及时产生,老骨坏死加剧而致股骨头无以承受体重而塌陷。

临床表现

(一)症状

主要症状为患侧髋部疼痛,呈隐性钝痛,多慢性发作,逐渐发展为行走困难、跛行。在股骨头塌陷急性发作期可出现剧痛,疼痛部位在腹股沟区,站立或行走久时疼痛明显。晚期可因劳累而疼痛加重,跛行,肢体短缩、髋关节屈曲、外旋功能明显障碍。

(二)体征

患髋"4"字试验阳性,髋关节屈曲挛缩试验(Thomas征)阳性。晚期髋关节屈曲、外展、外旋明显受限。患肢短缩畸形,并出现半脱位。髋关节承重功能试验(Trendelenburg征)阳性。

辅助检查

1. X线片　推荐双髋正位及蛙式位。出现新月征(crescent sign);或坏死灶被硬化骨包绕及节段性塌陷,则可诊断。X线片可排除骨关节炎、强直性脊柱炎、髋关节发育不良及类风湿性关节炎等源自软骨的髋部病变。

2. MRI　诊断股骨头坏死的金标准。其特异性及敏感度均在99%以上,推荐的序列为T1WI、T2WI及T2WI脂肪抑制冠状位及轴位扫描。典型股骨头坏死的图像为T1WI:带状低信号包绕脂肪(中、高信号)或坏死骨(中信号),T2WI:双线征(double line sign),T2WI脂肪抑制:病灶边缘的高信号带。对T1WI显示带状低信号,T2WI脂肪抑制显示股骨头颈部除病灶区外骨髓水肿及关节积液(Ⅰ~Ⅲ度)者,应视病变已进展到塌陷前期或塌陷期。

3. CT扫描　CT扫描虽不能对股骨头坏死做出Ⅰ期诊断,但可清楚显示软骨下骨板断裂,坏死灶范围及修复情况等,建议行冠状位及轴位二维重建。

4. 核素骨扫描 可对 I 期诊断提供线索,敏感度高,特异性不高。显示热区中有冷区提示股骨头坏死,但需 MRI 证实。

5. 股骨头数字减影造影(DSA) 为侵入性检查,不建议常规应用。

6. 组织病理学检查 为侵入性操作,建议在行髓芯减压保髋手术及关节置换时并用,以证实诊断。股骨头坏死的病理诊断标准为骨小梁内骨细胞空陷窝 >50%,累及邻近多根骨小梁和骨髓组织。

鉴别诊断

(一) 髋关节结核

早期出现低热、盗汗等阴虚内热症状,髋部可见脓肿,X 线可显示骨与关节面破坏。

(二) 类风湿性关节炎

关节出现晨僵;至少一个关节活动时疼痛或压痛;从一个关节肿胀到另一个关节肿胀应不超过 3 个月。关节往往呈对称性肿胀。在骨隆起部位或关节伸侧常有皮下结节。实验室检查红细胞沉降率加快,多数患者类风湿因子阳性。X 线片显示,关节间隙病变早期因滑膜充血、水肿而变宽,以后变狭窄。骨质疏松,关节周围韧带可出现钙化。

(三) 风湿性关节炎

关节出现红、肿、热、痛,疼痛呈游走性。实验室检查血清抗链球菌溶血素 "O" 可为阳性。X 线片骨结构改变不明显。

(四) 暂时性骨质疏松症

现统称为骨髓水肿综合征(bone marrow edema syndrome,BMES)。原因尚不明。与股骨头坏死鉴别的要点是单髋发病占 90% 以上,MRI 的 T1WI 无带状低信号,T2WI 脂肪抑制:头颈部呈均匀的高信号,而股骨头坏死的骨髓水肿 T1WI 有带状低信号,T2WI 脂肪抑制:高信号不均匀,坏死病灶区常呈低信号。BMES 自行或治疗后 3~12 月可完全消散。

(五) 骨软骨病变(osteochondrsis lesion,OCL)

过去称为剥脱性骨软骨炎,现统称为 OCL。多见于青少年,髋部有反复撞伤史,单侧,MRI 示 T1WI 股骨头低信号区无带状低信号,CT 扫描示骨软骨碎块,有硬化边缘,与股骨头坏死明显不同。

(六) 软骨下不全骨折(subchondral insufficient fracture,SIF)

常见于老年骨质疏松者,女性多见。髋部无明显外伤史,突发单髋剧烈疼痛,关节活动受限。MRI 的 T1WI 为软骨下骨低信号,T2WI 脂肪抑制示片状高信号,与股骨头坏死鉴别不易。

（七）股骨头内肿瘤

孤立性病灶可发生在股骨头内,良性以软骨母细胞常见,MRI 显示 T2WI 片状高信号,T1WI 无带状低信号,CT 扫描示不规则的溶骨性破坏,不难与股骨头坏死鉴别。恶性肿瘤如:低级别中心型骨肉瘤等,有时鉴别较困难,应仔细鉴别。

（八）中青年特发性骨关节炎

此病极易与股骨头坏死混淆,特别是关节间隙未发生明显变窄之前。鉴别的要点为患者无明显股骨头坏死的诱因,MRI 的 T1WI 无带状低信号,但常有位于股骨头关节面中部的低信号区。CT 扫描可见软骨下骨囊性变,与股骨头坏死易于区分。

（九）髋关节发育不良继发性骨关节炎

鉴别容易,X 线片示髋臼发育浅,股骨头包含不全,关节间隙变窄,有继发性骨关节炎者更易鉴别。

（十）强直性脊柱炎累及髋关节

常见于青少年男性,双骶髂关节受累,HLA-B27 阳性。股骨头保持圆形但关节间隙变窄甚至完全消失,髋关节可强直于功能位或非功能位。

（十一）滑膜骨软骨瘤病

青少年多见,有关节绞锁症状,MRI 显示 T1WI 弥散性低信号,T2WI 脂肪抑制示滑膜水肿,关节积液且内有多个低信号影。CT 可清楚显示关节内钙化的游离体。

（十二）色素沉着绒毛结节性滑膜炎(pigmented villonodular synovitis, PVNS)

早期常误诊为股骨头坏死,MRI 示 T1WI 弥散性低信号,CT 示股骨头与髋臼皮质骨均被侵蚀。单髋发病,与股骨头坏死改变完全不同。

辨证施治

（一）非手术治疗

1. 建议应用双拐,不负重行走,避免撞击性和对抗性运动。对早、中期患者,可减轻疼痛,不主张使用轮椅。

2. 药物治疗

（1）中医药辨证治疗:中医药防治股骨头坏死强调早诊早治和整体调

节、辨证论治。

1）早期：患者单侧或双侧髋部疼痛，行走困难或跛行，不能坐矮凳子，不盘腿，体格检查：单侧或双侧腹股沟处压痛，"4"字试验阳性，脉弦，苔黄腻，彩色多普勒显示：髋关节积液，红细胞沉降率可增高。

治法：清热燥湿。

方药：自拟方。

苍术 10g	黄柏 12g	牛膝 10g	薏苡仁 30g
山药 15g	丹参 15g	大活血 15g	虎杖 15g
大腹皮 15g	甘草 3g		

水煎服，日 1 剂，早晚饭后分服。

2）中期：髋关节疼痛缓解，偶感刺痛，无明显跛行，活动尚可，"4"字试验阴性，红细胞沉降率下降趋势或已降至正常，彩超检查：髋关节无积液或少量积液。

治法：行气止痛，活血祛瘀。

方药：活络效灵丹加减。

当归 15g	丹参 15g	制乳没各 10g	延胡索 10g
骨碎补 15g	淫羊藿 10g	土鳖虫 10g	肿节风 15g
木瓜 12g	汉防己 12g	甘草 3g	

水煎服，日 1 剂，早晚饭后分服。

3）后期：患者病久多虚，行走乏力，腰酸背痛，尤其去拐后行走打软腿，欲跌倒，脉缓，苔薄白或薄黄。

治法：滋补肝肾，强筋健骨。

方药：左归丸加减。

熟地 10g	山药 15g	山茱萸 15g	牛膝 10g
鹿角胶 10g	龟甲 10g	骨碎补 15g	淫羊藿 10g
土鳖 10g	虎杖 15g	大腹皮 15g	甘草 3g

水煎服，日 1 剂，早晚饭后分服。

（2）西药：对早期坏死可选用抗凝、增加纤溶、扩张血管等药物，如低分子肝素、前列地尔等。应用抑制破骨和增加成骨的药物，如磷酸盐制剂、多巴丝肼片（美多芭）等。视坏死情况，药物可单独使用，也可配合保髋手术应用。

3. 物理治疗　包括体外冲击波、电磁场、高压氧等。

(二) 手术治疗

1. 保髋手术治疗 包括髓芯减压或联合自体骨髓单核细胞植入;病灶清除,带或不带血运的骨移植;截骨术三大类。①髓心减压术:对减轻疼痛有效,建议应用细钻(3.5mm),股骨头内多处钻孔;②自体骨髓单核细胞植入:应取髂骨骨髓血200ml以上,体外分离出单核细胞(不加培养基),单纯注入或由载体植入。目前尚在试验阶段,谨慎采用;③坏死病灶清除,带或不带血运的骨移植:病灶清除的入路包括经股骨大转子下,前路经股骨头、颈交界处开窗及经股骨头软骨瓣,各有优缺点,可选择应用。减压的同时应植骨;④游离血管腓骨移植:疗效确切,技术要求较高;⑤带血管骨移植。包括带旋髂深、浅动静脉髂骨移植,带旋股外侧分支大转子骨,带臀中肌支大转子骨等;⑥带肌蒂骨移植:带股方肌骨移植为常用方法;⑦同种异体或自体腓骨移植,人工骨制品支撑植骨;⑧打压植骨术:自体骨、异体骨加或不加人工骨及人骨形态发生蛋白-2(BMP-2);⑨截骨术:目前应用较多的有经股骨大转子股骨头颈旋转截骨术,经股骨转子下内翻截骨术等;⑩选用钽棒宜慎重,不建议经血管单纯介入治疗。

2. 人工关节置换术 相当部分股骨头坏死患者最终要接受人工关节置换术。随人工关节设计、材料及工艺改进,技术普及及提高,保髋手术适用范围在缩小,人工关节置换术适用范围在逐渐扩大。可供股骨头坏死患者选择的人工关节种类有:①表面置换术:适用范围有限,坏死体积大者不适用,金对金承重面的并发症使应用量下降;②股骨头置换术:因不能预测术后是否发生疼痛和髋臼磨损,至适应证有限;③短柄股骨假体的全髋置换术:正在发展中;④全髋关节置换术:此是最经典,最成熟的,效果肯定持久的人工关节手术,适用于绝大多数Ⅳ、Ⅴ期股骨头坏死患者,对中、青年患者,建议用耐磨承重面(陶对陶、陶对高交链聚乙烯),生物骨长入型假体。

许老医案

一诊:2011年6月29日,患者,叶某,男,34岁,工人,河南周口人。

主诉:双侧髋关节疼痛、跛行,进行性加重1年余。

病史:双侧髋关节有轻度外伤史。双侧髋关节疼痛,行走不便,时轻时重,反复发作,在当地治疗,效果不显,拍摄X线片诊断为双侧股骨头坏死来我院治疗。

体格检查:行走跛行,鸭形步态,不能坐低凳子,髋关节屈曲,内收,外展,旋转功能障碍(++),双侧腹股沟处压痛,双髋"4"字试验阳性,脉弦,苔薄黄。

X 线片(2011 年 6 月 29 日):双侧股骨头外形可,密度高,不均匀,双髋关节间隙变窄,双侧股骨头均有裂隙,左侧明显,右侧较轻(图 4-3-34)。

诊断:双侧股骨头坏死。

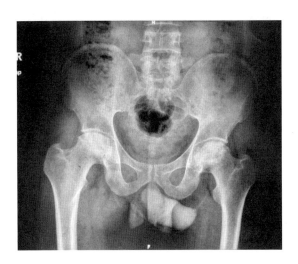

图 4-3-34　双侧股骨头坏死

治法:补益肝肾,活血祛瘀,清热燥湿。

处方:

当归 15g	丹参 15g	骨碎补 15g	淫羊藿 10g
土鳖 10g	苍术 10g	黄柏 12g	虎杖 15g
薏苡仁 30g	防己 10g	大腹皮 15g	甘草 3g

90 剂

水煎服,日 1 剂,早晚饭后分服。

医嘱:(1) 持双拐,下肢不负重行走;

(2) 坚持下肢功能锻炼。

二诊:2011 年 9 月 26 日,双髋关节不疼痛,活动轻,较前灵活,有力,脉缓,苔薄黄。上方去薏苡仁、防己,加鹿角胶 10g,龟甲 10g,90 剂,水煎服,日 1 剂,早晚饭后分服。

三诊:2011 年 12 月 30 日,患者自述:无临床症状已月余,不持拐行走也不髋痛。脉缓,苔薄白。

X 线片示:双侧股骨头外形好,骨密度较均匀,有骨小梁生长(图 4-3-35)。

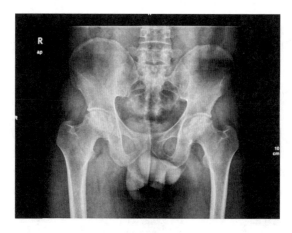

图 4-3-35 三诊 X 线片

处方：

当归 15g	丹参 15g	党参 15g	骨碎补 15g
淫羊藿 10g	土鳖 10g	鹿角胶 10g	龟甲 10g
虎杖 15g	大腹皮 15g	枸杞子 15g	补骨脂 10g
甘草 3g			

90 剂

水煎服，日 1 剂，早晚饭后分服。

医嘱：(1) 让患者知道无症状，说明病在向好转化，发展不等于病已痊愈；

(2) 还要继续用拐，双下肢不负重行走；

(3) 坚持下肢锻炼并增加活动量；

(4) 每 10 日可停 1~2 日，以减少胃肠道反应。

四诊：2012 年 4 月 4 日，无症状，双髋关节功能正常，下蹲自如，锻炼时有力。脉缓，苔薄白。同上方，日 1 剂，水煎服，90 剂。

2012 年 8 月至 2013 年 3 月，继续间断吃药，坚持锻炼，2014 年 3 月弃拐行走半年多，无症状出现。2015 年 10 月摄 X 线片示，双股骨头外形好。骨小梁生长良好，已在股骨头皮质下（图 4-3-36）。

医嘱：(1) 坚持锻炼；

(2) 不提重物；

(3) 不从高处向下跳；

(4) 继续临床观察。

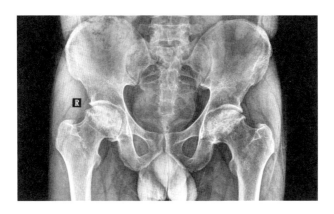

图 4-3-36 四诊 X 线片

随访:2018 年 9 月患者恢复工作 3 年多,无临床症状。

X 线片示双股骨头外形好,无碎裂,骨小梁排列正常,骨密度均匀,但有骨质疏松(图 4-3-37)。

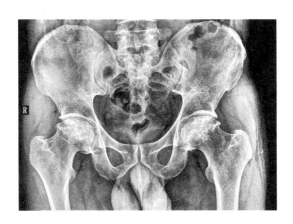

图 4-3-37 随访 X 线片

小结

(1) 股骨头坏死的非手术治疗,周期长,为 1~3 年;

(2) 无症状只能说明病情已控制,在向好中转化,不能误认为病已痊愈,过早去掉拐杖,负重行走,有害无益;

(3) 下肢功能锻炼要长期坚持,患者目前仍在坚持下肢锻炼;

(4) 随访时间要长,每次随访都要告诉患者注意事项,以防复发;

（5）间断服药，一是为了护胃让胃休息，二是满足患者需求，不间断长期吃中药难以坚持。

按语

股骨头坏死是常见病，多发病，许多学者进行该病的研究，中医药防治的研究者不乏其人。目前股骨头坏死的难点主要在两个方面：①在无临床症状期难以达到比较满意的诊断。早期很多患者仅仅表现为轻微的髋部不适，临床筛查常用的手段是拍摄 X 线片，难以达到早诊断和早治疗。而此时期是治疗股骨头坏死的最佳时期。所以，对于股骨头坏死的高危人群，如有髋部外伤史（扭伤、脱位等）、酗酒、长期使用激素、特殊职业（如潜水员）、肥胖等人群早期行必要的 MRI 检查很有意义；②对于股骨头坏死的治疗，保髋治疗应该是今后研究的热点，目前虽然有很多方法，但整体疗效并不理想，如何有效改善股骨头的血运是矛盾的焦点；目前理想的中医药制剂尚是空白，建议同仁继续努力，尽早攻克这一难题。③中医药治疗股骨头坏死有着独特的优势，从中医的角度来看，股骨头坏死多从"气血虚""血流瘀滞"论治。因此，治疗上应补益气血、通经活络、补益肝肾为主。

预防

髋关节功能障碍的预防：因疼痛引起者，应控制减少活动、对症治疗；功能疗法：股四头肌等长、等张功能锻炼、下肢伸直抬高 30° 做内收、外展运动，双腿交替进行；双腿交替屈伸如骑车动作向下使髋、膝关节逐渐伸直；单腿屈膝抱膝靠腹，再以双腿屈膝靠腹，每日做 3~5 组，每组动作由 10 次开始、逐次增加五次；长期坚持，功效：增强肌力，防止关节粘连，肌肉萎缩，增加髋关节活动范围，提高关节灵活性，从而满足自由下蹲需要。

股骨头塌陷碎裂的预防：坚持双下肢功能锻炼；持双拐，单侧坏死患者患侧下肢不负重、双侧坏死患者均不负重行走；坚持药物疗法；整体预防：生活中不酗酒，少量饮酒（一日一餐，每餐不超过一两），不吸烟；髋关节部因创伤骨折后，要及时、正确地治疗，避免发生创伤性股骨头无菌性坏死。一旦发生本病，要早诊断，早治疗，不要延误病情。患病后不负重，持双拐行走，以减轻股骨头受压。早期患者可于患髋处应用活血化瘀中药液湿热敷，并做推拿按摩手法，加以髋关节功能锻炼，以促进局部血液循环，缓解关节周围肌肉痉挛，防止肌肉萎缩。手术治疗患者需做好手术后护理。

股骨头坏死的中医治疗可达到以下三点中的一点即为有效:临床症状完全消失,患者无主观不适感;髋关节的功能恢复正常(可自主下蹲、站立、胜任一般工作生活需要);影像学检查磁共振上显示骨小梁重建,囊性病灶无扩大甚至减少,随访 1 年以上无加重及临床症状为"痊愈";以上三点中,第三点最为重要也最难实现。

激素性股骨头坏死

概述

激素性股骨头坏死就是因为长时间使用激素而引起的一种股骨头坏死。属中医"骨蚀""骨痿""髋骨痹"范畴。

病因病机

随着医学的发展,激素在临床上应用越来越广泛,激素性股骨头坏死在国内外报道也越来越多。股骨头坏死是激素在广泛应用中近年被公认的并发症,激素性股骨头坏死的发病率目前已超过了外伤所致的股骨头坏死。激素性股骨头坏死机制尚不十分清楚,一般认为激素在体内长期蓄积造成血液黏稠度增加,血脂增高,脂肪栓塞,脂肪肝,造成骨的微细血管阻塞,缺血,骨质合成减少,钙吸收障碍,骨质疏松及微细骨折的积累,最后导致激素性股骨头坏死。有报道,使用大剂量糖皮质激素(冲击疗法)7 天后可导致股骨头坏死。

临床表现

(一) 症状

主要症状为患侧髋部疼痛,呈隐性钝痛,多慢性发作,逐渐发展为行走困难、跛行。在股骨头塌陷急性发作期可出现剧痛,疼痛部位在腹股沟区,站立或行走久时疼痛明显。晚期可因劳累而疼痛加重,跛行,肢体短缩、髋关节屈曲、外旋功能明显障碍。

(二) 体征

患髋"4"字试验阳性,髋关节屈曲挛缩试验(Thomas 征)阳性。晚期髋关节屈曲、外展、外旋明显受限。患肢短缩畸形,并出现半脱位。髋关节承重功能试验(Trendelenburg 征)阳性。

辅助检查

1. X 线片　推荐双髋正位及蛙式位。出现新月征(crescent sign);或坏死灶被硬化骨包绕及局灶性塌陷,则可诊断。X 线片可排除骨关节炎、强直性脊柱炎、髋关节发育不良及类风湿性关节炎等源自软骨的髋部病变。

2. MRI　诊断股骨头坏死的金标准。其特异性及敏感度均在 99% 以上,推荐的序列为 T1WI、T2WI 及 T2WI 脂肪抑制冠状位及轴位扫描。典型股骨头坏死的图像为 T1WI:带状低信号包绕脂肪(中、高信号)或坏死骨(中信号),T2WI:双线征(double line sign),T2WI 脂肪抑制:病灶边缘的高信号带。对 T1WI 显示带状低信号,T2WI 脂肪抑制显示股骨头颈部除病灶区外骨髓水肿及关节积液(I ~Ⅲ度)者,应视病变已进展到塌陷前期或塌陷期。

3. CT 扫描　CT 扫描虽不能对股骨头坏死做出Ⅰ期诊断,但可清楚显示软骨下骨板断裂,坏死灶范围及修复情况等,建议行冠状位及轴位二维重建。

4. 核素骨扫描　可对Ⅰ期诊断提供线索,敏感度高,特异性不高。显示热区中有冷区提示股骨头坏死,但需 MRI 证实。

5. 股骨头数字减影造影(DSA)　为侵入性检查,不建议常规应用。

6. 组织病理学检查　为侵入性操作,建议在行髓芯减压保髋手术及关节置换时并用,以证实诊断。股骨头坏死的病理诊断标准为骨小梁内骨细胞空陷窝 >50%,累及邻近多根骨小梁和骨髓组织。

鉴别诊断

(一)髋关节结核

早期出现低热、盗汗等阴虚内热症状,髋部可见脓肿,X 线可显示骨与关节面破坏。

(二)类风湿性关节炎

关节出现晨僵;至少一个关节活动时疼痛或压痛;从一个关节肿胀到另一个关节肿胀应不超过 3 个月。关节往往呈对称性肿胀。在骨隆起部位或关节伸侧常有皮下结节。实验室检查红细胞沉降率加快,多数患者类风湿因子阳性。X 线片显示,关节间隙病变早期因滑膜充血、水肿而变宽,以后变狭窄。骨质疏松,关节周围韧带可出现钙化。

(三) 风湿性关节炎

关节出现红、肿、热、痛,疼痛呈游走性。实验室检查血清抗链球菌溶血素 "O" 可为阳性。X 线片骨结构改变不明显。

(四) 股骨头内肿瘤

孤立性病灶可发生在股骨头内,良性以软骨母细胞常见,MRI 显示 T2WI 片状高信号,T1WI 无带状低信号,CT 扫描示不规则的溶骨性破坏,不难与股骨头坏死鉴别。恶性肿瘤如:低级别中心型骨肉瘤等,有时鉴别较困难,应仔细鉴别。

疾病分期与分型

(一) 临床分期

股骨头坏死一经诊断,则应分期。分期的目的是用于指导制订治疗方案,判断预后,评估疗效。国际上常用的有 Ficat 分期、ARCO 分期、Steinberg 分期、日本骨坏死调查委员会(JIC)分期等,都有一定的应用价值。

1. 临床前期(Ⅰ期) 无症状和体征。

2. 早期(Ⅱ期) 无症状或仅有轻度髋部不适,包括腹股沟部或大转子部不适,强力内旋出现髋部疼痛,关节活动无明显障碍。

3. 塌陷前期(中期,Ⅲ期) 出现较重的髋部疼痛、跛行、内旋受限,强力内旋疼痛加重。

4. 塌陷期(中晚期,Ⅳ期) 中重度疼痛,跛行明显,关节屈曲内旋及外展均中度受限。

5. 骨关节炎期(晚期,Ⅴ期) 疼痛中或重度,跛行重度,关节活动明显受限(屈曲、内收、内旋),关节畸形(屈曲外旋、内收)。

(二) 分型

依据坏死灶占据的股骨头部位分型。分型对预后的估计及股骨头塌陷的预测,选择合理的保髋治疗方案有重要价值,每一例拟行保髋治疗的患者都应分型。国际上有日本骨坏死调查委员会(JIC)分期和中日友好医院(CJFH)分型,以 CJFH 分型为例:以股骨头三柱结构为基础,以坏死灶占据的三柱结构情况,选用 MRI 或 CT 扫描冠状位正中层面,分为:M 型(内侧型)坏死灶占据内侧柱;C 型(中央型)坏死灶占据中央柱;L1 型(次外侧型)坏死灶占据外、中及内侧柱,但外侧柱部分存留;L2 型(极外侧型)坏死灶占据外侧柱,中央、内侧柱存留;L3 型(全股骨头型)坏死灶占据全股骨头(图 4-3-38)。

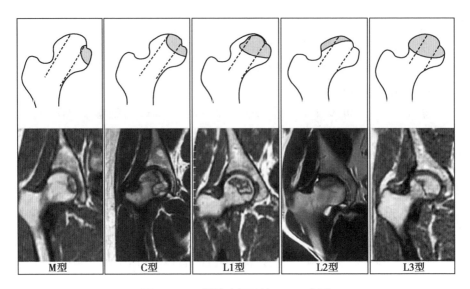

图 4-3-38 股骨头坏死的 CJFH 分型

辨证施治

(一) 非手术治疗

1. 建议应用双拐,不负重行走,避免撞击性和对抗性运动。对早、中期患者,可减轻疼痛,不主张使用轮椅。

2. 药物治疗

(1) 中医药辨证治疗:中医药防治股骨头坏死强调早诊早治和整体调节、辨证论治。

1) 早期:患者单侧或双侧髋部疼痛,行走困难或跛行,不能坐矮凳子,不盘腿,体格检查:单侧或双侧腹股沟处压痛,"4"字试验阳性,脉弦,苔黄腻,彩色多普勒显示:髋关节积液,红细胞沉降率可增高。

治法:清热燥湿。

方药:自拟方。

苍术 10g	黄柏 12g	牛膝 10g	薏苡仁 30g
山药 15g	丹参 15g	大活血 15g	虎杖 15g
大腹皮 15g	甘草 3g		

水煎服,日 1 剂,早晚饭后分服。

2) 中期:髋关节疼痛缓解,偶感刺痛,无明显跛行,活动尚可,"4"字试验阴性,红细胞沉降率下降趋势或已降至正常,彩超检查:髋关节无积液或少量积液。

治法:行气止痛,活血祛瘀。

方药:活络效灵丹加减。

当归 15g	丹参 15g	制乳没各 10g	延胡索 10g
骨碎补 15g	淫羊藿 10g	土鳖虫 10g	肿节风 15g
木瓜 12g	汉防己 12g	甘草 3g	

水煎服,日 1 剂,早晚饭后分服。

3) 后期:患者病久多虚,行走乏力,腰酸背痛,尤其去拐后行走打软腿,欲跌倒,脉缓,苔薄白或薄黄。

治法:滋补肝肾,强筋健骨。

方药:左归丸加减。

熟地 10g	山药 15g	山茱萸 15g	牛膝 10g
鹿角胶 10g	龟甲 10g	骨碎补 15g	淫羊藿 10g
土鳖 10g	虎杖 15g	大腹皮 15g	甘草 3g

水煎服,日 1 剂,早晚饭后分服。

(2) 西药:对早期坏死可选用抗凝、增加纤溶、扩张血管等药物,如低分子肝素、前列地尔等。应用抑制破骨和增加成骨的药物,如磷酸盐制剂、多巴丝肼片(美多芭)等。视坏死情况,药物可单独使用,也可配合保髋手术应用。

3. 物理治疗　包括体外冲击波、电磁场、高压氧等。

(二) 手术治疗

1. 保髋手术治疗　包括髓芯减压或联合自体骨髓单核细胞植入;病灶清除,带或不带血运的骨移植;截骨术三大类。①髓心减压术:对减轻疼痛有效,建议应用细钻(3.5mm),股骨头内多处钻孔;②自体骨髓单核细胞植入:应取髂骨骨髓血 200ml 以上,体外分离出单核细胞(不加培养基),单纯注入或由载体植入。目前尚在试验阶段,谨慎采用;③坏死病灶清除,带或不带血运的骨移植:病灶清除的入路包括经股骨大转子下,前路经股骨头、颈交界处开窗及经股骨头软骨瓣(trap-door),各有优缺点,可选择应用。减压的同时应植骨;④游离血管腓骨移植:疗效确切,技术要求较高;⑤带血管骨移植。包括带旋髂深、浅动静脉髂骨移植,带旋股外侧分支大转子骨,带臀中肌支大转子骨等;⑥带肌蒂骨移植:带股方肌骨移植为常用方法;⑦同种异体或自体腓骨移植,人工骨制品支撑植入;⑧打压植骨术:自体骨、异体骨加或不加人工骨及 BMP_2;⑨截骨术:目前应用较多的有经股骨大转子股骨头颈旋转截骨术,经股骨转子下内翻截骨术等;⑩选用钽棒宜慎重,不建议经血管单纯介入治疗。

2. 人工关节置换术　相当部分股骨头坏死患者最终要接受人工关节置换术。随人工关节设计、材料及工艺改进,技术普及及提高,保髋手术适用范围在缩小,人工关节置换术适用范围在逐渐扩大。可供股骨头坏死患者选择的人工关节种类有:①表面置换术:适用范围有限,坏死体积大者不适用,金对金承重面的并发症使应用量下降;②股骨头置换术:因不能预测术后是否发生疼痛和髋臼磨损,适应证有限;③短柄股骨假体的全髋置换术:正在发展中;④全髋关节置换术:此是最经典,最成熟的,效果肯定持久的人工关节手术,适用于绝大多数Ⅳ、Ⅴ期股骨头坏死患者,对中、青年患者,建议用耐磨承重面(陶对陶、陶对高交链聚乙烯),生物骨长入型假体。

许老医案

病史:丁某,男,30岁,患者自诉右髋关节疼痛,活动不利3年,加重1周,患者5年前查出患有系统性红斑狼疮,一直服用激素控制症状,3年前出现右髋部的疼痛。

检查:右髋关节疼痛,右腹股沟压痛明显,活动受限,右"4"字试验阳性,右托马斯(Thomas)征阳性。

X线片示:右股骨头负重区塌陷。脉缓,苔薄白或薄黄。

诊断:右股骨头坏死。证属气滞血瘀。

治法:行气止痛,活血祛瘀。

处方:活络效灵丹加减。

当归 15g	丹参 15g	制乳没各 10g	延胡索 10g
骨碎补 15g	淫羊藿 10g	土鳖虫 10g	肿节风 15g
木瓜 12g	汉防己 12g	甘草 3g	

15 剂

水煎服,日1剂,早晚饭后分服。

按语

激素性股骨头坏死是常见病,多发病,许多学者进行该病的研究,中医药防治的研究者不乏其人。目前虽然有很多方法,但整体疗效并不理想,如何有效改善股骨头的血运是矛盾的焦点;中医药治疗股骨头坏死有着独特的优势,从中医的角度来看,股骨头坏死多从"气血虚","血流瘀滞"论治,因此,治疗上应补益气血、通经活络、补益肝肾为主。临床上我们应该早期诊断,早期治疗,以防止股骨头破坏塌陷,影响治疗效果和患肢功能,这样可以大幅度降低致残率,预后也较好。

预防

髋关节功能障碍的预防:因疼痛引起者,应控制减少活动、对症治疗;功能疗法:股四头肌等长、等张功能锻炼、下肢伸直抬高 30° 做内收、外展运动,双腿交替进行;双腿交替屈伸如骑车动作向下使髋、膝关节逐渐伸直;单腿屈膝抱膝靠腹,再以双腿屈膝靠腹,每日做 3~5 组,每组动作由 10 次开始、逐次增加五次;长期坚持,功效:增强肌力,防止关节粘连,肌肉萎缩,增加髋关节活动范围,提高关节灵活性,从而满足自由下蹲需要。

股骨头塌陷碎裂的预防:坚持双下肢功能锻炼;持双拐,单侧坏死患者患侧下肢不负重、双侧坏死患者均不负重行走;坚持药物疗法。

整体预防:提高医护人员对股骨头坏死的认识能力。有很多患者患股骨头坏死后,往往被误认为是坐骨神经痛、风湿性关节炎等,延误了治疗时机,给治疗带来了很多困难;激素使用过程中,要掌握短期、适量的原则。应用激素后,要配合应用扩血管药、维生素 D、钙制剂和中药治疗;正确地认识肾上腺皮质激素的药物作用及其副作用。对原发疾病诊断正确,非用激素不可者,可以使用激素治疗;可用可不用激素者,不选用激素治疗,防止在临床上出现滥用激素现象。

坐骨神经损伤

概述

坐骨神经由腰 4,5 和骶 1~2 神经根组成,为全身最粗大的神经,其起始处直径为 15mm 左右。经坐骨大孔穿出骨盆,坐骨神经一般自梨状肌下孔穿至臀部,亦有少数情况(36.21%)坐骨神经分成 2 股,一股穿梨状肌,一股出梨状肌下孔;也有分成多股出骨盆者。进入臀部后,位于闭孔内肌、上下孖肌和股方肌的表面,为臀大肌覆盖,此处为臀部坐骨神经最浅表部位,此段无较粗分支、周围组织疏松、紧邻髋关节,肌内注射、髋关节脱位、骨盆骨折等均易造成该处坐骨神经损伤。在其疏松的结缔组织鞘内,胫神经位于内后侧,腓总神经位于前外侧,胫神经较腓总神经粗大。坐骨神经呈弧形向外下走行,约在坐骨结节与大转子连线中内 1/3 交点处下行,临床常用此点来检查坐骨神经的压痛点。坐骨神经垂直而下,至股骨下 1/3 分成胫腓 2 支。坐骨神经分支点的变异很大,有的由骶神经丛即分为 2 支,有的则在股部下段才分为 2 支,坐骨神经损伤属于中医"痿证"范畴,多因外伤引起。

病因病机

药物注射性损伤特别是注射青霉素,是导致坐骨神经损伤最常见的病因,又称医源性坐骨神经损伤,好发于儿童,其损伤原因与注射部位不当直接损伤或药物剂量太大刺激坐骨神经有关;锐器伤、髋臼骨折、骨盆骨折以及髋关节脱位特别是后脱位亦是导致坐骨神经损伤的常见病因。发病机制目前尚不清楚。

临床表现

(一) 症状

主要症状为:髋关节后脱位、臀部刀伤、臀肌挛缩手术伤以及臀部肌注药物均可致其高位损伤,引起股后部肌肉及小腿和足部所有肌肉全部瘫痪,导致膝关节不能屈、踝关节与足趾运动功能完全丧失,呈足下垂。小腿后外侧和足部感觉丧失,足部出现神经营养性改变。由于股四头肌健全,膝关节呈伸直状态,行走时呈跨越步态。如在股后中、下部损伤,则股后部肌肉正常,膝关节屈曲功能保存。

(二) 体征

1. 运动　如损伤部位在坐骨大孔处或坐骨结节以上,则股后肌群,小腿前、外、后肌群及足部肌肉全部瘫痪。如在股部中下段损伤,因腘绳肌肌支已大部发出,只表现膝以下肌肉全部瘫痪。如为其分支损伤,则分别为腓总神经及胫神经支配区的肌肉瘫痪。

2. 感觉　除小腿内侧及内踝处隐神经支配区外,膝以下区域感觉均消失。

辅助检查

电生理检查:典型的神经电生理表现为患侧神经传导速度减慢,波幅下降,F 波或 H 反射潜伏期延长;体感诱发电位(somatosensory evoked potential,SEP)潜伏期延长,波幅下降,波间期延长;坐骨神经支配肌肉的肌电图检查多为失神经电位,而健侧正常。患侧股四头肌肌电图多无异常,膝腱反射稍强也与该肌功能正常而拮抗肌功能减弱有关,这些表现有助于鉴别格林-巴利综合征和脊髓灰质炎。

鉴别诊断

(一) 腰椎管狭窄症

可有慢性腰痛,以及一侧或双侧根性疼痛,站立行走时可加重,屈膝卧位时可以缓解,骑自行车时不痛,有典型的间歇性跛行,步行几十米或数百米后出现一侧或双侧腰酸、腿痛、下肢麻木、无力以致跛行,但下蹲或休息可继续行走,腰椎 CT 或 MRI 可见明显的腰椎管狭窄。

(二) 梨状肌综合征

多有慢性劳损或外伤史,本病以坐骨神经痛为临床表现,疼痛沿臀部经大腿后方向小腿及足部放射,症状较重者以刀割样或烧灼样,且影响走路,查体:腰部活动良好,梨状肌在臀部表面的投影区有压痛,并向股后部、小腿后外侧及足底部放射,直腿抬高试验 60° 时呈阳性,超过 60° 时反而减轻疼痛,X 线及 CT 检查无明显异常。

(三) 脊神经后支卡压综合征

有腰部扭伤史或劳损史,多见于中年人,有明显的腰脊柱僵硬、酸胀、疼痛,喜捶打,劳累后加重,部分患者可有腰骶部疼痛,呈板状腰,部分患者可出现下肢沉胀感,患者多反复发作。查体:棘突旁或棘间旁开 2~3cm 处有压痛、酸胀感,有些患者有臀部、大腿放射感,直腿抬高试验阴性,胫神经弹拨试验阴性,X 线可见腰椎生理曲度变直、畸形,腰椎骨质增生,后关节紊乱等。

辨证施治

(一) 非手术治疗

1. 臀部坐骨神经损伤是周围神经损伤中最难处理和疗效最差的损伤之一。其各段损伤与局部解剖关系密切。治疗应持积极态度,根据损伤情况,采取相应的治疗方法。建议坐骨神经损伤患者尽早治疗,尽早锻炼,防止肌肉萎缩。

2. 药物治疗

(1) 中医药辨证治疗:中医药在治疗坐骨神经损伤强调早诊早治和整体调节、辨证论治。

早期:患者外伤致左髋部疼痛,无力,行走困难,体格检查:左侧股后部肌肉及小腿和足部所有肌肉部分瘫痪,膝关节不能屈、踝关节与足趾运动功能部分丧失,呈足下垂。肌电图提示:坐骨神经部分损伤。

治法:补气活血,祛瘀通络。

方药:补阳还五汤。

| 黄芪(生)30g | 当归尾 15g | 赤芍 10g | 地龙 10g |
| 川芎 10g | 红花 6g | 桃仁 10g | |

水煎服,日 1 剂,早晚饭后分服。

(2) 西药:对于早期损伤患者可予以营养神经等药物,如甲钴胺,鼠神经生长因子等。药物可单独使用,也可配合手术应用。

3. 物理治疗　包括体针灸、高压氧等。

(二) 手术治疗

药物注射损伤应争取尽早行神经松解术,生理盐水反复冲洗,术后采用高压氧治疗,可有效促进损伤坐骨神经再生修复,患者年龄越小,手术越早,效果越好;如为切割伤等锐器伤,应一期修复,行外膜端对端吻合术,术后固定于伸髋屈膝位 6~8 周;如为髋关节脱位或骨盆骨折所致的坐骨神经损伤,早期应复位减压,解除压迫,观察 1~3 个月后,根据恢复情况,再决定是否探查神经;如为火器伤,早期只做清创术,待伤口愈合后 3~4 周,再行探查修复术。晚期足踝部功能重建可改善肢体功能。

修复神经对促进感觉及营养恢复意义较大,可防治营养性溃疡。

许老医案

患者,陈某,男,28 岁,自诉因 2 周前感冒发烧到当地诊所,予以肌内注射药物,后出现左下肢麻木,无力,行走困难。

查体:左下肢小腿外侧肌肉部分瘫痪,足背伸困难,左下肢肌力 3 级,足背动脉波动可,血运可。

肌电图提示:坐骨神经受损。舌黯淡,苔白,脉缓。

诊断:坐骨神经损伤。证属气虚血瘀。

治法:补气活血。

处方:补阳还五汤。

黄芪(生)30g	当归尾 15g	赤芍 10g	地龙 10g
川芎 10g	红花 6g	桃仁 10g	紫荆皮 15g
千年健 10g	甘草 3g		

7 剂

水煎服,日 1 剂,早晚饭后分服。

配合针灸治疗,热水袋热敷左臀部加下肢功能锻炼,患者明显好转,继续守方一月,患者麻木近消失,肌力已达 4 级 +。本方重用君药生黄芪大补脾胃之元气,使气旺血行,瘀去络通。臣药当归尾长于活血,兼能养血,因而有化瘀而不伤血之妙。佐药赤芍、川芎、桃仁、红花助当归尾活血祛瘀;地龙、紫荆皮、千年健通经活络。配伍特点:大量补气药与少量活血药相配,气旺则血行,活血而又不伤正,共奏补气活血通络之功。

按语

许老认为坐骨神经损伤要早发现,早治疗,采用综合法,加下肢功能锻炼,是本案例成功的关键,若为严重的坐骨神经损伤,应尽早进行手术探查治疗。

预防

下肢功能障碍的预防:

功能疗法:股四头肌等长、等张功能锻炼、下肢伸直抬高 30° 做内收、外展运动,双腿交替进行;双腿交替屈伸如骑车动作向下使髋、膝关节逐渐伸直;单腿屈膝抱膝靠腹,再以双腿屈膝靠腹,每日做 3~5 组,每组动作由 10 次开始、逐次增加五次;长期坚持,功效:增强肌力,防止关节粘连,肌肉萎缩,增加髋关节活动范围,提高关节灵活性,从而满足自由下蹲需要。

肌肉萎缩的预防:坚持下肢功能锻炼;坚持药物疗法。

（刘　敏）

二、膝与小腿损伤

膝关节内外侧副韧带损伤

概述

膝关节内外侧副韧带损伤是指膝关节过度内翻或外翻时,被牵拉的韧带超出生理负荷而发生撕裂、断裂等损伤,以膝关节肿胀、疼痛、功能障碍和出现压痛点等为临床症状的软组织损伤。

由于膝关节有生理性外翻角,且膝外侧易受到外力的打击或重物的压迫,临床上内侧副韧带损伤多见。

病因病机

(一) 中医病因病机

中医认为膝关节侧副韧带损伤属于中医学"膝部筋伤"的范畴,创伤后筋骨受损,关节周围气血瘀滞,阻于经络,导致关节周围气血运行不畅、经筋失养而作用失常。关节为枢机,膝关节侧副韧带为束护关节之筋,筋损而关节不稳。

(二) 西医病因病理

膝关节在完全伸直和完全屈曲位时,内侧副韧带紧张,膝关节稳定而无侧向及旋转活动。膝关节处于半屈曲位时,内侧副韧带松弛,关节不稳,有轻度的侧向活动,易受损伤。而外侧副韧带则在膝关节完全伸直位时最紧张,膝关节完全屈曲时最为松弛。当膝外侧受到暴力打击或重物压迫,迫使膝关节过度外翻、外旋时,可使膝内侧间隙拉宽,内侧副韧带发生拉伤、撕裂或断裂等损伤。反之,膝内侧受到暴力打击或重物压迫,迫使膝关节过度内翻时,可使膝外侧间隙拉宽,外侧副韧带发生拉伤、撕裂或断裂等损伤。

若为强大的旋转暴力,内侧副韧带完全断裂的同时易合并内侧半月板和前交叉韧带的损伤,称之为膝关节三联损伤。严重损伤,还可伴有关节囊的撕裂和撕脱骨折。

临床表现

(一) 症状

多有明确的外伤史。膝关节肿胀、疼痛、皮下瘀斑,膝关节活动困难。

(二) 体征

膝关节侧方挤压试验阳性。压痛点在股骨内上髁;外侧副韧带损伤,压痛点在腓骨小头或股骨外上髁。若合并半月板或交叉韧带损伤者,可有关节内血肿。膝关节伸屈功能障碍。

辅助检查

(一) 实验室检查

没有特异性的化验检查。

(二) 影像学检查

1. X 线检查   在内、外翻应力下摄片,可发现侧副韧带损伤侧关节间隙增宽,有助于诊断,并可发现有无骨折。

2. MRI 检查　是目前韧带损伤类疾病最为可靠的影像学检查手段之一,韧带损伤部位显示信号异常(图 4-3-39)。

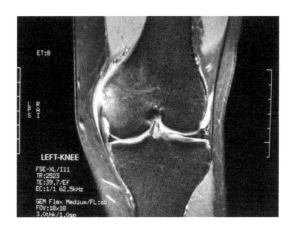

图 4-3-39　膝关节内外侧副韧带损伤 MRI 检查

鉴别诊断

(一) 膝关节半月板损伤

膝关节侧副韧带损伤和半月板损伤患者一般都有典型的膝部外伤史,其受伤姿势和部位相同,症状相近。但半月板损伤与侧副韧带损伤在损伤早期均可伴侧方应力疼痛,但应力的方向与发生疼痛的部位与侧副韧带损伤不同,并且关节无明显松动。急性期过后,半月板损伤出现负重时疼痛,并有交锁现象和弹响声,股四头肌多有萎缩,麦氏征阳性。而侧副韧带损伤表现在行走负重时失稳,侧向试验阳性。

(二) 交叉韧带损伤

患者多有较严重的膝部外伤史,关节松动,失稳,膝关节肿胀严重,疼痛剧烈,抽屉试验阳性、Lachman 试验阳性。多合并胫骨棘的撕脱骨折。侧副韧带损伤局部有明显压痛,瘀斑。侧向试验阳性。

疾病分期

根据韧带损伤程度分为三度:

Ⅰ度损伤:有少量韧带纤维的撕裂,伴局部压痛,但无关节失稳;

Ⅱ度损伤:有更多韧带纤维的撕裂,伴有功能丧失和关节反应,并有轻到中度的关节失稳;

Ⅲ度损伤:为韧带的完全撕裂,并因此产生显著的关节失稳。

中医辨证分型

1. 瘀血留滞　损伤早期,伤后膝关节肿胀严重,疼痛剧烈,皮下瘀斑,局部压痛明显,膝关节松弛,起身活动障碍。

2. 湿阻筋络　伤后日久,或已经治疗,但关节仍有反复肿胀,时轻时重,重坠酸胀,屈伸不利,每逢阴雨天或轻微损伤而复发或加重,但以肿胀为明显,关节有积液,而疼痛已轻,舌淡胖,苔白滑,脉滑。

3. 筋脉失养　伤后迁延,肿胀减轻,膝部仍有酸痛,活动受限,喜揉按,肌肉萎缩,膝软无力。

辨证施治

(一) 非手术治疗

1. 内治法

中医药辨证治疗

1) 瘀血留滞

治法:活血化瘀,消肿止痛。

方药:桃红四物汤加减。常用药:桃仁、红花、赤芍、生地黄、当归、川芎等。

2) 湿阻筋络

治法:祛湿除风,舒筋通络。

方药:薏苡仁汤加减。常用药:薏苡仁、瓜蒌仁、牡丹皮、桃仁、白芍等。

3) 筋脉失养

治法:养血壮筋,通利筋络。

方药:壮筋养血汤加减。常用药:当归、白芍、川芎、川续断、红花、生地黄、牛膝、牡丹皮、杜仲等。

2. 外治法

(1) 中药外治:早期局部瘀肿明显,可予活血化瘀药物外敷;中后期关节屈伸不利,可予通筋活络中药煎水熏洗。

(2) 中医特色理疗:点按止痛、按揉摩擦以散瘀、弹拨理筋、针灸、拔罐、穴位注射、疗法等。

(3) 针刀治疗

1) 急性暴力损伤患者先制动,局部冷敷和加压包扎,以减少内出血。

48 小时后方可热疗,韧带完全断裂者,应尽早手术缝合。

2) 慢性期或静力性损伤患者,在内侧副韧带起止点或损伤处找准压痛点,局部皮肤消毒后,将针刀刀口线和韧带纵轴平行刺入,当刀口接触骨面时开始剥离。如在韧带起止点处用纵行疏通剥离法;不在附着点则用横行铲剥法,将韧带从骨面上铲下,出针后压迫针孔片刻。1 周治疗一次,一般治疗 2~3 次,间歇期可配合理疗。

(4) 功能锻炼

1) 运动前,做膝关节各方向的肌肉放松运动。

2) 运动时,膝关节不稳的人群,可以佩戴护膝保护膝关节。

3) 使用正确、规范的步行姿势进行行走和跑步。

4) 对于经常跑步和爬山等运动的人群,应注意对膝关节的保护,适当休息。

(5) 固定方法:侧副韧带有部分断裂(Ⅰ度)者,可用石膏托或超膝关节夹板固定于膝关节功能位 3~4 周。

(6) 物理疗法:可采用超短波、磁疗、蜡疗、光疗、热疗等,以减轻疼痛、促进恢复。

(二) 手术治疗

侧副韧带完全断裂(Ⅱ度、Ⅲ度)者,应尽早进行手术修补,术后屈膝 45°位石膏外固定,3~4 周后解除固定,逐渐进行膝关节功能锻炼及康复治疗。

许老医案

一诊:患者,赵某,女,25 岁,2018 年 5 月 6 日。

主诉:外伤致右膝关节肿痛、活动不利 4 小时。

病史:患者诉 4 小时前爬山中扭伤右膝关节,局部皮肤青紫,压痛,多汗,舌红,苔黄,脉涩。

初步诊断:膝关节内侧副韧带损伤,气质血瘀型。

治法:活血止痛。

处方:栀黄止痛散加减。

栀子 10g	大黄 6g	白芷 15g	木香 9g
姜黄 15g	天花粉 9g	赤小豆 6g	黄柏 15g
赤芍 15g	麝香 3g	冰片 3g	

7 剂

水煎服,日 1 剂,早晚饭后分服。

二诊:2018 年 5 月 14 日患者服药后关节肿胀消退,疼痛明显缓解,活动改善,舌质淡红,苔薄白,脉缓。嘱咐近期固定休息 2 周为主。并外敷活血散瘀膏。续用 7 剂。

三诊:2018 年 5 月 22 日患者关节无疼痛,活动不利,舌质淡红,苔薄白,脉缓。以海桐皮汤熏洗,配合功能锻炼,巩固疗效。治宜补肝肾,壮筋骨,上方去大黄、黄柏,加骨碎补 15g,鸡血藤 20g,共 10 剂。

按:栀黄止痛散方中栀子、大黄为君药,据《神农本草经》记载“大黄主下瘀血,推陈出新”,能够破癥瘕积聚,活血祛瘀,配合栀子凉血止血,共同起到清热消肿的作用;白芷、木香、姜黄作为臣药以加强活血化瘀之功,同时可行气止痛;赤小豆、赤芍、天花粉、黄柏等为佐药可利水消肿祛瘀;麝香、冰片芳香走窜为使,开窍通络引领诸药直达患处。全方活血和行气同施,寒凉与温热并用,共奏活血消肿,祛瘀止痛之效。

按语

许老认为,在膝关节屈伸运动中,内侧副韧带是维持膝关节内侧稳定不可或缺的结构,内侧副韧带损伤是膝关节损伤的常见疾病之一,如若治疗不及时会导致膝关节失稳。Ⅰ、Ⅱ度侧副韧带损伤使用中药内服、外用适当固定以固定具有消肿止痛效果好、治疗便廉等特点。而对于Ⅲ度侧副韧带损伤多手术修复,尤其是在股骨或是胫骨止点处的侧副韧带撕裂必须手术修复。

我们认为共同的治疗原则是:诊治效果好;彻底治疗至完整修复可预防并发症;分型治疗体现了辨证思想,针对性强,效果更佳;功能疗法贯彻始终,可通利关节,增强肌力,缩短疗程,达到早期康复之目的。

预防

膝关节结构复杂,外伤多,其损伤多为复合伤,尤其以内侧副韧带损伤的并发症为多,约为 73%,其中Ⅲ度损伤合并其他结构的损伤接近 100%。常见的损伤有前交叉韧带损伤,后交叉韧带损伤,半月板损伤,骨挫伤,骨折,关节积液,膝关节周围软组织瘀血。损伤后应避免下肢过度或持久的外展,患膝关节应限制内、外翻动作。

膝关节半月板损伤

概述

膝关节半月板损伤是指以膝关节局限性疼痛(部分患者有打软腿或膝关节交锁现象),股四头肌萎缩,膝关节间隙固定的局限性压痛为主要表现的疾病。半月板损伤多见于球类运动员、矿工、搬运工等。引起半月板破裂的外力因素有撕裂性外力和研磨性外力两种。

半月板损伤有边缘型撕裂、前角撕裂、后角撕裂、水平撕裂、纵形撕裂(桶柄式撕裂,此型易套住股骨髁发生"交锁")、横形撕裂(多在中偏前,不易发生交锁)等类型。由于半月板属纤维软骨组织,无血液循环,仅靠关节滑液获得营养,故损伤后修复能力极差,除了边缘损伤部分可获愈合外,一般不易愈合。

病因病机

(一) 中医病因病机

在中医学上半月板属"筋损"的范畴。古籍也称之"筋凝""筋滞""筋伤"等。半月板损伤常因外伤或劳损而为病,外伤早期局部常出现经脉阻塞、气滞血瘀,因而可致局部肿胀疼痛,关节活动屈伸不利等。劳损为患,常以肿痛为显,以肝肾亏虚为本,加之风寒湿侵袭而成痹。

(二) 西医病因病理

多由扭转外力引起。当一腿承重,小腿固定在半屈曲、外展位时,身体及股部猛然内旋,内侧半月板在股骨髁与胫骨之间受到旋转压力,而致半月板撕裂。如扭伤时膝关节屈曲程度越大,撕裂部位越靠后。外侧半月板损伤的机制相同,但作用力的方向相反。破裂的半月板可有部分滑入关节之间,使关节活动发生机械障碍,妨碍关节伸屈活动,形成"交锁",并易发关节内滑膜炎。

临床表现

(一) 症状

多有膝关节扭伤史。急性期膝关节有明显疼痛、肿胀和积液,关节屈伸活动障碍。急性期过后,肿胀和积液可自行消退,但活动时关节仍有疼痛,尤以上下楼、上下坡、下蹲起立、跑、跳等动作时疼痛更明显,严重者可跛行或屈伸功能障碍,部分患者有交锁现象,或在膝关节屈伸时有弹响。

（二）体征

1. 压痛部位　压痛的部位一般即为病变的部位,对半月板损伤的诊断及确定其损伤部位均有重要意义。检查时将膝置于半屈曲位,在膝关节内侧和外侧间隙,沿胫骨髁的上缘（即半月板的边缘部）,用拇指由前往后逐点按压,在半月板损伤处有固定压痛。如在按压的同时,将膝被动屈伸或内外旋转小腿,疼痛更为显著,有时还可触及异常活动的半月板。

2. 麦氏（McMurray）试验（回旋挤压试验）　患者仰卧,检查者一手握小腿踝部,另一手扶住膝部将髋与膝尽量屈曲,然后使小腿外展、外旋和外展、内旋,或内收、内旋,或内收、外旋,逐渐伸直。出现疼痛或响声即为阳性,根据疼痛和响声部位确定损伤的部位。

3. 强力过伸或过屈试验　将膝关节强力被动过伸或过屈,如半月板前部损伤,过伸可引起疼痛;如半月板后部损伤,过屈可引起疼痛。

4. 侧压试验　膝伸直位,强力被动内收或外展膝部,如有半月板损伤,患侧关节间隙处因受挤压引起疼痛。

5. 单腿下蹲试验　用单腿持重从站立位逐渐下蹲,再从下蹲位站起,健侧正常,患侧下蹲或站起到一定位置时,因损伤的半月板受挤压,可引起关节间隙处疼痛,甚至不能下蹲或站起。

6. 重力试验　患者取侧卧位,抬起下肢做膝关节主动屈伸活动,患侧关节间隙向下时,因损伤的半月板受挤压而引起疼痛。反之,患侧关节间隙向上时,则无疼痛。

7. 研磨试验　患者取俯卧位,膝关节屈曲,检查者双手握住踝部将小腿下压,同时做内外旋活动。损伤的半月板因受挤压和研磨而引起疼痛。反之,如将小腿向上提,再做内外旋活动,则无疼痛。

辅助检查

（一）实验室检查

没有特异性的化验检查。

（二）影像学

1. X线检查　拍照X线正侧位片,虽不能显示出半月板损伤情况,但可排除其他骨关节疾患。膝关节造影术对诊断意义不大,且增加患者痛苦,不宜使用。

2. 膝关节磁共振　半月板内部出现线状高信号并可达关节面,半月板形态正常或变薄,表面不连续,甚至破裂半月板向关节腔内移位。必要时做关节空气造影、碘溶液造影(图 4-3-40)。

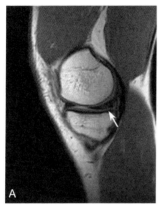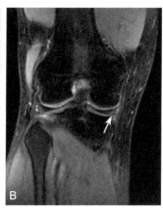

图 4-3-40 膝关节半月板损伤 MRI 检查

3. 膝关节镜检查 通过关节镜可以直接观察半月板损伤的部位、类型和关节内其他结构的情况,有助于疑难病例的诊断。

鉴别诊断

(一)膝部有关骨折

骨折后有明显肿、痛、活动障碍,可出现畸形外观,有骨擦音和下肢纵向叩击征阳性。X 线摄片则能做出明确诊断。

(二)半月板囊肿

以外侧多见,局部肿胀,有持续疼痛,在膝关节间隙处可触到肿块,屈膝时较突出,伸膝后消失或变小。

疾病分期

半月板损伤 MRI 分度,可分为五度:0 度(正常):半月板形态正常,表面光滑完整,内部呈均匀低信号区。Ⅰ度(退变早期):形态正常,表面光滑,内部出现片状高信号区,范围小于半月板断面的 1/2。Ⅱ度(退变晚期):形态及表面结构正常,内部高信号区大于半月板断面的 1/2,但未达关节面。Ⅲ度(撕裂):内部出现纵形或横斜形或放射状的线状高信号并达关节面,半月板形态正常或变薄,表面不连续。Ⅳ度:半月板损伤成多块状并向关节腔内移位,结构部分或全部消失,局部呈明显高信号区,均伴有中重度增生性骨关节病和不同程度的关节软骨损伤缺如。

中医辨证分型

1. 气滞血瘀　损伤早期,伤后膝关节肿胀严重,疼痛剧烈,皮下瘀斑,局部压痛明显,膝关节松弛,起身活动障碍。

2. 风寒湿痹　伤后日久,或已经治疗,但关节仍有反复肿胀,时轻时重,重坠酸胀,屈伸不利,每逢阴雨天或轻微损伤而复发或加重,但以肿胀为明显,关节有积液,而疼痛已轻,舌淡胖,苔白滑,脉滑。

3. 肝肾亏虚　伤后迁延,肿胀减轻,膝部仍有酸痛,活动受限,喜揉按,肌肉萎缩,膝软无力。

辨证施治

(一) 非手术治疗

1. 内治法

(1) 中药内治法:初期治宜活血化瘀、消肿止痛,内服桃红四物汤加牛膝、防风,或舒筋活血汤;后期治宜温经通络止痛,内服健步壮骨丸或补肾壮筋汤、大活络丸等。

1) 气滞血瘀

方药:桃红四物汤加减。常用药:桃仁、红花、赤芍、生地黄、当归、川芎等。

2) 风寒湿痹

方药:薏苡仁汤加减。常用药:薏苡仁、瓜蒌仁、牡丹皮、桃仁、白芍等。

3) 肝肾亏虚

方药:壮筋养血汤加减。常用药:当归、白芍、川芎、川续断、红花、生地黄、牛膝、牡丹皮、杜仲等。

(2) 西药:口服消炎止痛药,如双氯芬酸钠缓释片,硫酸软骨素等。

2. 外治法

(1) 中药外治法:初期外敷消瘀止痛膏等药;后期可用四肢损伤洗方或海桐皮汤熏洗患处。

(2) 手法外治

理筋手法:急性损伤期,可做两次被动的伸屈活动,嘱患者仰卧,放松患肢,术者左拇指按摩痛点,右手握踝部,徐徐屈曲膝关节并内外旋转小腿,然后伸直患膝,可使局部疼痛减轻;慢性损伤期,每日或隔日做两次局部推拿,先用拇指按压关节边缘的痛点,然后在痛点周围进行推揉拿捏,促进局部气血流通,使疼痛减轻。

3. 关节腔注射玻璃酸钠等。

(二) 手术治疗

1. 半月板修复术 半月板修复术别名半月板修补术,膝关节半月板损伤缝合修复术,半月板损伤修复术,是一种半月板损伤的手术治疗方式。

2. 半月板部分切除术 膝关节半月板的部分切除术就是在关节镜下切除松弛或游离的裂块,形成一个稳定完整的半月板外环境。进而代替损伤的正常半月板组织。

许老医案

一诊:患者,李某,男,35 岁,外伤致左膝关节疼痛、弹响 2 个月。

病史:患者诉 2 个月前行走时不慎扭伤后出现左膝疼痛,弹响,胸胁胀闷,走窜疼痛,急躁易怒,刺痛拒按,舌质紫黯,少许瘀斑,脉涩。

初步诊断:半月板损伤,气滞血瘀型。

治法:活血化瘀,行气止痛。

处方:桃红四物汤加减。

桃仁 5g	丹参 10g	制乳香 5g	赤芍 5g
熟地黄 10g	当归 15g	木香 10g	川芎 10g
红花 5g	制没药 5g	延胡索 10g	泽兰 10g
牛膝 10g	鹿角胶(冲服)6g	骨碎补 15g	淫羊藿 10g
土鳖 10g	肿节风 15g	木瓜 12g	防己 10g

10 剂

水煎服,日 1 剂,早晚饭后分服。

二诊:患者服药后左膝关节疼痛明显缓解,活动良好,舌质淡红,苔薄白,脉缓。守方 30 剂,并坚持下肢功能锻炼,同时玻璃酸钠关节内注射,每周 1 次,6 次为一疗程。

按:方中熟地、骨碎补、淫羊藿、土鳖、鹿角胶补肝肾、壮筋骨,修复半月板损伤治其本,桃红四物汤补血活血,助其补本,肿节风、木瓜、防己消除无菌性滑膜炎,祛湿止痛治其标,诸药合用,标本兼治,疗效较好,患者满意。

按语

许老认为,半月板损伤是常见病,诊断容易,治疗有一定难度,与生理特点有密切关系,综合疗法效果较满意,多采用辨证分型治疗。膝关节半月板损伤治疗分非手术治疗与手术治疗。一般损伤Ⅰ、Ⅱ度以非手术治疗为主,中药以化瘀止痛、通气活血,兼补肝肾,清热利湿为主,配以中药熏洗、外敷。通过在热力效应作用下将药物更好地应用于机体,使热力和药物共同作用进而起到化瘀止痛、通气活血、通脉续筋、益气生新、补肝肾、益气血的目的。关节活动障碍,屈伸不利等则手术治疗,以关节镜微创手术为主,同时关节内注射玻璃酸钠,润滑关节,营养半月板,有利于关节功能康复。Ⅲ度以上者综合临床症状则可采取手术治疗。术后局部的制动和失用等易导致膝关节活动功能受限、关节源性肌肉抑制以及肌肉萎缩、伸膝迟滞或者是保护性肌肉痉挛。恢复膝关节正常功能的下肢功能疗法:即下肢等张力抬高运动,下肢伸直内收外展,下肢屈伸运动,屈曲抱膝,有助于改善膝关节周围肌张力,可尽快恢复膝关节正常的活动范围;同时可有效地增强股四头肌张力、预防伸膝迟缓和肌肉萎缩的发生。增强神经肌肉控制能力,有效地恢复肌力和平衡能力。

预防

　　一旦出现半月板损伤,应减少患肢运动,避免膝关节做骤然的扭转、伸屈动作。若施行手术治疗,术后1周开始股四头肌舒缩锻炼,术后2~3周如无关节积液,可下地步行锻炼。若出现积液则应立即停止下地活动,配合理疗及中药治疗等。

膝关节交叉韧带损伤

概述

　　交叉韧带位于膝关节之中,作为膝关节的稳定结构及旋转运动轴,除限制胫骨与股骨的前后运动外,还协助胫骨在股骨上内、外旋。

病因病机

(一) 中医病因病机

　　中医学历史悠久,古籍相关描述如"诸筋者,皆属于节""筋之总聚处,则在于膝""屈伸行为,皆筋为之",并依其损伤特点及术后病理状态可归属"筋伤"范畴。中医学认为损伤会致使关节筋骨受损,血脉受损,血溢脉外,瘀阻脉络,经络循行受阻,筋脉阻塞,不通则痛,故伤后伤膝剧痛;关节积液,致使水湿之邪浸淫关节,水湿之邪与离经之血互结,故关节积血、肿胀。

(二) 西医病因病理

膝交叉韧带位置深在,非严重的暴力不易引起交叉韧带的损伤或断裂,多因膝关节受到打击的暴力引起,一般单纯的膝交叉韧带损伤少见,多伴有膝关节脱位、半月板损伤侧副韧带断裂等损伤。当暴力撞击小腿上端的后方时,可使胫骨向前移位,造成前交叉韧带损伤,有时伴有胫骨隆突撕脱骨折、内侧副韧带和内侧半月板损伤;当暴力撞击小腿正端的前方时,使胫骨向后移位,造成后交叉韧带损伤,可伴有膝后关节囊破裂、胫骨隆突撕脱骨折、外侧半月板损伤。

临床表现

(一) 症状

受伤时自觉关节内有撕裂感,剧烈疼痛并迅速肿胀。日久出现关节失稳,上下楼打软腿。

(二) 体征

关节内有积血,关节松弛,失去原有的稳定性,一般膝关节呈半屈曲状态,功能活动障碍,浮髌试验阳性,抽屉试验阳性,Lachman 阳性,轴移试验阳性。

辅助检查

(一) 实验室检查

没有特异性的化验检查。

(二) 影像学检查

1. X 线检查　X 线摄片可发现前交叉韧带(ACL)胫骨平台及髁间嵴撕脱性骨折、关节脱位或向后移位。如发现腓骨小头或 Gerdy 结节的撕脱性骨折,可提示后外侧旋转不稳定。如发现 Segond 骨折,则可提示 ACL 损伤,这一特点被国外学者视为 ACL 损伤的 X 线诊断依据。对于此类病例应进一步留观检查,以免漏诊;同时,应早期采取制动处理,以预防损伤进一步加重。如 X 线应力测量显示胫骨后移超过 8mm 则可提示后交叉韧带(PCL)完全断裂。

2. 超声检查　国外文献相关报道,超声检查尸体标本、活体中均可显示 ACL 和 PCL。正常 ACL 和 PCL 在纵断面扫查时,呈均匀低回声带状结构,回声均匀,周围无异常回声,双侧形态、厚度相同。交叉韧带回声是否连续、均匀,韧带宽度或厚度是否异常,边缘是否规整,韧带是否变细呈弧形或卷曲状,有无拉紧现象,以及股骨外侧髁 ACL 附着处是否有低回声区等声像图表现,对于判断交叉韧带损伤、断裂或萎缩均具有一定提示作用。虽然超声检查方便且费用低廉,但由于膝关节组织结构复杂,关节间隙窄,加上韧带本身较细,同时还要求检查医师熟悉膝关节解剖特点及掌握正确的操作方法,受主观因素影响较大,因此,超声检查在膝关节交叉韧带损伤中的应用存在较大局限。

3. MRI MRI 检查是目前诊断交叉韧带损伤主要的影像学方法之一,具有软组织对比度高、成像清晰、可后处理等优点,特别是 3.0T MRI 检查可对膝关节损伤诊断提供有价值信息。MRI 诊断 ACL 完全撕裂的准确度较高,敏感度可达 92%~100%,特异性可达 89%~97%。MRI 诊断急性 ACL 完全断裂的直接征象:①在矢状面和冠状面上看不到正常的 ACL;②韧带中断、不连续;③韧带肿胀、增粗,呈肿块样,边缘不规则或呈波浪状;④韧带内出现局限性或弥漫性高信号;⑤韧带轮廓、走行异常。间接征象包括韧带过度后凸、胫骨前移半脱位、外侧半月板后角后移超过胫骨外侧平台后缘及骨挫伤等,其他伴随的损伤还包括内侧副韧带损伤和半月板撕裂等。MRI 对于 ACL 部分撕裂的诊断则相对较困难,其敏感度和特异性分别为 40%~75% 和 62%~89%。ACL 部分撕裂的 MRI 征象主要包括韧带形态正常,而在韧带内出现局限性异常信号;部分韧带纤维弯曲或呈波浪状。MRI 诊断 PCL 断裂的敏感度和特异度均较高,其敏感度和特异性均可达 100%。PCL 撕裂较好发于胫骨平台后缘附着处,常合并胫骨平台撕脱性骨折,韧带中段和股骨附着处撕裂的概率相近。其完全撕裂的 MRI 征象包括正常结构消失、韧带局部中断、增粗及信号异常;部分撕裂的 MRI 征象为韧带纤维部分中断、形态、轮廓的改变及局限性信号异常等。但由于 MRI 对骨的显像不敏感,因此,在 ACL 损伤合并骨损伤,如关节内骨折、关节面塌陷、关节脱位、骨折片分离等情况时,MRI 无法全面评估膝关节的损伤程度,加上检查费用高、检查时间较长,禁忌证也相对较多,这在一定程度上限制了其在临床的广泛应用。

鉴别诊断

(一)膝关节半月板损伤

半月板损伤多见于有外伤病史的人,疼痛、弹响,关节"交锁",腿打软,表现为股四头肌萎缩;而本病多见于年轻男性或运动员,关节有疼痛、肿胀或积液,关节局部压痛等表现。

(二) 根据疼痛部位不同鉴别

膝前痛:髌骨半脱位或脱位;膝内侧痛:内侧半月板损伤;膝外侧痛:外侧半月板损伤。

疾病分期

交叉韧带损伤是膝关节严重损伤之一。ACL 损伤主要发生于膝关节受到暴力外翻和外旋时,多在非接触运动中损伤,相关研究统计,有 78% 发生于落地时、斜切动作时及急停中等;PCL 损伤主要是过度屈曲、胫前创伤及膝过伸。交叉韧带损伤分型标准主要有 4 种:①按照发病时间,可分为急性、亚急性和慢性损伤,急性损伤发生于创伤 2 周内,亚急性损伤发生于创伤 2~8 周,慢性损伤发生于创伤 >8 周;②按照交叉韧带损伤程度,可分为完全断裂和部分断裂;③按照临床分型,可分为稳定的交叉韧带撕裂和不稳定的交叉韧带撕裂,前者包括正常和部分撕裂,后者包括部分撕裂和完全撕裂;④按照损伤部位,可分为中部、股骨和胫骨起止点处撕裂。美国运动医学联合会将韧带损伤的严重程度分为 3 度。①Ⅰ度:极少部分韧带纤维撕裂,伴有局部疼痛,无关节不稳;②Ⅱ度:较多的韧带纤维撕裂,伴有一定程度的功能丧失和关节反应;③Ⅲ度:较多的韧带纤维撕裂,伴有明显关节不稳。根据韧带损伤的严重程度进行分类,对于临床综合分析具有一定参考价值。

中医辨证分型

损伤初期多有积血、疼痛,后期则多关节积液、关节炎为表现。故辨证分型为:

1. 气滞血瘀　损伤早期,伤后膝关节肿胀严重,疼痛剧烈,皮下瘀斑,局部压痛明显,膝关节松弛,起身活动障碍。

2. 风寒湿痹　伤后日久,或已经治疗,但关节仍有反复肿胀,时轻时重,屈伸不利,每逢阴雨天或轻微损伤而复发或加重,但以肿胀为明显,关节有积液,而疼痛已轻,舌淡胖,苔白滑,脉滑。

3. 肝肾亏虚　伤后迁延,肿胀减轻,膝部仍有酸痛,活动受限,喜揉按,肌肉萎缩,膝软无力或打软腿。

辨证施治

（一）非手术治疗

1. 内治法

中医药辨证治疗

1）初期宜活血化瘀、消肿止痛，内服桃红四物汤、舒筋活血汤。

2）中期治宜祛风寒、除湿痹，内服薏苡仁汤加减。

3）后期治宜补养肝肾、舒筋活络，肌力不足者可服用健步壮骨丸、补肾壮筋汤。

2. 外治法

（1）外敷定痛散或定痛膏。

（2）理筋手法：适用于损伤后期，在膝部和股四头肌部行按摩推拿手法，并帮助膝关节做屈伸锻炼，改善膝关节屈伸活动度。

（3）固定治疗：不完全断裂的前交叉韧带损伤，抽尽血肿后将患膝固定于屈膝 20°~30° 位 6 周，使韧带处于松弛状态，以便修复重建。

（4）练功活动：膝关节制动期间进行股四头肌舒缩锻炼。解除固定后，可练习膝关节屈曲，并逐步练习扶拐行走。伤后膝关节稳定时，可佩戴护膝保护，以增加膝关节稳定性。

（二）手术治疗

对于交叉韧带完全断裂或伴有半月板、侧副韧带损伤者，需手术治疗，全面处理，恢复关节稳定性，减缓膝关节退变。

许老医案

一诊：患者，魏某，男，41 岁，外伤致右膝前交叉韧带重建术后 2 个月余。

病史：患者诉 2 个月前行走时不慎扭伤右膝后出现右膝肿痛，诊断为"右前交叉韧带损伤"，住院手术后功能康复不到理想，故至门诊。

检查：关节屈曲 50° 左右，舌质红稍黯，脉弦。

初步诊断：术后粘连，气滞血瘀型。

治法：活血化瘀，舒筋活络。

处方：海桐皮汤加减。

海桐皮 30g	苏木 30g	制乳香 15g	伸筋草 30g
透骨草 30g	红花 25g	制没药 15g	延胡索 10g

牛膝 10g　　　　络石藤 30g

10 剂

水煎服，日 1 剂，早晚饭后分服。

二诊：患者通过熏洗后右膝关节锻炼疼痛明显缓解，活动幅度增大，舌质淡红，苔薄白，脉缓。予以口服健步壮骨丸，继中药外熏洗，嘱咐加强功能锻炼。

按：膝关节损伤加之术后，局部现经脉阻塞、拘紧不舒，气血不畅，因而常见局部疼痛。膝为枢机之要，故损之而关节活动屈伸不利等，而现功能不利。海桐皮汤中以海桐皮舒筋活络为君，佐以伸筋草、透骨草、络石藤、苏木通经络，制乳香、制没药、延胡索止痛，红花活血，牛膝引经强筋。此方为舒筋活络之良方，而锻炼为固其本。

按语

膝为筋之府，宗筋所过，具有连属关节、络缀肢体、主司关节运动的功能。膝关节交叉韧带的损伤属于最为常见的膝关节严重损伤之一，大多数膝关节交叉韧带损伤对关节功能均造成影响。体格检查可进行初步判断患者交叉韧带是否损伤及损伤程度，但仍需进一步完善影像学（特别是 MRI）检查，必要时关节镜下探查，明确诊断。对断裂的膝关节交叉韧带进行关节镜下重建，配合术后患膝主被动功能锻炼，以达到促使膝关节功能更好恢复的目的。中医治疗主要在早期活血消肿化瘀，术后功能恢复方面发挥作用，中医药在临床康复中具有明显优势，采用中医联合西医常规康复训练的新型康复模式在临床上得到广泛的应用。也有学者对中医药领域在 ACL 重建术后促进腱-骨愈合进行了相关研究。

预防

膝关节交叉韧带损伤由于患者用力过度伸展和过度外展导致，若不及时治疗会导致患者骨关节软骨、半月板、膝胫侧副韧带、关节囊等受损。膝关节韧带损伤的患者初期会出现关节肿胀、疼痛、关节活动受限等基本情况。一旦出现交叉韧带损伤，应减少患肢运动，早期固定，避免膝关节做骤然的扭转、伸屈动作。尽可能施行手术治疗，并加强股四头肌舒缩锻炼，配合理疗及中药治疗等。

髌上滑囊炎

概述

髌上滑囊炎是滑囊受外伤或慢性刺激而出现的炎症,为骨科常见病,以滑囊滑膜渗液增多滑囊肿大为主要表现,可伴有感染。

病因病机

(一) 中医病因病机

髌上滑囊炎属于中医学"痹证""鹤膝风""筋伤"等概念的范畴。痹证的病因大致可概括为:正虚、邪侵及瘀血痰浊三个方面。正虚,即正气不足,包括先天不足及后天失调两方面的因素。先天不足即禀赋不足,肾气衰薄,随寒凝聚于腰膝而不解。后天失调包括劳累(劳力、劳神、房劳)过度,过度安逸及病后、产后治虚等。邪侵是痹证发生的重要病因。另外,痰浊瘀血亦可导致痹证的发生,局部气血凝聚,失于荣养,营卫不调,而触发外邪,发为痹病。痹证的病机涉及正、邪两方面的斗争。正气不足是痹证发生的内在因素,在痹证的发生中起决定作用,痹证的发生与肝、脾、肾的虚损密切相关。在正虚的同时,邪侵也是致痹的重要因素,甚至有时起决定作用。风寒湿热之邪充斥经络,气血不畅,寒凝津为痰,湿停聚为痰,热炼津为痰,同时,气血不畅,邪斥日久瘀血内生,痰瘀互结,阻滞经络,气血不通更甚,故而出现疼痛、肿胀、重浊等症状。总之在痹证的发生发展中,虚、邪、痰、瘀互结,形成恶性循环,才导致痹证病机的错综复杂,痹证发展而缠绵难愈。

(二) 西医病因病理

髌上滑囊位于股四头肌腱与股骨髁之间,滑囊大,位置深,髌上滑囊炎可以由损伤引起,部分是直接暴力损伤,有些是关节屈、伸、外展、外旋等动作过度,经反复、长期、持续的摩擦和压迫,使滑囊劳损导致炎症,滑囊可由磨损而增厚。使髌上囊受累,滑囊水肿充血,囊壁增厚,滑液增多,即滑液分泌-吸收失衡,形成髌上滑囊炎。慢性患者,由于滑囊萎缩,血性渗出液机化,纤维素沉着。

临床表现

(一) 症状

有急性损伤史或慢性劳损史;多有膝关节前方胀痛感,活动不利,以屈膝受限为主。

（二）体征

患膝肿胀，皮肤温度升高，髌上滑囊处压痛明显，患侧膝关节活动障碍及活动时疼痛，积液明显者浮髌试验呈阳性，股四头肌腱下方有囊性肿起，并伴有波动感病程长者可有股四头肌萎缩。

辅助检查

（一）实验室检查

实验室检查多无明显异常，偶有红细胞沉降率、C反应蛋白等升高，无明显特异性。

（二）影像学检查

1. X线片 骨质无破坏，可见软组织阴影囊样改变。

2. MRI 髌上可见大量囊状影；在T2WI呈高信号，T1WI呈低信号。

鉴别诊断

（一）膝关节半月板损伤

半月板损伤多见于有外伤病史的人，疼痛、弹响，关节"交锁"，打软腿，表现为股四头肌萎缩；而本病多见于年轻男性或运动员，关节有疼痛、肿胀或积液，关节局部压痛等表现。

（二）髌下脂肪垫炎

髌下脂肪垫水肿、增生、肥大，与胫股关节和/或髌股关节形成挤压或撞击，导致膝前疼痛；结合患者具体疼痛部位及MRI可鉴别。

疾病分期

一般分为急性期与慢性缓解期。

中医辨证分型

1. 气滞血瘀型 伤后即肿，肿胀较甚，按之如气囊，广泛瘀斑、疼痛，活动时疼痛剧烈，舌红，苔薄，脉弦。

2. 寒湿阻滞型 进行性反复肿胀，按之如棉絮，游走性痛为风重，重坠肿甚为湿重，固定冷痛为寒重。舌淡，苔白腻，脉弦滑。

3. 脾肾不足 肿胀持续日久，面色少华，纳呆便溏，肌肉萎缩，膝酸软无力。舌红光，脉细无力。

4. 痰湿结滞 肿胀持续日久,肌肉硬实,筋粗筋结,膝关节活动受限。舌淡,苔白腻,脉滑。

辨证施治

(一) 非手术治疗

1. 内治法

(1) 中医药辨证治疗

许老治疗常用阳和汤为基本方辨证化裁。药用熟地 15g,肉桂 10g,鹿角胶(另烊)10g,麻黄 10g,白芥子 10g,鸡血藤 30g,木瓜 6g,炮姜 6g,汉防己 10g,甘草 3g。每日 1 剂,水煎取汁 500ml,分上下午饭后 2h 温服,临床根据症状及素体差异,辨证施治。偏气滞血瘀者,加用川芎、当归、红花;偏风寒湿者,肝肾两虚证(以膝关节酸痛无力、打软腿为主),治宜补益肝肾,强壮筋骨,上方去汉防己、木瓜,加山茱萸 20g、阿胶(另烊)10g。寒瘀凝滞证(以膝部疼痛、畏寒、遇冷加重、舌有瘀点为主),治宜温经散寒,祛瘀止痛,上方去木瓜、汉防己,加附片 10g、甲珠 10g、知母 10g。湿痰阻滞证(以膝部肿胀、浮髌试验阳性、肢体沉重、困倦无力为主),治宜燥湿化痰,通络止痛,上方去鸡血藤、炮姜、肉桂,加黄柏 10g、苍术 10g、薏苡仁 30g、怀山药 20g、竹沥 20g。

(2) 西药:服用塞来昔布胶囊一次 100mg,每日 2 次,7 日为一疗程。

2. 外治法

(1) 红外线治疗:促进血液循环,加强组织细胞活力及再生能力,消炎止痛。

(2) 手法按摩:起到调节神经、促进血液和淋巴循环、改善新陈代谢的作用;达到消肿止痛、活血散瘀、解除痉挛、松解粘连的目的。早期膝关节周围用轻手法揉、摩,后期以适度重手法治疗。

(3) 中药:外敷散瘀止痛膏等药;海桐皮汤熏洗患处。

(二) 手术治疗

可采取关节镜手术治疗;镜下进行大部分切除大量增生的炎性滑膜组织。

许老医案

一诊:朱某,男,45 岁,2017 年 11 月 18 日。

主诉:左膝关节疼痛 1 年余,加重 1 周。

病史:1 年前无明显诱因引起左膝关节疼痛,后经治疗缓解。1 个月前因劳累再次引发,疼痛加重,遇寒加重。

查体:左髌上滑囊处压痛明显,患侧膝关节活动障碍及活动时疼痛,浮髌试验呈阳性,股四头肌腱下方有囊样凸起,并伴有波动感,左侧股四头肌轻度萎缩,髌股关节面研磨试验阴性,回旋挤压试验阴性。舌淡,苔白,脉沉细。

实验室检查:抗"O"、类风湿因子、红细胞沉降率均在正常范围内。

X线片:骨质无破坏,可见软组织阴影囊样改变。

诊断:左髌上滑囊炎。证属脾肾阳虚,寒湿痹阻。

治法:散寒除湿,行气活血。

处方:

熟地 15g	肉桂 10g	鹿角胶(烊化)10g	麻黄 10g
白芥子 10g	鸡血藤 10g	附片 10g	甲珠 10g
知母 10g	炮姜 6g	甘草 3g	

10 剂

水煎服,日 1 剂,早晚饭后分服。

二诊:1 周后复诊,左膝关节疼痛缓解,睡眠较 1 周前有所改善,苔薄白,脉沉细。上方去麻黄,加当归12g,再7剂。并以海桐皮汤熏洗。再次复诊检查:左膝关节疼痛明显减轻,活动改善,睡眠基本恢复正常。为巩固疗效,守方14剂。随诊3个月,左膝关节活动良好,嘱其行股四头肌锻炼,疼痛未见复发。

按:该案髌上滑囊炎系关节劳损为患,为本虚标实之象,究其原因多为寒痰凝滞,脾肾阳虚,故而处方用药物温补脾肾,散寒除湿,合其用方为阳和汤,该方具消散阴凉寒痰之效,用之必效。方用熟地培补肝肾,温补营血,鹿角胶填精补髓,强筋壮骨;借附片、炮姜、肉桂散寒解凝,温通经络;麻黄开腠理以达表,白芥子祛皮内膜外之痰,甘草解表调和诸药。组方集培补肝肾,强筋壮骨,温补营血与温散寒痰瘀血为一体,使寒消痰化,肿胀消退,通则不痛矣。

按语

髌上滑囊位于股四头肌腱与股骨髁之间,滑囊大,位置深,外伤或长期摩擦压迫均可使髌上囊受累,滑囊水肿充血,囊壁增厚,滑液增多,即滑液分泌-吸收失衡,形成髌上滑囊炎,以膝部肿胀、疼痛,行走时疼痛加重,可触及囊性肿胀及浮髌试验阳性为主要表现。口服西药及封闭疗法,起到镇痛及促进无菌炎症的吸收,但对改善局部血运,抑制滑囊液分泌作用不明显,对急性期患者有一定的疗效,但疗程较长,慢性患者,由于滑囊萎缩,血性液机化,纤维素沉着,基本无效。中医认为:髌上滑囊炎多由创伤劳损所致,局部气血凝滞,筋脉不利,郁而沉结,经气不利则水湿流注不畅,聚而成痰,痰湿壅塞,局部成囊性肿胀。依据《素问·至真要大论》"结者散之,留者攻之"的原则,应以活血散结渗湿为主治疗。通过中西医结合,达到了活血散结渗湿,舒筋通络,消炎止痛的作用,有利于局部无菌性炎症的吸收,有利于血液循环,滑液生成-分泌得到平衡,缩短疗程,达到良好治疗效果。无效者均可进行手术治疗,微创关节镜清除炎性滑膜组织,患者创伤小。结合当前发展形势中西医结合治疗髌上滑囊炎,既经济又痛苦小,是一种标本皆治的较好方法。

预防

注意天气变化,避免潮湿受冷。平时多注意防寒保暖,房间内要阳光充足,病变关节应用护套保护。要经常锻炼身体,适当运动,防止运动损伤,保持正常体重,避免肥胖。饮食上注意避免食用刺激、生冷硬的食物,不要吃一些不好消化的食物,以易消化食物为宜。我们在饮食上可以选择一些既好吃又健康的饮食,不要总是在外面吃,外面的东西太油腻,对身体不好。改变不良习惯,避免过量饮酒,注意合理饮食。在饮食中应增加营养,我们可以多吃一些牛奶、鸡蛋、豆制品,补充足够的蛋白质和多种维生素,尤其是维生素 C 和维生素 D。另外服用含钙多的食物。防止过度疲劳,处于急性期时要减少活动,不要强制锻炼,使关节得以休息,在亚急性或缓解期,可进行锻炼护理,防止肌肉萎缩、关节强直,这样做可以保持关节的最佳功能。

髌下脂肪垫炎

概述

髌下脂肪垫炎是引起膝关节疼痛的常见病损之一。髌下脂肪垫炎是一种因髌下脂肪垫慢性损害发生无菌性炎症,引起膝前痛和膝关节功能障碍的临床症候群。

病因病机

(一) 中医病因病机

中医学对此病辨证为"寒湿痹""筋伤"的范畴。中医学认为,本病以本虚标实为主要病机,多与外感风、寒、湿、热有关。跌扑损伤导致机体局部损伤,致使气血运行不畅,不通则痛;若久居湿地,感受风寒湿邪或素体阳虚,卫阳不固,风寒湿邪入侵,发为风寒湿痹;若素体脾、肾阳不足,人体正气亏虚,腠理疏松,致使风寒湿邪乘虚袭入,阻塞经络,凝而为痹。

(二)西医病因病机

主要有组织纤维化、无菌性炎症刺激、机械运动撞击症、滑膜炎、色素绒毛结节性滑膜炎、外伤等。膝关节突然过伸或扭转,脂肪垫向上移动前即夹于胫股关节面之间,引起急性嵌顿性损伤。髌下脂肪垫有丰富的血运及神经支配,股四头肌缩紧时关节间隙内部压力增高,脂肪垫被压紧,充斥于髌下间隙,限制关节过度运动,减少摩擦并缓冲震荡。股四头肌力量减弱时,脂肪垫在膝关节主动屈伸运动中上移不足,易受胫股关节面挤压,加之关节间隙内压力升高,周围软组织情况变化,脂肪垫及周围组织趋于充血、肿胀、增生。膝关节周围炎症滑膜炎、类风湿性关节炎或骨性关节炎发生于膝关节,相关软组织可出现不同程度、性质或形态改变,改变的软组织易过度填充关节间隙,产生连续反应,致髌下脂肪垫综合征。其他半月板损伤、前交叉韧带重建术、膝反张畸形等亦可导致脂肪垫损伤,继而出现髌下脂肪垫综合征。

临床表现

(一)症状

膝关节髌前下方疼痛,行走、上、下楼及下蹲动作均感困难,蹲下似有"异物"牵拉感。

(二)体征

多数有股四头肌萎缩,膝关节轻度肿胀,髌腱内、外侧压痛显著。膝关节伸直与屈曲试验可出现牵拉痛。

辅助检查

(一)实验室检查

实验室检查一般未见明显异常,偶有红细胞沉降率等升高,无明显特异性。

(二)影像学检查

1. X线 可未见明显异常;年龄大的患者可见膝关节周围骨赘形成,关节间隙狭窄;年轻患者且受过外伤者可见膝关节周围软组织肿胀。

2. MRI 表现　分为 4 级：Ⅰ级，形态正常，边缘规整，在 FS~T2WI 内部可见少许线样、条状高信号，T1WI 呈低或正常信号；Ⅱ级，形态大致正常，边缘模糊，在 T2WI 内部可见斑片状高信号，T1WI 呈低信号；Ⅲ级，形态失常，边缘撕裂，在 T2WI 内部可见大片状高信号，T1WI 呈低信号；Ⅳ级，形态不规则，边缘撕裂，可见囊状影；或脂肪垫萎缩，在 T2WI 呈高信号，T1WI 呈低信号（图 4-3-41）。

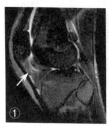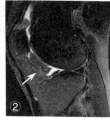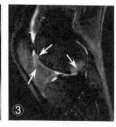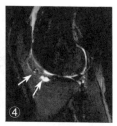

图 4-3-41　髌下脂肪垫 MRI 检查

鉴别诊断

（一）膝关节结核

早期出现低热、盗汗等阴虚内热症状，患部可见脓肿，X 线检查可显示膝关节破坏。

（二）膝关节半月板损伤

半月板损伤多见于有外伤病史的人，疼痛、弹响，关节"交锁"，打软腿，表现为股四头肌萎缩；而本病多见于年轻男性或运动员，关节有疼痛、肿胀或积液，关节局部压痛等表现。

（三）类风湿性关节炎

常为多关节发病，而且累及手足小关节，逐渐出现关节僵硬、肿胀、畸形。血清类风湿因子阳性。

中医辨证分型

1. 气滞血瘀型　伤后即肿，肿胀较甚，按之如气囊，广泛瘀斑、疼痛，活动时疼痛剧烈，舌红，苔薄，脉弦。

2. 寒湿阻滞型　进行性反复肿胀，按之如棉絮，游走性痛为风重，重坠肿甚为湿重，固定冷痛为寒重。舌淡，苔白腻，脉弦滑。

3. 脾肾不足　肿胀持续日久，面色少华，纳呆便溏，肌肉萎缩，膝酸软无力。舌红光,脉细无力。

4. 痰湿结滞　肿胀持续日久,肌肉硬实,筋粗筋结,膝关节活动受限。舌淡,苔白腻,脉滑。

辨证施治

(一) 非手术治疗

1. 内治法　在临床上可分为气滞血瘀型、寒湿型、痰湿凝滞型、脾肾阳虚型四型。根据症状及素体差异,辨证施治。许老治疗常用阳和汤为基本方辨证化裁。方药应用补肝肾、温经通络止痛之法。药用熟地15g,肉桂10g,鹿角胶(另烊)10g,麻黄10g,白芥子10g,鸡血藤30g,木瓜6g,炮姜6g,汉防己10g,甘草3g。每日1剂,水煎取汁500ml,分上下午饭后2h温服。脾肾阳虚证(以膝关节酸痛无力、打软腿为主),治宜补脾益肾,强壮筋骨,上方去汉防己、木瓜,加山茱萸20g,阿胶(另烊)10g。寒瘀凝滞证(以膝部疼痛、畏寒、遇冷加重、舌有瘀点为主),治宜温经散寒,祛瘀止痛,上方去木瓜、汉防己,加附片10g,甲珠10g,知母10g。湿痰阻滞证(以膝部肿胀、浮髌试验阳性、肢体沉重、困倦无力为主),治宜燥湿化痰,通络止痛,上方去鸡血藤、炮姜、肉桂,加黄柏10g、苍术10g、薏苡仁30g、怀山药20g、竹沥20g。

2. 外治法

(1) 中药用海桐皮汤局部熏洗患处。

(2) 手法、针灸治疗效果尤为突出,采用针刺、推拿按摩、理疗、封闭、拔罐等综合治疗,也可取得一定效果。

手法治疗:许老注重膝关节周围软组织平衡和手法的应用,减轻髌股之间的压力和刺激。操作时患者仰卧,患肢伸直,股四头肌放松。膝下垫薄枕,膝微屈,术者坐于患肢一侧,施术手垂腕,拇指按于髌腱周围(即痛点)做垂直方向摆动推揉,时间为5min,以局部出现酸胀发热感为宜。然后术者一手掌托膝下,另一手五指分开,用指端将髌骨提起,做上下运动,同时用指端在所伤髌下软骨面揉捻顺压,时间为5min。

(二) 手术治疗

可采取关节镜手术治疗;镜下进行大部分切除髌下脂肪垫。

许老医案

一诊:患者,朱某,男,45岁,以右膝关节疼痛半年余,加重1周为主诉就诊。

病史:半年前无明显诱因引起右膝关节疼痛,呈交替性发作,晨起、久坐、久立、上下楼梯时关节疼痛,后经治疗缓解。1个月前因劳累再次引发,疼痛加重,右膝关节髌下胀痛,以局部肌肉紧张,遇寒加重。右膝活动略受限,右侧股四头肌轻度萎缩,右膝浮髌试验均阴性,髌股关节面研磨试验阴性,髌下区域两侧饱满,脂肪肥厚,查体髌下脂肪垫压痛阳性。舌淡,苔白,脉沉细。实验室检查抗"O"、类风湿因子、红细胞沉降率均在正常范围内。CT提示,髌下脂肪垫三角阴影模糊或密度增高,形态增大,侧位片可在髌前见到部分钙化点。

诊断:右膝髌下脂肪垫损伤。证属气血亏虚,寒湿痹阻。

治法:散寒除湿,行气活血。

处方:

熟地 15g	肉桂 10g	鹿角胶(另烊)10g	麻黄 10g
白芥子 10g	鸡血藤 10g	附片 10g	甲珠 10g
知母 10g	炮姜 6g	甘草 3g	

7剂

水煎服,日1剂,早晚饭后分服。

二诊:1周后复诊,右膝关节疼痛缓解,右侧膝眼部仍压痛,睡眠较1周前有所改善,苔薄白,脉沉细。上方去麻黄,加当归12g,再7剂。并以海桐皮汤熏洗。再次复诊检查:右膝关节疼痛明显减轻,活动改善,睡眠基本恢复正常。为巩固疗效,守方14剂。随诊3个月,双膝关节活动良好,嘱其行股四头肌锻炼,疼痛未见复发。

按:此疾患,多有本虚标实之象,究其原因多为气血亏虚,寒湿痹阻,故而处方阳和汤用药合其病机。该方具有温补脾肾,充营血,又具消散阴凉寒痰之效,用之必效。方用熟地培补肝肾,温补营血,鹿角胶填精补髓,强筋壮骨;借炮姜、肉桂散寒解凝,温通经络;麻黄开腠理以达表,白芥子祛皮内膜外之痰,甘草解表调和诸药。组方集培补肝肾,强筋壮骨,温补营血与温散寒痰瘀血为一体,使寒消痰化,关节通利,正所谓一通则百通,通则不痛矣。

按语

综合近年来的髌下脂肪垫炎临床研究报道,其特点是治疗手段多,包括针灸、针刀、推拿、银质针、药物、理疗、手术等;疗程短,总体疗效好。关于疼痛机制,P物质是一种伤害性神经递质,其释放被视为炎症和慢性疼痛综合征病理生理的关键机制。在炎性反应基础上膝部遭受直接伤害可致相关症状加重。有研究证实,髌下脂肪垫综合征患者膝关节内 P 物质阳性神经纤维的数量多于前交叉韧带损伤术后、半月板损伤术后或骨性关节炎患者。髌下脂肪垫内丰富的 P 物质阳性神经纤维受伤害性刺激后产生疼痛可能是髌下脂肪垫综合征的疼痛机制之一。另外,有研究报道,髌下脂肪垫综合征可继发髌下脂肪垫内骨软骨瘤。

预防

髌下脂肪垫的神经痛感受器非常丰富,股内外侧、股间及隐神经、腓总神经等均有分支到髌下脂肪垫及滑膜皱襞,感受器受到髌下脂肪垫无菌性炎症的化学性刺激会引起膝前痛,部分病例日久可出现慢性滑膜炎,形成滑膜增生、粘连或关节腔积液等。应该尽量避免进行负重时的膝关节屈伸活动,再进行一些适当的锻炼,以静力收缩膝盖或抗重物直腿上抬操练为主,以此来维持大腿前面肌肉的张力。如果出现脂肪垫或髌骨周围软组织反应性增厚或痉挛,可行理疗、中药热敷或按摩治疗,都可以起到很好的治疗作用。改善软骨的营养,多食含维生素、蛋白质多的食物,如水果、青菜、肉类、海鲜等补充软骨营养。天气严寒的季节,要给关节保暖,防止风寒入侵。

腘 窝 囊 肿

概述

腘窝囊肿(Baker cyst),多见于中老年人,男性多于女性,在所有可能发生囊性变中最常见。是腓肠肌内侧头的滑膜囊肿。经股骨内髁后方约4~24mm 的水平状裂口与膝关节腔相通。腘窝囊肿指腘窝深部滑囊肿大或膝关节滑膜囊向后膨出的统称,引起膝后部疼痛和发胀,并可触及有弹性的软组织肿块。

病因病机

(一) 中医病因病机

本病属中医学"筋瘤""胶瘤"范畴。因长期劳损致筋脉气机运行不畅,津液运行失常,则湿聚为痰,而痰湿凝滞则囊肿成矣。

(二) 西医病因病理

腘窝囊肿可分为先天和后天两种,前者多见于儿童,后者可由滑囊本身的疾病如慢性无菌性炎症等引起,而部分患者是并发于慢性膝关节病变。

老年人发病则多与膝关节病变如骨性关节炎、半月板损伤等有关。最常见的腘窝囊肿系膨胀的腓肠肌、半膜肌肌腱滑囊,该滑囊经常与后关节囊相通,此裂口在小孩中不存在,但随年龄增长而逐渐增大,且完整性递减。当关节炎症引起滑液增多,进入此囊腔,因囊壁上有瓣膜不能反流而肿大,导致机械性伸膝和屈膝受限,疼痛较轻,紧张膨胀感明显。

临床表现

(一)症状

患者可觉腘窝部不适或行走后发胀感,有的无自觉症状。囊肿较大时可妨碍膝关节的伸屈活动。检查可见腘窝有囊性肿物,大小不等。

(二)体征

腘窝部可触及肿物,表面光滑,质地较软,压痛不明显,而且和皮肤或其他组织不粘连。

辅助检查

(一)实验室检查

没有特异性的化验检查。

(二)影像学

1. 膝关节磁共振   核磁是诊断膝关节周围肿块的金标准。MRI不但能诊断囊性、良性腘窝囊肿的单房性,还能分辨解剖结构与周围组织的联系及鉴别诊断,MRI也为无创、无辐射。在核磁T1加权像,腘窝囊肿表现为低密度信号团块样结构。核磁最大优点是能通过轴向成像观察与关节相通的充满液体的囊肿间的关系(图4-3-42)。

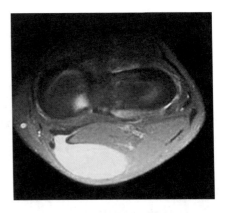

图4-3-42   腘窝囊肿MRI检查

2. 超声检查   超声在囊肿的诊断中迅速发展,并替代了关节摄像术。超声的优点为动态观察、便宜、无创、无辐射。超声表现为单房无回声或低回声,超声不仅能显示囊肿的位置、大小、形态及内部回声,还能清楚显示囊肿与关节腔及周围组织的关系。三维超声利用一系列二维成像结合体积测量软件,自动准确测量囊肿体积。超声能迅速、准确测量囊肿体积,可增加对腘窝囊肿跟踪的有效性。然而,超声对关节内病变不太敏感。

3. X线检查　将空气注入囊内拍摄X线片,可发现滑囊与关节相通,以此则可确定诊断。

鉴别诊断

（一）动脉瘤

腘窝处有搏动,穿刺液为血液。

（二）血管瘤

局部可有颜色改变,膝关节屈伸肿物无改变,穿刺液为血液。

（三）腘窝肿瘤

多为较硬的肿物,无囊性感,膝关节屈伸肿物无改变。

（四）腘窝软组织肿物

鉴别诊断包括,腘窝囊肿是最常见的孤立性良性肿物,腘窝软组织的慢性炎症性疾病,还有绒毛结节性滑膜炎也可以表现为腘窝肿物,另外,其他肿瘤如淋巴瘤、动脉瘤、增大的淋巴结、滑膜肉瘤,甚至骨肉瘤也可以表现为腘窝的软组织肿物。

疾病分期

有学者根据超声显像囊肿与膝关节腔的关系,将腘窝囊肿分为两型。Ⅰ型:单纯滑囊囊肿型,囊肿位于腘窝软组织间,形态大多规则,呈类椭圆形,与深部关节腔无相通。Ⅱ型:膝关节后疝型,在囊肿基底部均可见一"蒂状"囊肿通向关节腔,呈"蕈伞"状,形态多不规则,加压后囊肿可缩小,膝关节腔内积液增多。

中医辨证分型

1. 脾肾阳虚型　膝关节后侧局部肿胀,四肢乏力,腹胀肠鸣,呕逆,大便溏薄,纳呆,面色萎黄,舌淡胖,有齿痕,苔白,脉细弱无力。

2. 肝肾阴虚型　膝后侧肿胀程度较轻,骨间肌萎缩,腰膝酸软,五心烦热,头晕耳鸣,双目干涩或视物模糊,盗汗,口干咽燥,便秘,健忘,性欲减退,两颧潮红,舌红少苔,脉细数。

3. 气滞血瘀型　膝后侧包块胀痛甚,足趾感觉麻木,肌肤少华,语低声怯,乏力懒动,全身疼痛隐隐,倦怠不适,舌质淡,苔薄白,脉细弱无力;或肢体麻痛,面色晦黯,痛有定处,舌质紫黯有瘀斑,脉沉涩。

4. 脾虚湿阻型　膝后侧包块个体较大,按压有波动感,关节酸楚沉重、疼痛部位不移,关节畸形、僵硬,自觉气短,纳呆不饥,舌淡红,苔白腻,脉濡缓。

治疗

（一）非手术治疗

1. 内治法

（1）中药内治法

1）脾肾阳虚型

治法:补肾壮阳健脾,调补冲任。

药用:淫羊藿、仙茅、鹿角片、附子、菟丝子、桂枝、黄芪、当归、党参、白术、山药等。

2）肝肾阴虚型

治法:滋补肝肾,养阴清热。

药用:女贞子、旱莲草、枸杞子、玄参、麦冬、陈皮、知母、牡丹皮、栀子、石斛、合欢皮等。

3）气滞血瘀型

治法:疏肝理气,活血化瘀。

药用:柴胡、陈皮、郁金、桃仁、红花、益母草、泽兰、丹参、香附、甘草等。

4）脾虚湿阻型

治法:健脾利湿。

药用:党参、白术、山药、苍术、陈皮、厚朴、茯苓、土茯苓、猪苓、鸡内金等。

（2）西药内治法:局部休息配合口服抗炎镇痛药物以减少炎症刺激产生积液。常用软骨保护剂有玻璃酸钠、氨基葡萄糖、硫酸软骨素等。

2. 外治法

（1）中医外治法

1）刮痧综合疗法:刮痧对腘窝囊肿的治疗通过整体调理,达到活血化瘀,软坚散结,内病外治的目的。

2）火针围刺配合放血疗法治疗腘窝囊肿,可快速改善窝内组织水肿,充血,渗出、粘连等病理变化,可加快循环,从而使受损的组织以及神经得到重新恢复。

3）针刀治疗腘窝囊肿。方法:经定点后,针刀在中点切开囊壁,排出囊液,再在其他点行纵横疏通,剥离粘连,彻底解除卡压,消除炎症。

(2) 西医外治法:囊肿小的,无症状的,不需要治疗。中等大小的可穿刺抽液,主要为穿刺抽取囊液后向囊内注入 1% 利多卡因,复方倍他米松注射液(得宝松 7mg)4~8ml,每周 1 次,多可取得良好的治疗效果。

(二) 手术治疗

囊肿大的、影响患者生活和工作的,对上述治疗无效者,手术切除。手术分为切开摘除术和关节镜下内引流术。

许老医案

一诊:患者,孙某,女,55 岁,右腘窝肿块 1 年。

病史:患者诉 1 年前感腘窝肿块,自觉渐进式长大,可触碰,口渴,烦躁不安。

查体:右腘窝肿块呈椭圆形,表面光滑,轻压痛,舌淡,苔白腻,脉滑。

初步诊断:腘窝囊肿,水湿内停型。

治法:化气利水,温阳化气。

处方:五苓散合二陈汤加减。

茯苓 15g	猪苓 9g	白术 9g	泽泻 15g
瞿麦 30g	苍术 10g	制半夏 10g	陈皮 10g
贝母 10g	制南星 10g	竹沥 10g	干姜 5g

7 剂

水煎服,日 1 剂,早晚饭后分服。

二诊:患者服药后腘窝肿块较前变小,无发热,胀痛明显缓解,活动良好,舌质淡红,苔薄白,脉缓。嘱咐其慎饮食,禁酒肉膏粱厚味。

按:方中茯苓、猪苓、泽泻利水渗湿;白术健脾利湿,半夏、胆南星、贝母、苍术燥湿化痰;干姜温肺阳化痰;陈皮理气化痰,气顺痰清;瞿麦一药,《本草经疏》谓:"瞿麦,苦辛能破血,阴寒而降……寒能散热,辛能散结,故决痈肿。取其利湿破壅散结之功,与茯苓合用,使湿祛无生痰之源。"竹沥,《丹溪心法·痰》说:"痰在皮里膜外,非姜汁、竹沥不可达,痰在四肢,非竹沥不开。"诸药合用,可使囊肿消散吸收。

按语

许老认为腘窝囊肿有多种治疗方式,主要取决于病因及相关条件。保守治疗或仅支持治疗可使症状消失,若效果欠佳,微创和侵袭性手术亦可选择。超声引导下穿刺皮质醇注射是一种危险小、成功率高的治疗膝关节骨性关节炎合并腘窝囊肿的好方法,手术治疗症状性窝囊肿的目的是消除症状,解除关节内病变,减少慢性积液。术后也有复发、易感染之弊。近年也有医家尝试运用中医中药辨证治疗腘窝囊肿,取得一定的效果。

预防

增强体质,延缓衰老。防止过度劳累,避免超强度劳动和运动造成损伤。适当进行体育锻炼,增强体能,改善关节的稳定性。此病症常因半月板损伤而伴发,因此注意保护膝关节,防止损伤半月板非常重要。

小腿三头肌损伤

概述

小腿三头肌损伤是体育运动中常见的运动损伤。小腿三头肌包括浅层腓肠肌和深层比目鱼肌,两肌向下合成跟腱,止于跟骨后面。它的两个头,位于浅层称腓肠肌,另一个头位置较深,是比目鱼肌。腓肠肌的内、外侧头起自股骨内、外侧髁,约在小腿中点处移行为腱性结构;比目鱼肌起自胫腓骨上端后部和胫骨的比目鱼肌线,肌束向下移形为肌腱。三个头会合,在小腿的上部形成膨隆的小腿肚,向下续为跟腱,止于跟骨结节。小腿三头肌主要帮助我们屈曲小腿和上提足跟,在站立时,能固定踝关节和膝关节,以防止身体向前倾倒。

病因病机

(一)中医病因病机

认为跌仆外伤可形成瘀血。跌仆闪挫可致局部血脉受损,离经之血阻于脉络,影响了新血的化生,使筋脉失于濡养,气血痹阻,出现肢体关节酸楚、肿胀及活动受限。另一方面瘀血阻滞经络,不通则痛,引发肢体关节疼痛、痛处拒按、固定不移等表现。筋断而不续骨,故关节不得动。

(二)西医病因病理

1. 本病的发生与外伤、劳损和寒冷刺激有密切的关系。

2. 直接撞击小腿肚,可造成三头肌损伤。

3. 剧烈运动时,跑跳动作过猛或压腿过度,使小腿三头肌牵拉受伤。

临床表现

(一) 症状

小腿后部疼痛或酸胀不适,常因劳累、过度活动后加重,休息后或适量运动减轻。可反复发作。

(二) 体征

1. 压痛 小腿肚有广泛而轻重不等的压痛,常在腓骨小头后方有明显压痛点,在股骨内外髁后上方有深在性压痛,晚期可触到较硬的瘢痕组织,并有压痛,腓肠肌与跟腱的交会处也有变性组织压痛。

2. 屈小腿,足跖屈抗阻力试验阳性。

辅助检查

(一) 实验室检查

没有特异性的化验检查。但需查血常规,出、凝血时间以备手术。

(二) 影像学检查

1. X 线检查 X 线平片检查,多无异常发现,偶见钙化影。

2. MRI 检查 是目前韧带损伤类疾病最为可靠的影像学检查手段之一,磁共振检查损伤部位显示高信号异常。

鉴别诊断

(一) 跟腱断裂

跟腱是足踝后部人体最强大的肌腱,能承受很大的张力,X 线检查可了解患者是否合并踝部骨折、脱位。跟腱断裂时 X 线片上可见跟腱连续性中断,跟腱增厚。跟腱断端与断端间的密度减低,跟腱部位空虚;跟骨上方断裂的跟腱前移,与皮肤失去正常平行关系等。

(二) 伸膝装置损伤

伸膝装置指股四头肌、股四头肌肌腱、髌骨、髌韧带及其两侧的髌旁支持带。膝关节呈僵硬状,屈膝功能受限。伸膝装置损伤可在股四头肌肌腱部扪及硬结,股四头肌收缩时髌骨不能上下移动或只有微动,膝关节活动度减小。X 线示:髌骨上缘有或无钙化影,原骨折已达临床愈合,或 X 线无明显异常。

疾病分期

根据肌肉损伤程度分为三级:

一级:轻度的肌肉拉伤,只是少数的肌纤维断裂,对肢体功能影响不大,且容易恢复。

二级:中度的肌肉拉伤,则有较多的肌纤维断裂,各种症状较为明显需要仔细的治疗与复健。

三级:严重的肌肉拉伤,则是指大部分的肌纤维断裂,甚至整条肌肉断裂成两部分。大大地影响肢体功能,需要外科手术缝合和长期的复健,才能恢复运动能力。

中医辨证分型

1. 筋伤初期　伤后小腿肿胀严重,疼痛剧烈,治宜活血化瘀、行气止痛。
2. 筋伤中期　伤后患部肿痛初步消退,但筋脉拘急仍未完全消除。
3. 筋伤后期　伤后迁延,肿胀减轻,小腿仍有酸痛,活动受限,喜揉按,肌肉萎缩,麻木不仁。

辨证施治

(一) 非手术治疗

急性暴力损伤患者先制动,局部冷敷和加压包扎,以减少内出血。48小时后方可热疗,韧带完全断裂者,应尽早手术缝合。

1. 内治法

(1) 筋伤初期:治疗宜活血化瘀,行气止痛。治疗多选桃红四物汤、复元活血汤、血府逐瘀汤等加减。常用药:桃仁、红花、赤芍、生地黄、当归、川芎等。

(2) 筋伤中期:治疗宜舒筋活血、和营止痛。治疗多选舒筋活血汤、和营止痛汤、补筋丸加减。常用药:骨碎补、薏苡仁、瓜蒌仁、牡丹皮、桃仁、白芍等。

(3) 筋伤后期:治疗宜补益肝肾,强壮筋骨,治疗多选祛风宣痹类药物。常用药:当归、川芎、川续断、红花、生地黄、牛膝、杜仲等。

2. 外治法

(1) 中药外治:初中期局部瘀肿明显,可予定痛膏、定痛散外敷消瘀肿;若红肿热痛明显者,宜消瘀清热、解毒退肿,可外用四黄膏、金黄膏。筋伤后期及慢性筋伤,疼痛持续不愈,活动功能欠佳者,以活血定痛为主,用万灵膏;有温经止痛、滑利关节的作用,常用的熏洗方有散瘀和血汤、八仙逍遥汤、海桐皮汤等。

（2）中医特色理疗：点按止痛、按揉摩擦以散瘀、弹拨理筋、针灸、拔罐、穴位注射疗法等。

（3）针刀治疗：慢性期或静力性损伤患者，在小腿三头肌损伤处找准压痛点，局部皮肤消毒后，小针刀通过剥离粘连、缓解痉挛、松解瘢痕，从而达到疏通阻滞、柔筋通脉、促进气血运行的作用。操作时严格执行无菌操作原则，1 周治疗 1 次，一般治疗 2~3 次，间歇期可配合理疗。

（4）物理疗法：可采用超短波、磁疗、蜡疗、光疗、热疗等，以减轻疼痛、促进恢复。

（5）固定方法：适当固定休息，利用损伤修复，严重者行托板或者石膏托固定。

（6）功能锻炼：小腿三头肌在拉伤的中后期，需要针对受伤部位进行康复训练，对小腿三头肌周围的肌群进行活动度、稳定性和功能性及力量练习，直到完全恢复运动能力。

1）足背屈伸，抗阻足背屈伸：①足背屈伸：将拉伤的小腿平放，脚尖向下，再慢慢向自己方向回收，注意做这个动作要缓慢进行，来回做 15~30次，做 3~6 组。在康复训练的过程中可以适当地增加阻力做抗阻足背屈伸；②膝关节屈伸：将拉伤的小腿尽量伸直，勾脚背，可以借助双手慢慢地弯曲膝关节，让脚后跟靠近臀部方向，然后再伸直膝关节，脚往前伸展。注意这个动作要缓慢地进行。每组 15~30 次，做 3~6 组；③小腿肌肉伸展：将拉伤小腿的前脚掌固定于垂直面，在尽可能足背屈的情况下，将身体重心向前，拉伸小腿后侧肌肉，每次用力 5s 后放松，每组 15~30 次，做 3~6 组。

2）稳定性训练及功能性力量性锻炼：①站姿提踵：前脚掌站在台阶或者是哑铃片上，上下提踵，注意脚后跟要始终保持悬空，每组 15~30 次，做 3~6组；②单脚平衡运动：站姿，用拉伤的腿保持平衡，每次 30s 以上，做 3~6 组。也可以通过平衡球加大训练的难度，动作相同，注意做的过程要尽量保持静止不动，每次 30s 以上，做 3~6 组。

（二）手术治疗

小腿三头肌完全断裂者，应尽早进行手术修补，术后石膏外固定，3~4 周后解除固定，逐渐进行功能锻炼及康复治疗。

许老医案

一诊：患者，吴某，女，28 岁。

主诉：外伤致右小腿肿痛、活动不利 4 小时。

病史:患者诉4小时前爬山中不慎摔伤,局部皮肤青紫,压痛,多汗,舌红,苔黄,脉涩。

初步诊断:小腿三头肌损伤,气滞血瘀型。

治法:活血止痛。配合跌打外敷散外敷。

处方:桃红四物汤加减。

桃仁 10g	红花 6g	生地 15g	赤芍 9g
当归 15g	川芎 9g	泽兰 6g	益母草 8g
牡丹皮 6g	甘草 3g	虎杖 15g	

10 剂

水煎服,日1剂,早晚饭后分服。

二诊:患者服药后小腿肿胀消退,疼痛明显缓解,活动良好,舌质淡红,苔薄白,脉缓。嘱咐功能锻炼,内服补益肝肾,强壮筋骨,方用橘术四物汤加减,30剂。巩固疗效,预防发生后遗症。

按:许老认为跌仆外伤可形成瘀血,致局部血脉受损,离经之血阻于脉络,故见肿胀。筋损而不利于关节,故而活动受限。另一方面瘀血阻滞经络,不通则痛,引发肢体关节疼痛、痛处拒按、固定不移等表现。方用桃红四物汤,用其活血止痛之能,佐以泽兰利水消肿,牡丹皮清血热活瘀血,益母草活血消肿。

按语

许老认为,要让患者知道,小腿三头肌是膝踝关节稳定的重要组成部分,要积极遵照医嘱彻底治疗,才能获得膝踝关节功能康复。跌仆外伤必有瘀血,早期宜活血化瘀,行气止痛,配合中药内服、外敷效果良好。早期卧床休息,踝关节置于背伸0°位置固定。疼痛减轻后争取早期下床步行,不穿高跟鞋,并适当辅助理疗,局部压痛点封闭都可以获得很好的效果。小腿三头肌损伤还应该根据损伤的程度及部位采用适当的治疗方法。腓肠肌内外侧头或腓肠肌的拉伤,这类损伤可以局部压痛点封闭。腓肠肌内外侧头断裂,这是小腿三头肌损伤中比较严重的创伤,应早期手术修补。前面提到的功能疗法行之有效,非手术治疗和手术治疗都积极主动进行功能锻炼,坚持3个月至半年,是巩固疗效,预防并发症的关键。

预防

伤后患肢疼痛,活动受限,避免下肢过度活动,可行石膏外固定,固定休息,以利于肌肉修复。注意加强小腿肌肉的力量和柔韧性练习,运动前应充分做好准备活动,合理安排运动量,可以减少和预防小腿三头肌损伤。

腓总神经卡压综合征

概述

腓总神经卡压综合征是指腓总神经及其主要分支受压而引起的一系列症状和体征。

病因病机

(一) 中医病因病机

腓总神经卡压综合征属于中医学"痿证"范畴。痿证病位在筋脉肌肉,与肝、肾、肺、脾、胃密切相关。肝藏血,使筋脉得以濡养。肾主身之骨髓,滋养骨骼。肺主行水,濡润全身皮毛肌腠。脾胃为"后天之本"。湿热毒邪,伤津耗气,使肺布送津液的功能受损,致筋脉失养,弛纵不收;居住潮湿,湿热浸淫,气血不运,或饮食肥甘厚味,或先、后天原因,脾胃亏虚,精微不输,也可致筋脉失养,弛纵不收;禀赋不足,肝肾亏损,髓枯筋痿,或房劳耗损,亦可致筋脉失养,弛纵不收。总之,痿证的病机为肢体筋脉失养,病性为热证、虚证居多。

(二) 西医病因病理

1. 外伤　多见于腓骨头、颈处骨折,胫骨外侧平台骨折,足内翻损伤,腘窝外侧软组织损伤等并发腓总神经损伤。

2. 慢性损伤　多见于长时间蹲位、盘膝而坐、跪地足内翻畸形等,这些情况都可使腓骨长肌过度紧张致其起始部的腱性组织卡压腓总神经。

3. 医源性因素　在临床上亦较为常见,如石膏、夹板过紧压迫神经、体位性神经损伤等。

4. 肿物　腓骨头颈处的肿瘤如骨巨细胞瘤、软骨骨瘤血管瘤等;股二头肌肌腱、腓骨长肌起始部的腱鞘囊肿。

5. 其他　类风湿性关节炎、黏液水肿、肥胖病、糖尿病、甲状腺功能亢进、Reynaud病、妊娠等可合并神经卡压征。

临床表现

(一) 症状

慢性损伤的患者开始时主诉小腿外侧疼痛,行走时加重,休息后减轻;

随后渐出现小腿酸胀无力、易疲劳，小腿外侧及足背感觉减退或消失，胫骨前肌、趾长伸肌、姆长伸肌以及腓骨长、短肌不同程度的麻痹，可引起足下垂并且轻度内翻。急性卡压的患者多在一次局部压迫后出现小腿侧及足背感觉障碍、足下垂。

（二）体征

小腿外侧及足背感觉障碍，伸姆、伸趾、足背伸、足内外翻障碍，小腿前外侧肌群萎缩。腓骨颈部叩击时有放射痛，即 Tinel 征阳性。

辅助检查

（一）实验室检查

没有特异性的化验检查。

（二）影像学检查

1. 肌电图　可了解损伤的部位及程度，同时可排除其他疾病。

2. X 线片　膝关节 X 线片可发现或排除骨骼的病变。CT 或磁共振可以发现肿瘤或腱鞘囊肿，对鉴别诊断有重要意义。

鉴别诊断

（一）腰椎间盘突出症

腰椎间盘突出腰痛以腰痛和下肢放射痛为主要表现，查体有下肢感觉肌力和反射的异常，通过影像学检查 CT 及核磁，可以见到明显的突出和相应的神经根受压症状。

（二）坐骨神经损伤

坐骨神经损伤与腓总神经损伤二者都可以引起足下垂，但坐骨神经损伤后会引起股后部肌肉及小腿和足部所有肌肉全部瘫痪，导致膝关节不能屈、踝关节与足趾运动功能完全丧失，小腿后外侧和足部感觉丧失，足部出现神经营养性改变，故可鉴别。

（三）梨状肌综合征

出现臀部疼痛，严重者呈持续性"烧灼样"剧痛，多伴有下肢放射痛、跛行，梨状肌部位压痛明显并呈条索状硬结，梨状肌紧张试验阳性。

（四）神经纤维瘤

极少见，可发生于小腿上段等，表现为局部疼痛、压痛和肿块，经 X 线及病理检查不难鉴别。此外，还需与全身性神经疾患及腰骶管内肿瘤相鉴别。

疾病分期

早期:小腿酸胀无力、易疲劳,小腿外侧及足背感觉减退或消失,胫骨前肌、趾长伸肌、蹰长伸肌以及腓骨长、短肌不同程度的麻痹。

晚期:神经功能永久的缺失和神经支配肌肉的萎缩。

中医辨证分型

1. 肺热津伤　下肢痿软不用,起病急,发展快。伴有发热,咳嗽,心烦,口渴,小便短赤,舌红,苔黄,脉细数或滑数。

2. 湿热浸淫　下肢或微肿,扪之微热,胸脘痞满,头身困重,小便赤。舌苔黄腻,脉濡数。

3. 肝肾阴虚　下肢痿弱不用,腰脊酸软,遗精早泄,头晕目眩。舌红少苔,脉细弱。病情发展缓慢,病势逐渐加重,此型在腓总神经卡压后期较为多见。

治疗方法

(一) 非手术治疗

1. 中医药辨证治疗　痿证病位在筋脉肌肉,为肢体筋脉失养,与肝、肾、肺、脾、胃密切相关。病性为热证、虚证居多。

治法:活血化瘀、补益气血。

方药:补阳还五汤加减。

| 黄芪(生)120g | 当归尾6g | 赤芍5g | 地龙3g |
| 川芎3g | 红花3g | 桃仁3g | |

本方重用生黄芪,补益元气,意在气旺则血行,瘀去络通,为君药。当归尾活血通络而不伤血,用为臣药。赤芍、川芎、桃仁、红花协同当归尾以活血祛瘀;地龙通经活络,力专善走,周行全身,以行药力,亦为佐药。

2. 外治法

(1) 中医外治法

1) 针刺

主穴:阳陵泉、足三里、悬钟、太冲、阿是穴;配穴:肾俞(双)、大肠俞(双)、腰阳关、丰隆、解溪、丘墟、足临泣。操作:阿是穴围刺,余穴常规操作。针刺得气后留针30min,每日1次。

2) 电针治疗:选用针刺阳陵泉、足三里、悬钟、太冲、阿是穴等加电针治疗;治疗时间 30min/次,每日 2 次,6 天为 1 个疗程,休息 1 日,共治疗 4 个疗程。

3) 温针灸:穴位得气后平补平泻 1min 之后点燃艾条对针刺穴位进行温灸,温度控制在患者可耐受的程度内,留针 30min。

4) 局部制动,患肢轻度抬高,糖皮质激素加神经营养剂局部封闭,如醋酸强的松龙 + 普鲁卡因局部封闭,口服或肌内注射甲钴胺片(弥可保)等神经营养药物综合治疗,适用于病程短、症状轻的患者。

(2) 西医外治

1) 注射用鼠神经生长因子用氯化钠注射液(或灭菌注射用水)溶解。肌内注射,每次 30μg,1 日 1 次,3~6 周为一个疗程。

2) 甲钴胺:口服,通常成人一次 1 片(0.5mg),1 日 3 次,可根据年龄、症状酌情增减。

3) 维生素 B_{12} 注射液:肌注,1 日 0.025~0.1mg 或隔日 0.05~0.2mg。用于神经炎时,用量可酌增。

(二) 手术治疗

1. 腓总神经卡压时应行腓总神经松解术　从股二头肌内侧至腓骨颈,绕腓骨头做 5cm 切口。切开皮肤、皮下及深筋膜,在股二头肌内后侧分离并暴露腓总神经,沿神经向远端解剖至腓骨长肌肌腱近端的腓管,暴露腓总神经深支和浅支。对神经受压部分做外膜松解术。

2. 病变组织切除、神经吻合术　腓总神经长期卡压后,出现不可逆性损伤,病变神经范围较小者可行变性神经切除后直接吻合。

3. 神经移植　腓总神经长期卡压后,出现不可逆性损伤,变性神经切除后不可直接吻合者需要采用自体神经段移植其间,方能恢复功能。目前采用的移植物首选是自体神经,也有采用异体神经移植、异种神经移植。近年有采用非神经组织移植成功的报道,如静脉、动脉、骨骼肌等进行移植代替自体神经,还未能广泛地应用。

4. 关节融合术　经多种治疗方案后腓总神经功能仍未恢复,足下垂症状无明显好转,严重影响生活与工作者可行踝关节融合术,将踝关节固定于功能位可恢复部分功能。

许老医案

一诊:患者,胡某,男,47 岁。右足背伸无力、背伸不能,走路时足底落地时不能自控,此状况持续 2 周余,于 2017 年 10 月 17 日来诊。

病史:病起于 9 月末,患者因不慎跌倒,翌日酒醒后,发现右脚走路不适,右足背伸无力,无论如何用力也不能背伸,走路时,脚底落地时不能控制。于外院就医,以口服维生素 B_1、甲钴胺片,服用 1 周后症状未见缓解。随后来我院诊治,行肌电图检查,检查结果显示腓总神经敏感性降低,建议半个月后复查。见患者形体偏瘦,面色萎黄,疲劳乏力,喜温畏寒,纳眠尚可,二便皆调。舌质淡黯,舌体胖大,舌苔黄厚而腻,舌面滑湿,脉沉而弱。四诊合参,应属于局部性的不遂之症,足部想背伸而不能,足部落地时想轻轻地落地而不能,结合患者的体质、症状、舌脉,证属气血不足,血瘀、湿邪阻止经络。

处方:补阳还五汤加减。

生黄芪 120g	人参 20g	当归 20g	川芎 15g
苍白术各 30g	茯苓 30g	柴胡 20g	白芍 30g
香附 20g	半夏 12g	黄连 10g	独活 20g
桃仁 10g	红花 10g	甘草 10g	姜枣为引

7 剂

水煎服,日 1 剂,早晚饭后分服。

二诊:2017 年 10 月 25 日来复诊感觉走路有劲,足掌仍不能背伸。上方加大腹皮 20g,用药 14 剂,症状每日改善,后又继用 5 剂,改为每 2 日 1 剂。药后感觉足掌能够轻松背伸,走路摔脚掌的声音很轻微。遂停药,症状逐日减轻。2017 年 11 月 22 日复诊,走路已基本恢复正常。

按:许老认为跌仆外伤可形成瘀血阻经络,湿热浸淫,气血不运,肢体气血不足,难以营养足部,致足部功能不能正常发挥,从而出现上述症状。《灵枢·本神》讲到“脾气虚则四肢不用、五脏不安……”应用补阳还五汤补气活血。方中大量补气药搭配少量活血药,达到补气活血通络。合以黄连除湿热,苍术、白术、茯苓祛湿除滞,辅以通络。柴胡、香附配伍白芍,疏肝理气,柔肝养筋之功效。可标本兼治,复经络,养筋脉。

按语

腓总神经损伤恢复非常困难。腓总神经卡压综合征属于中医“痿证”范畴,受腓总神经支配的远端肌肉群由于失去神经的营养供应,便逐渐发展为萎缩和变性,属本虚标实之证,病机为经气不续、气虚血滞,应以补气活血化瘀为治则。补阳还五汤出自清代医家王清任的《医林改错》,是补气活血的代表方,方中以大量补气药搭配少量活血药(桃仁、红花、川芎等),活血而不伤正,补气活血通络。一侧的足下垂与同侧足少阳经筋循行于对侧头角部的分支以及对侧的阳跷脉相关,故可配合针灸治疗。若中医治疗无效,手术重建功能有重要的意义,术后康复训练也非常重要。

预防

此病的预后取决于腓总神经的受损程度及解除压迫是否彻底,而且嵌压时间越长预后越差。若能在受压神经未产生沃勒变性(Wallerian degeneration)之前,解除卡压因素,松解神经,功能可较快完全恢复;若受压神经已产生沃勒变性,肌肉明显萎缩,即便进行了神经松解术,效果也常难令人满意。因此,诊治该病关键在于早期诊断和病因治疗。在实施治疗前,若能明查病因,选择恰当的治疗方案,可获满意疗效,切不可盲目观察及抱侥幸心理而延误时。腓总神经损伤后期会导致患肢小腿肌肉萎缩,可进行按摩,运用捏、按、揉、滚、摇等手法,反复的刺激使肌肉组织得到锻炼,避免肌肉萎缩,改善患足活动功能。

腓总神经损伤

概述

腓总神经损伤常因外伤引起,主要表现为足下垂,走路呈跨越步态;踝关节不能背伸及外翻,足趾不能背伸;小腿外侧及足背皮肤感觉减退或缺失;胫前及小腿外侧肌肉萎缩。腓总神经损伤属于中医学"痿证"范畴。

病因病机

(一)中医病因病机

腓总神经损伤属于中医学"痿证"范畴。痿证病位在筋脉肌肉,与肝、肾、肺、脾、胃密切相关。肝藏血,使筋脉得以濡养。肾主身之骨髓,滋养骨骼。肺主行水,濡润全身皮毛肌腠。脾胃为"后天之本"。湿热毒邪,伤津耗气,使肺布送津液的功能受损,致筋脉失养,弛纵不收;居住潮湿,湿热浸淫,气血不运,或饮食肥甘厚味,或先、后天原因,脾胃亏虚,精微不输,也可致筋脉失养,弛纵不收;禀赋不足,肝肾亏损,髓枯筋痿,或房劳耗损,亦可致筋脉失养,弛纵不收。总之,痿证的病机为肢体筋脉失养,病性为热证、虚证居多。

(二)西医病因病理

腓总神经沿腘窝上外缘经股二头肌内缘下行,至腓骨头后方并绕过腓骨颈,向前穿腓骨长肌起始部,即分为腓浅神经及腓深神经两终支。腓深神经支配肌群:胫骨前肌、踇长伸肌、踇短伸肌、趾长伸肌、趾短伸肌。腓浅神经支配肌群:腓骨长肌和腓骨短肌。因体位关系局部反复受损,当膝关节长时间过度屈曲时,股二头肌腱处于紧张状态,腓肠肌收缩,对腓总神经挤压而产生麻痹。踝关节急剧内翻位扭伤,腓骨长肌及其下的腓总神经都受到突然的牵张而受损,同时受损的腓骨长肌纤维弓的充血、水肿、局部结缔组织增生等均可导致腓总神经卡压。直接因素有石膏或小夹板使用不当,局部赘生物顶压,腓骨上段及胫骨平台骨折断端与血肿压迫等。下肢牵引不当:患肢过度外旋,腓骨头处直接卡压在牵引支具上,加之观察不及时、不仔细亦可发生卡压症状。另外,腓肠肌外侧头籽骨,膝关节外侧副韧带损伤,股二头肌腱鞘囊肿,外侧半月板囊肿等占位性病变,深筋膜破损发生腓肠肌疝时,也会压迫腓总神经。

临床表现

(一) 症状

患足下垂内翻,伸踇、伸趾困难或丧失。小腿外侧及足背感觉异常或丧失,足背部易受外伤、冻伤和烫伤,影响功能。

(二) 体征

患肢有足下垂内翻,腓总神经感觉支分布于小腿外侧和足背,故该区感觉消失。Tinel 征阳性(腓骨颈部叩打有放射痛为阳性)。

辅助检查

(一) 实验室检查

肌电图:患侧腓总神经传导速度减慢,波幅下降,F 波或 H 反射潜伏期延长;SEP 潜伏期延长,波幅下降,波间期延长;腓总神经支配肌肉的肌电图检查多为失神经电位。

(二) 影像学检查

1. 超声检查 10~15MHz 范围内的现代线性换能器的超声设备能展示腘窝至腓骨颈段的腓总神经行径。有利判断引起卡压的原因(腱鞘囊肿,软组织肿瘤,骨软骨瘤,籽骨,膝关节附近的包块等)。相对于 MRI,它具有更高的分辨率,能一次检查长段的神经干,并且能对组织在动态和静态进行检查。对明确卡压病因有不可替代的作用。

2. MRI 检查 腓总神经受到卡压时,T2 加权像和 STIR(短 τ 反转恢复像)的信号会加强。早期失神经支配小腿前群和侧群肌肉在 MRI 成像会表现为反应性肌炎(减低的 T1 加权像和增高的 T2 加权像)和反应性萎缩(增高的 T1 加权像和增高的 T2 加权像)。MRI 能清晰地展现神经周围的软组织损伤和异常的解剖结构,从而为手术方法和手术入路提供依据。

鉴别诊断

(一) 与腰椎间盘突出症鉴别

腰椎间盘突出腰痛以腰痛和下肢放射痛为主要表现,查体有下肢感觉激励和反射的异常,通过影像学检查 CT 及 MRI,可以见到明显的突出和相应的神经根受压症状。

(二) 与坐骨神经损伤鉴别

坐骨神经损伤与腓总神经损伤二者都可以引起足下垂,但坐骨神经损伤后会引起股后部肌肉及小腿和足部所有肌肉全部瘫痪,导致膝关节不能屈、踝关节与足趾运动功能完全丧失,小腿后外侧和足部感觉丧失,足部出现神经营养性改变,故可鉴别。

(三) 梨状肌综合征

出现臀部疼痛,严重者呈持续性"烧灼样"剧痛,多伴有下肢放射痛、跛行,梨状肌部位压痛明显并呈条索状硬结,梨状肌紧张试验阳性。

(四) 神经纤维瘤

极少见,可发生于胫骨等,表现为局部疼痛、压痛和肿块,经 X 线及病理检查不难鉴别。此外,还需与全身性神经疾患及腰骶管内肿瘤相鉴别。

疾病分期

森德兰神经损伤分类法(Sunderland classification of nerve injury):

一度损伤:神经失用,程度最轻。主要表现为神经损伤部位出现功能暂时障碍,损伤部位沿轴突的神经传导生理性中断。

二度损伤:轴突断裂,神经内膜管保持完整,损伤远端发生沃勒变性,神经功能传导暂时障碍,可自行恢复。

三度损伤:神经束内的神经纤维(包括轴突和内膜管)横断,神经束膜保持完整。由于神经内膜管破坏,导致结构紊乱,恢复常不完全。

四度损伤:神经束严重破坏或断裂,神经束膜损伤,仅通过神经外膜保持神经干连续,很少能自行修复,往往需要手术。

五度损伤:最严重,神经干完全断裂,失去连续性,两断端产生间隙由增生的瘢痕组织相连或完全分离。

中医辨证分型

1. **肺热津伤**　下肢痿软不用,起病急,发展快。伴有发热,咳嗽,心烦,口渴,小便短赤,舌红,苔黄,脉细数或滑数。

2. **湿热浸淫**　下肢或微肿,扪之微热,胸脘痞满,头身困重,小便赤。舌苔黄腻,脉濡数。

3. **肝肾阴虚**　下肢痿弱不用,腰脊酸软,遗精早泄,头晕目眩。舌红少苔,脉细弱。病情发展缓慢,病势逐渐加重,此型在腓总神经损伤后期较为多见。

4. **气滞、气虚血瘀**　下肢刺痛,屈伸不利或麻木,舌质黯淡,脉细涩。

治疗方法

(一) 非手术治疗

1. 内治法

(1) 中医药辨证治疗:腓总神经损伤根据临床表现可归于中医"痿证"范畴,首先出现局部的气滞血瘀,属本虚标实之证,病机为经气不续、气虚血滞,应以补气活血化瘀为治则。补阳还五汤出自清代医家王清任的《医林改错》,是补气活血的代表方。具体方药如下:黄芪(生)120g,当归尾6g,赤芍5g,地龙、川芎、红花、桃仁各3g。本方重用生黄芪,补益元气,意在气旺则血行,瘀去络通,为君药。当归尾活血通络而不伤血,用为臣药。赤芍、川芎、桃仁、红花协同当归尾以活血祛瘀;地龙通经活络,力专善走,周行全身,以行药力,亦为佐药。

(2) 西药治疗

1) 注射用鼠神经生长因子用氯化钠注射液(或灭菌注射用水)溶解。肌内注射,每次30μg,1日1次,3~6周为一个疗程。

2) 甲钴胺:口服,通常成人1次1片(0.5mg),1日3次,可根据年龄、症状酌情增减。

3) 维生素B_{12}注射液:肌注,1日0.025~0.1mg或隔日0.05~0.2mg。用于神经炎时,用量可酌增。

2. 外治法

(1) 针刺

主穴:阳陵泉、足三里、悬钟、太冲、阿是穴;配穴:肾俞(双)、大肠俞(双)、腰阳关、丰隆、解溪、丘墟、足临泣。操作:阿是穴围刺,余穴常规操作。针刺得气后留针 30min,每日 1 次。

(2) 电针治疗:选用针刺阳陵泉、足三里、悬钟、太冲、阿是穴等加电针治疗;治疗时间 30min/次,每日 2 次,6 天为 1 个疗程,休息 1 日,共治疗 4 个疗程。

(3) 温针灸:穴位得气后平补平泄 1min 之后点燃艾条对针刺穴位进行温灸,温度控制在患者可耐受的程度内,留针 30min。

(4) 手法按摩:运用捏、按、揉、滚、摇等手法,反复的刺激使肌肉组织得到锻炼,有利于腓总神经支配区感觉的恢复,避免肌肉萎缩。

(二) 手术治疗

1. 在周围神经离断伤修复中,首选端端吻合。

2. 若病情条件不允许,也可以采取端侧吻合法。支神经外束膜开窗行神经端侧吻合法修复神经,能有效地提高端侧吻合术后神经修复质量。

3. 腓总神经卡压时应行腓总神经松懈术。

4. 神经移植　目前采用的移植物首选是自体神经,也有采用异体神经移植、异种神经移植者。近年有采用非神经组织移植成功的报道,如静脉、动脉、骨骼肌等进行移植代替自体神经,但还未能广泛地应用。

5. 关节融合术　经多种治疗方案后腓总神经功能仍未恢复,足下垂症状无明显好转,严重影响生活与工作者可行踝关节融合术,将踝关节固定于功能位可恢复部分功能。

许老医案

一诊:患者,易某,男,32 岁,右足下垂 1 个月。

病史:患者 2016 年 12 月 16 日来院。1 个月外伤后出现右足下垂,活动不能,在外院查肌电图提示"腓总神经损伤",给予甲钴胺等药物治疗,症状未见好转,转至我院治疗,右足下垂,右足仅能跖屈,疲倦乏力,右小腿至足部麻木,纳可,眠安,二便调。

查体:右足背伸肌力 0 级,右足趾背伸肌力 0 级,右足及足趾跖屈肌力 V 级,右小腿外侧至足背针刺觉减退,舌淡黯,苔薄白。

中医诊断:足不收,证属气滞血瘀。

西医诊断:腓总神经损伤。

处方:中药予补阳还五汤加减。

| 黄芪(生)120g | 当归尾 6g | 赤芍 5g | 地龙 3g |
| 川芎 3g | 红花 3g | 桃仁 3g | |

14 剂

水煎服,日 1 剂,早晚饭后分服。

针灸治疗:主穴为左申脉,左头角(目窗、正营、承灵交替使用);配穴为窍阴,丘墟,阳辅,光明,天容,冲阳,足三里,灸丰隆,飞扬,中渚。操作方法:采用平卧位,申脉穴直刺 0.2 寸,头角诸穴斜向后刺,针刺深度 0.3~0.5 寸,平补平泻法;足三里穴直刺 1 寸,补法,丰隆直刺 1 寸后加艾炷灸。窍阴斜刺 0.1寸,天容直刺 0.5 寸,其余诸穴直刺深度 0.5~1 寸,平补平泻法;留针 30min,每周 3 次。

二诊:2016 年 12 月 30 日。足小趾、足背伸活动开始恢复。患者于外出时撞伤足部致足趾骨折,予石膏固定,遂停止治疗。

三诊:2017 年 1 月 4 日。右足踝关节各向运动受限,足趾活动不能,小腿及右足麻木,针刺觉减退,右腓骨长短肌、足伸趾总肌萎缩。舌淡黯,苔薄白。针灸治则同前,穴位加仆参。

四诊:2017 年 1 月 18 日。麻木减轻,于右足外踝上 15cm 以下,足趾可以上下摆动,足踝有轻微活动。查:右足踝足趾肌力Ⅲ级。针灸治则、穴位同前。

五诊:2017 年 2 月 16 日。右足踝、趾活动接近健侧,右小趾外展有笨拙感。针灸治则同前,穴位加灸足临泣。继治 2 周后,右足恢复正常。

按:许老重点选用补阳还五汤加减,本方重用生黄芪,补益元气,意在气旺则血行,瘀去络通,为君药。当归尾活血通络而不伤血,用为臣药。赤芍、川芎、桃仁、红花协同当归尾以活血祛瘀;地龙通经活络,力专善走,周行全身,以行药力,亦为佐药。足少阳经筋及阳跷脉穴。因维筋相交于对侧,阳跷主健步,故取对侧头角处足少阳经穴(目窗、正营、承灵)及阳跷脉穴(申脉),治维筋功能失调出现的足不用之症。选取足少阳经"根溜注入"之穴(窍阴,丘墟,阳辅,光明,天容),开辟旁通路线,助本经气血循环,使足部的气血得以濡养其筋肉,达到治疗目的。

按语

腓总神经医源性损伤在临床工作中比较常见,神经损伤恢复非常困难,因此在治疗过程中要严格地按标准执行,切不敢大意。因足少阳经筋循行在头角部与阳跷脉相联系,因此一侧的足下垂与同侧足少阳经筋循行于对侧头角部的分支以及对侧的阳跷脉相关。古代著作中有关于本病相关症状及针灸治疗的记载可见于《针灸甲乙经》。国内外研究腓总神经损伤现状如下:①数字化成型技术:重建腓总神经损伤所致足下垂患者的人体足踝部骨骼、肌腱三维有限元模型,对此模型进行肌腱转位手术模拟,分析力学特性,指导手术及预后。②水疗:在恒温35℃的水温中,通过水的温度传导结合静水压对跟腱长时间且作用更深的放松情况下进行牵伸可有效增加跟腱延展性,减小牵伸时间,提高牵伸效率。水疗涡流喷射嘴会产生气泡和涡流,而产生的水泡靠近小腿和足背时破裂可以产生机械性振动,机械力持续作用于患肢的皮肤可提高瘫痪肌的血液循环,促进淋巴液回流,继而能促进周围神经系统的主体细胞——施万细胞和巨噬细胞的吞噬能力,加速远端神经纤维的沃勒变性,诱发肌肉被动且有规律收缩与舒张,进而促进神经纤维的再生,使更多的感觉和运动纤维重新支配靶肌。

预防

腓总神经损伤在临床工作中比重较大,仅次于胫神经。它损伤的原因有石膏或支具压迫、术中体位不当及长期侧卧压迫、止血带损伤、皮牵引损伤、骨牵引损伤等。腓总神经损伤的严重程度与疾病被发现的迟早有密切的关系。尽早地发现并采取积极的措施,可以很好地控制疾病的恶化,并能促进其恢复。有临床观察表明通过药物、理疗、膝关节处垫棉垫等措施,一般于2~4周后都能症状缓解甚至痊愈。腓总神经损伤后期会导致患肢小腿肌肉萎缩,可进行按摩,运用捏、按、揉、滚、摇等手法,反复的刺激使肌肉组织得到锻炼,避免肌肉萎缩。

三、踝关节与足损伤

踝关节软组织挫伤

概述

踝关节软组织挫伤是指踝关节由于各种原因过度内翻、内旋、外翻、外旋或由于摔跤或高处坠下,致使踝部周围的肌肉、韧带和关节囊发生撕裂、水肿等现象,而出现一系列症状,中医统称踝部伤筋。

病因病机

以间接暴力扭伤多见,直接暴力挫伤少见。青壮年多因摔跤或高处坠下时,踝关节过度内翻、内旋、外翻、外旋,使其肌肉、韧带和关节囊或有撕裂、断裂伤,或有嵌顿现象,产生脉络受损,瘀血阻滞,使踝部正常的生理功能失调。

临床表现

(一)症状

主要症状为损伤后患侧踝部疼痛、肿胀、功能障碍。活动时加重,休息静止时疼痛减轻。患肢不敢着地负重行走,呈保护性姿态,如跛行、拖拉步态等。

(二)体征

初次扭伤患者症状往往比较严重,出现踝关节疼痛肿胀,在扭伤时会有踝关节脱位感,踝关节轻度内翻,于踝关节外侧韧带走行处可出现明显的压痛点。急性损伤因伤处疼痛肿胀,查体不易完成。经麻醉止痛后可能查出抽屉试验阳性,内翻应力试验阳性等。检查时须与对侧正常关节进行对比,防止因先天性关节松弛导致误判。慢性损伤或反复扭伤的患者症状相对较轻,抽屉试验和内翻应力试验更易引出阳性体征。

辅助检查

1. X 线片　多无异常发现。
2. MRI　可表现关节腔积液,肌肉间积液或肌肉、韧带、关节囊不连续信号。

鉴别诊断

(一)踝关节骨折

多发生于青少年,有明显外伤史,跛行明显,局部压痛肿胀明显,X 线片可见骨质不连续。

(二)踝关节结核

多见于儿童及青少年,同时有消瘦乏力、食欲减退、夜间盗汗、低热,红细胞沉降率加快,X 线片可见骨质破坏,关节间隙变窄,或有死骨出现。

辨证施治

非手术治疗

1. 不伴疼痛时,一般不需治疗。伴有疼痛以手法治疗为主,配合药物治疗。

2. 手法治疗　患者俯卧位,术者在踝部痛点进行按摩;然后改仰卧位,在踝部痛处按摩推拿等理筋活络手法;消除因疼痛导致的肌肉痉挛,恢复踝关节活动度。

3. 药物治疗

(1) 中医药辨证治疗:中医药强调早诊早治和整体调节、辨证论治。

1) 初期:患者单侧踝部疼痛,行走困难或跛行,体格检查:踝关节处压痛,背伸试验及内外翻试验阳性,脉涩,苔黄腻,X 线片显示:踝关节未见明显异常。

治法:活血祛瘀,消肿止痛。

方药:桃红四物汤。桃仁 9g,红花 6g,当归 15g,川芎 10g,赤芍 10g,生地 12g,甘草 3g,枳实 10g,大腹皮 15g,三七粉(冲服)3g。

日 1 剂,水煎,分两次服(温服)。

2) 后期:患者病久多虚,行走不便,踝关节隐隐作痛,行走打软腿,欲跌倒,脉缓,苔薄白或薄黄。

治法:活血壮筋。

方药:壮筋养血汤加减。白芍 12g,当归 15g,川芎 10g,川续断 15g,红花 6g,生地 12g,牛膝 10g,牡丹皮 9g,杜仲 15g。

日 1 剂,水煎,分两次服(温服)。

(2) 西药:如疼痛难忍可适当予以扶他林口服,若有胃炎可服用塞来昔布胶囊。

(3) 外治法:患者可选用海桐皮汤(海桐皮 15g,透骨草 15g,乳香 6g,没药 6g,当归 15g,川续断 10g,川芎 10g,红花 6g,威灵仙 15g,白芷 10g,大活血 30g,防风 10g)外洗以促进血液流通,解除肌肉挛缩。

许老医案

一诊:2017 年 6 月 12 日。

病史:杨某,男,30 岁,昨天下午打篮球扭伤踝关节,疼痛难忍,行走困难,今日,疼痛加剧,跛足而行。

检查:右踝关节肿大,右内外踝压痛明显,活动受限,右内外翻试验阳性。

X 线片示:右踝关节未见明显异常。舌质淡,苔黄,脉弦。

诊断:踝关节软组织挫伤。辨证为气滞血瘀。

治法:活血化瘀。

处方:桃红四物汤加减。

熟地 10g	川芎 10g	桃仁 10g	红花 6g
当归 15g	赤芍 10g	甘草 3g	花粉 15g
大腹皮 15g	槟榔 10g	土鳖 10g	三七粉 3g
柴胡 10g			

10 剂

水煎服,日 1 剂,早晚饭后分服。

二诊:2017 年 6 月 22 日。患者行走时右踝部仍痛,但减轻了许多,脉弦,苔薄黄,上方去粉加骨碎补 15g,补骨脂 10g,水煎服,每日 1 剂,连续服用 10 日。

三诊:2017 年 7 月 3 日。右踝部有轻微疼痛,可行走,脉弦,苔薄黄。治法:补益肝肾,强壮筋骨。用愈伤 3 号方加减:当归 15g,丹参 15g,制乳香 6g,黄芪 20g,木香 10g,骨碎补 15g,淫羊藿 10g,土鳖 10g,红藤 15g,三七粉 3g,虎杖 15g,甘草 3g。连续服用 15 剂,日 1 剂,水煎服,分两次温服。适当做踝关节锻炼,巩固疗效。

按语

许老认为目前踝部挫伤难点是早期很多患者仅仅表现为轻微的踝部不适,临床筛查常用的手段是拍摄 X 线片,难以达到早诊断和早治疗。本案例患者损伤,症状明显影响患者的生活工作,故及时求诊治疗康复较快;因外伤不明显,症状轻,患者未及时有效治疗,可手术治疗,手术小,疗效好。

预防

因疼痛引起者,应控制活动、对症治疗;常见并发症的治疗和预防:无须严格的固定,但患者应卧床休息,或患肢不负重行走,并注意避风寒侵袭,以利早日恢复。

跟 腱 断 裂

概述

跟腱是足踝后部人体最强大的肌腱,能承受很大的张力,除个别疾病和特殊的动作外,在日常生活中很难发生断裂。跟腱的功能是负责踝关节的跖屈,对于行走等日常生活动作的完成起重要的作用。跟腱断裂发生的高危人群是学生运动员和演员,近年来随着群众体育的广泛开展和运动水平的不断提高,跟腱断裂的发病率逐年提高。除少数跟腱原位外伤导致的开放性跟腱断裂外,大部分跟腱断裂是由间接外力引发。部分跟腱断裂的患者在发生跟腱断裂前都有跟腱相关的慢性疾病。跟腱断裂亦高发于仅于闲暇日或休息日进行较大运动量体育活动的人。在四季分明的区域跟腱断裂好发于开春及初秋。

病因病机

跟腱断裂高发于年龄在 30~50 岁的男性患者。其发病率在发达国家为每年 2~10/10 万人。在发展中国家和欠发达地区发病率相对较低。发生断裂患者的平均年龄约 35 岁,男性患者占绝对比例,男女发病比例约为 4：1 至 20：1。有两类跟腱断裂高发人群应该引起注意,一类是平时生活处于相对静态而有意愿间断性参加高强度体育活动的人,另一类是常年处于低强度长时间体育活动的人,此二类人群是跟腱断裂的高危人群。气候温暖的季节是跟腱高发的时段,而在气候从不适合参加户外体育活动到适合参加户外体育活动的节点处是发病的最高峰,一般为冬春交接和夏秋交接时。除直接暴力导致的跟腱断裂外,间接暴力导致跟腱断裂的机制是当踝关节处在过伸位,小腿三头肌突然发力引起。当踝关节在背伸 20°~30° 发力跖屈时跟骨结节到踝的轴心半径大,跟腱处于极度紧张状态,此时突然用力踏跳,已紧张的跟腱需要承担超过自身重力几倍的力,跟腱发生断裂。

引起跟腱断裂的其他高危因素还包括激素的使用,喹诺酮类抗生素的使用;痛风、甲状腺功能亢进、肾功能不全、动脉硬化;既往的跟腱损伤或病变;感染、系统性炎性疾病;高血压及肥胖等原因。

临床表现

(一) 症状

直接外伤引起的开放性跟腱断裂伤处皮肤裂开出血,伤口内可见跟腱组织,易诊断。部分患者因跟腱断裂回缩不易察觉易漏诊,后多因提踵无力再次就诊。可于伤时进行捏小腿三头肌实验进行诊断。间接外力导致的跟腱断裂发生于踝关节背伸位进行弹跳或蹬踏动作时。患者常诉有足跟后方有棒击感,随即出现提踵无力,无法完成蹬地、跳跃等动作。

(二) 体征

跟腱处出现凹陷。接下来的几小时或几天内软组织逐渐肿胀。踝关后方出现沿足跟的瘀斑。最易明确诊断的检查方法是通过挤压小腿后方肌肉(Thompson 征)来判断腓肠肌-比目鱼肌复合体的连续性。令患者俯卧双足置于床沿外,手捏小腿三头肌肌腹,正常侧踝于捏肌肉时立即跖屈,如果跟腱完全断裂,捏肌肉时踝关节不动。

辅助检查

1. B 超检查　可明确跟腱是否断裂,断裂的位置。

2. MRI　可进一步检查判断跟腱变性的程度。

鉴别诊断

(一)跖肌腱断裂

病史、症状与跟腱断裂相似,但其断裂部位较高,皮下凹陷不明显,捏小腿三头肌试验为阴性,彩色超声波检查多能确诊。

(二)跟骨结节撕脱骨折

断裂部位紧靠跟腱止点,侧位跟骨 X 线片跟骨结节处可见分离的小骨片影像。

辨证施治

(一)非手术治疗

1. 不完全跟腱断裂急性期　理筋手法:患足跖屈,在肿痛部位、小腿三头肌腹处进行揉摩。手法后用夹板或胶布将踝关节保持完全跖屈 30° 位,并抬高患肢。

2. 跟腱断裂手术后期和陈旧性损伤踝关节活动功能受限者,可用摇踝法环旋摇晃踝关节,并使踝关节被动跖屈,背伸及内、外翻。

3. 药物治疗　中医药在治疗跟腱损伤时强调早诊早治和整体调节、辨证论治。

(1)内服药:早期治宜活血祛瘀、消肿止痛,选用续骨活血汤、七厘散、舒筋丸等,后期可选用六味地黄丸、伸筋胶囊等以补肾滋肝舒筋。

(2)外用药:后期可配合运用中药外擦、熏洗,如海桐皮汤、苏木合剂外洗。

(二)手术治疗

微创经皮缝合:术前扪及断端间隙,用直径 2mm 的克氏针在离跟腱断裂处 1cm 左右分别经皮肤穿过跟腱腱膜,通过靠拢上下克氏针使断裂的跟腱紧密靠拢,并用橡皮筋固定靠拢的克氏针,再用用克氏针跖屈位 30°~40° 位置固定踝关节,以跟腱断裂点为中心,向近端 3cm、5cm、远端 2cm 及跟腱断裂点的两端各做 0.2cm 的小切口,用 1-0 可吸收线以凯斯勒缝合术缝合跟腱,每个小切口进针、出针各经过 1 次,最后于首次进针点打结,皮外不露可吸收缝线,然后拔除靠拢跟腱所用克氏针,最后用 1-0 线缝合小切口(如切口小于 4mm 不做缝合处理),包扎伤口。

许老医案

患者,王某,男,30 岁,自诉因昨天下班后打球拉伤致右足部疼痛,活动不利,行走困难。

查体:踝关节后方出现沿足跟的瘀斑。右小腿后方肌肉(Thompson 征)阳性,右踝部 B 超示右跟腱撕裂。

诊断:跟腱断裂。辨证为气滞血瘀。

治法:活血化瘀。

处方:桃红四物汤。

| 熟地黄 10g | 川芎 10g | 桃仁 10g | 红花 6g |
| 当归 15g | 赤芍 10g | 甘草 3g | 三七粉 3g |

10 剂

水煎服,日 1 剂,早晚饭后分服。

按语

根据跟腱断裂的流行病学特点可知,间接外力导致的跟腱断裂主要原因是跟腱在踝关节背伸状态下小腿三头肌迅猛收缩所致。没有已知的运动项目有此类的技术动作。故在从事运动的过程中掌握正确的技术动作是避免跟腱断裂的重要手段。其他已知的与跟腱断裂相关的危险因素包括激素类药物的局部注射,喹诺酮类药物的使用等都应尽量避免。超强度、超负荷运动引起的疲劳也是导致跟腱断裂的重要因素。因而,对于不经常参加体育活动的人群,应逐步增加日常活动量,将周末的集中运动时间分散到一周当中去,且运动前做好热身准备活动,运动时结合自身具体情况,选择适度的运动量,减少过长的运动时间等,对于预防跟腱断裂的发生均有较大意义。

预防

跟腱断裂手术治疗并发症预防措施:跟腱断裂应在肿胀出现前手术,

否则应待肿胀消退、皮肤皱褶出现后;跟腱内侧纵切口(外侧、正中);应锐性切开至深筋膜(腱外膜),避免钝性剥离造成的皮下营养血管网破坏和脂肪液化,从而减少切口皮肤坏死、感染和粘连;保护腱周组织,避免破坏其从腹侧进入跟腱的血管束;修复后跟腱应有足够强度,且张力不可过大,以免阻断断端血供,影响愈合;术后石膏托固定于屈膝、跖屈位减轻吻合处张力;线结包埋于断端,腱外膜间断缝合使线结位于皮下组织中,可减少线结刺激。

肌肉萎缩的预防:坚持下肢功能锻炼;坚持药物疗法。

跟 痛 症

概述

跟痛症是多种慢性疾患所致的足跟跖面疼痛,步行或站立时疼痛加重,肥胖者多见,常见于中老年人,特别是 45~60 岁发病最多。临床主要以单足或双足跟部在站立或行走时疼痛为主要特征,给日常生活带来极大的影响。跟骨骨刺又称跟骨骨质增生,因附着在跟骨的腱膜、肌腱的反复牵拉,在肌肉附着处所形成锥状的骨质增生,是一种退行性无炎症性疾病。跟骨骨刺往往和跟痛症同时存在,但跟骨骨刺并不一定是跟痛症的原因。

病因病机

随着年龄的增长,人体组织发生退行性改变,长期劳损使足跟部组织发生病理改变。如足跟脂肪纤维垫炎、跟部滑囊炎、跖筋膜炎、跟骨高压症和跟骨骨刺等。跟骨周围这些不同组织发生的相应疾病,是形成跟痛症的重要病因。

临床表现

(一) 症状

临床表现为病程缓慢,足跟跖面疼痛,步行或站立时疼痛加重,足跟骨跖面内侧结节处有局限性压痛。人在行走时,周围肌肉、腱膜等软组织之间产生摩擦,造成不同程度的组织损伤,促使足跟局部发生无菌性炎症。炎症及其代谢产物刺激了足部的神经末梢,从而出现疼痛及不适。此外,行走时足底部皮肤及软组织的压迫和跟骨内血液瘀积、骨内压增高也是产生疼痛的原因之一。疼痛轻者走路或久站后逐渐疼痛,重者足跟肿胀不能站立或行走,疼痛甚至涉及小腿后侧。

(二) 体征

患部无明显肿胀或有轻度红肿,在跟骨的跖面或侧面有压痛;若跟骨骨质增生较大时可触及骨性隆起。

辅助检查

X 线片:常见有骨质增生,但临床表现常与 X 线征象不符,不成正比。

鉴别诊断

(一) 跟骨骨髓炎

跟骨骨髓炎虽有跟痛症状,但局部可有明显的红肿热痛等急性感染的征象。根据病史、化验和 X 线片检查可确立诊断。

(二) 跟骨结核

本病多发于青少年,局部症状明显,肿痛范围较大,全身情况差,并有低热盗汗、疲乏无力、食欲不振等,化验及 X 线片检查可鉴别。

治疗方法

(一) 非手术治疗

1. 休息,局部制动,选择厚底、硬帮、内衬有软垫的鞋子,可购买硅胶制品,如围边式跟痛垫,或鞋后跟留置空洞,可以减轻直接摩擦,理疗可以促进血液循环,减轻炎症,症状严重行封闭治疗,但在跟腱附近应慎重应用,多次注射可以引起跟腱的自发性断裂。

2. 药物治疗　患者足跟痛如刺,痛处固定,拒按,动则更甚。查体:足跟部可及明显的压痛,叩击痛,舌质紫黯或有瘀斑,苔薄白或薄黄,脉弦紧或涩。X 线片:跟骨有骨质增生。

治法:祛湿散寒,通络止痛。

方药:独活寄生汤加减。

独活 10g	桑寄生 12g	杜仲 10g	牛膝 10g
党参 10g	当归 12g	熟地黄 15g	白芍 10g
川芎 10g	桂枝 12g	茯苓 10g	防风 10g
秦艽 10g			

水煎服,日 1 剂,早晚饭后分服。

(二）外治法

患者可选用海桐皮汤(海桐皮 15g、透骨草 15g、乳香 6g、没药 6g、当归 15g、川续断 10g、川芎 10g、红花 6g、威灵仙 15g、白芷 10g、大活血 30g、防风 10g)外洗以促进血液流通,解除肌肉挛缩。

(三）针刀或铍针

常规消毒,在局部压痛点进针,快速穿过皮下、皮下组织到达深筋膜。根据病情进行一点式、多点式或线式松解。出针后按压 1~2min 止血包扎,24 小时内保持局部干燥清洁。

许老医案

病史:陈某,女,55 岁,因右足跟疼痛,疼痛难忍,行走困难 1 月,加重 1 周。来诊时疼痛加剧,跛足而行。

检查:右足跟可及条索状,可及明显的压痛,叩击痛,活动受限。X 线片示:轻度骨质增生。舌质紫黯或有瘀斑,苔薄白或薄黄,脉弦紧或涩。

诊断:跟痛症。辨证为寒湿痹阻。

治法:祛湿散寒,通络止痛。

处方:独活寄生汤加减。

独活 10g	桑寄生 12g	杜仲 10g	牛膝 10g
党参 10g	当归 12g	熟地黄 15g	白芍 10g
川芎 10g	桂枝 12g	茯苓 10g	防风 10g
秦艽 10g			

10 剂

水煎服,日 1 剂,早晚饭后分服。

按语

许老认为跟痛症虽不是大病,但是因为病在脚上,而人每日走路又离不开脚,所以跟痛症对患者的生活还是会造成很大影响的。得了跟痛症应该注意以下几点:尽量少走路,以避免病变部位受到刺激而加重病情。慎用按摩推拿,尤其是使用牛角、木棍等硬物在疼痛部位刺激,这样非但不会使病情好转,还会引起相反的后果。穿鞋时应选择宽大、柔软的鞋子,比如质地较好的旅游鞋,最好不要穿皮鞋。每日睡前热水泡脚 20~30min,会有利于控制病情或促进恢复。

创伤性距骨缺血性坏死

概述

创伤性距骨缺血性坏死(avascular necrosis of talus)是指在踝关节遭受严重损伤时,距骨的血供遭到完全破坏而发生缺血性坏死,最终导致距骨体塌陷变形,造成踝关节骨性关节炎。距骨骨折是距骨坏死的主要原因。主要表现为疼痛和活动受限,因疼痛和关节间隙变窄而导致踝关节屈伸活动均受限。预防及早期处理距骨缺血性坏死,对其功能有很重要的作用。距骨坏死要根据病因积极治疗,禁用糖皮质激素类药物。

病因病机

距骨是全身骨骼中唯一无肌肉起止附着的骨骼,距骨的营养血管供给主要来自前后关节囊及韧带附着处,如骨折或脱位后,营养血管供给断绝,复位后距骨坏死率可高达95%以上。引起距骨骨折的原因:①距骨颈部及体部骨折多由高处坠地,造成距骨体或距骨颈骨折,如足强力内翻或外翻,可使距骨发生骨折脱位。距骨颈骨折后,距骨体因循环障碍,可发生缺血性距骨坏死。②距骨后突骨折,足强力跖屈,被胫骨后缘或跟骨结节上缘冲击所致。

临床表现

(一) 症状

主要症状为损伤后患侧足部疼痛、肿胀、功能障碍。活动时加重,休息静止时疼痛减轻。患肢不敢着地负重行走,呈保护性姿态,如跛行、拖拉步态等。

(二) 体征

患者因疼痛和关节间隙变窄而导致踝关节屈伸活动均受限,足背可及明显的压痛及叩击痛,活动受限。有时局部皮下有青紫、瘀斑。

辅助检查

1. X 线片　其典型的 X 线表现是距骨体密度增高,达正常骨密度的 2倍以上。到了晚期可出现距骨体塌陷变形,形态变小变扁,骨质硬化,关节间隙变窄。

2. MRI　带状低信号包绕脂肪(中、高信号)或坏死骨(中信号),T2WI脂肪抑制:病灶边缘的高信号带。

鉴别诊断

(一) 距骨骨折与脱位

距骨骨折与脱位是足部常见的损伤。其预后不十分理想。距骨骨折较少见,多由直接暴力压伤或由高处堕落间接挤压所伤,后者常合并跟骨骨折。距骨骨折,易引起不愈合或缺血性坏死。

(二) 距骨结核

多见于儿童及青少年,同时有消瘦乏力、食欲减退、夜间盗汗、低热,红细胞沉降率加快,晚期有冷脓肿、窦道形成。X线片可见骨质破坏,关节间隙变窄,或有死骨出现。

辨证施治

(一) 非手术治疗

1. 建议应用双拐,不负重行走,避免撞击性和对抗性运动。

2. 药物治疗

(1) 中医药辨证治疗:中医药防治距骨坏死强调早诊早治和整体调节、辨证论治。

治法:行气止痛,活血祛瘀。

选方:活络效灵丹加减。

当归 15g	丹参 15g	制乳没各 10g	延胡索 10g
骨碎补 15g	淫羊藿 10g	土鳖虫 10g	肿节风 15g
木瓜 12g	汉防己 12g	甘草 3g	

水煎服,日 1 剂,早晚饭后分服。

(2) 西药:对早期坏死可选用抗凝,增加纤溶,扩张血管等药物,如低分子肝素、前列地尔等。应用抑制破骨和增加成骨的药物,如磷酸盐制剂、多巴丝肼片(美多芭)等。视坏死情况,药物可单独使用,也可配合手术应用。

(二) 手术治疗

1. 髓心减压术　髓心减压的目的是通过手术干预减少距骨骨内血管的压力,从而有利于距骨血供的再生和修复。

2. 胫距关节融合术　胫距关节融合术重要的作用是可以保留患肢长度

及患足距下关节的活动度,术后患者行走会更加舒适。但是胫距关节融合骨不愈合率较高。

3. 胫跟关节融合术　胫跟关节融合术的目的是获得一个无痛、稳定的跖行足,当距骨坏死导致的破坏范围较大时,可行切除距骨后胫跟关节融合术,但是这种手术常以患肢的短缩为代价。

4. 胫距跟关节融合术　距骨缺血性坏死病变同时累及胫距关节和距下关节时,可行胫距跟关节融合术。

许老医案

一诊:2016 年 7 月 12 日。

病史:王某,男,49 岁,患者自诉 1 年前摔伤后致左踝部疼痛,活动不利,加重 1 周,现自觉症状加重故来就诊。

检查:右踝关节疼痛。

X 线片示:距骨体密度增高,达正常骨密度的 2 倍以上。

辨证:气滞血瘀。

治法:行气止痛,活血祛瘀。

处方:活络效灵丹加减。

当归 15g	丹参 15g	制乳没各 10g	延胡索 10g
骨碎补 15g	淫羊藿 10g	土鳖虫 10g	肿节风 15g
木瓜 12g	汉防己 12g	甘草 3g	

14 剂

水煎服,日 1 剂,早晚饭后分服。

二诊:2016 年 7 月 26 日。

患者自诉服药以后踝关节疼痛明显减轻,嘱以上方继续服用 2 周。

按语

距骨坏死在中医学属“骨蚀”范畴,也称“骨痿”“骨痹”。《理筋续断方》中强调跌仆损伤骨折后“瘀血不散,筋脉失养”。《圣济总录·诸痹门》认为骨痹的发生是“骨脂不长,则髓涸而不行,骨内痹其证内寒也”。《格致余论》认为脾、肝、肾为内在因素,气滞血瘀为主要病机。而本病多由踝关节外伤所致,这与距骨的生理解剖结构有关。距骨血供丰富,主要有胫后动脉、胫前动脉及腓动脉供应,但距骨上无肌肉附着,极易导致骨折脱位,引起距骨的缺血坏死,因此本病在治疗上主要以活血化瘀、舒筋活络、补气养血为主,距骨又因其独特的解剖特点,在过度负重或遭受外力时,导致局部筋脉受损,血凝气滞,痹阻经脉,血瘀则气滞,瘀则不通,不通则痛。瘀久则血脉不荣,不荣则痛,筋骨受损,久则致骨蚀的发生。

踇外翻

概述

踇外翻畸形是指踇趾在第一跖趾关节处向外侧偏斜移位。外翻是累及踇趾最常见的病变,多见于中老年妇女,最常发生在有遗传倾向加上长时间穿不合适鞋子的人,不合适的鞋子会对踇趾施加异常压力。

病因病机

踇外翻的发生可能与穿鞋不合适有重要关系。踇外翻畸形在穿鞋人群中的发病率比不穿鞋人群高15倍。紧束前足的鞋子似乎是导致踇外翻畸形的首要致病因素。然而,并非所有穿着这种鞋子的人都会发生踇外翻,因此肯定也有其他的诱发因素。遗传是踇外翻发病的一个重要因素,尤其在青少年患者;许多研究中报道了踇外翻患者具有阳性的家族史。第一跖骨内翻,即第一跖骨在跖楔关节处内翻成角,也可能是踇外翻发病的易发因素之一,尤其在青少年踇外翻患者中的发生率很高。踇外翻也常见于系统性关节病患者中,例如类风湿性关节炎中滑膜炎造成了跖趾关节囊的破坏,导致踇外翻畸形。此外,扁平足,第一跖骨关系不协调,如第一跖骨头呈圆球形,第一跖骨过长、过短。胫后肌腱止点变异,部分纤维扩展到踇收肌斜头和踇展屈肌的腓侧部分,从而增加了后二肌联合肌腱的收缩力,第1~2跖骨基底间有异常骨突等因素,在踇外翻发病中起一定作用。类风湿性关节炎和神经肌肉疾病也可伴发踇外翻,青少年的踇外翻存在着家族性发病倾向。

临床表现

(一) 临床症状

踇外翻一般表现为踇趾在第一跖趾关节处向外侧偏斜,关节内侧出现明显的骨赘,一些患者骨赘处软组织因长期受鞋子摩擦挤压而出现红肿、积液,称为踇囊炎。严重踇外翻患者可出现其他足趾的偏斜、骑跨。具有踇外翻的患者不一定都有疼痛,而且畸形也与疼痛不成正比。疼痛产生的主要原因是踇跖骨头内侧隆起后压迫和摩擦而引起急性踇囊炎。跖趾关节长期不正常,发生骨关节炎引起疼痛和第 2~3 跖骨头下的胼胝引起疼痛。

(二) 体格检查

站立位评价患者踇外翻程度、其他足趾畸形程度及足弓情况。于坐位时评价前足和后足的形态。踇趾评价包括第一跖趾关节活动度、肿胀程度、内侧突起的突出程度和有无胼胝或疼痛性踇囊、足底面是否有局限性籽骨疼痛;其他足趾的评价包括是否有锤状趾、跖趾关节不稳定或脱位及足底疼痛或胼胝。

辅助检查

摄负重位 X 线平片,并需要测量如下数据:

(1) 踇外翻角:第一跖骨和近节趾骨干中线之间的夹角,正常值小于15°。

(2) 跖骨间夹角:第一、第二跖骨干中线之间的夹角,正常值小于9°。

(3) 跖骨远端关节面夹角(DMAA):第一跖骨头关节面与第一跖骨长轴的交角,正常为跖骨头关节面向外侧倾斜小于10°。

(4) 关节匹配度:第一跖骨头和近节趾骨的关节表面是否有半脱位,如果关节的两侧倾斜,关节是不匹配的。

(5) 趾骨间夹角:第一趾近节及远节趾骨中线间的夹角,正常小于10°。

鉴别诊断

本病诊断明确,无特殊鉴别。

辨证施治

(一) 非手术治疗

1. 对仅有畸形、没有症状或症状较轻的患者可行保守治疗,如理疗、热敷等。穿着较宽松的或露趾的鞋子,可减少对内侧突起的摩擦,以及通过降低对前足的挤压来降低踇趾偏斜程度,延缓其余足趾畸形的进一步加重。在鞋内放置软垫可以减轻足底疼痛区域的压力。应用踇外翻垫、夜用夹板及足趾间垫可能暂时缓解疼痛,延缓畸形进展。

2. 药物治疗

(1) 中医药辨证治疗:中医药强调早诊早治和整体调节、辨证论治。

初期:患者踇趾处疼痛,行走困难或跛行。

体格检查:踇趾处压痛,可及明显的叩击痛,脉涩,苔黄腻,X 线显示:未见明显异常。

治法:活血祛瘀、消肿止痛。

方药:桃红四物汤。

桃仁 9g	红花 6g	当归 15g	川芎 10g
赤芍 10g	生地 12g	甘草 3g	枳实 10g
大腹皮 15g	三七粉(冲服)3g

14 剂

水煎服,日 1 剂,早晚饭后分服。

(2)西药:如疼痛难忍可适当予以扶他林口服,若有胃炎可服用塞来昔布胶囊。

(3)外治法:患者可选用海桐皮汤(海桐皮 15g,透骨草 15g,乳香 6g,没药 6g,当归 15g,川续断 10g,川芎 10g,红花 6g,威灵仙 15g,白芷 10g,大活血 30g,防风 10g)外洗以促进血液流通,解除肌肉挛缩。

(二)手术疗法

如果保守治疗不能缓解踇外翻畸形的症状,可以建议行手术矫正踇外翻。应根据患者的具体情况选择合适的手术方法。轻、中度的踇外翻,第一、第二跖骨夹角小于 15°时,可采用跖骨头内侧骨赘切除,踇收肌腱切断或切除。踇收肌腱断端移位至跖骨头颈部外侧或采用跖骨头颈部截骨外移。如果第一、第二跖骨夹角大于 15°,一般更多采用第一跖骨干或基底截骨术。对于第一跖趾关节已有骨性关节炎的患者,或年轻的患者,多采用第一跖趾关节融合术;对于年老患者,可采用 Keller 手术或人工关节置换术。且应告知患者手术可能存在活动受限、力量下降、残留不适感或术后复发等问题。

许老医案

一诊:2016 年 5 月 25 日。

病史:陈某,女,21 岁,因右足踇趾关节疼痛,疼痛难忍,行走困难 2 年,加重 1 周。刻下见疼痛加剧,跛足而行。

检查:右足踇趾关节肿大,可及明显的压痛,叩击痛,活动受限。X 线片示:第一跖骨和近节趾骨存在成角畸形。舌质淡,苔黄,脉弦。

诊断:踇外翻。辨证为气滞血瘀。

治法:活血化瘀。

处方:桃红四物汤。

| 熟地 10g | 川芎 10g | 桃仁 10g | 红花 6g |

当归 15g	赤芍 10g	甘草 3g	花粉 15g
大腹皮 15g	槟榔 10g	土鳖 10g	三七粉 3g
柴胡 10g			

10 剂

水煎服,日 1 剂,早晚饭后分服。

二诊:2016 年 6 月 5 日。患者自诉有明显好转,疼痛明显减轻,继续予以守方加上海桐皮汤(海桐皮 15g,透骨草 15g,乳香 6g,没药 6g,当归 15g,川续断 10g,川芎 10g,红花 6g,威灵仙 15g、白芷 10g,大活血 30g,防风 10g)外洗,每日 1 剂,连续外用 10 日。

按语

许老认为目前蹈外翻治疗难点是早期很多患者仅仅表现为轻微的不适,临床筛查常用的手段是拍摄 X 线片,难以达到早诊断和早治疗。本案例患者损伤后,症状明显,影响患者的生活工作,故及时求诊治疗,康复较快;因早期症状轻,患者及时行中药保守治疗,可以避免手术治疗。

跖管综合征

概述

跖管又称踝管,是位于踝关节内侧的骨性纤维管,是小腿后部和足底部深蜂窝组织间隙的骨与纤维组织形成的一条通道。该管内胫后神经受骨纤维管压迫而产生的一系列足部症状,称为跖管综合征。跖管由后上向前下走行,形成约 90° 的弯度,浅面由分裂韧带遮盖,深部为跟骨、距骨及关节束。跖管内由前向后排列有胫后肌腱、屈趾长肌腱、胫后动静脉等。当足部活动剧烈,踝关节扭伤时跖管内肌腱摩擦肿胀,跖管内腔相对狭窄而压力增加,引起胫后神经受压,或分裂韧带退变、增厚,足部先天畸形等原因,也可以造成胫后神经受压而出现趾管综合征。神经受卡压后的病理变化,神经功能的改变与神经受卡压的程度、时间的长短成正比。早期反复的暂时性缺血可产生疼痛及感觉异常。长时间神经卡压可发生脱髓鞘改变和神经变性,足部出现麻木、肌力减弱与萎缩、神经传导时间延长。病理学变化包括:①在屈肌、支持带与足蹈趾展肌的纤维性起点处存在神经卡压;②肌腱滑膜的增厚,见于类风湿性关节炎患者;③在骨折跖管综合征患者中,可发现骨折造成的创伤后纤维化引起的神经卡压。

病因病机

跗管最狭窄处在其远端,神经分支均在此通过并穿过外展肌起点的纤维孔才进入足部。足底内侧神经孔有跟舟韧带为其上缘,外侧神经孔的四周为跖方肌,故足外翻可牵拉支持带和跖外展肌,使跗内侧神经、血管产生扭曲和卡压,容易出现神经受压症状。另外踝关节背屈或跖屈时,屈肌支持带在跗管处起着约束作用,防止肌腱滑脱,如果足踝部活动骤然增加,肌腱滑动增多、摩擦增强,即可引起腱鞘炎。如足踝部活动继续增加,则腱鞘充血肿胀日益严重,屈肌支持带亦相应增厚,跗管伸缩性下降,因而跗管内压力增高可挤压胫神经,影响其血供,使神经发生功能障碍。

临床表现

(一) 症状

患者起病缓慢,多发于一侧。在早期,表现为足底、足跟部间歇性疼痛、紧缩、肿胀不适或麻木感,疼痛有时向小腿放射,有时沿足弓有抽搐,久站或行走后加重有夜间痛醒病史,多数患者在脱鞋后能缓解。随着病情的进展,疼痛常逐步加重,进一步可出现胫神经在足部的支配区感觉减退或消失。足跟部的皮肤感觉可以是正常的,这是因为跗内侧神经在距骨以上从胫神经分出或是由于卡压的部位在跗管下方。晚期可出现足趾皮肤发亮、汗毛脱落、少汗等自主神经功能紊乱征象,甚至有足内在肌萎缩表现。检查时两点间距离辨别力消失是早期诊断的重要依据;内踝后下方的 Tinel 征常为阳性;将足外翻外旋时可诱发疼痛。

(二) 体征

足底、足跟部间歇性疼痛、紧缩,将足外翻外旋时可诱发疼痛,检查时两点间距离辨别力消失是早期诊断的重要依据;内踝后下方的 Tinel 征常为阳性。

辅助检查

1. 肌电图(EMG)检查　可见足底内、外侧神经传导速度减慢、潜伏期延长。

2. X 线检查　可发现及了解踝关节及跟骨骨折愈合情况。

3. CT 检查　双侧对比有助于发现跗管内的囊肿及肿瘤等。

鉴别诊断

(一) 跖痛

这是一种症状诊断,多见于 30 岁左右的女性,以穿尖头高跟鞋者好发,最早的症状是前足掌部疼痛、灼痛或束紧感,严重者疼痛可累及足趾或小腿,一般在更换鞋子后缓解,检查时跖骨头外有压痛,可伴有胼胝,足趾可呈屈曲畸形。

(二) 糖尿病的足部表现

患者有糖尿病史。由于患者的小血管多受累,出现小血管硬化、变性,使累及的器官组织血供不足引起神经缺血缺氧,代谢退化。此外,由于糖尿病患者的白细胞抗感染能力减低,易引起感染。在足部表现为足趾缺血性疼痛,以小趾为多见,足部的振动觉、痛温觉消失,足内在肌萎缩,近趾间关节背侧(蚓状肌)跖趾关节跖趾屈(骨间肌)障碍,从而可形成爪状趾畸形,严重者可有小趾坏死感染。X 线片可见跖部血管钙化阴影,足部骨质溶解疏松。

(三) 足部类风湿性关节炎

为全身性病变的局部表现,女性患者多见,局部表现为足底部痛,行走时加重,跖趾关节最易受累。此后可侵及足的任何部位,可伴发腱鞘炎,关节周围沿腱鞘有肿胀疼痛。晚期可出现前足畸形,如尖足、足内翻、足外翻等,发作时红细胞沉降率增快,X 线片可见关节间隙狭窄、骨质疏松、关节破坏及脱位等。

(四) 足部痛风性关节炎

多见于男性初发时多在第 1 跖趾关节发病急骤,疼痛剧烈,压痛明显,局部皮肤有红肿,发作时疼痛可持续几天到几周,常反复发作,间歇期无任何症状,发作期血尿酸可增高,关节穿刺液中如找到尿酸钙结晶可明确诊断,慢性患者 X 线片可见关节面附近有虫蚀样阴影。

辨证施治

1. 西药治疗　对症状轻者,以及在发病早期可给予消炎镇痛药物休息、跖管内泼尼松龙封闭等治疗,应用支具保持足内翻位可使屈肌支持带松弛、跖管变大而缓解疼痛。

2. 中医药辨证治疗　由外伤、劳损所致,轻者步行久或久坐后内踝后方出现酸胀不适,休息后消失,重者足底灼疼、麻木或蚁行感,夜重日轻,舌红,苔薄,脉弦。

治法:活血祛瘀,消肿止痛。

方药:舒筋活血汤。

独活 15g　　羌活 15g　　防风 10g　　当归 12g

续断 12g　　青皮 5g　　牛膝 10g　　五加皮 10g

杜仲 12g　　红花 6g　　枳壳 10g

水煎服,日 1 剂,早晚饭后分服。

许老医案

一诊:2017 年 6 月 22 日。

病史:王某,女,45 岁,教师,因长期上课后出现右内踝后方出现酸胀不适,休息后消失,重者足底灼疼、麻木或蚁行感,夜重日轻,舌红,苔薄,脉弦。

查体:内踝后下方的 Tinel 征为阳性。EMG 检查见足底内、外侧神经传导速度减慢、潜伏期延长。

诊断:跖管综合征。辨证为气滞血瘀。

治法:活血化瘀。

处方:舒筋活血汤。

独活 15g　　羌活 15g　　防风 10g　　当归 12g

续断 12g　　青皮 5g　　牛膝 10g　　五加皮 10g

杜仲 12g　　红花 6g　　枳壳 10g

7 剂

水煎服,日 1 剂,早晚饭后分服。

二诊:2017 年 6 月 28 日。患者行走时右内踝部仍痛,但减轻了许多,脉弦,苔薄黄,上方去青皮、续断,加熟地 12g,白芍 10g,木瓜 12g。水煎服,每日 1 剂,连续服用 10 日。

按语

跖管综合征多因踝部扭伤、劳损、骨折畸形愈合,或发生腱鞘炎等,尤其是屈长肌腱受到反复牵拉,引起了腱鞘充血、水肿,鞘壁增厚,使跖管腔相对变窄,压迫跖管内胫后神经而产生跖管综合征。急性肿胀期应以卧床休息为主,以利炎症消退,不主张使用手法按摩、热敷等治疗。疼痛减轻后可以开始在床上活动关节,不要急于行走,更不能急于负重劳动。肿胀不明显后可下床活动行走,痊愈之后 1 个月内不要超负荷工作,站立、行走、活动时间不要太长。疼痛麻木较甚时可予跖管内封闭疗法,症状严重经治疗无效时,可考虑行屈肌支持带切断,胫后神经松解术。

（刘　　敏）

第四章

骨 病

第一节 骨 髓 炎

一、急性骨髓炎

概述

急性骨髓炎是由化脓性细菌经血行感染引起骨髓炎症所致,致病菌常为金黄色葡萄球菌,其原发病灶多为脓肿,各种致病因素使细菌侵入骨髓。急性骨髓炎多见于小儿,任何年龄以及身体任何骨骼均可发生,易发部位为股骨下端、胫骨上端,其次为股骨上端和桡骨下端。急性骨髓炎在中医学中属"附骨痈"范畴。根据感染途径分为血源性骨髓炎、创伤后骨髓炎和外来性骨髓炎。

病因病机

(一) 中医病因病机

急性化脓性骨髓炎的病因分内因与外因,内因包括内伤七情与饮食劳倦两方面,外因分六淫所伤及外来伤害两方面。七情过极,可影响内脏的功能发生紊乱,而致气血郁滞,瘀毒内生,发为"疽变",而五味不节,恣食膏粱厚味及辛辣刺激之品,亦可使脾胃升降失常,气机紊乱,湿热内蕴,火毒内生,灼伤筋骨。小儿肾精未充,筋骨未坚,气血不足,卫外不固,多活泼好动,易受外来伤害,加之大多饮食无节制,多嗜辛甘厚腻之品,故易发"痈疽"。

(二) 西医病因病理

西医认为急性骨髓炎是由化脓性细菌经血行感染引起,致病菌常为金黄色葡萄球菌,其原发病灶多为脓肿,各种致病因素使细菌侵入骨髓。骨髓炎的发生,细菌毒力大小是外在因素,全身状况或局部骨骼抵抗力是内在因素。长骨干骺端有很多终末小动脉,循环丰富,血流慢,细菌易于繁殖。有的细菌如葡萄球菌常聚集成团,在细小动脉内形成栓塞,使血管末端阻塞,导致局部组织坏死,利于细菌生长和感染的发生。临床上,扭伤和挫伤等所致局部组织损伤,常为骨髓炎发生的间接原因。感染开始后48h细菌毒素即可损害干骺端的毛细血管循环,在干骺端生成脓液,经过哈佛氏系统和伏克曼管进入骨膜下,使骨膜剥离,导致骨质破坏、坏死和由此诱发的修复反应(骨增生)同时并存。早期以破坏和坏死为主,皮质骨内层接受干骺端的血液供应,血供受损后,骨质坏死,肉芽组织将其与存活的骨分开,形成死骨片,骨膜反应生成新骨称为包壳(involucrum),包裹感染骨和坏死骨,以后包壳出现缺损形成骨瘘(cloaca)和窦道,引流脓液。后期以骨增生为主。骨内感染灶形成后,因周围为骨质,引流不畅,多有严重的毒血症表现。以后随着脓肿的扩大,感染沿局部阻力较小的方向向四周蔓延。

临床表现

(一) 症状

急剧发病及深部剧痛、高热、无力,体温急剧上升高达39~41℃,汗出而热不退,倦怠食欲不振,恶心呕吐,肢体搏动性疼痛加剧,不能活动,呈环状肿胀,皮肤微红微热。

(二) 体征

骨的干骺端压痛最为明显,附近肌肉痉挛,关节屈曲,拒绝被动活动及检查;患处脓成时可触及波动感,患处溃后可形成窦道。

辅助检查

(一) 实验室检查

1. 血常规、红细胞沉降率　白细胞计数增多,中性粒细胞计数升高,红细胞沉降率加快。

2. 局部分层穿刺　骨膜下穿刺直达骨髓腔,可抽出脓液,行细菌培养可获得致病菌。

3. 细菌培养 在寒战高热期抽血培养或初诊时每隔2h抽血培养一次,共3次。血培养为阳性。对所获致病菌进行药物敏感试验,选用有效抗生素。

（二）影像检查

1. X线检查 软组织肿胀、骨质破坏和骨质增生、死骨形成骨膜增生。

2. CT 骨内小的侵蚀破坏和骨周软组织肿胀或脓肿,难以发现薄层骨膜反应。

3. MRI 确定骨髓炎和软组织感染明显优于X线和CT,可早期发现骨髓炎性浸润及骨质破坏,病灶T1WI呈低或中等信号,T2WI呈高信号,死骨为低信号(图4-4-1)。

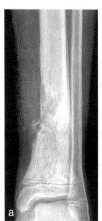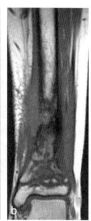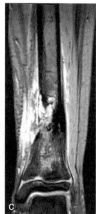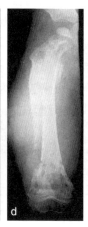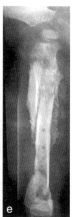

图4-4-1 急性骨髓炎 MRI 检查

鉴别诊断

（一）早期的蜂窝织炎

软组织炎症时全身中毒症状较轻,而局部红肿较明显,压痛较浅。早期急性骨髓炎压痛常发生于长骨干骺端处,以单指检查时患部四个平面均有深部压痛征,此即肢体圆柱形深部压痛征。软组织炎症时因病变居于骨骼一侧,故压痛只限于一个或两个平面,影像学检查可助鉴别。

（二）急性化脓性关节炎

急性化脓性关节炎肿胀、压痛在关节间隙而不在骨端,关节活动度几乎完全消失,有疑问时,行关节腔穿刺,抽液检查可以明确诊断。

（三）风湿性关节炎

风湿性关节炎全身情况,如发热,和局部症状,如关节肿痛,均较轻,常为多关节游走性,红细胞沉降率、抗链球菌溶血素 O 等血液检查常呈阳性,故可鉴别。

（四）恶性骨肿瘤

恶性骨肿瘤局部可出现肿胀,在疼痛部位触及肿块,伴明显压痛,以及发热、不适、体重下降等全身症状,病理组织学检查可确诊。

疾病分型或分期

1. 根据病程发展,急性化脓性骨髓炎可分为酿脓期、成脓期、溃脓期;急性发作期和炎症静止期,急性发作期较为严重,患者可能会出现全身高热不退,达到 39~41℃,皮肤溃烂等情况。

2. Cierny-Mader 分型　根据骨的解剖结构和患者的生理状态将骨髓炎分为 4 级。数字代表骨的解剖学分型,字母代表患者的生理状态。Stage-1 为髓内型,Stage-2 为皮质型(表浅型),Stage-3 为局限型,Stage-4 为弥散型。A 型,患者生理功能正常,免疫及血液循环系统正常;B 型,全身或局部生理功能异常;C 型,全身情况差,预后不良。

中医辨证分型

1. 火毒内蕴证　恶寒发热,全身不适,病变关节疼痛、压痛,不能完全伸直,活动受限,局部肿胀,灼热,舌苔薄黄,脉数。

2. 湿热酿脓证　寒战,高热,汗出热不退,病变关节红肿剧痛,灼热,拒按,关节畸形,不能活动,舌红,苔黄腻,脉数。

3. 正虚邪实证　发热,全身不适,局部红肿热痛,关节穿刺呈脓液,或溃后有大量厚稠脓液,疼痛减轻,舌红,苔黄,脉数。

4. 气虚血瘀证　热退身凉,神疲乏力,面色无华,关节挛缩肿痛,舌淡,苔薄,脉细涩。

辨证施治

（一）非手术治疗

1. 内治法

（1）中医药辨证治疗

1）热毒内蕴证

治法:清热解毒、通络止痛。

方药:四妙勇安汤合五味消毒饮加减。组成:金银花,蒲公英,当归,生甘草、白茅根、忍冬藤、紫花地丁、白花蛇舌草、茯苓。

2) 湿热酿脓证

治法:清热利湿透脓。

方药:五神汤合透脓散加减。组成:金银花、地丁、车前子(另包)、茯苓、草薢、山甲、角刺、生黄芪、当归。神昏谵语者加安宫牛黄丸;抽风者加紫雪丹;皮肤有出血点加水牛角、生地、丹皮。

3) 正虚邪实证

治法:补益气血、托里透脓。

方药:托里透脓散加减。组成:生黄芪、当归、山甲、角刺、青陈皮、公英、地丁。

4) 气虚血瘀证

治法:益气化瘀、通经活络。

方药:补阳还五汤加减。组成:黄芪、当归、赤芍、川芎、桃仁、红花、地龙;气血两虚者可加服十全大补汤。

(2) 西药

1) 联合应用足量抗生素:抗革兰氏阳性球菌抗生素 + 广谱抗生素,待血培养和药物敏感试验后,再进行调整。体温正常后再连续用药 2 周,以巩固疗效。

2) 支持疗法:高蛋白、高能量、高维生素饮食。维持水、电解质、酸碱平衡。若出现贫血,可输少量新鲜血。

2. 外治法

(1) 患肢固定:患肢保持处于功能位,减轻肿胀和疼痛、病理性骨折。

(2) 金黄散外敷:急性骨髓炎初期及成脓期热毒壅盛可用金黄散外敷清热解毒、消肿散瘀。方中既有清热解毒之大黄、黄柏,又有辛温散结之苍术、厚朴、天南星、白芷,而独重天花粉,功兼清热凉血、消肿散瘀。

(3) 中药引流:急性骨髓炎溃后可用九一丹或八二丹药线引流,外敷金黄膏,脓尽后用生肌散外敷。

(4) 中药熏洗:急性骨髓炎初期,局部红肿热痛,炎症浸润比较明显,热毒壅盛,可用金银花、蒲公英、野菊花、马齿苋、紫花地丁、青黛、贯众、大青叶、土茯苓、鱼腥草、大黄等具有清热解毒功效的药物进行熏洗,控制局部炎症。热毒较甚,兼有血瘀证时,还可配伍生地黄、赤芍、牡丹皮等凉血活血药物,加强疗效,促进局部炎症渗出物早日吸收而散瘀消肿。急性骨髓炎后期关节运动功能障碍或肌肉萎缩时,可使用威灵仙、独活、川乌、草乌、伸筋草、当归、红花、川芎、赤芍、乳香、没药等祛风除湿、舒筋活络、活血化瘀、行气止痛的药物熏洗，能改善患部血液及淋巴液循环，减轻局部组织的紧张压力，同时也能缓解皮肤、肌肉、肌腱及韧带的紧张或强直，早日恢复功能。

(二) 手术治疗

开窗减压联合闭合滴注引流术：即在干骺端压痛最明显处做纵形切口，切开骨膜，放出骨膜下脓肿内高压脓液。或在干骺端以 4mm 口径的钻头钻孔数个，如有脓液逸出，可将各钻孔连成一片，用骨刀去除一部分骨密质。在髓腔内放置两根硅胶管，近端管连接输液器，连续 24h 注入含有抗生素的生理盐水 3 000ml，远端接负压吸引器，引出血液、脓液等，连续冲洗 3 周；如体温恢复正常，引流液清亮，连续 3 次细菌培养阴性，考虑拔管。

许老医案

一诊：患者，方某，女，7 岁，左踝关节肿痛 5 日。

病史：患儿于 5 日前无明显诱因出现左踝关节肿痛，不能行走，在当地卫生院住院 4 日，双踝关节 X 线片示未见明显异常，注射某抗感染药（具体不详），无明显疗效，故来我院，现症见：左腓骨下端及左踝关节肿痛灼热拒按，不能行走，精神、食欲、睡眠尚可，胃和，口干，大便偏干，小便黄。既往无特殊病史。有头孢过敏史。

查体：神志清楚，生命体征平稳，心肺腹未及异常。左腓骨下端及左踝关节肿胀压痛，皮温升高。舌红，苔黄脉细滑。

辅助检查：

2015 年 12 月 1 日踝关节 X 线：未见骨、关节病变。12 月 5 日血常规：白细胞（WBC）16.54×10^9/L，红细胞（RBC）3.69×10^{12}/L，血红蛋白（Hb）110g/L，血小板（PLT）383×10^9/L。左踝关节 MRI 示：左侧腓骨下段干骺端骨感染病变，考虑骨髓炎可能，外踝、小腿下段外侧及足背软组织水肿。

初步诊断：附骨痈（湿热毒蕴）。

西医诊断：骨髓炎。

治法：清热解毒，通络止痛。内服汤药配合中药金黄膏外敷。

处方：四妙勇安汤、五味消毒饮加减。

金银花 60g	蒲公英 60g	当归 30g	生甘草 20g
白茅根 30g	忍冬藤 30g	紫花地丁 20g	白花蛇舌草 20g
茯苓 15g			

2 剂

水煎服,日 1 剂,早晚饭后分服。

二诊:患儿服中药两剂,疼痛稍减轻,无明显副作用,守上方,加大金银花、蒲公英用量加至 120g。

三诊:患儿局部肉腐化脓,不断有脓血从窦道流出,疼痛减轻,饮食及大小便正常。守方加生黄芪 30g,白芷 10g,天花粉 15g,陈皮 10g,10 剂,水煎服,九一丹药线引流。10 剂后肿痛消失,创口将近愈合。

按:急性骨髓炎属于中医"附骨痈"等范畴,多由素体火旺,复感热邪、毒邪所致,两阳相劫,结热毒壅,肉腐骨蚀,壅塞不通,血脉瘀滞,不通则痛,正邪相争,则恶寒发热。其治则,首当祛邪攻毒,邪去则正安,邪留则正衰。方用四妙勇安汤、五味消毒饮加减。补法当慎用,尤其不宜早用,以免闭门留寇。急性骨髓炎以青少年居多,阳气旺盛,火热内盛,可耐攻法。而体虚之人,即便感邪,也不易表现为急性骨髓炎,多以亚急性或慢性为主。其治法,以大剂清热解毒、消痈散结、补益气血、通络止痛为主。

按语

中医认为本病多由风寒湿热之邪外袭,化热搏结于骨节;或由于疔疮走黄,疽毒内陷;或病后余毒不清,湿热内盛,其毒深窜入里,留于筋骨;或由于外来直接伤害,局部骨骼损伤,复因感染邪毒,瘀热搏结,凝滞筋骨而成。

目前急性骨髓炎的治疗过程中抗生素大量使用,易出现毒副作用及耐药株,抗生素选用范围越来越窄,病情不易控制,易转化为慢性骨髓炎,导致迁延复发。急性骨髓炎如果不及时治疗或者治疗方式不恰当,可能会引起一些并发症。实行中西医联合用药,能加速感染的消除,减少抗生素的使用,促进伤口的愈合,是当前极有效的措施。手术治疗最好在抗生素治疗后 48~72h 仍不能控制局部症状时进行。延迟手术只能达到引流的目的,而不能阻止其向慢性阶段演变。因此,早期诊断,早期治疗,控制并防止炎症扩散是治疗成功的关键。

急性骨髓炎的治疗在于早期诊断,早期干预;从诊断准确率和软组织、骨髓异常检出率的比较发现,MRI 显著高于 CT 和 X 线。超声对早期诊断急性骨髓炎有重要的临床价值,可观察到深部软组织肿胀,骨膜不同程度增厚,4d 左右可显示骨膜抬高及骨膜下少量积液,10d 后可显示骨皮质粗糙不平,破坏中断,骨皮质破坏周围软组织内多可见丰富血流信号。因此越来越多的人认为超声检查可作为急性骨髓炎的首选检查方法。

预防

急性骨髓炎如果不及时治疗或者治疗方式不恰当,可能会引起一些并发症,第一是化脓性关节炎,由于骨髓炎好发于长骨干骺端,如果治疗不及时、不彻底,可能导致感染扩散至关节腔,造成化脓性关节炎。第二是病理性骨折,这是由于骨质破坏所造成。第三是肢体成长障碍,肢体生长长度受影响,导致患肢变短,有时因骨骺部分受累形成畸形生长,比如足内翻或者外翻等。第四是深静脉血栓,这可能与长期卧床有一定关系。第五是病理性骨折后延迟连接和不连接,以致关节活动受限等。第六是若在急性期未能及时有效地治疗或者细菌毒力强,可以并发败血症和脓毒血症,严重的可以危及患者生命。急性骨髓炎要早期诊断、规范治疗,才能将其影响降到最低。

预防急性骨髓炎要注意一般感染及外伤感染的治疗。疖、疔、疮、痈以及上呼吸道感染都是最常见的感染性疾病,且最易继发感染而致血源性骨髓炎的发生,因此预防疖、疮、痈及上呼吸道感染的发生,对预防骨髓炎的发生是十分重要的,其预防的主要措施是保持室内气流通,注意环境卫生和个人卫生,保持皮肤清洁。青春期应多食蔬菜水果,少用油剂润肤,以防止皮脂腺分泌物堆积或腺管阻塞。加强体育锻炼,增强身体素质,防止感冒发生。扁桃体炎反复发作者,应积极预防和治疗,必要时考虑手术摘除。预防外伤感染:外伤感染包括组织损伤后感染和骨骼损伤后感染,也是引起骨髓炎的常见原因,因此,在日常生活中也应注意积极预防。

二、慢性骨髓炎

概述

慢性骨髓炎是由化脓性细菌引起的骨膜、骨质和骨髓的慢性炎症,分血源性和创伤性两种,主要以骨组织的坏死、硬化、窦管和窦道的形成以及长期流脓等为特征,属于中医"附骨疽"的范畴。慢性骨髓炎是急性化脓性骨髓炎的延续,往往全身症状大多消失,只有在局部引流不畅时,才有全身症状表现,一般症状限于局部,往往顽固难治,甚至数年或十数年仍不能痊愈。

病因病机

(一) 中医病因病机

中医认为慢性骨髓炎的病因为湿邪、瘀血、脓腐侵袭营血,导致气滞血瘀、损筋败骨,而脓为气血所化生,久失脓血导致气血伤耗。中医将慢性骨髓炎的疾病发展归结为急性发作期,邪毒壅遏,经络阻塞,气血凝滞;病情发展期,邪毒化热,腐肌伤骨;慢性恢复期,邪毒久恋,正虚邪实。

(二) 西医病因病理

西医认为慢性骨髓炎是由急性骨髓炎治疗不当或不及时致病情发展而来。开放性骨折术后引起的骨髓炎以及金属物植入骨内如人工关节置换术等引起的骨内感染也很多见。其他如糖尿病、服用激素、免疫缺陷及营养不良等亦是慢性骨髓炎的重要诱因。慢性骨髓炎的发病与致病菌、抗生素以及机体抵抗力密切相关,其中致病菌的多样化是本病的显著特点。急性血源性骨髓炎未及时治疗或治疗不当所致的慢性骨髓炎,其病原菌以革兰氏阳性菌为主,且金黄色葡萄球菌最为常见,外伤感染导致慢性骨髓炎中革兰氏阴性菌为主要病原菌。

临床表现

(一) 症状

局部红肿,皮温升高,疼痛。未及时治疗,可出现皮肤窦道,伤口长期不愈,脓性渗液会不断流出,偶尔会有小块死骨排出。伤口有时会暂时愈合,但由于感染灶仍然存在,可再次急性发作,可伴有全身症状(如发热、寒战),局部红肿,此时切开引流,或自行穿破,或药物控制后,全身症状可逐渐消失,局部炎症也逐渐消退,伤口可慢慢愈合,但是这种情况会反复发作,尤其是在患者身体状况变差,或免疫力降低的情况下,复发概率很高。

(二) 体征

局部肿胀、压痛明显,肢体功能受限,病程长者可见肌肉萎缩;如发生病理骨折,可有肢体短缩或成角畸形;如发病接近关节,多有关节挛缩或僵硬。

辅助检查

(一) 实验室检查

1. 血常规、红细胞沉降率　白细胞计数增多,中性粒细胞计数升高,红细胞沉降率加快。

2. 局部分层穿刺 骨膜下穿刺直达骨髓腔,可抽出脓液,行细菌培养可获得致病菌。

3. 细菌培养 急性期血培养为阳性,对所获致病菌进行药物敏感试验,选用有效抗生素。

(二)影像检查

1. X 线检查 可见广泛骨质增生硬化(无或轻微骨质破坏),骨膜增生,皮质增厚,髓腔狭窄或闭塞,慢性骨脓肿形成。

2. CT 比 X 线更容易发现死骨和骨内脓肿(图 4-4-2)。

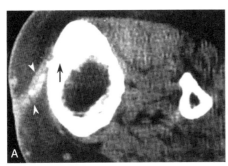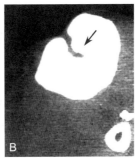

图 4-4-2 慢性骨髓炎影像学表现

3. MRI 可很好地显示炎症、脓肿、窦道或瘘管,有助于区分不典型骨髓炎与肿瘤。

4. 超声 骨皮质回声带凹凸不平,形成骨瘘时回声中断。

鉴别诊断

(一)结核性骨髓炎

结核性骨髓炎一般多侵入关节,并且病史比较缓慢,有结核病或者结核病的接触史,它的主要影像表现主要是以骨质破坏为主,少有新骨的形成。

(二)骨样骨瘤

骨样骨瘤主要是局限性的囊肿,但是特点主要为经常性的隐痛,并且疼痛以夜间为主,局部有明显的压痛,但是没有红肿的情况,并且很少有面色苍白、消瘦的全身症状,影像表现可以作为鉴别的依据。

(三)骨肉瘤

骨肉瘤主要是出现局部的肿胀疼痛,X 线表现可以偶见与骨髓炎相混淆的情况。骨肉瘤表现以骨质破坏为主,可伴有肿瘤骨的形成,但很少有窦道形成以及死骨形成。

疾病分型

Cierny-Mader 分型:根据骨的解剖结构和患者的生理状态将骨髓炎分为 4 级。数字代表骨的解剖学分型,字母代表患者的生理状态。Stage-1 为髓内型,Stage-2 为皮质型(表浅型),Stage-3 为局限型,Stage-4 为弥散型。A 型,患者生理功能正常,免疫及血液循环系统正常;B 型,全身或局部生理功能异常;C 型,全身情况差,预后不良。

中医辨证分型

1. 血虚寒凝证　患肢长期隐痛、酸痛,时轻时重,局部压痛、叩击痛,皮肤上有长期不愈或反复发作的窦道、脓水稀薄,创口肉色组织色淡,舌淡,苔薄白,脉细弱。

2. 气血两虚证　病变经年累月,局部窦道经久不愈,局部肌肉萎缩,形体消瘦,面色白,神疲乏力,食欲减退,舌淡,苔薄白,脉虚弱。

3. 肝肾不足证　皮肤上有凹陷性窦道,紧贴骨面,周围有色素沉着,可触及病骨表面凸凹不光,肢软无力,低热盗汗或自汗,舌红少苔,脉细数;或面色㿠白,膝酸肢软,畏寒怕冷,舌淡胖、苔薄,脉虚弱。

4. 热毒蕴结证　疮口愈合数月或数年后,或窦道脓液排出不畅,局部突发肿痛、红热,全身恶寒发热,脓出稠厚、量多,舌红,苔黄,脉数。

辨证施治

(一) 非手术治疗

1. 内治法

(1) 中医药辨证治疗

1) 血虚寒凝证

治法:温阳补血、散寒通滞。

方药:阳和汤加减。组成:熟地、肉桂、白芥子、姜炭、生甘草、麻黄、鹿角胶,诸药相伍,温阳散寒通滞。

2) 气血两虚证

治法:补益气血。

方药:十全大补汤或人参养荣汤加减。组成:党参、白术、茯苓、当归、白芍、熟地、黄芪、肉桂(冲服)、炙甘草,诸药相伍,气血双补。

3）肝肾不足证

治法：补益肝肾，通络。

方药：独活寄生汤加减。组成：独活、细辛、桂枝、桑寄生、牛膝、茯苓、防己、当归、川芎、白术、生甘草，诸药相伍，补益肝肾，通络。

4）热毒蕴结证

治法：清热解毒，托里透脓。

方药：五味消毒饮合托里透脓散加减。组成：金银花、连翘、野菊花、地丁、党参、白术、生黄芪、当归、山甲、角刺，诸药相伍，清热解毒，托里透脓。

(2) 西药

1）急性期联合应用足量抗生素：给予抗革兰氏阳性球菌抗生素 + 广谱抗生素，待血培养和药物敏感试验后，再进行调整。

2）支持疗法：高蛋白、高能量、高维生素饮食。根据患者营养情况补充蛋白、糖类、脂肪乳、维持水、电解质、酸碱平衡。若出现贫血，可输少量新鲜血。

2. 外治法

(1) 患肢固定：患肢保持处于功能位，减轻肿胀、疼痛和病理性骨折。

(2) 金黄散外敷：急性骨髓炎初期及成脓期热毒壅盛可用金黄散外敷清热解毒、消肿散瘀。方中既有清热解毒之大黄、黄柏，又有辛温散结之苍术、厚朴、天南星、白芷，而独重天花粉，功兼清热凉血、消肿散瘀。

(3) 中药外敷：慢性骨髓炎溃后可用九一丹或八二丹药线引流，外敷金黄膏，脓尽后用生肌散外敷。

(4) 中药熏洗：慢性骨髓炎急性期局部红肿热痛，炎症浸润比较明显，热毒壅盛，可用金银花、蒲公英、野菊花、马齿苋、紫花地丁、青黛、贯众、大青叶、土茯苓、鱼腥草、大黄等具有清热解毒功效的药物进行熏洗，控制局部炎症。后期关节运动功能障碍或肌肉萎缩时，可使用威灵仙、独活、川乌、草乌、伸筋草、当归、红花、川芎、赤芍、乳香、没药等祛风除湿、舒筋活络、活血化瘀、行气止痛的药物熏洗，能改善患部血液及淋巴液循环，减轻局部组织的紧张压力，同时也能缓解皮肤、肌肉、肌腱及韧带的紧张或强直，早日恢复功能。

(二) 手术治疗

1. 彻底清创联合局部抗生素使用　治疗上可能需要进行多次手术，给患者造成很大的经济和心理负担，临床治疗过程中我们的原则是"宁多勿少"，只要是可疑的组织，我们都应毫不犹豫地清除，直至有骨质新鲜出血为止。局部抗生素使用可采取滴注引流的方式，滴注引流可以在局部形成一个相对较高的药效浓度,并且可以维持较长的时间。滴注引流局部药效浓度大,但是进入血液的浓度很低,所以很难造成全身因药物浓度过高所产生的不良反应。滴注引流定点给药可以非常准确地将抗生素投送到感染部位,持续的滴注可以持续地冲洗伤口,致病菌可以持续地被冲走,达到降低致病菌浓度的目的。局部使用抗生素的另一种方法是局部使用抗生素骨水泥或者抗生素人工骨。它有上述滴注治疗的很多优点,比如局部可以快速达到很高的药效浓度,持续时间长,不良反应小,其不一样的地方在于其可以起到支撑作用。

2. 修复骨缺损

(1) 同种异体骨治疗骨缺损:使用同种异体骨治疗慢性骨髓炎造成的骨缺损,同种异体骨在早期治疗因慢性骨髓炎形成的骨缺损有良好的疗效。但同种异体骨自身毕竟是一种异物,植入后,会存在不同程度的排异反应,产生一定的不良反应。

(2) 自体骨移植治疗骨缺损:对于因感染造成的较小的骨缺损可以应用自体骨移植的方法来治疗,通常把自体髂骨作为材料获得骨髓,因为骨髓中存在大量的骨髓多能干细胞和未分化的间叶细胞,它们成骨能力很强,当自体骨被植入骨缺损处后既能起到骨诱导又能起到骨传导的作用,而且不存在排异反应。

(3) 骨搬移技术:骨缺损比较大的慢性骨髓炎患者,因为长时间的治疗造成长段的骨坏死,这些坏死的长骨需要截除,这就很容易造成肢体短缩,因此部分专家学者采用骨搬移的方法来治疗慢性骨髓炎造成的长段骨坏死。

(4) 软组织填塞与覆盖:肌瓣或带血管蒂的转位肌瓣填塞死腔不仅可以改善骨血运,还可以很好地消灭创面。对于肌瓣的选择,近年来成为外科修复的研究热点。

许老医案

一诊:患者,李某,男,42岁,左大腿疼痛肿胀,活动受限半年余,加重1个月。

病史:于2017年3月8日感左大腿疼痛肿胀,活动受限。反复发作,口服消炎药后好转,近1个月来加重。

影像学检查示:股骨增强扫描左侧股骨干髓腔内间大片状长T1长T2信号,增强扫描髓腔明显强化,上下范围约9cm。左股骨干髓腔异常信号,结合病史符合骨髓炎表现。症见左大腿疼痛肿胀,活动受限,舌紫黯、苔厚腻,脉弦涩,小便短黄,大便黏腻,余可。中医辨证属痰瘀互结证,治以祛湿化痰,补气活血。方用二陈汤合四妙散加减:

陈皮 15g	半夏 15g	茯苓 9g	甘草 6g
苍术 6g	黄柏 12g	牛膝 30g	薏苡仁 12g
丹参 20g	银花 9g	乳香 6g	没药 6g
花粉 12g	草豆蔻 12g	黄芪 20g	泽泻 15g
杜仲 20g	党参 15g		

5 剂

水煎服,日 1 剂,早晚饭后分服。

二诊:患者疼痛减轻,肿胀较前减轻,活动度增加,继服上方 3 剂。

三诊:患者疼痛明显减轻,肿胀消除,活动度继续增加,原方水煎服 7 剂。随访 1 个月,疼痛消失,活动受限基本消除,主要症状消失。

按:慢性骨髓炎属于中医学"附骨疽"范畴,《备急千金要方》载:"以其无破,附骨成脓,故名附骨疽。"多因病后余毒未清,兼之湿热内感,毒邪串犯筋骨,以致气血壅滞,经络阻隔。故本病的形成一般认为系湿热、血瘀、脓腐侵袭营血,导致气滞血瘀。损筋败骨是其外因,脓为气血所化生,久失脓血,气血伤耗则是其内因。本病确系气血亏损,即"虚"是其本,而湿邪、瘀毒侵袭营血,致气滞血瘀,最后发生局部肿、疼痛、骨胀、溃烂、损筋、败骨等病变。本案治疗根据患者临床症状为湿痰瘀血相搏而成,使用二陈汤合四妙散加党参、黄芪补气活血,以祛湿化痰。故人之气血生平壮实,而不受病。

按语

慢性骨髓炎属于中医学"附骨疽"范畴,《黄帝内经》中已有"骨蚀"的描述,《灵枢·刺节真邪》载:"虚邪之入于身也深,寒与热相搏,久留而内着,寒胜其热,则骨疼肉枯,热胜其寒,则烂肉腐肌为脓,内伤骨,内伤骨为骨蚀。"机体元气损伤、风寒等湿邪入体,进而致使局部经络受损、血凝气滞,造成机体运行受阻,肉腐热盛而发病,久病则气血亏虚,疮口经久不愈。

目前慢性骨髓炎的治疗过程中,抗生素长期使用易出现耐药菌,软组织血运较差,全身循环系统形成的药效浓度在病变组织内很难达到,所以通过全身使用抗生素来治疗慢性骨髓炎就显得非常吃力,其治疗效果也会较差。进入 21 世纪,介入学走上了发展的快车道,随着影像学资料的进一步完善,一部分专家提出了通过介入的方法治疗慢性骨髓炎,即选择病变组织近端的主要供血血管,通过精确定位到达病变部位,然后释放抗生素,精确靶向治疗,可以作为一种辅助的治疗手段。介孔生物活性玻璃(mesoporous bioglass,MBG)具有高度有序的孔结构、均一的孔径分布、高的孔隙率和大的比表面积,可用于药物输送,其在体外与体内两方面都呈现出更高的成骨活性,有望成为慢性骨髓炎治疗新一代的抗生素输送和骨修复材料。机制研究、组方最优化选择将成为中西医结合治疗慢性骨髓炎研究的发展方向。

预防

慢性骨髓炎常见并发症有贫血、低蛋白血症、全身性淀粉样变、皮肤鳞状上皮细胞癌、病理性骨折、肢体畸形坏死等,急性发作时可危及生命。在治疗慢性骨髓炎时要监控患者各项生化指标,及时给予营养支持,尽早控制感染,注意保护患肢,清除坏死组织,尽力保留患肢功能。

三、硬化性骨髓炎

概述

硬化性骨髓炎因首先由瑞士医生 Garré 所描述,故又名 Garré 骨髓炎。以病程缓慢,临床症状轻微,病变处骨质以形成弥漫性硬化为主,不形成脓肿及窦道为主要表现的骨组织低毒性感染性疾病。属于中医"附骨疽"范畴。

病因病机

(一)中医病因病机

中医学认为,本病的病因病机离不开身体虚弱、感受病邪。或因外感风寒湿毒,或因病后余邪未清,或因七情不和,筋骨损伤,邪毒与气血凝滞,搏结于骨,营卫不通,筋骨失养。因病邪毒性比较低,一般不易腐骨化脓。凝结日久,亦有化火者,故后期可有轻度骨质破坏,甚至穿溃皮肉。

(二)西医病因病理

具体病因不明,不易找到致病菌,一般认为是骨组织低毒性感染,有强烈的成骨反应,亦有认为系骨组织内有多个小脓肿。有时可能与损伤有关。损伤产生骨膜下血肿,形成钙化,本病多发生在青壮年,男多于女,体质多健壮,如运动员。长管骨均可发病,但下肢以胫骨为最多见。

临床表现

（一）症状

全身症状轻微，常因局部胀痛不适而就诊，往往反复发作。

（二）体征

局部压痛明显，患肢活动受限，可见皮肤温度升高，很少有红肿，更罕见有穿破皮肤者。

辅助检查

（一）实验室检查

血常规、红细胞沉降率：急性期白细胞计数增多，中性粒细胞计数升高，红细胞沉降率加快。

（二）影像检查

1. X线检查　　可见骨干局部呈梭形变粗，骨密度增高。因X线片表现为大片浓白阴影，所以难以看出狭窄的骨髓腔与小透亮区，或呈现不规则的骨密度减低区（图4-4-3）。

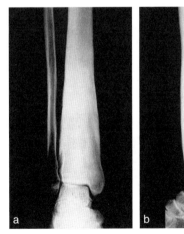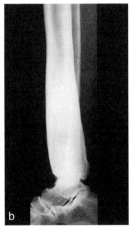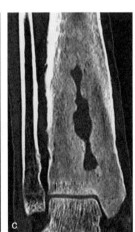

图4-4-3　硬化性骨髓炎影像学表现

2. CT　　分层摄片与CT检查可以探查出普通X线片难以辨出的小透亮区。

3. MRI　　可很好显示炎症、脓肿、有助于区分不典型骨髓炎与肿瘤。

鉴别诊断

(一) 慢性化脓性骨髓炎

主要以骨组织的坏死、硬化、窦管和窦道的形成以及长期流脓等为特征,硬化性骨髓炎以病程缓慢,临床症状轻微,病变处骨质以形成弥漫性硬化为主,故可鉴别。

(二) 结核性骨髓炎

结核性骨髓炎一般多侵入关节,并且病史比较缓慢,有结核病或者结核病的接触史,它的主要影像表现是以骨质破坏为主,少有新骨的形成。

(三) 尤文肉瘤

尤文肉瘤主要是出现局部的肿胀疼痛,X线表现可有与硬化性骨髓炎相混淆的情况。尤文肉瘤主要是局部的肿胀,疼痛以及骨质的破坏,患者往往伴有全身症状,如体温升高达 38~40℃,周身不适,乏力,食欲下降及贫血等。根据影像检查及病理检查可以鉴别。

疾病分型

Cierny-Mader 分型:根据骨的解剖结构和患者的生理状态将骨髓炎分为4级。数字代表骨的解剖学分型,字母代表患者的生理状态。Stage-1 为髓内型,Stage-2 为皮质型(表浅型),Stage-3 为局限型,Stage-4 为弥散型。A 型,患者生理功能正常,免疫及血液循环系统正常;B 型,全身或局部生理功能异常;C 型,全身情况差,预后不良。

中医辨证分型

1. 气滞血瘀证　骨质增厚硬化,局部疼痛、压痛,不红不热,舌淡红,苔薄,脉弦。

辨析:外感六淫之毒,或病后余毒未清,邪毒侵入导致气血凝滞,不通则痛,故可见局部疼痛,压痛;气血凝滞、经络阻塞则肿,故可见骨质硬化增厚,肿块固定,不红不热。舌淡红,苔薄,脉弦乃气滞血瘀之象。

2. 正虚邪实证　病程长,骨质硬化区有小而不规则的骨质破坏,局部疼痛、压痛,并有轻微的红热之症。

辨析:正气虚弱不足以抗御外邪,病程长久不愈,并出现骨质破坏;局部红热疼痛乃是毒邪化热之象。西医诊断依据患肢逐渐增粗,间歇性胀痛,夜间或活动时加重。

辨证施治

（一）非手术治疗

1. 内治法

（1）中医药辨证治疗

1）阳虚寒凝证

治法：温阳补血、散寒通滞。

方药：阳和汤加减。组成：熟地，肉桂，白芥子，姜炭，生甘草，麻黄，鹿角胶，诸药相伍，温阳散寒。

2）肾虚血瘀证

治法：补肾健脾，活血通络。

方药：调元肾气汤。组成：党参，熟地，山药，丹皮，山萸肉，泽泻，麦冬，茯苓，龙骨，砂仁，黄柏，地骨皮，鸡血藤，刘寄奴，制乳没，三七粉。

3）气虚血瘀证

治法：益气化瘀，通经活络。

方药：补阳还五汤加减。组成：黄芪，当归，赤芍，川芎，桃仁，红花，地龙。气血两虚者可加服十全大补汤。

（2）西药

1）急性期应用抗生素：使用抗生素可缓解急性发作时的疼痛。

2）支持疗法：高蛋白，高能量，高维生素饮食。根据患者营养情况补充蛋白、糖类、脂肪乳、维持水、电解质、酸碱平衡。若出现贫血，可输少量新鲜血。

2. 外治法

（1）艾灸：取命门、阿是穴，以艾炷直接灸 10 壮。艾炷灸命门的目的在于振奋元阳以消阴翳，灸阿是穴使火热直达病所以攻阴邪。

（2）中药熏洗：硬化性骨髓炎关节运动功能障碍或肌肉萎缩时，可使用威灵仙、独活、川乌、草乌、伸筋草、当归、红花、川芎、赤芍、乳香、没药等祛风除湿、舒筋活络、活血化瘀、行气止痛的药物熏洗，能改善患部血液及淋巴液循环，减轻局部组织的紧张压力，同时也能缓解皮肤、肌肉、肌腱及韧带的紧张或强直，早日恢复功能。

（二）手术治疗

1. 清除病灶　凿开增厚的骨密质，找到小脓腔，将其中的炎性肉芽组织及脓液清除后疼痛可立即缓解。

2. 开窗引流　找不到脓腔时可在骨密质上开一个窗,一期缝合皮肤,使骨髓腔内有张力的渗液引流至软组织内,如此疼痛亦可解除。

3. 骨水泥珠链　因手术时找不到小脓腔,或多个小脓腔在手术时难以被一一发现者手术后效果不佳。因此,可以先在骨密质上开一个窗,再从干骺端开孔行髓腔扩大、清创及冲洗术,清除全部的脓腔。脓腔内置庆大霉素-骨水泥珠链,2周内逐渐取出,可望使伤口一期愈合,解除疼痛。

许老医案

一诊:患者,孙某,女,24 岁,左小腿疼痛肿胀,活动受限 4 个月余,加重半个月。

病史:于 2018 年 8 月 8 日,无明显诱因左小腿疼痛,于当地医院诊治,以消炎止痛药口服后好转,劳累、受凉后,时有疼痛不适。半月前再次出现左小腿疼痛,活动不利,故来我院。症见左小腿胀痛,活动受限。畏寒肢冷,舌淡,苔白腻,脉细。影像学检查示:可见左胫骨骨干局部呈梭形变粗,骨密度增高。

诊断:硬化性骨髓炎。辨证属阳虚寒凝证。

治法:温阳散寒,补气活血。

处方:阳和汤加减。

熟地黄 30g	肉桂(去皮,研粉)3g	麻黄 2g	鹿角胶 9g
白芥子 6g	姜炭 2g	生甘草 3g	

5 剂

水煎服,日 1 剂,早晚饭后分服。

二诊:患者疼痛减轻,肿胀较前减轻,活动功能改善,继服上方 5 剂。

三诊:患者疼痛明显减轻,肿胀消除,患肢活动改善,原方水煎服 7 剂。随访 1 个月,疼痛消失,活动受限基本消除,主要症状消失。

按:许老认为本案的发生多由于素体虚弱,肾精亏虚,髓海空虚,髓不能养骨,髓弱则病邪易入。阴寒之邪侵袭,正不胜邪,阴寒之邪不能外散反而深窜于筋骨血脉之中,致血虚寒凝痰阻而成,为阳虚寒凝之证,治疗以阳和汤温阳散寒、补肾健脾,温经通络,补气活血化瘀,软坚散结的方法。

按语

中医学认为硬化性骨髓炎属于"附骨疽"范畴,本病的发生与肾脏有着密切的关系。肾主骨,骨藏精,精生髓,髓养骨,肾强则骨坚,骨坚者邪不可侵。若脾虚失运,气血生化无源,血虚不能化精,气虚不能运血,气血瘀阻于髓海,筋骨失于濡养,乃发为硬化性骨髓炎。此外阴寒之邪侵袭,正不胜邪,阴寒之邪不能外散反而深窜于筋骨血脉之中,血虚寒凝痰阻亦可导致硬化性骨髓炎的发病。故硬化性骨髓炎治疗的重点在于补肾活血、温阳散寒。

目前硬化性骨髓炎的病因仍未明确,为硬化性骨髓炎的治疗带来一定的阻碍。多数人认为硬化性骨髓炎是一种由低毒性感染引起以骨质硬化为主要特征的慢性骨髓炎。患者因病变部位酸胀疼痛而就诊,多是骨质增生引起骨内张力增高所致。但硬化性骨髓炎临床症状不明显,而且比较罕见,很容易与其他疾病相混淆,临床上常常容易出现误诊。中西医结合治疗硬化性骨髓炎具有一定的优势。

预防

硬化性骨髓炎常见并发症有病理性骨折、肌肉萎缩、关节僵硬、肢体功能障碍等。在治疗慢性骨髓炎时要监控患者各项生化指标,及时给予营养支持,尽早控制感染,注意保护患肢,清除坏死组织,合理进行功能锻炼,尽力保留患肢功能。

(陈 冈)

第二节 骨性关节炎

一、膝关节骨性关节炎

概述

膝关节是骨性关节炎的好发部位之一,可分为原发性和继发性两类。继发性膝关节骨性关节炎是一种退行性病理改变为基础的疾患,多见于中老年人群,其症状多表现为膝盖红肿痛、上下楼梯痛、坐起立行时膝部疼痛不适等。也会有患者表现肿胀、弹响、积液等,如不及时治疗,则会引起关节畸形,残废。在膝关节部位还常患有膝关节滑膜炎、韧带损伤、半月板损伤、膝关节游离体、腘窝囊肿、髌骨软化、鹅足滑囊炎、膝内(外)翻等关节疾病。

病因病机

(一) 中医病因病机

肝藏血,血养筋,故肝之合筋也。肾主藏精气,骨髓生于精气,故肾之合骨也。诸筋者,皆属于节,筋能约束骨节。由于中年以后肝肾亏损,肝虚则血不养筋,筋不能维持骨节之张弛,关节失滑利,肾虚而髓减,致使筋骨均失所养。

过度劳累,日积月累,筋骨受损,营卫失调,气血受阻,经脉凝滞,筋骨失养,致生本病。

(二) 西医病因病理

原发性患者多与遗传有关,好发于 50 岁以上的中老年女性。

继发性患者常继发于创伤(半月板损伤、波及膝关节的骨折、脱位)、畸形(膝内、外翻)、疾病(炎性关节疾病、内分泌紊乱、缺血性坏死)等因素。膝关节关节软骨由于年龄增长、创伤、畸形等,软骨磨损,软骨下骨显露,呈象牙样骨,在关节缘形成厚的软骨圈,通过软骨内化骨,形成骨赘;关节囊产生纤维变性和增厚,限制关节的活动,关节周围的肌肉因疼痛而产生保护性痉挛,使关节活动进一步受到限制,加快了退行性变进程,关节发生纤维性强直。

临床表现

(一) 症状

原发性患者常无明确病史,继发性患者往往有膝部骨折、脱位病史,或有膝内、外翻病史。

1. 典型症状　膝关节红肿、上下楼痛、弹响、积液等。

2. 常见症状　多数膝关节骨关节炎患者初期症状较轻,若不接受治疗病情会逐渐加重。主要症状有膝部酸痛、膝关节肿胀、膝关节弹响等症状。膝关节僵硬、发冷也是膝关节炎的症状之一,以僵硬为主、劳累、受凉或轻微外伤而加剧。严重者会发生活动受限。

(二) 体征

跛行步态,站立时常可见膝内翻畸形,坐位站起及上下楼时动作困难,可见股四头肌萎缩,而膝关节粗大。偶尔可触及滑膜肿胀及浮髌阳性。髌深面及膝关节周围压痛并可触知摩擦音。关节活动轻度或中度受限,常呈过伸过屈不能,但纤维性或骨性强直者少见。严重病例可见明显膝内翻或外翻畸形,侧方活动检查可见关节韧带松弛体征。单足站立时可观察到膝关节向外或向内侧弯曲现象。

辅助检查

(一)实验室检查

血、尿常规均正常,红细胞沉降率正常,抗"O"及类风湿因子阴性,关节液非炎性。

(二)影像学检查

1. X线检查　早期X线平片常为阴性,侧位片偶尔可见髌骨上下缘有小骨刺。以后可见关节间隙狭窄,软骨下骨板致密,关节边缘及髁间嵴骨刺,软骨下骨有时可见小的囊性改变,多为圆形,囊壁骨致密。

2. MRI　主要可检查骨折附近的软组织及韧带的损伤,半月板及交叉韧带的损伤等。

鉴别诊断

(一)骨关节结核

早期出现低热、盗汗等阴虚内热症状,患部可见脓肿,X线检查可显示骨关节破坏。

(二)风湿性关节炎

典型表现为游走性的多关节炎,常呈对称性,关节局部可出现红肿热痛,但不化脓,炎症消退,关节功能恢复,不遗留关节强直畸形,皮肤可有环形红斑和皮下结节。风湿性心脏病是最严重的并发症。

(三)类风湿性关节炎

常为多关节发病,而且累及手足小关节,逐渐出现关节僵硬、肿胀、畸形。血清类风湿因子阳性。

疾病分期

膝骨性关节炎的中心病理变化是关节软骨的退变,关节软骨破坏程度与病变程度是平行的。据此将本病分成5度:

1度:关节间隙变窄。

2度:关节间隙消失。

3度:关节端轻度骨磨损。

4度:关节端中度骨磨损,伴关节吻合失衡。

5 度:关节端严重骨磨损,伴关节半脱位。

中医辨证分型

1. 肝肾亏损　本病中属肾阳虚者,面色无华,精神疲倦,气短少力,腰膝酸软,手足不温,小便频多,舌淡,苔薄,脉沉细而弱。肝肾阴虚者,心烦失眠,口燥咽干,面色泛红,五心烦热,耳鸣耳聋,小便短赤,舌红,苔少,脉细弱而数。

2. 慢性劳损　早期可出现气血虚弱之证,精神萎靡,神情倦怠,面色苍白,少气懒言。后期可出现肝肾不足之证。

治疗方法

治疗目的:减轻或消除疼痛、矫正畸形、改善或恢复关节功能、改善生活质量。初次就诊症状不重,首选非药物治疗。非药物治疗强调:患者教育、物理治疗、活动辅助方法、改变负重力线。

(一) 非手术治疗

急性期应注意休息,减少负重和活动;急性期缓解后,应适当进行功能锻炼,但应避免过度活动和负重,以减少因此而造成的关节损伤。

内治法

(1) 中医药辨证治疗

1) 早期:风寒湿阻,气滞血瘀。

证候:病变为初期。病变部位疼痛剧烈,痛有定处,遇风寒湿邪疼痛加重、得温则减。或有外伤史。舌淡,苔白腻,脉沉迟。

治法:祛风除湿,通络止痛。

主方:防风汤加减。

用法:每日 1 剂,水煎分两次服(温服)。

另外,早期气血虚弱,治以补气补血,方选八珍汤、十全大补汤。

2) 中期:肝肾亏虚、骨节劳损。

证候:周身或局部骨节疼痛,尤以腰膝多见,不耐劳作,劳累后尤著。腰膝酸软,活动无力,时打软腿。形体瘦弱,面色欠华,头昏目黯,或伴耳鸣,舌淡,苔薄白,脉弦细无力或虚弱。

治法:活血通络,理气止痛。

主方:和营止痛汤加减。

用法:每日 1 剂,水煎分两次服(温服)。

加减:血瘀较重者加䗪虫、丹参;苔薄黄、脉数而欲化热者加丹皮、大黄。

3)晚期:出现肝肾不足者,可用左归丸以滋补肝肾;若肾阳虚者,方用肾气丸以温补肾阳;若肾阴虚者,方用六味地黄丸以滋补肾阴。

(2)西药:口服抗炎镇痛药物以缓解疼痛。常用软骨保护剂玻璃酸钠、氨基葡萄糖、硫酸软骨素等。

(二)外治法

1. 有局限性压痛者,可局部注射 0.5%~1% 普鲁卡因 2~5ml,加醋酸氢化泼尼松 12.5mg,每周 1 次,3 次为 1 个疗程。物理疗法如各种热疗、电疗、推拿等。

2. 中药外用 可用海桐皮汤或桃红四物汤加伸筋草、透骨草煎汤,用毛巾湿热敷,或熏洗局部;也常用外敷散瘀膏于关节肿痛处;中医手法治疗等。

(三)手术治疗

如患者有持续性疼痛,进行性畸形,可考虑手术疗法。

1. 当关节内有明显的游离体或赘生物而影响关节活动者可做关节镜清理术,术后应早期进行功能锻炼。

2. 对严重的膝关节骨性关节炎老年患者,可根据病情、职业、年龄,选择关节成形术、截骨术、人工关节表面置换术等。

许老医案

一诊:患者,罗某,73 岁,女。双膝痛 1 年。

病史:患者自诉去年 4 月练功下蹲致左膝关节痛,肿胀,上下楼梯困难,逐渐加重,虽以制动及外敷药治疗疗效不显,且加重。现感畏寒,二便平,夜尿 2~3 次,口淡无味,纳呆神疲。苔薄黄,中心较厚。脉滑。左膝关节肿胀,伸关节 160°。屈关节 90°。浮髌实验(+)。X 线片示:双膝退行性改变,左膝内翻畸形。

诊断:左膝痹证(寒湿型)。

辨证:患者因年过花甲,气血所瘀,脾肾阳虚,寒湿外侵不畅,再加脾肾阳虚,津液气化不利,化为痰饮痹阻关节而发病。病因为湿瘀互阻兼脾虚,病位在左膝部,病机为寒凝痰滞,痹阻经络,病性为虚实夹杂。

治法:温补营血,散瘀化痰。

处方:阳和汤加减。

熟地 15g	鹿角胶 10g	炮姜 6g	白芥子 15g
肉桂 10g	麻黄 10g	秦艽 12g	灵仙 12g

木瓜 12g　　知母 10g　　甘草 3g

7 剂

水煎服,日 1 剂,早晚饭后分服。

二诊:左膝痛大减,肿胀近消失,刚开始行走时疼痛,走后痛消,大便稀,日 4~5 次,便前腹部不舒,便后消失。舌薄白,脉滑,左膝关节肿胀明显消失。方加陈皮 10g,大枣 5 枚,生姜 3 片。7 剂,水煎服,日 1 剂,早晚饭后分服。

三诊:左膝痛近消失,肿胀消失,膝部不发紧,大便正常,纳可,舌淡,苔薄白,脉缓。守上方继服。7 剂,水煎服,日 1 剂,早晚饭后分服。

四诊:患者左膝痛,肿胀基本消失,现仅久行和上下梯时有不适感,纳可,二便平。舌淡,苔薄白,脉缓和。方去木瓜,陈皮,大枣,生姜。加肿节风 15g,虎杖 15g。7 剂,水煎服,日 1 剂,早晚饭后分服。

五诊:左膝关节已不痛,但患者需求再服中药以巩固疗效。舌淡,苔薄白,脉缓和。守上方加蛇舌草 15g。7 剂,水煎服,日 1 剂,早晚饭后分服。

按:骨性关节炎系关节退变性疾患,多有本虚标实之象,究其原因多为寒痰凝滞,脾肾阳虚,故而处方用药物合其病机,阳和汤是也,该方具有温补脾肾,营血不足,又具消散阴凉寒痰之效,用之必效。方用熟地培补肝肾,温补营血,鹿角胶填精补髓,强筋壮骨;借炮姜、肉桂散寒解凝,温通经络;麻黄开腠理以达表,白芥子祛皮内膜外之痰,甘草解表调和诸药。组方集培补肝肾,强筋壮骨,温补营血与温散寒痰瘀血为一体,使寒消痰化,关节通利,正所谓一通则百通,通则不痛矣。

按语

本病属于中医"痹证""骨痹"范畴。许老认为患者多伴有:怕冷,有全身怕冷,但以腹怕冷为特点,腹泻,面色㿠白,精神倦怠,腰膝酸软,记忆力下降。腹部胀满,入暮较甚,脘闷纳呆,神疲畏寒,肢冷浮肿,小便短少,面色萎黄或白,舌质淡,体胖嫩有齿痕,脉沉细或弦大、重按无力等阳虚症状。而阳虚寒邪内郁,"瘀""痰""湿"内生,着于关节而致病。加味阳和汤治疗膝骨性关节炎系古方新用,加木瓜、肿节风清利水湿,并可防阳和汤过热伤阴之过。古方应用得当,灵活,可获得扎扎实实成效。加用玻璃酸钠关节内注射,可提高疗效。

阳和汤出自清代外科名医王洪绪所著《外科证治全生集》一书,由熟地、白芥子、鹿角胶、肉桂、炮姜、麻黄、生甘草七味药组成,具温阳补血、散寒通滞之功,为治疗外科一切阴疽证的著名方剂。许老从"虚""瘀""痰"入手,分清标实,加以变化,用于治疗膝骨性关节,自成一体,组方加味阳和汤。偏气滞血瘀者,加用川芎、当归、红花;偏风寒湿者,加用杜仲、羌活、独活;偏痰湿者,加用浙贝母、薏苡仁。现代药理研究表明:鹿角胶含有多种氨基酸、有很强的滋补强壮作用,可增强机体免疫功能。而熟地则能通过调节肾脏 β 肾上腺素受体而改善肾功能。诸药合用,可有效增强机体抗病能力,抗炎,从而保护软骨细胞,防止及延缓其损伤,抑制滑膜炎症及增生。

预防

因韧带等软组织变性、退化,关节边缘形成骨刺,滑膜肥厚等变化,而出现骨破坏,引起继发性骨质增生,导致关节变形,当受到异常载荷时,引起关节疼痛,活动受限等症状。

预防膝骨性关节炎要增强体质,延缓衰老。防止过度劳累,避免超强度劳动和运动造成损伤。通常尽量减少上下台阶,以避免过度的膝盖疲劳,减少关节磨损。适当进行体育锻炼,增强体能,改善关节的稳定性。对患病的关节应妥善保护,防止再度损伤,严重时应注意休息,或遵医嘱,用石膏固定,防止畸形。热敷和手法按摩可促进气血运行,缓解症状。另外,减轻体重、注意避免冷湿也对预防膝骨性关节炎有帮助。

二、髋关节骨性关节炎

概述

髋关节骨性关节炎是髋关节软骨的炎症和磨损,这种情况随着人们年龄的增长更容易发展。当关节中的损伤或炎症导致软的,减震的软骨线条和缓冲关节表面破裂时,就会导致骨关节炎。当软骨受损时,关节会变得疼痛和肿胀。随着时间的推移,这种情况会导致僵硬,肌肉无力和疼痛加剧,导致功能受限。

病因病机

(一) 中医病因病机

肝藏血,血养筋,故肝之合筋也。肾主藏精气,骨髓生于精气,故肾之合骨也。诸筋者,皆属于节,筋能约束骨节。由于中年以后肝肾亏损,肝虚则血不养筋,筋不能维持骨节之张弛,关节失滑利,肾虚而髓减,致使筋骨均失所养。

过度劳累,日积月累,筋骨受损,营卫失调,气血受阻,经脉凝滞,筋骨失养,致生本病。

（二）西医病因病理

病因未明,一般认为与衰老、创伤、炎症、肥胖和代谢等因素有关。

1. 肥胖　体重的增加和髋关节炎的发病成正比关系。肥胖是病情加重的因素。肥胖者的体重下降则可以减少髋关节炎的发病。

2. 软骨构造　当软骨变薄、变僵硬时,其承受压力的耐受性就减少,因此出现髋关节炎的概率升高。

3. 外伤和外力的承受　当关节承受肌力不平衡并加上局部压力,就会出现软骨的退行性变。正常的关节和活动甚至剧烈运动后是不会出现骨性关节炎的。

4. 遗传因素　遗传因素对骨关节炎的影响可能包括先天性结构异常和缺陷(如先天性髋关节脱位、股骨头骨骺脱位等)、软骨或骨的代谢异常、肥胖和骨质疏松症等。

临床表现

（一）症状

髋关节骨性关节炎典型临床表现为大腿前方或腹股沟区渐进性的疼痛,有些患者疼痛部位在臀部或大腿外侧,疼痛也可累及大腿远端(膝关节),甚至被误认为膝关节疼痛。

最早的症状为髋关节活动后疼痛,病程缓慢进展,疼痛频率及强度逐渐增加,严重者表现为夜间痛和静息痛。随着病情发展,髋关节活动范围受限导致跛行甚至穿裤、穿鞋等日常活动也变得困难。随着疼痛的加重,行走能力逐渐减弱。偶尔有些患者表现为严重的跛行和僵直,但髋关节疼痛很轻微。

（二）体征

1. 功能障碍　髋关节骨性关节炎早期体征为髋关节内旋活动时受限,缓慢地出现髋关节各个方向的活动受限。

2. 挛缩畸形　很多患者表现为固定的髋关节外旋畸形和屈曲挛缩畸形。

3. 步态异常　髋关节屈曲挛缩畸形影响较大,因为会影响患者的步态,屈曲的髋关节需要代偿性增大腰椎前凸以维持矢状面的平衡。此外,机体为了减少疼痛和外展肌无力,并发保护性跛行(由于患肢疼痛,患侧负重时间明显短于健侧)和外展肌无力性跛行(患侧髋关节外展无力,摆动患侧躯干以带动患肢)。

辅助检查

(一)实验室检查

血、尿常规均正常,红细胞沉降率正常,抗"O"及类风湿因子阴性,关节液非炎性。

(二)影像学检查

X 线检查 患者出现髋关节疼痛和内旋受限时,应行髋关节正侧位 X 线检查。典型的髋关节骨性关节炎的影像学特点包括髋关节关节间隙狭窄、骨赘形成、软骨下骨囊性变和软骨下骨硬化等。

鉴别诊断

(一)骨关节结核

早期出现低热、盗汗等阴虚内热症状,患部可见脓肿,X 线检查可显示骨关节破坏。

(二)股骨头坏死

股骨头缺血性坏死是由髋关节外伤、应用激素、过量饮酒、风湿病、血液系统病、潜水病、烧伤等因素,使股骨头及其附近血管遭到堵塞破坏,造成骨细胞血液供应不断减少,骨组织不断坏死,无新骨生长。股骨头坏死早期表现为股骨头出现骨纹理细小或中断,骨密度不均匀,股骨头囊性变、硬化,此期关节间隙是正常的,后期股骨头可变扁平、塌陷等情况,关节间隙可以变窄。股骨头坏死前期无症状或症状较轻,一旦出现症状,则进展较为迅速,几个月可见病情变化。

(三)类风湿性关节炎

常为多关节发病,而且累及手足小关节,逐渐出现关节僵硬、肿胀、畸形。血清类风湿因子阳性。

疾病分型与分期

1. 髋关节骨关节炎的分类:原发性、继发性。

2. 髋关节骨关节炎(OA)X 线片分期

(1)前期:有致 OA 因素,病理上有软骨退变,X 线片正常。

(2)早期:X 线片有轻度 OA 特征,关节形态基本正常。

（3）进展期:X 线片有明显 OA 特征,关节形态有改变。

（4）晚期:X 线片有严重 OA 特征,关节形态严重异常。

中医辨证分型

1. 肝肾亏虚型　该型的髋关节骨关节炎主要表现为手指、脚趾、跟骨、膝、髋、颈椎等部位关节均出现不同程度的疼痛。疼痛以酸痛为主,疼痛部位喜按喜揉,遇劳痛甚,休息时痛轻,常反复发作。该症患者还常伴有腰膝无力、面白肢冷,舌淡,苔白,脉沉细等症。

2. 瘀血阻滞型　该型的髋关节骨关节炎主要表现为髋关节部疼痛较为剧烈,该种疼痛痛有定处,动则加剧,痛剧者不能转侧,痛处拒按。该症患者常伴有舌质紫黯,或有瘀斑,脉涩。

3. 风寒湿阻型　该型的髋关节骨关节炎主要表现为髋部疼痛有沉重感,常逐渐加重,虽静卧也不缓解,遇阴雨天疼痛加剧,疼痛部位常转侧困难。该症患者常伴有舌苔白腻,脉沉而迟缓。

4. 湿热痹阻型　该型髋关节骨关节炎主要表现为髋关节部红肿疼痛,拒按,触之局部灼热,得凉则舒,伴口渴,烦躁不安,尿黄。常伴有舌红,苔黄腻,脉滑数。

辨证施治

治疗目的:治疗的目的在于缓解疼痛、阻止和延缓疾病的发展及保护关节功能。治疗方案应依据每个患者的病情而定。

（一）非手术治疗

急性期应注意休息,减少负重和活动;急性期缓解后,应适当进行功能锻炼,但应避免过度活动和负重,以减少因此而造成的关节损伤。

内治法

（1）中医药辨证治疗

1）肝肾亏虚型

治法:补益肝肾,强筋健骨。

主方:杞菊地黄丸加减。

其方药组成为:枸杞子、菊花、生地、熟地、山药、枣皮、茯苓、泽泻、丹皮、天冬、麦冬、石斛各 10g,每日 1 剂,用水煎服。也可选用中成药骨刺平片,每次口服 5 片,每日服 3 次;或选用壮骨关节丸,每次口服 6g,每日服 2 次,早晚饭后服用;或选用天麻片,每次口服 4 片,每日服 3 次。

2）瘀血阻滞型

治法：活血化瘀，理气止痛。

主方：桃红四物汤加减。

其方药组成为：桃仁、当归、川芎、白芍、生地、水蛭、三七（研粉）、地龙、党参、蒲黄各 10g，全虫、红花各 5g，每日 1 剂，用水煎服。也可选用中成药活血止痛胶囊，每次口服 4 粒，每日服 3 次；或选用云南白药胶囊，每次口服 2 粒，每日服 2 次；或选用腰息痛胶囊，每次口服 2 粒，每日服 3 次。

3）风寒湿阻型

治法：祛寒行湿、温经通络。

其方药组成为：羌活、姜黄、当归、黄芪、赤芍、防风、桑枝、桂枝、葛根、独活、威灵仙各 10g，炙甘草 5g，每日 1 剂，用水煎服。也可选用中成药寒湿痹颗粒，冲服，每次服 10g，每日服 2 次；或选用骨刺消痛液，每次口服 30ml，每日服 3 次；或选用追风透骨丸，每次口服 6g，每日服 2 次。

4）湿热痹阻型

治法：除湿，清热，通络止痛。

主方：四妙散加减。

其方药组成为：苍术、黄柏、金银花、连翘、栀子、薏苡仁、土茯苓、防己、赤芍、牛膝各 10g，每日 1 剂，用水煎服。也可选用中成药四妙丸或湿热痹颗粒，冲服，每次服 10g，每日服 2 次。

（2）西药：口服抗炎镇痛药物以缓解疼痛。常用软骨保护剂有玻璃酸钠、氨基葡萄糖、硫酸软骨素等。

（3）外治法

1）西药：有局限性压痛者，可局部注射 0.5%~1% 普鲁卡因 2~5ml，加醋酸氢化泼尼松 12.5mg，每周 1 次，3 次为 1 个疗程。物理疗法如各种热疗、电疗、推拿等。

2）中药外用：可用海桐皮汤或桃红四物汤加伸筋草、透骨草煎汤，用毛巾湿热敷，或熏洗局部；也常用外敷散瘀膏于关节肿痛处；中医手法治疗等。

（二）手术治疗

如患者有持续性疼痛，进行性畸形，可考虑手术疗法。

当关节内有明显的游离体或赘生物撞击而影响关节活动者可进行关节镜清理术，术后应早期进行功能锻炼。

对严重的髋关节骨性关节炎老年患者，可根据病情、职业、年龄选择手术方式治疗。手术方法有股骨头钻孔、植骨、股骨头置换、全髋关节置换及髋关节融合术等,具体采取何种手术方式,要根据患者的具体病情来进行。

许老医案

一诊:患者,杜某,女,53 岁。左髋部痛半年。

病史:患者自诉半年前因练舞蹈动作下蹲致左髋关节痛,肿胀,上下楼梯困难,久行加重,虽以制动及外敷药治疗疗效不显,且加重。现感左髋部刺痛明显,二便平,无夜尿,食纳正常。苔薄白,舌质黯,有瘀斑,涩脉。左髋部压痛明显,活动则痛,大腿屈伸、外展活动受限。X 线片示:左髋部退行性改变,关节间隙变宽。

诊断:西医诊断:髋关节骨性关节炎(瘀滞型)。

中医辨证:气瘀血滞,病位在左髋部,病属实证。

治法:活血化瘀,理气止痛。

处方:桃红四物汤加减。

桃仁 15g	红花 10g	地龙 6g	白芍 15g
牛膝 10g	延胡索 10g	当归 12g	三七 12g
蒲黄 12g	川芎 10g	甘草 3g	

7 剂

水煎服,日 1 剂,早晚饭后分服。

二诊:左髋部痛大减,肿胀近消失,行走开始痛,走后痛消,大便稀,日 4~5 次,便前腹部不舒,便后消失。舌薄白,脉涩,方加陈皮 10g,大枣 5 枚,生姜 3 片。7 剂,水煎服,日 1 剂,早晚饭后分服。

三诊:左髋部痛近消失,肿胀消失,大便正常,纳可,舌淡,苔薄白,脉缓。守上方继服。7 剂,水煎服,日 1 剂,早晚饭后分服。

四诊:左髋关节已不痛,但患者需求再服中药以巩固疗效。舌淡,苔薄白,脉缓和。守上方去地龙。7 剂,水煎服,日 1 剂,早晚饭后分服。

按:关节退行性疾患,多有本虚标实之象。该患者因局部过度活动,气血所瘀,痹阻经络,故不通,"不通则痛"。故以桃红四物汤为基本方活血化瘀,加以牛膝为引经药,活血通经,配以延胡索止痛,蒲黄加强化瘀,地龙通络,关节通利,正所谓一通则百通,通则不痛矣。

按语

本病属于中医"痹证""骨痹"范畴,许老认为患者多为肝肾亏虚、气血瘀滞所致。并且由于个人姿势、肌力失衡引起的髋关节面长期负重不均衡亦会导致髋关节软骨变性或骨质结构改变。其主要表现为臀外侧、腹股沟等部位的疼痛（可放射至膝）、关节积液、髋的内旋和伸直活动受限、不能行走甚至卧床不起等。关节软骨破坏后，关节间隙变窄，边缘出现唇样增生，关节活动逐渐受限，最终可导致关节融合或脱位、半脱位。

许老认为，现在社会上提倡全民健身，体医结合的理念应该普及。当下越来越多的中老年人开始健身运动，但随之而来的，往往是骨骼老化后的髋、膝关节磨损与病痛，让锻炼效果大打折扣。中医骨伤讲究"筋骨并重"，在进行体育锻炼的时候要注重动作的准确性，并且在肌肉力量的均衡方面不能忽视，防止生物力学的改变，使运动的同时产生对身体损伤的行为。因此，在髋关节出现不适的早期，更应该对下肢肌力平衡方面进行相应评估，适当对紧张肌群进行松解，同时强化薄弱的肌群，这样才能在动态及静态时让髋关节处于平衡的稳定状态，避免髋部的过早退化，对髋关节骨性关节炎的预防可以起到很好的预防作用。

许老根据多年临床实践指出，许多髋臼撞击的患者被误诊误治，早期没有合理的治疗与防护，导致髋关节的进一步损伤，加重患者病情。对于此类患者，应前往运动医学专科，进行规范化的专业诊疗。

预防

常见并发症为因韧带等软组织变性、退化，关节边缘形成骨刺，滑膜肥厚等变化，而出现骨破坏，引起继发性的骨质增生，导致关节变形，当受到异常载荷时，引起关节疼痛，活动受限等症状的。

预防髋关节骨性关节炎要增强体质，延缓衰老。防止过度劳累，避免超强度劳动和运动造成损伤。适当进行体育锻炼，增强体能，改善关节的稳定性。对患病的关节应妥善保护，防止再度损伤，热敷和手法按摩可促进气血运行，缓解症状。另外，减轻体重、注意避免冷湿也对预防髋关节骨性关节炎有帮助。

三、踝关节骨性关节炎

概述

踝关节骨性关节炎是中老年人常见的疾病，其发病原因可分全身及局部生物力学因素等。目前认为踝关节骨关节病是关节软骨的改变，以关节软骨形态学、生化、代谢、基质的改变为主。踝关节骨性关节病的发病率较膝、髋及脊椎者少,多因创伤造成。

病因病机

(一) 中医病因病机

在中医被归属为痹证范畴。痹证主要因素是虚、邪、瘀三个方面。肝藏血,血养筋,故肝之合筋也。肾主藏精气,骨髓生于精气,故肾之合骨也。肝肾亏虚,筋骨均失所养。加之过度劳累,筋骨受损,经脉凝滞而致病。

(二) 西医病因病理

年龄、过度活动劳损、创伤(伴有旋转外力的踝关节骨折、踝关节不稳定)、继发于关节骨折脱位复位不佳或复位不及时(即所谓的创伤性关节炎)、体重过大继发于踝关节因伤病后及固定过久和功能练习不够,以致关节软骨缺乏生理性压力刺激,软骨缺乏营养而退变;骨折畸形愈合或发育畸形也是常见的致病因素;类风湿性关节炎是最为常见的病因之一,其典型的炎性淋巴滤泡导致血管翳的生成,后者引起软骨和软骨下骨破坏;银屑病性关节炎也可以影响踝关节及周围皮肤和软组织;代谢性结晶状关节病,如痛风或假性痛风(焦磷酸盐关节病),可以引起后足以及踝关节的急性和复发性关节炎。炎症介质与增生滑膜可一并引起关节软骨表面不可逆的损伤。同样的破坏模式在化脓性关节炎和骨髓炎中都可能发生,引发受累关节退行性变。蛋白水解酶以及增高的关节内压力和营养缺乏,最终导致关节软骨的破坏。在血友病患者,反复的关节积血会导致滑膜产生慢性炎症,最终通过酶消化影响到关节本身的完整性,导致踝关节骨性关节炎。

临床表现

(一) 临床症状

1. 关节僵硬　晨僵,很少超过 30min,多与天气变化有关。

2. 疼痛　从运动后痛到运动痛,最后到休息痛逐步加重。以深部钝痛为主。

3. 关节肿胀　早期久站后肿胀,晨起好转;后期持续性肿胀。

(二) 体格检查

关节周缘弥散性压痛,关节肿胀,活动受限。

辅助检查

（一）实验室检查

没有特异性的化验检查。大多数病例红细胞沉降率正常。抗"O"及类风湿因子阴性。

（二）影像学检查

1. X线检查　一般建议拍摄负重位踝关节的正、侧与踝穴位。主要阳性征象：关节间隙变窄（非对称性）、软骨下骨硬化及囊性变、骨赘形成、关节游离体、力线改变。

2. MRI　主要可检查踝关节附近的软组织及韧带的损伤，胫骨与距骨软骨的损伤程度，如软骨下骨硬化及囊性变等。

鉴别诊断

（一）化脓性关节炎

有两种类型，一为病原体直接侵犯关节，如金黄色葡萄球菌、肺炎双球菌、脑膜炎双球菌、淋球菌及链球菌等感染，尤其发生败血症时。在原发感染的基础上，患者出现寒战、高热、受累关节剧烈疼痛，关节肿胀活动障碍，关节腔穿刺液呈化脓性改变，涂片或培养可找到细菌，X线关节摄片可见关节局部脱钙、骨质侵蚀及关节间隙变窄。

（二）结核性关节炎

为全身性结核及低热、盗汗等结核病毒性症状。初期关节肿及瘘管形成。另一类型为结核变态反应性关节炎。好发于青年而有肺或淋巴结结核病者。急性期关节有轻度红肿热痛，呈游走性，有周期性好转与恶化。主要侵犯指、腕、肩、踝及膝关节，可有结节性红斑，无骨质异常，血清类风湿因子阴性。结核菌素试验阳性。

（三）系统性红斑狼疮

本病多见于青年女性，面部有蝶形红斑，有心、肾、肺、脑等多脏器损害，雷诺现象常见，而皮下结节罕见，血清抗核体阴性，可找到狼疮细胞。本病的关节表现，与类风湿性关节炎相似。

（四）痛风

痛风的发病率有明显升高趋势，痛风早期易与类风湿性关节炎相混淆。痛风多见于男性，好发部位为第一跖趾关节，也可侵犯踝、膝、肘、腕及手指等关节。发作时多急骤起病，数小时内出现红、肿、热、痛，疼痛剧烈时不能触,高尿酸血症,尿酸结晶沉积于关节附近或皮下,形成痛风结节。结节逐渐增大,致使局部畸形及骨质破坏。血清尿酸常在 $357\mu mol(6mg/dl)$ 以上,关节腔穿刺或结节活检,可见到针状尿酸结晶。

（五）风湿性关节炎

多见于儿童及青年,以急性发热及关节肿痛起病。主要侵犯大关节,如膝关节、踝关节、腕、肘、肩等关节,关节红肿热痛,呈游走性,一处关节炎症消退,另一处关节起病。关节炎症消退后不留永久性损害,X线关节摄片骨质无异常,血清类风湿因子阴性,抗链球菌溶血素、抗链激酶及抗透明质酸酶阳性。

疾病分型与分期

1. 放射学分期 为了便于制订治疗方案,按疾病进展程度分为四期。

早期:X线片显示仅有软组织肿胀或骨质疏松。

中期:关节边缘被侵蚀,软骨下骨囊性变和关节间隙狭窄,但无固定畸形。

晚期:关节破坏严重,产生脱位或畸形。

末期:关节已纤维性强直或骨性强直。

2. Takakura(高仓)踝关节炎分级 可判断踝关节炎严重程度(图4-4-4)。

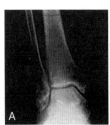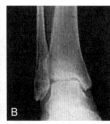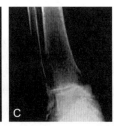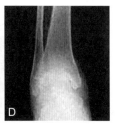

图 4-4-4 Takakura(高仓)踝关节炎分级

0级:关节平行,无胫距倾斜,无关节炎征象;

1级:关节平行,无胫距倾斜,软骨下骨硬化或骨赘形成;

2级:胫距倾斜,内外翻,无软骨下骨接触;

3级:3a 出现踝内侧间隙闭塞,软骨下骨接触面局限在内侧;

　　　3b 软骨下骨接触延伸至距骨穹隆部;

4级:全部关节松弛伴全部软骨下骨接触。

中医辨证分型

1. 肝肾亏损 本病中属肾阳虚者,面色无华,精神疲倦,气短少力,腰膝酸软,手足不温,小便频多,舌淡,苔薄,脉沉细而弱。肝肾阴虚者,心烦失眠,口燥咽干,面色泛红,五心烦热,耳鸣耳聋,小便短赤,舌红,苔少,脉细弱而数。

2. 慢性劳损 早期可出现气血虚弱之证,精神萎靡,神情倦怠,面色苍白,少气懒言。后期可出现肝肾不足之证。

辨证施治

(一) 非手术治疗

非手术治疗的主要着眼于消除或减轻疼痛,改善关节活动,增加关节稳定性,防止畸形的发生。急性期应注意休息,减少负重和活动。

1. 内治法

(1) 中医药辨证治疗

1) 早期:风寒湿阻,气滞血瘀。

证候:病变为初期。病变部位疼痛剧烈,痛有定处,遇风寒湿邪疼痛加重、得温则减。或有外伤史。舌淡,苔白腻,脉沉迟。

治法:祛风除湿,通络止痛。

主方:防风汤加减。

用法:每日 1 剂,水煎分两次服(温服)。

2) 中期:肝肾亏虚、骨节劳损。

证候:周身或踝部骨节疼痛,不耐劳作,劳累后尤著。腰膝酸软,活动无力。形体瘦弱,面色欠华,头昏目黯,或伴耳鸣,舌淡,苔薄白,脉弦细无力或虚弱。

治法:活血通络。理气止痛。

主方:和营止痛汤加减。

用法:每日 1 剂,水煎分两次服(温服)。

加减:血瘀较重者加䗪虫、丹参;苔薄黄、脉数而欲化热者加丹皮、大黄。

(2) 西药:口服抗炎镇痛药物以缓解疼痛。常用软骨保护剂有玻璃酸钠、氨基葡萄糖、硫酸软骨素等。

2. 外治法

(1) 中药外用:可用海桐皮汤或桃红四物汤加伸筋草、透骨草煎汤,用毛巾湿热敷,或熏洗局部;也常用外敷散瘀膏于关节肿痛处。

（2）中医手法治疗，物理疗法如各种热疗、电疗等。

（3）减轻负重：使用助步器、支具、减肥。牵引、加强关节周围肌力练习。

（二）手术治疗

Takakura 分级 2 级以上，经系统保守治疗无效，疼痛症状日渐加重，活动障碍、畸形和关节紊乱严重影响关节功能时，建议行手术治疗。

（1）非手术治疗 6 个月以上仍不能缓解的滑膜炎，可施行关节镜滑膜切除术。关节镜手术还可以清理骨赘、软骨面修整、游离体摘除、软骨移植等。

（2）关节破坏严重，产生脱位或畸形，应采用关节成形（仅针对非负重关节可行关节成形术，目的是使关节具备一定的活动度）或关节融合术，严重的终末期骨性关节炎者可行人工关节置换。

（3）关节已纤维性强直或骨性强直，柔韧期可单独使用软组织手术，如松解术、肌腱延长、肌腱移植、肌腱转位等。僵硬期辅助骨性手术应用，手术矫正畸形并于功能位固定。

许老医案

一诊：患者，刘某，女，60 岁。右踝疼痛 3 年。

病史：右踝痛呈酸胀冷感，阴雨天加重，夜间为甚，影响入睡，畏寒，纳差，口淡无味，反复便溏，右踝行走痛甚，舌淡，苔薄黄，弦脉。右踝关节漫肿，局部轻度灼热。

诊断：痹证（气血不足）踝关节骨性关节炎。

治法：温阳补血，散寒通滞。

处方：阳和汤加减。

熟地 15g	怀山药 15g	鹿角胶 10g	炮姜 6g
白芥子 15g	肉桂 6g	麻黄 10g	防己 10g
独活 10g	肿节风 15g	知母 10g	甘草 3g
当归 10g	白芍 15g		

7 剂

水煎服，日 1 剂，早晚饭后分服。

二诊：右踝关节夜间疼痛减轻，尤以畏寒好转，纳食较差，口淡无明显好转，便溏如前，精神较以前为好，舌淡，苔薄白，脉细弦。局部轻度灼热。守上方 7 剂，水煎服，日 1 剂，早晚饭后分服。

三诊：患者自感右踝关节上下楼梯时痛有所缓解，下蹲用力时仍有痛感，神疲，纳呆，大便稀溏已成形，口不干苦，加以益气健脾之品，以助其化痰。舌淡,苔白腻,脉细弦。右踝漫肿见减。守上方加薏苡仁10g,党参15g。7剂,水煎服,日1剂,早晚饭后分服。

四诊:患者自感精神尚可,纳食可,口中有味,大便日1次已成形,右踝冷感及畏寒感明显好转,夜间已不痛,仅下蹲时右踝有不适,舌淡,苔薄白,脉细弦。右踝关节漫痛基本消退,压痛不明显。守上方10剂,水煎服,日1剂,早晚饭后分服。

按:踝关节骨性关节炎以中老年女性肥胖患者为多见,其病多为脾肾亏虚。方用熟地温补营血,鹿角胶填精补髓,强筋壮骨,血肉有情之品,助熟地以养血,炮姜、肉桂散寒解凝,麻黄开腠理以达表,白芥子祛皮内膜外之痰,甘草调和诸药,故有温补营血,消散寒痰之功,防己、独活益气健脾祛湿。踝居最下之关节,脾健湿去,踝肿痛自消。

按语

踝关节骨性关节炎较为常见,多因损伤或劳损,肥胖而致病。许老认为其病多为脾肾亏虚,寒痰凝滞,瘀血痹阻经络而成。治疗原则:温补肾阳,益气健脾,散寒化痰,再配中药外洗活血化瘀通利关节,用阳和汤正合拍。另外中药熏洗方可借助热力促进局部血液循环,使药力直达病所,提高治疗效果。现临床运用多,川牛膝、海桐皮、红花、当归可促进关节炎症消退,症状减轻,对早期骨性关节炎有较好的治疗作用。踝骨性关节炎在治疗中要充分体现辨证论治思想,因人年龄,肥胖情况,症状轻重不同选用治法。熏洗法不可缺,功能疗法不可少,这样才能提高疗效。

预防

踝关节骨性关节炎的治疗目的是减轻或消除疼痛,矫正畸形,改善或恢复关节功能,改善生活质量。休息制动、合适的支具保护、牵伸锻炼、助步器、定制鞋等都可以预防踝关节骨性关节炎的复发和加重。

(陈 冈)

第三节 创伤性关节炎

概述

创伤性关节炎又称外伤性骨关节炎、损伤性骨关节炎,是一种继发性损伤疾病。当有明确的创伤史且有继发骨关节炎的表现时,称为创伤性关节炎。创伤早期可引起滑膜炎症,中后期以关节软骨的退化变性和继发的软骨增生、骨化为主要病理变化,以关节疼痛、活动功能障碍为主要临床表现。早期症状为关节痛和关节活动不灵活,往往是在早晨起床后,或久坐、久站后症状最为明显,经过片刻活动后自行缓解,但症状随时间的推移而逐渐加重,最后当骨刺形成刺激骨膜或关节面变形时,关节活动就要受到明显的限制。

任何年龄均可发病,但以青壮年多见,多发于创伤后、承重失衡及活动负重过度的关节。

病因病机

(一) 中医病因病机

创伤性关节炎在中医被归属为痹证范畴。痹证主要因素是虚、邪、瘀三个方面。瘀,即瘀血痰浊,跌仆外伤可形成瘀血、痰浊。跌仆闪挫可致局部血脉受损,离经之血阻于脉络,影响了新血的化生,使筋脉失于濡养,气血痹阻,出现肢体关节酸楚、肿胀及活动受限。另一方面瘀血阻滞经络,不通则痛,引发肢体关节疼痛、痛处拒按、固定不移等痹证表现。且外伤后机体正气虚耗,易触感外邪而致痹,形成创伤性关节炎、损伤性骨关节炎等。慢性劳损导致的滑膜炎症多由于风、寒、湿三气杂合而成。

(二) 西医病因病理

创伤性骨关节炎可分为急性和慢性两种,急性创伤性骨关节炎多由于外伤所致,由于暴力损伤关节处,使滑膜充血水肿,渗出大量血性液体,增加关节内的压力,随着时间的推移,可逐渐引起关节滑膜的增厚、纤维化,并引发关节粘连,从而影响关节的功能活动。慢性劳损性炎症则以渗出为主,一般是由于急性创伤性骨关节炎失治误治而成,其多见于中老年人。

创伤性关节炎通常被认为是非炎症性疾病,以和其他炎性关节炎(如类风湿性关节炎等)相区别,但国内有研究表明炎症能够引起创伤性关节炎的症状及促进其发展。滑膜、骨赘、关节软骨的血管形成是创伤性关节炎的病理特点之一,通过成骨细胞表达血管生成素等因子,甚至软骨下骨也能促进创伤性关节炎的血管形成。而慢性炎症和血管形成是密切相关的过程,并能相互促进。除了炎症细胞,炎症环境也能刺激血管生成。炎症组织的缺氧环境是血管生成的强有力刺激因素。

临床表现

(一) 症状

1. 有慢性积累性关节损伤史或有明显的外伤史,发病过程缓慢。

2. 疼痛 早期受累关节疼痛和僵硬,开始活动时较明显,活动后减轻,活动多时又加重,休息后症状缓解,疼痛与活动有明显关系。

3. 肿胀 晚期关节反复肿胀,疼痛持续并逐渐加重。

(二) 体征

1. 可出现活动受限,关节内游离体可出现关节交锁,关节活动时出现粗糙摩擦音。

2. 畸形 畸形因负重力的改变可出现下肢畸形,如膝关节内、外翻。本病临床以内翻畸形多见。

3. 步态 步态不同的病情可有其特殊的病理步态,创伤性骨关节炎为抗痛性步态,即行走时,当患侧足着地后,因负重疼痛而迅速更换健侧足起步,以减少负重,故患肢迈步小。

4. 肿胀严重者,浮髌试验(+)。

辅助检查

(一) 实验室检查

创伤性骨关节炎没有特异性的化验检查。白细胞计数,血细胞比容,血清蛋白电泳均属正常。除全身性原发骨关节炎及附加有创伤性滑膜炎外,大多数病例红细胞沉降率正常。软骨低聚物基质蛋白(COMP)是反映软骨破坏的指标。C反应蛋白,金属蛋白酶等则是反映滑膜炎的指标。创伤性关节炎早期引起这些指标改变的可能是极其微小的。

(二) 影像学检查

1. X线片 骨折或关节急性损伤过后,逐渐出现关节退变。当受伤关节形成退行性变化时,将显示关节间隙变窄,骨端硬化,关节边缘部骨赘形成,关节内可能有游离体,还可因骨端生长发育障碍,或骨、关节损伤后而遗留肢体畸形,有时合并关节周围软组织内钙化或骨化。

2. CT扫描 CT的密度分辨力明显优于X射线,更有利于明确关节及软组织病变的大小、范围和密度变化,以及骨病向毗邻组织的侵袭。

3. MRI 可观察软组织及软骨病变的范围及内部结构。MRI对软组织层次的分辨力虽优于CT,但它对水肿及钙化的识别则不及CT。

4. 放射性核素扫描　不能充分评价关节的退变情况,然而也有研究表明锝标记的双磷酸盐在关节的沉积可能预示着患者关节软骨以后将发生缺损。

5. 超声　对于评价关节软骨的完整性效果不错,但在多数负重关节,超声可能不容易达到关节软骨。

通过病史、临床查体、影像学及病理学资料,能够诊断创伤性关节炎,但却难以在发病早期诊断。目前影像学资料仍是诊断创伤性关节炎的最重要依据。

鉴别诊断

(一) 类风湿性关节炎

本病为结缔组织疾病,关节肿痛畸形,活动障碍。类风湿性关节炎常同时侵犯多个近侧指间关节,单发于负重大关节者少见。本病起病缓慢,常有全身症状和贫血及结节等。化验检查:红细胞沉降率增快,类风湿因子阳性。创伤性关节炎化验均在正常范围。

(二) 大骨节病

大骨节病是在儿童发育期,以关节软骨、骺软骨和骺板软骨变性坏死为基本病变的地方性骨病。大骨节病疼痛的出现,随着病情变化而有所不同。病情重,疼痛相应增多。疼痛症状的出现多数伴有手指末节弯曲,手指歪斜。疼痛常为多关节、对称性,特别是膝、踝关节。早期患者临床表现不明显,影响患儿活动时,X 射线所见已很严重。全身各关节都有不同程度的关节退行性变及继发性增生改变。这种改变是多发、对称而不均衡的,特别是跟骨缩短,是大骨节病区别于其他关节退行性变的重要鉴别依据。患者发生于流行病区,是大骨节病 X 射线诊断的有力依据。

疾病分期

关节软骨破坏程度与病变程度是平行。据此将本病分成 5 度:

1 度:关节间隙变窄。

2 度:关节间隙消失。

3 度:关节端轻度骨磨损。

4 度:关节端中度骨磨损,伴关节吻合失衡。

5 度:关节端严重骨磨损,伴关节半脱位。

中医辨证分型

1. 损骨血凝证　骨骺疼痛,痛势剧烈,似同针刺,固定不移,动则加剧,功能受限,少气自汗,舌质黯或有瘀斑,脉弦紧。

2. 肝肾亏虚证　关节酸痛,活动受限,绵绵不休,夜重昼轻,面色无华。偏于阴虚者,常伴心烦失眠,口燥咽干,手足心热,舌红、少苔,脉弦细。偏于阳虚者,伴精神萎靡,神疲气短,手足不温,小便清利,舌淡、苔白,脉沉细无力。

3. 外邪客犯证　多有受寒湿病史,腰膝冷痛,局部沉重,自觉发凉,得温则减,遇阴雨加剧,关节活动受限,舌淡红、苔白滑,脉沉缓。

辨证施治

创伤性关节炎危害大,需要尽早治疗,一旦拖延病情加重,治疗难度增大,还容易复发。

(一) 非手术治疗

1. 内治法

(1) 中医药辨证治疗

1) 损骨血凝证

治法:活血化瘀,理气止痛。

方药:身痛逐瘀汤加减。

秦艽 12g	川芎 10g	桃仁 9g	红花 6g
甘草 6g	羌活 10g	没药 6g	当归 10g
五灵脂 10g	香附 6g	牛膝 9g	地龙 10g

水煎服,日 1 剂,早晚饭后分服。

加减:若久痛不愈而下肢麻木者,可加土鳖虫、乌梢蛇、蜈蚣等以搜风通络;若筋脉拘急,僵硬不适,可加五加皮、伸筋草;若肢体沉重,加苍术、薏苡仁、防己以祛除湿邪。

2) 肝肾亏虚证

治法:补肾壮骨,益气活血。

方药:固肾健步汤。

熟地 30g	狗脊 20g	川牛膝 20g	木瓜 18g
制马钱子 2g	当归 30g	白芍 30g	甘草 9g
醋延胡索 15g			

水煎服,日 1 剂,早晚饭后分服。

加减:寒胜痛剧,加制川乌、制草乌各 9g;湿胜重着,去熟地,加白术、薏苡仁;风胜明显,加青风藤、独活;有热,加白花蛇舌草、败酱草;病久者,加蜈蚣、全虫;气虚,加黄芪;肾阳虚者,加淫羊藿、杜仲。

3) 外邪客犯证

治法:散寒祛湿,温经活络。

方药:独活寄生汤加减。

独活 15g	桑寄生 15g	秦艽 9g	防风 9g
细辛 3g	当归 12g	芍药 9g	干地黄 9g
川芎 9g	牛膝 9g	人参 9g	茯苓 2g
桂心 6g	甘草 6g		

水煎服,日 1 剂,早晚饭后分服。

加减:寒邪偏重者,加制附子以祛寒;湿邪偏重者,去地黄,加苍术、薏苡仁以祛湿;关节变形,肢体拘急者,加白花蛇、乌梢蛇以舒筋通络。

(2) 局部休息:口服抗炎镇痛药物以缓解疼痛。常用软骨保护剂有玻璃酸钠、氨基葡萄糖、硫酸软骨素等。物理疗法如各种热疗、电疗等。

2. 外治法

(1) 物理疗法如各种热疗、电疗、推拿、针灸等。

(2) 中药外用:可用海桐皮汤或桃红四物汤加伸筋草、透骨草煎汤,用毛巾湿热敷,或熏洗局部;也常用外敷散瘀膏于关节肿痛处等。

(二) 手术治疗

如患者有持续性疼痛,进行性畸形,可考虑手术疗法。

当关节内有明显的游离体或赘生物而影响关节活动者可做关节镜清理术,术后应早期进行功能锻炼。

对严重的骨性关节炎老年患者,可根据病情、职业、年龄,选择关节融合、关节成形术、截骨术、人工关节表面置换术等。

许老医案

一诊:患者,张某,男,30 岁,摔伤致左膝部疼痛 3 个月余,加重 1 周。

病史:患者 3 个月前不慎从 2 楼摔下致左膝部疼痛,活动不利,当时 X 线片示:左胫骨平台骨折,给予石膏外固定,2 个月后拆除石膏,复查 X 线片示:骨折线模糊,骨折愈合良好。但一直有左膝部疼痛,活动后加剧,休息时缓解。

查体:左膝部活动受限,舌质黯,脉弦紧。

初步诊断:创伤性骨关节炎,损骨血凝型。

治法:活血化瘀,理气止痛。

处方:活血通络汤加减。

当归 20g	丹参 15g	三七(冲服)3g	川芎 15g
鸡血藤 20g	全蝎 6g	僵蚕 10g	牛膝 15g
川续断 15g	山萸 15g	骨碎补 15g	杜仲 20g
生地 20g	山药 15g	桃仁 9g	红花 6g

7 剂

水煎服,日 1 剂,早晚饭后分服。

二诊:患者服药后左膝部疼痛明显缓解,活动良好,舌质淡红,苔薄白,脉缓。

按:许老认为,本病属"骨痹"范畴。《济生方》云:"皆因体虚,腠理空疏,受风寒湿气而成痹也。"肝主筋,肾主骨,肝肾充盈,则筋骨劲强,关节滑利,运动灵活。活血通络汤方中当归、丹参、三七、川芎、鸡血藤、全蝎、僵蚕、桃仁、红花具有活血通络作用;鸡血藤有独特作用,故大剂量,实践证明确有实效。牛膝活血、补肝肾;骨碎补、川续断、山萸、杜仲、生地、山药补益肝肾,强筋健骨,集活血、补肝肾、接骨续筋于一体,全方配合严谨,达到活血化瘀、滋养筋骨、补益肝肾的功效。

按语

许老认为对于创伤性关节炎的治疗中此型痹证常是痰瘀痹阻,因此在使用活血祛瘀药的同时常会配伍化痰药是常用的治疗思路,许老多使用加味阳和汤治疗创伤性关节炎。创伤性关节炎与骨性关节炎有许多雷同之处,治用阳和汤加减往往能获得患者点赞。其中痹证肿胀多因瘀血阻滞,津液不布,痰湿瘀血胶结而成。血瘀日久,溢于络外,故见舌紫,或有瘀点、瘀斑。瘀血闭阻经脉,故见脉象为涩、结代或无脉。活血法中活血化瘀药,如川芎味辛,温,入手足厥阴经,少阳经本经药,为血中气药也。《神农本草经》言"主寒痹,筋挛缓急";鸡血藤其藤最活血,壮筋骨。《滇志》论其功效曰"鸡血藤胶,治风痛湿痹,性活血舒筋"。经现代药理研究证实,多具有扩张血管口径,改善血液微循环,解除微血管痉挛,加快血液流速,降低血液黏稠度,阻止血液凝固,调节血管通透性,增加氧运,清除氧自由基,增强吞噬细胞功能,保护血管内皮细胞,抑制多种促炎因子和促血管新生因子释放,消除水肿和减轻炎性渗出,促进炎症病灶消退及增生病变软化和吸收,抑制滑膜增生和血管翳形成,改善软骨细胞的功能,促进新骨生成及修补。

预防

由于创伤性关节炎是一种继发性关节炎,因此,做好预防工作可以避免或减少该病的发生。许老的预防方法有:①一切关节内骨折均应该得到及时正确的复位,要达到关节面平整;②对已不能恢复关节面完整者应及时手术治疗;③关节内骨折术后应及时调整生活方式和工作环境及条件,预防发生创伤性关节炎,调整和改变生活方式,减轻受患关节的负荷,减轻或避免受患关节的进一步劳损;④创伤性关节炎要早治,彻底康复后才能停止治疗;⑤功能疗法治疗创伤性关节炎预防有效的方法。肌力训练是一种新的康复训练方法,良好的肌力训练可减少肌肉替代作用,使靶肌肉群得到充分的锻炼,从而达到较好的锻炼效果。训练时能够随着运动时作用力的大小进行调节,有效增加肌肉力量,可达较好保护关节的治疗效果,从而间接地减轻关节负荷、改善患者运动能力。

(陈　冈)

第四节　化脓性关节炎

概述

化脓性关节炎是一种由化脓性细菌直接感染,并引起关节破坏及功能丧失的关节炎,又称细菌性关节炎或败血症性关节炎。任何年龄均可发病,但好发于儿童、老年体弱和慢性关节疾患者,男性居多,男女之比 2~3∶1。常见的病原菌占85%以上是金黄色葡萄球菌。感染途径多数为血源性传播、少数为感染直接蔓延。化脓性关节炎在中医学中属"骨痈疽""关节流注"范畴。

病因病机

(一)中医病因病机

中医认为本病多因外感六淫之邪,或过食肥甘厚味,湿热火毒内生,或外伤邪毒导致经络阻隔,营卫不和,气血凝滞所致。热毒蕴结,故患部赤热。热毒较盛,腐血烂肉乃成脓。气血虚弱之体,因毒滞难化,不易透毒外出,常致病情加重。有学者认为其发病是因正气不充,邪气壅滞,毒蕴关节,气滞血瘀,经络阻塞,津液不能输布,湿热内蕴,腐筋伤骨所致,根据疾病的不同发展阶段,可分为火毒内蕴、湿热酿脓、正虚邪实、气虚血瘀四种证型。

(二)西医病因病理

化脓性关节炎,50%以上的致病菌为金色葡萄球菌,其次为链球菌、肺炎双球菌、大肠杆菌、流感嗜血杆菌等。感染以血源性感染最多见,另外细菌可由关节腔穿刺、手术、损伤或关节邻近组织的感染直接进入关节。血源性感染也可为急性发热的并发症,如麻疹、猩红热、肺炎等,多见于儿童。外伤性引起者,多属开放性损伤,尤其是伤口没有获得适当处理的情况下容易发生。邻近感染病灶如急性化脓性骨髓炎,可直接蔓延至关节。细菌侵入关节后,先有滑膜炎,关节渗液,关节有肿胀及疼痛。病情发展后,积液由浆液性转为浆液纤维蛋白性,最后则为脓性。当关节受累后,病变逐渐侵入软骨及骨质,最后发生关节僵硬。关节化脓后,可穿破关节囊及皮肤流出,形成窦道,或蔓延至邻近骨质,引起化脓性骨髓炎。此外,由于关节囊的松弛及肌肉痉挛,亦可引起病理性脱臼,关节呈畸形,丧失功能。

临床表现

(一)症状

关节局部红、肿、热、痛,严重者有畏寒、发热、乏力、纳差等全身中毒症状。深部关节如髋关节感染时,局部肿胀、疼痛,但红热不明显。

(二)体征

关节压痛明显,关节周围红肿,皮温增高,活动受限。

辅助检查

(一)实验室检查

1. 血常规 白细胞总数升高,中性粒细胞增多。红细胞沉降率增快,血培养可阳性。

2. 关节滑液检查 宜尽早进行。滑液为浆液性或脓性,白细胞计数总数常大于 $50 \times 10^9/L$,中性粒细胞大于80%。革兰氏染色可找到细菌。细菌培养阳性,如为阴性,应重做,并行厌氧菌培养,同时做药敏试验。

3. 关节镜检查 可直接观察关节腔结构,采取滑液或组织检查。

(二)影像检查

1. X线检查 在早期由于关节液增加而关节囊肿胀,间隙增宽,骨端逐渐有脱钙现象。如关节面软骨有破坏,则关节间隙变窄。有时可并发骨骺滑脱或病理性脱位。晚期关节面软骨下骨呈反应性增生,骨质硬化,密度增加。最后关节软骨完全溶解,关节间隙消失,呈骨性或纤维性强直,或并发病理性脱位。

2. CT 显示复杂关节(髋、肩和骶髂关节等)骨质破坏和脓肿侵犯的范围较平片敏感。

3. MRI 显示滑膜炎和关节积液比平片和 CT 敏感,也可显示关节囊、韧带、肌腱、软骨等病变。

4. 超声 可见关节间隙增宽,出现液性无回声区,关节囊增厚,内壁不光滑。

鉴别诊断

(一) 关节结核

发病比较缓慢,低热盗汗,局部红肿不明显,脓肿液或关节腔穿刺液涂片、培养,结核菌素纯蛋白衍生物(PPD)、PCR-TB(结核分枝杆菌)-DNA 阳性可助鉴别。

(二) 风湿性关节炎

风湿性关节炎常为多发、游走、对称性的关节肿胀,往往伴有心脏病变,关节抽出液培养无细菌,预后不留有功能障碍。

(三) 类风湿性关节炎

儿童也可有发热,但关节肿痛是多发性、对称性的,类风湿性因子测定阳性率比较高,故可鉴别。

(四) 痛风性关节炎

痛风性关节炎以跖趾关节、膝关节、拇指和指关节对称性发作最常见,发作时血尿酸增高,关节抽出液可以找到尿酸钠盐结晶,故可鉴别。

疾病分期

1. 浆液性渗出期 细菌进入关节腔后关节明显充血水肿,有白细胞浸润和浆液性渗出物,渗出物中含多量白细胞,本期关节软骨没有破坏,若治疗及时渗出物可以完全被吸收而不会遗留任何关节障碍,本期病理改变为可逆性。

2. 浆液纤维素性渗出期 渗出物浑浊,数量增多,细胞增加,此期血管通透性明显增加,大量的纤维蛋白出现在关节液中,纤维蛋白刺激在关节软骨上可影响软骨的代谢,使软骨出现崩溃、断裂、易塌陷,修复后可能会出现部分关节粘连与关节障碍,本期出现了不同程度的关节软骨损害,已成为部分不可逆性。

3. 脓性渗出期 炎症可侵犯至软骨下骨质,滑膜和关节软骨都已破坏,关节周围已有蜂窝织炎,渗出物已成为明显的脓性。修复后关节重度粘连甚至纤维性或骨性强直,会遗留关节功能障碍,此期病变为不可逆性改变。

中医辨证分型

1. 火毒内蕴证 恶寒发热,全身不适,病变关节疼痛、压痛,不能完全伸直,活动受限,局部肿胀,灼热,舌苔薄黄,脉数。

2. 湿热酿脓证 寒战,高热,汗出热不退,病变关节红肿剧痛,灼热,拒按,关节畸形,不能活动,舌红,苔黄腻,脉数。

3. 正虚邪实证 发热,全身不适,局部红肿热痛,关节穿刺呈脓液,或溃后有大量厚稠脓液,疼痛减轻,舌红,苔黄,脉数。

4. 气虚血瘀证 热退身凉,神疲乏力,面色无华,关节挛缩肿痛,舌淡,苔薄,脉细涩。

治疗方法

(一) 非手术治疗

1. 内治法

(1) 中医药辨证治疗

1) 火毒内蕴证

治法:泻火解毒。

方药:黄连解毒汤加减。组成:黄连、黄芩、黄柏、栀子、玄参、公英、地丁。余毒化热者加生地、丹皮;瘀血化热加桃仁、丹参、红花。

2) 湿热酿脓证

治法:清热利湿透脓。

方药:五神汤合透脓散加减。组成:金银花、地丁、车前子(另包)、茯苓、萆薢、山甲、角刺、生黄芪、当归。神昏谵语者加安宫牛黄丸;抽风者加紫雪丹;皮肤有出血点加水牛角、生地、丹皮。

3) 正虚邪实证

治法:补益气血、托里透脓。

方药:托里透脓散加减。组成:生黄芪、当归、山甲、角刺、青陈皮、公英、地丁。

4）气虚血瘀证

治法：益气化瘀、通经活络。

方药：补阳还五汤加减。组成：黄芪、当归、赤芍、川芎、桃仁、红花、地龙。气血两虚者可加服十全大补汤；脾胃虚弱、纳谷不香者加四君子汤；舌红少苔、脉细数、气阴两虚者加益胃汤或养胃汤。

（2）西药

1）早期足量全身性使用：抗生素一般选用针对革兰氏阳性球菌的抗生素或广谱抗生素，待检出致病菌后再选用针对性强的抗生素。

2）关节腔内注射抗生素：检出致病菌后，选用敏感抗生素，每日进行一次关节穿刺，抽出关节液后注射抗生素，如果抽出关节积液逐渐变清，而局部症状和体征缓解，说明治疗有效，可以继续使用，直至关节积液消失，体温正常。

2. 外治法

（1）患肢固定：患肢保持处于功能位，减轻肿胀和疼痛、和病理性骨折。

（2）金黄散外敷：化脓性关节炎初期及成脓期热毒壅盛可用金黄散外敷清热解毒、消肿散瘀。方中既有清热解毒之大黄、黄柏，又有辛温散结之苍术、厚朴、天南星、白芷，而独重天花粉，功兼清热凉血、消肿散瘀。

（3）中药熏洗：化脓性关节炎初期，局部红肿热痛，炎症浸润比较明显，热毒壅盛，可用金银花、蒲公英、野菊花、马齿苋、紫花地丁、青黛、贯众、大青叶、土茯苓、鱼腥草、大黄等具有清热解毒功效的药物进行熏洗，控制局部炎症。热毒较甚，兼有血瘀证时，还可配伍生地黄、赤芍、牡丹皮等凉血活血药物，加强疗效，促进局部炎症渗出物早日吸收而散瘀消肿。化脓性关节炎后期关节运动功能障碍或肌肉萎缩时，可使用威灵仙、独活、川乌、草乌、伸筋草、当归、红花、川芎、赤芍、乳香、没药等祛风除湿、舒筋活络、活血化瘀、行气止痛的药物熏洗，能改善患部血液及淋巴液循环，减轻局部组织的紧张压力，同时也能缓解皮肤、肌肉、肌腱及韧带的紧张或强直，早日恢复功能。

（二）手术治疗

1. 关节腔持续灌洗或关节切开引流，再辅以足量全身抗生素。

2. 关节镜下病灶清除结合术后抗生素持续滴注引流治疗，患者术后积极康复训练。

3. 终末期化脓性关节炎可行一期清创、二期行关节置换术。

许老医案

一诊:患者,吴某,男,49 岁。外伤致右膝关节开放性骨折继发化脓性关节炎 2 个月。

病史:患者两月前因外伤致右膝关节开放性骨折,后发炎感染,于当地医院做病灶清除术,用青霉素等抗生素药物治疗不见好转。于 2017 年 6 月 13 日求治我院,证见面晦神萎,形体瘦弱,伴有发热自汗,体温在 38~38.5℃之间,右膝关节内侧见一大小约 1cm×2cm 溃口,溃口周围色黯红,溃面凹陷;舌质绛红,舌苔白滑,脉沉弦细。

诊断:化脓性膝关节炎。证属经脉损伤,气滞血瘀,正虚邪实。

治法:清热养阴、活血解毒、扶正托里。

处方:托里透脓散加减。

生黄芪 12g	当归 6g	穿山甲 3g	角刺 5g
青陈皮 9g	蒲公英 9g	紫花地丁 9g	

14 剂

水煎服,日 1 剂,早晚饭后分服。

二诊:2017 年 6 月 29 日复诊,患者精神可,面色改善,四肢乏力,自汗,无发热,体温正常,右膝关节内侧溃口大小约 1cm×1cm,溃面新鲜;予以补阳还五汤加减。

黄芪(生)120g	当归尾 6g	赤芍 5g	地龙 3g
川芎 3g	红花 3g	桃仁 3g	

7 剂

水煎服,日 1 剂,早晚饭后分服。

三诊:2017 年 7 月 9 日复诊伤口已愈合。

按:许老认为本案因损伤外毒侵袭,毒气弥散,瘀血停留,郁而发热,热毒流于经络,注入关节,腐筋蚀骨而发病。其证属热毒内盛,血凝毒聚,症见关节疼痛剧烈,局部红、肿、热、压痛明显;病后余毒,气血两虚多见,倦怠乏力,正虚不能抗邪。故治疗上以托里透脓散为主扶正托里,配以蒲公英、紫花地丁清热解毒。邪去而正已伤,故补阳还五汤补气活血生肌。

按语

中医学认为化脓性关节炎的主要病因有正虚邪乘、余毒流注、瘀血化热等。本病多因患疔疮痈毒或其他湿毒侵袭,毒气弥散,流于经络,注入关节,腐筋蚀骨;或因跌打损伤,瘀血停留,郁而发热,热毒流注关节而发病。

治疗上关节穿刺作用有限,无法清除病变滑膜及溃烂组织,而且穿刺针太细,引流不通畅,关节内坏死滑膜及脓苔依然残存于关节内,反复多关节穿刺给医患均造成很大的不便。关节切开引流术虽然可使关节腔内清理彻底,控制炎症更有效,目前为止仍作为引流的常用治疗方法,但需切开关节,造成关节结构破坏,手术创伤大,术后粘连致关节功能受限,增加了患者痛苦。近年来用关节镜治疗化脓性关节炎取得比较理想的疗效,因此关节镜联合抗生素持续冲洗在化脓性关节炎临床治疗中有很好的前景。

多数人认为化脓性关节炎患者术后应早期开始关节功能锻炼,防止肌肉萎缩,关节功能障碍等,强度以不引起临床症状加重和增加患者痛苦为宜。其基本原则是循序渐进,随时调整运动量、角度、内容。严格掌握适应证,密切注意患者的症状和体征的改变,以便随时掌握、调整。首先以被动运动为主,而后逐渐依靠自己的力量,主动运动。也可以通过人力、医疗器械的抗阻力运动来恢复关节功能。

预防

化脓性关节炎可能出现一系列并发症,可能会影响今后的功能,需要及时发现并采取措施进行预防和治疗。第一,是股骨头缺血坏死,应该尽早治疗,注意避免负重,要保护患侧的髋关节,用髋人字石膏或者外展支具固定。第二,是巨髋症,股骨头骨骺生长板破坏,大粗隆或者大转子持续生长,导致股骨头增大,股骨颈相对短缩,大粗隆接近髂骨外板,髋关节外展受限。第三,是髋内翻,化脓性髋关节炎,可以并发髋内翻,严重者可行股骨近端外展截骨矫正畸形。第四,是下肢不等长,它是一个比较常见的并发症,在适当年龄进行对侧较长肢体骨骺固定术,行患侧短肢延长术进行治疗。第五,是病理性脱位,应该在感染控制半年后,行切开复位或者其他治疗。

对于儿童来说,血源性感染较多,如麻疹、猩红热、肺炎等,均有可能引起化脓性关节炎,这往往导致化脓性关节炎很难早期发现。早期发现并治疗化脓性关节炎非常重要,如关节穿刺抽出脓液,则可确诊化脓性关节炎,需立即急诊手术治疗。

（陈　冈）

第五节　痛风性关节炎

概述

痛风性关节炎是由于尿酸盐沉积在关节囊、滑囊、软骨、骨质和其他组织中而引起病变及炎性反应,其多有遗传因素,好发于 40 岁以上男性,多见于第一跖趾关节,也可发生于其他较大关节,尤其是踝部与足部关节。

病因病机

(一) 中医病因病机

中医学认为,痛风性关节炎主要病机为正气虚弱,以"本虚标实"为主。人体正气亏虚,又外感风、寒、湿邪,导致痰湿、瘀血阻滞。在临床上可分为湿热阻痹、瘀热内郁、痰湿阻滞、肝肾阴虚、风寒湿痹、风湿热痹、痰瘀痹阻、肝肾亏损八型。

(二) 西医病因病理

由于嘌呤代谢紊乱致使尿酸盐沉积在关节囊、滑膜囊、软骨骨质、肾脏。皮下以及其他组织而引起病损和炎性反应。原发性患者多有家族遗传的特点,继发性患者多继发于血液病、肾脏病和恶性肿瘤。

临床表现

(一) 症状

1. **无症状期**　一些患者无明显症状,此期可历时很长,患者除血尿酸增高外无其他症状,估计只有 1/3 的患者以后出现关节症状。继发性者也可经历上述阶段,但间歇期较短。

2. **急性关节炎期**　多在夜间突然发病,受累关节剧痛,首发关节常累及第一跖趾关节,其次为踝、膝等。关节红肿、发热,全身无力、发热、头痛等。可持续 3~11 日。饮酒、暴食、过劳、着凉、手术刺激、精神紧张均可成为发作诱因。

3. **间歇期**　为数月或数年,随病情反复发作,间歇期变短、病期延长、病变关节增多,渐转成慢性关节炎。

4. **慢性关节炎期**　由急性发病转为慢性关节炎期平均 11 年左右,关节出现僵硬畸形、活动困难。30% 左右患者可见痛风石和发生肾脏合并症,以及输尿管结石等。晚期有高血压、肾和脑动脉硬化、心肌梗死。少数患者死于肾功能衰竭和心血管意外。

（二）体征

急性关节炎期关节红、肿、热和压痛。慢性关节炎期关节出现僵硬畸形、运动受限。

辅助检查

（一）实验室检查

血尿酸检查血中尿酸盐浓度升高，正常值男性为 70mg/L，女性为 60mg/L，高者可达 180mg/L 以上。发作期红细胞沉降率快，非蛋白氮（NPN）升高；关节液镜检示有尿酸盐结晶。

（二）影像学检查

1. X 线片　可以精确地检查出痛风性关节炎患者在关节上的病变程度和症状表现，所以痛风性关节炎患者要进行必要的 X 线平片检测。患者早期有关节肿胀，后期在关节近骨端处有虫蚀状或穿凿状缺损，晚期关节间隙狭窄，重者骨破坏广泛，软组织肿胀明显，在痛风石钙化者可见钙化影。这是常见的痛风性关节炎的检查方法。

2. CT 及 MRI 检查　可以帮助患者及时诊断病情的检查方法，尤其是在患者发病早期，这种检查方法有助于痛风性关节炎的早期诊断，让患者尽快采取有效的治疗方法，避免病情的延误。

3. 其他检查　对于一些可能患有其他疾病的痛风性关节炎患者，要根据患者提供的病史进行相应的痛风性关节炎检查。部分患者可有肾功能障碍或痛风并发肾功能损害及并发动脉硬化，所以需酌情检查。

鉴别诊断

（一）蜂窝织炎

常伴随全身症状，血尿酸不升高。

（二）晶体性关节炎

包括假性痛风、羟磷灰石沉积症、类固醇结晶关节炎，需要病理明确诊断。

（三）类风湿性关节炎

当痛风累及多个关节时，常被误诊为类风湿性关节炎。需要通过仔细分析病史，检测类风湿因子甚至病理方能鉴别。

(四)血清阴性脊柱关节病

下肢非对称性大关节受累的痛风性关节炎应与强直性脊柱炎鉴别,应注意患者是否有下腰痛,尤其是炎症性下腰痛。此外可以行 HLA-B27 及骶髂关节影像学检查,进一步鉴别。

疾病分期

无症状期;急性关节炎期;间歇期;慢性关节炎期。

中医辨证分型

1. 湿热阻痹证 下肢小关节猝然红肿热痛、拒按,触之局部灼热,得凉则舒,伴发热口渴,心烦不安,溲黄,舌红,苔黄腻,脉滑数。

2. 瘀热内郁证 关节红肿刺痛,局部肿胀变形,屈伸不利,肌肤色紫黯,按之稍硬,病灶周围或有硬结,舌质紫黯或有瘀斑,苔薄黄,脉细涩或沉弦。

3. 痰湿阻滞证 关节肿胀,甚则关节周围漫肿,局部酸麻疼痛,或见硬结不红,伴有目眩,面浮足肿,胸脘痞闷,舌胖质黯,苔白腻,脉缓或弦滑。

4. 肝肾阴虚证 病久屡发,关节痛如被杖,局部关节变形,昼轻夜重,肌肤麻木不仁,步履艰难,筋脉拘急,屈伸不利,头晕耳鸣,颧红口干,舌红少苔,脉弦细或细数。

5. 风寒湿痹证 肢体、关节疼痛,或呈游走性痛,或呈关节剧痛,痛处不移,或肢体关节重着肿痛,肌肤麻木,阴雨天加重,舌苔薄白,脉弦紧或濡缓。

6. 风湿热痹证 关节红肿热痛,痛不可触,得冷则舒,病势较急,伴发热,口渴,烦躁不安,汗出不解,舌红,苔黄,脉滑数。

7. 痰瘀痹阻证 痹证日久不愈,反复发作,关节疼痛时轻时重,关节肿大,甚至强直畸形、屈伸不利,皮下结节,舌淡体胖或舌有瘀斑,苔白腻,脉细涩。

8. 肝肾亏损证 久痹不愈,反复发作,或呈游走性疼痛,或呈酸楚重着,甚则关节变形,活动不利,痹着不仁,腰脊酸痛,神疲乏力,气短自汗,面色无华,舌淡,脉细或细弱。

辨证施治

(一)非手术治疗

1. 一般治疗 卧床休息,局部冷敷,多饮水以增加尿酸的排泄。

2. 中药治疗

（1）湿热阻痹证

治法：祛风清热，化湿通痹。

方药：四妙散加味。组成：苍术，黄柏，苡仁，牛膝，茯苓，泽泻，车前子。

（2）瘀热内郁证

治法：化痰祛瘀，通经散结。

方药：桃红四物汤加减。组成：当归，白芍，熟地黄，川芎，桃仁，红花。

（3）痰湿阻滞证

治法：化痰除湿，舒筋通络。

方药：六君子汤加味。组成：人参，白术，茯苓，炙甘草，陈皮，半夏，胆南星。

（4）肝肾阴虚证

治法：滋补肝肾，舒筋通络。

方药：杞菊地黄丸加减。组成：熟地黄，山茱萸（制），山药，牡丹皮，茯苓，泽泻，枸杞子，菊花。

（5）风寒湿痹证

治法：祛风散寒，除湿通络。

方药：薏苡仁汤加味。组成：羌活，独活，防风，川乌，麻黄，桂枝，薏苡仁，苍术，当归，川芎，生姜，甘草。

加减：若风邪偏胜，以上肢游走痛为主者，可重用羌活，并加桑枝、姜黄祛风胜湿；寒邪偏胜，痛处不移，得温则减者，可加细辛、草乌温经散寒；湿邪偏胜，关节肿胀，重着不利，以下肢为主者，酌加防己、土茯苓、木瓜、萆薢，以利水胜湿。

（6）风湿热痹证

治法：清热通络，祛风胜湿。

方药：白虎加桂枝汤化裁。组成：生石膏，知母，甘草，粳米，桂枝。

加减：若发热、口渴、苔黄、脉数者，可加银花、连翘、黄柏以清热解毒；关节肿大者，可加桑枝、姜黄、威灵仙活血通络，祛风除湿；关节周围出现红斑者，可加丹皮、生地、赤芍凉血解毒；邪热伤阴出现低热、口干、五心烦热者，酌加青蒿、秦艽、功劳叶，以养阴清热，疏通经络。

（7）痰瘀痹阻证

治法：化痰祛瘀，搜风通络。

方药：桃红饮加味。组成：桃仁，红花，当归尾，川芎，威灵仙。

加减:若有皮下结节者,加白芥子、僵蚕,以祛痰散结;痰瘀久留者,加用虫类药,如乌梢蛇、全蝎,以祛瘀搜风。

(8) 肝肾亏损证

治法:补益肝肾,祛风散寒除湿。

方药:独活寄生汤加味。组成:熟地黄,杜仲,牛膝,桑寄生,人参,茯苓,甘草,当归,川芎,芍药,独活,防风,秦艽,细辛,桂枝。

加减:若腰膝酸软无力甚者,可加黄芪、川续断益气补肾;关节冷痛明显者,可加附子、肉桂温阳散寒;肌肤不仁者,加用鸡血藤、络石藤养血通络。

3. 西药治疗

(1) 急性期的治疗:应祛除诱因并控制关节炎的急性发作。常用药物包括:①非甾体类抗炎药:急性期首选的止痛药物,如双氯芬酸钠或双氯芬酸钾,或塞来昔布、美洛昔康等。症状控制后停药。应用期间注意监测血肌酐水平。②秋水仙碱:非甾类抗炎药无效时可考虑应用,开始时小量口服,直至症状缓解或出现药物副作用时停药。用药期间监测不良反应。③糖皮质激素:如果有肾功能不全的患者,急性期可以考虑糖皮质激素,临床常选用得宝松肌注。

(2) 缓解期的治疗:主要目的为降低血尿酸水平,预防再次急性发作。常用药物包括:①抑制尿酸生成药物(别嘌呤醇),根据尿酸水平从小量开始逐渐加量;②促进尿酸排泄药物(苯溴马隆)。

应强调的是,降尿酸药物可能诱发急性关节炎,因此在急性期不宜使用,而且此类药物均应从小剂量开始使用。

(3) 无症状高尿酸血症的治疗:无症状期和间歇期应节制饮食,禁食富含嘌呤和核酸的食物如肝、肾、脑、鱼子、蛋黄、豆类等,避免精神刺激、着凉和过劳等。还包括减肥、控制血脂、减少非必要的利尿剂应用等。

(二) 手术治疗

关节镜下清理手术治疗:通过运用微创技术清除关节内痛风石。

许老医案

一诊:患者杨某,男,40 岁。左踝关节肿痛反复发作 3 年。

病史:每年 3—4 月发作,近来发作较重,服药不能消失,近 2 个月严重,曾诊为痛风,服激素等药。舌质红,脉弦数。左踝关节内外均肿胀,红,热。理化检查示:WBC6.4×10^9/L,中性 65.4%,尿酸 46.2μmol/L。

辨证:湿热痹阻关节经络,搏结气血,瘀阻蕴结成热毒,发作期病势较急。

诊断:痹证(热蕴血气,气血闭阻)。

治法:清热凉血,解毒通络。

处方:鸡蛇汤加减。

生地 15g	当归 15g	赤白芍各 10g	栀子 10g
秦艽 12g	香附 10g	鸡血藤 20g	蛇舌草 15g
汉防己 10g	土茯苓 15g	苡米仁 30g	虎杖 15g
甘草 3g			

7 剂

水煎服,日 1 剂,早晚饭后分服。

二诊:左踝关节肿胀消失,左跟部疼痛。舌质红,苔黄,脉弦。X 线示:左踝关节未见破坏。理化检查示:尿酸 213μmol/L,红细胞沉降率 6mm/h。治法不变,守方加减。7 剂,水煎服,日 1 剂,早晚饭后分服。

三诊:左踝痛消失,要求巩固疗效,帮助根治性调理。舌淡红,苔薄黄,脉微弦。治法方药同前。7 剂,水煎服,日 1 剂,早晚饭后分服。

四诊:症状完全消失。舌尖偏红,脉弦。续服前方 7 剂。

五诊:无症状。苔薄黄,脉缓。治法不变,守原方加减。

处方:

苍术 10g	白术 10g	黄柏 10g	川牛膝 10g
土茯苓 15g	蛇舌草 15g	秦艽 12g	鸡血藤 20g
香附 10g	怀山药 20g	栀子 10g	虎杖 15g
甘草 3g			

7 剂

水煎服,日 1 剂,早晚饭后分服。

六诊:左拇指、右示指疼痛 1 日消失,左踇趾疼痛 2 日自行消失。舌尖偏红,脉缓。疼痛关节无红肿征象。治法同前,方以鸡蛇汤加减。

处方:

苍术 10g	白术 10g	黄柏 10g	川牛膝 10g
秦艽 12g	蛇舌草 15g	香附 10g	土茯苓 15g
栀子 10g	苡米仁 30g	鸡血藤 20g	肿节风 15g
虎杖 15g	甘草 3g		

7 剂

水煎服,日 1 剂,早晚饭后分服。

忌酒,辛辣之品及肥厚之品,可常服六君丸。

按:①此病多为湿热瘀三邪为患,发病时为其标,平素脾虚为本。②此病清热化湿,解毒化瘀是关键。所以解毒、行气、化瘀之品不能少。③着重调理脾胃,减轻清热解毒之品用量。④左指、左踇趾关节疼痛无体征,考虑与气候和心理等因素有关。

按语

许老认为,痛风性关节炎是一种终身性疾病,西医治疗的目的:①控制高尿酸血症,预防尿酸盐沉积;②迅速终止急性关节炎的发作;③防止尿酸结石形成和肾功能损害。然而,西药毒副作用较大,长期使用可能引起肝肾损害、骨髓抑制、胃肠不适,甚至消化性溃疡、出血等,这就增加了患者对药物不良作用的担心,也影响了治疗的信心,增加了患者的心理负担。本病属中医学"痛痹"范畴。许老认为:痛风急性期以急则治其标,清热解毒,燥湿健脾为主,中后期缓则治其本,以益气健脾,健脾利水,补肾利水,通利水道,排出尿酸。湿热之邪,虽盛于下,但其始从脾胃而起,四妙散中之苍术辛苦而温,芳香而燥,直达中州,为燥湿健脾之主药;薏苡仁独入阳明,祛湿热而利筋骨。但病既传于下焦,又非治中可愈,故以黄柏直清下焦之湿热。邪之所凑,其气必虚,肝肾不虚,湿热决不流入筋骨。故以牛膝补肝肾,强筋骨,引药入下焦而祛湿热也。在治疗过程中许老强调患者管住自己的嘴巴是配合治疗,提高疗效的重要环节,做到"四不一多",即不吃酒类,不吃动物内脏,不吃海鲜,不吃火锅,多饮水,每日饮 2 500~3 000ml。

预防

饮食:低嘌呤、低脂、低盐、低蛋白饮食,并应戒酒,多吃碱性食物,以防痛风急性发作,并有利于尿酸排泄。多饮水,每日饮水量应大于 2 000ml。同时对共患的高血压、高血脂、高血糖等病症予以积极治疗。降尿酸药物的应用时机目前尚无定论。由于无症状高尿酸血症的患者中有 5%~15% 发展为痛风,如有心血管病或其他高危因素,应在血尿酸持续高于 480μmol/L 时开始规律降尿酸治疗。如无心血管病等高危因素,则可在血尿酸高于 540μmol/L 时开始持续降尿酸治疗。

(陈 冈)

第六节 风湿性关节炎

概述

风湿性关节炎是一种常见的急性或慢性结缔组织炎症,可反复发作并累及心脏。临床以关节和肌肉游走性酸楚、重着、疼痛为特征,属变态反应性疾病。风湿热是本病的主要表现之一,多以急性发热及关节疼痛起病。典型表现是轻度或中度发热,游走性多关节炎,受累关节多为膝、踝、肩、肘、腕等大关节,常见由一个关节转移至另一个关节,病变局部呈现红、肿、灼热、剧痛,部分患者也有几个关节同时发病。

病因病机

(一) 中医病因病机

中医学认为,本病以本虚标实为主要病机,多与外感风、寒、湿、热有关。若久居湿地,感受风寒湿邪或素体阳虚,卫阳不固,风寒湿邪入侵,发为风寒湿痹;若素体阴血不足,内有郁热或风寒湿邪郁久化热,发为风寒湿热痹。

(二) 西医病因病理

根据症状、流行病学及免疫学分析,认为风湿性关节炎与人体溶血性链球菌感染密切相关,且感染途径至关重要,咽部链球菌感染是发病的必要条件。但 A 组链球菌引起风湿热的发病机制尚未完全明了。目前还注意到病毒感染与本病也有一定关系。

风湿性关节炎活动期病理改变为,关节滑膜及周围组织水肿,滑膜下结缔组织中有黏液性变,纤维素样变及炎性细胞浸润,有时有不典型的风湿小体。活动期过后,关节内的渗出物可被吸收,一般不引起粘连,因此并不产生关节变形等后遗症。

临床表现

1. 疼痛 关节疼痛是风湿病最常见的症状,全身关节都有可能发生疼痛,但是肢体和躯干部位的疼痛和可能引起内脏和神经系统的病变。

2. 肌肉疼痛 肌肉也会出现疼痛症状,而且还可能出现肌无力、肌酶升高、肌源性损害等,如系统性红斑狼疮、混合性结缔组织病、皮肌炎等。

3. 不规律性发热 风湿出现之前会出现不规则的发热现象,不会出现寒战现象,用抗生素治疗无效,同时还会出现红细胞沉降率快。

4. 皮肤黏膜症状 出现皮疹、口腔溃疡、皮肤溃疡、网状青紫、眼部症状等。

5. 雷诺现象 指端会遇冷或情绪变化时会发白,然后转变成紫色,最后转变成红色并伴有麻木、疼痛和严重的皮肤溃疡。

典型表现为游走性的多关节炎,常呈对称性,关节局部可出现红肿热痛,但不化脓,炎症消退,关节功能恢复,不遗留关节强直畸形,皮肤可有环形红斑和皮下结节。风湿性心脏病是最严重的并发症。

辅助检查

1. 外周血白细胞计数升高 白细胞计数升高,中性粒细胞比例也明显上升,有的出现核左移现象。

2. 红细胞沉降率和 C-反应蛋白升高 在风湿性关节炎患者的急性期,红细胞沉降率可达 90mm/h 以上;C-反应蛋白也在 30mg/L(30μg/ml) 以上。急性期过后(1~2 月)渐渐恢复正常。

3. 关节液检查 常为渗出液,轻者白细胞计数可接近正常,重者可达 80×10^9 以上,多数为中性粒细胞。细菌培养阴性。

4. 类风湿因子和抗核抗体 均为阴性。

鉴别诊断

(一) 骨关节结核

早期出现低热、盗汗等阴虚内热症状,患部可见脓肿,X 线检查可显示骨关节破坏。

(二) 类风湿性关节炎

常为多关节发病,而且累及手足小关节,逐渐出现关节僵硬、肿胀、畸形。血清类风湿因子阳性。

疾病分期

风湿性关节炎的发病是一个缓慢的过程,开始的表现是轻度或中度发热,到关节变形再到关节融合,认识不同时期的关节炎表现有助于判断病情,进行最正确的治疗。

1. 骨质疏松期 主要表现为关节肿胀,骨质疏松。无关节破坏征象。X 线片上可见关节周围软组织肿胀或关节囊肿胀。早期为局限性骨质疏松或长骨干骺端、关节周围骨质普遍疏松。

2. 关节破坏期 主要表现为骨质疏松明显,关节间隙轻度狭窄。早期仅有关节间隙狭窄,较严重者则关节面边缘模糊不清,凹凸不平或囊状透亮区。严重破坏期:多处软骨下骨破坏,关节畸形明显狭窄,关节变形。关节间隙尚可见,骨质疏松明显。

3. 强直期 节间隙完全消失,关节融合。可见粗条的骨小梁通过关节面,而骨小梁的排列变疏,在大关节可见骨质增生或硬化表现。关节间隙融合或纤维性强直。本综合征少见,占风湿性关节炎总数的1%。通常发生于风湿性关节炎晚期,除典型风湿性关节炎临床表现外,其特征为脾脏肿大和白细胞减少及血小板减少。

中医辨证分型

1. 行痹 肢体关节酸痛,游走不定,关节屈伸不利,或有恶寒发热,苔薄白,脉浮。

2. 痛痹 肢体关节疼痛较剧,痛有定处,得热痛减,遇寒痛增,关节不可屈伸,局部皮色不红,触之不热,苔薄白,脉弦紧。

3. 着痹 肢体关节重着,酸痛,或有肿胀,痛有定处,手足沉重,活动不便,肌肤麻木不仁,苔白腻,脉濡缓。

4. 热痹 关节疼痛,局部灼热红肿,得冷稍舒,痛不可触,或兼有发热,恶风,口渴,烦闷不安等全身症状,苔黄燥,脉滑数。

辨证施治

(一) 中医药治疗

1. 行痹

治法:祛风通络,散寒除湿。

方药:防风汤加减。酸痛以肩肘等上肢关节为主者,可选羌活、白芷、威灵仙、姜黄、川芎祛风通络止痛。酸痛以腰背关节为主者,酌加杜仲、桑寄生、淫羊藿、巴戟天、续断等温补肾气。酸痛以膝踝等下肢关节为主者,可加独活、牛膝、防己通经活络,祛湿止痛。

2. 痛痹

治法:温经散寒,祛风除湿。

方药:乌头汤加减。

3. 着痹

治法:除湿通络,祛风散寒。

方药:薏苡仁汤加减。关节肿胀甚者,可加萆薢、木通、姜黄利水消肿。肌肤不仁者,可加海桐皮、豨莶草祛风通络。

4. 热痹

治法:清热通络,祛风除湿。

方药:白虎桂枝汤加味。皮肤有红斑者,加丹皮、生地、赤芍凉血消斑。有硬结者,加蚕沙、苡仁、赤小豆除湿散结。午后潮热或夜间烦热者,加青蒿、地骨皮。

（二）西医治疗

1. 药物治疗　治疗原则是早期诊断和尽早合理、联合用药。常用的抗风湿病药物如下:

（1）非甾体抗炎药:可抑制前列腺素的合成而迅速产生抗炎止痛作用,对解除疼痛有较好效果,但不能改变疾病的病程。临床上常用的有布洛芬、双氯芬酸、阿司匹林、吲哚美辛等。

（2）慢作用抗风湿药:多用于类风湿性关节炎及血清阴性脊柱关节病。对病情有一定控制作用但起效较慢。常用的有金合剂(肌注或口服)、青霉胺、柳氮磺吡啶、氯喹等。

（3）细胞毒药物:通过不同途径产生免疫抑制作用。常用的有环磷酰胺、氨甲蝶呤、金独春等。它们往往是系统性红斑狼疮、类风湿性关节炎和血管炎的二线药物,副作用虽较多且较严重,但对改善这些疾病的预后有很大的作用。

（4）肾上腺皮质激素:抗炎、抗过敏药物,明显地改善了系统性红斑狼疮等结缔组织病的预后,但不能根治这些疾病。其众多的副作用随剂量加大及疗程延长而增加,故在应用时要衡量它的疗效和副作用而慎重选用。

2. 外科疗法　包括不同的矫形手术、人工关节的置换、滑膜切除等。手术不能治愈疾病只能改善关节功能和生活的能力。

3. 骨髓移植　治疗风湿性关节炎确实有显著的疗效。通过恢复免疫系统功能来促使患者痊愈的自身骨髓移植法,治疗儿童风湿性关节炎取得了较好的疗效。骨髓移植的具体步骤是先抽出患者身上的骨髓,用药物和放射等手段对骨髓进行处理,除其中的 T 细胞,再把处理过的骨髓注射回患者体内,并使用特殊药物促使患者骨髓生长,使患者免疫系统功能恢复正常。可以使患者在几年内不再发病,对于处于骨骼和关节生长期的儿童非常重要。

4. 其他治疗 包括物理、康复、职业训练、心理等治疗,是本类疾病综合治疗不可缺少的部分。

许老医案

一诊:患者,林某,男,53岁,全身多个关节游走性疼痛,关节屈伸不利2年,加重半个月。

病史:患者诉2年前外出活动,淋雨后感冒,随后出现全身多个关节的酸痛,以肩关节、膝关节等关节为主,有游走性,早晨有晨僵,活动后缓解,关节局部皮肤红肿发热,恶寒怕冷,舌质淡胖,苔薄白、湿润,脉浮滑。

初步诊断:风湿性关节炎,风胜行痹证。

治法:祛风通络,散寒除湿。

处方:防风汤加减。

防风 30g	甘草 30g	当归 30g	赤茯苓 30g
杏仁 30g	桂枝 30g	黄芩 9g	秦艽 9g
葛根 9g	麻黄 15g		

7 剂

水煎服,日1剂,早晚饭后分服。

二诊:患者服药后关节疼痛明显缓解,活动良好,仍然怕冷,四肢不温,舌质淡,苔薄白,脉紧。予上方加制附片6g,炮姜6g,7剂后怕冷症状明显减轻。

按:风湿关节炎多属"痹证"范畴,有本虚标实之象,究其原因多为风寒凝滞,着于关节,故应祛风通络,散寒除湿,方用防风汤加减,该方防风、秦艽祛风除痹,佐以麻黄、葛根发散风寒,当归活血利痹,有助于祛风除湿,更佐以黄芩,使无伤阴之弊,为其配伍特点。二诊患者寒未去,故加制附片、炮姜为要。

按语

许老认为,风湿性关节炎中医归为"痹证"范畴。根据风、寒、湿、热病邪的偏盛,选择不同的治法。行痹以祛风为主,兼有散寒除湿,佐以养血;痛痹以温经散寒为主,兼以祛风除湿;着痹以除湿为主,兼用祛风散寒,佐以健脾;热痹以清热为主,兼用祛风除湿。痹证日久则应根据正气亏虚的不同,采用益气养血,补养肝肾,扶正祛邪,标本兼顾。许老在临床上使用防风汤治疗风湿性关节炎,类风湿性关节炎,肩关节周围炎等病症。应用要点主要用于治疗风湿痹痛。临床以关节痹痛、游走无定,或有恶寒发热,为其辨证要点。临床如见游走周身,加威灵仙、防己、络石藤、桑枝;发于上肢,加羌活、姜黄;发于下肢,加独活、牛膝;恶寒发热、身有汗出者,去麻黄,加芍药。

预防

风湿性关节炎患者在急性疼痛期间,由于长期卧床,或者服用激素时间过长等,可致患者机体免疫功能低下,出现一些并发症。常见的有以下几种:

肺炎:由于免疫能力下降,遭受细菌感染,患者常合并肺炎。

泌尿系统感染:风湿性关节炎患者若日常生活不注意,或者患感冒后,常容易发生泌尿系感染。

库欣综合征:患者若用激素时间过长,常因体内肾上腺皮质功能受到抑制而并发库欣综合征。常见症状主要有满月脸、水牛背、体重增加等。

口腔溃疡:风湿性关节炎患者在服用免疫抑制剂之后常出现口腔溃疡,此外还可出现恶心呕吐、厌食、皮疹、味觉消失等不良反应。

传染病:患者由于患此病的时间太久,自身免疫功能下降,当社会上流行某些传染病时,比正常人更易受到传染。

非活动期注意关节锻炼,关节处要注意保暖,避免潮湿;去除体内链球菌感染灶防止复发,如扁桃体炎反复发作可行扁桃体切除;风湿活动控制后应每2~4周肌注长效青霉素120万单位;患急性咽峡炎时即刻就医以免病情复发。

(陈　冈)

第七节　类风湿性关节炎

概述

类风湿性关节炎(rheumatoid arthritis, RA)是一种以关节滑膜炎症为特征的慢性全身性自身免疫性疾病,滑膜炎可反复发作,导致关节软骨及骨质破坏,最终导致关节畸形及功能障碍。RA属于中医痹证范畴,历代医家称之为历节、鹤膝风、顽痹、筋痹、骨痹、肾痹等,以肌肉、筋骨、关节发生酸痛、麻木、重着、屈伸不利,甚或关节肿大灼热等为主要临床表现。其内因是素体虚弱、气血不足、腠理空虚、肝肾亏虚,外因是风寒湿热之邪入侵,内外之因相合而致病。

病因病机

(一) 中医病因病机

中医学认为本病以本虚标实为主要病机,多与素体虚弱、痰瘀互结、风寒湿热外袭等因素有关。

素体虚弱人体气血亏虚,腠理疏松,或肝肾不足,筋骨失养,致使风寒湿邪乘虚袭人,阻塞经络,凝而为痹。

风寒湿热侵袭若久居湿地,感受风寒湿邪或素体阳虚,卫阳不固,风寒湿邪入侵,发为风寒湿痹;若素体阴血不足,内有郁热或风寒湿邪郁久化热,发为风湿热痹。

痰瘀互结痹久则血停而为瘀,湿聚为痰,痰瘀互结,深入筋骨,形成瘀血痹。

(二) 西医病因病理

西医学自 1958 年给本病命名以来,对本病的确切病因及病理机制仍未完全明确,一般认为感染过敏、内分泌失调、家族遗传、免疫紊乱等因素都可能引起本病的发作,其他因素如环境、疲劳、外伤、抽烟、精神刺激、自主神经不平衡等亦可侵犯关节滑膜、滑液、软骨、软骨下骨质关节囊、韧带及肌腱。病情进步发展常可出现关节以外的病理改变,如血管炎、皮下结节,心、肺和眼的病变。

临床表现

(一) 症状

临床表现因发作方式、受累部位、严重程度和进展速度而异。70% 的患者隐渐发病,但亦有急性发作(暴发型)。初起时,全身可表现为低热、倦怠、乏力、肌肉酸痛、纳呆、消瘦、贫血等,患者仅感觉少数(1~2 个)关节疼痛。关节痛往往是最早的症状,多呈对称性、持续性,但时轻时重。数周或数月后,渐发现少数关节肿胀及活动受限,并逐渐累及其他对称关节;受累关节以手关节、趾骨间关节最常见,在手关节又以掌指关节及近侧指骨间关节最常见;其次为膝关节、踝关节、肘关节、肩关节。每个患者的受累关节不等,病情轻重亦极不一致。受累关节的皮肤出现褐色色素沉着。

常见的局部症状为关节疼痛、肿胀、功能受限,此外,还有明显的晨僵及类似增生性关节病的关节僵硬现象。晨僵出现在 95% 以上的 RA 患者。晨僵持续时间和关节炎症的程度成正比,它常被作为观察本病活动指标之一,只是主观性很强。

（二）体征

1. 关节体征 肿胀、压痛、表面温度、畸形、活动度、双手握力。畸形见于较晚期患者，关节周围肌肉的萎缩、痉挛则使畸形更为加重。最为常见的晚期关节畸形是腕和肘关节强直、掌指关节的半脱位、手指向尺侧偏斜和呈"天鹅颈（swan neck）"样及"纽扣花样（boutonniere）"表现。重症患者关节呈纤维性或骨性强直失去关节功能，致使生活不能自理。

2. 关节外体征 皮下结节以及受累器官的相应体征。

辅助检查

（一）实验室检查

主要为血液和关节液检查。血液化验般都有轻度至中度贫血。可见白细胞大多正常，偶见活动期嗜酸性粒细胞和血小板增多。血红蛋白减少，淋巴细胞计数增加，红细胞沉降率加快，但缓解期可正常。约70%的病例可出现类风湿因子阳性。关节液较混浊，草黄色，黏稠度降低，黏蛋白凝固力差，糖含量降低。中性粒细胞计数可达$(10~50) \times 10^9/L$，细菌培养阴性。

（二）影像学检查

1. X线片 X线检查早期可见关节周围软组织肿胀，骨质疏松，骨皮质密度减低，正常骨小梁排列消失，严重者成炭画样，关节间隙因积液而增宽。中期关节软骨面边缘骨质腐蚀，关节软骨下有囊腔形成，关节间隙因关节软骨面破坏而变狭窄。晚期，关节软骨面完全破坏消失，关节即纤维性或骨性强直于畸形位置。

2. CT检查 一般只做CT平扫。软组织窗CT图像可清楚显示关节周围软组织肿胀，密度增高。骨窗CT图像表现为骨端关节面边缘小凹状骨质缺损，或骨内骨质破坏的低密度区，横断面图像或矢状面、冠状面重建图像上可显示关节间隙狭窄，病变至后期可显示骨质增生和关节脱位。

3. MRI检查 类风湿性关节炎的最早表现为软组织改变，磁共振成像（MRI）显示关节滑膜增厚，尤其在T2加权像上显示更为清楚。Gd-DTPA增强可显示增厚的滑膜强化而早期发现病变。关节软骨破坏而出现软骨面毛糙和低信号区，甚至软骨下骨端骨质缺损而显示骨皮质不规则，骨髓内因充血而T2加权像上显示信号增强。

4. 关节超声 是简易的无创性检查，对于滑膜炎、关节积液以及关节破坏有鉴别意义。研究认为其与MRI有较好的一致性。

特殊检查

1. 关节穿刺术 对于有关节腔积液的关节,关节液的检查包括:关节液培养、类风湿因子检测、抗 CCP 抗体检测、抗核抗体等,并做偏振光检测鉴别痛风的尿酸盐结晶。

2. 关节镜及关节滑膜活检 对 RA 的诊断及鉴别诊断很有价值,对于单关节难治性的 RA 有辅助的治疗作用。

鉴别诊断

(一) 骨关节炎

多见于中、老年人,起病过程大多缓慢。手、膝、髋及脊柱关节易受累,而掌指、腕及其他关节较少受累。病情通常随活动而加重或因休息而减轻。晨僵时间多小于半小时。双手受累时查体可见 Heberden 和 Bouchard 结节,膝关节可触及摩擦感。不伴有皮下结节及血管炎等关节外表现。类风湿因子多为阴性,少数老年患者可有低滴度阳性。

(二) 银屑病关节炎

银屑病关节炎的多关节炎型和类风湿性关节炎很相似。但本病患者有特征性银屑疹或指甲病变,或伴有银屑病家族史。常累及远端指间关节,早期多为非对称性分布,血清类风湿因子等抗体为阴性。

(三) 强直性脊柱炎

本病以青年男性多发,以中轴关节如骶髂及脊柱关节受累为主,虽有外周关节病变,但多表现为下肢大关节,为非对称性的肿胀和疼痛,并常伴有棘突、大转子、跟腱、脊肋关节等肌腱和韧带附着点疼痛。关节外表现多为虹膜睫状体炎、心脏传导阻滞障碍及主动脉瓣闭锁不全等。X 线片可见骶髂关节侵袭、破坏或融合,患者类风湿因子阴性,并且多为 HLA-B27 抗原阳性。本病有更为明显的家族发病倾向。

(四) 系统性红斑狼疮

本病患者在病程早期可出现双手或腕关节的关节炎表现,但患者常伴有发热、疲乏、口腔溃疡、皮疹、血细胞减少、蛋白尿或抗核抗体阳性等狼疮特异性、多系统表现,而关节炎较类风湿性关节炎患者程度轻,不出现关节畸形。实验室检查可发现多种自身抗体。

(五) 反应性关节炎

本病起病急,发病前常有肠道或泌尿道感染史。以大关节(尤其下肢关节)非对称性受累为主,一般无对称性手指近端指间关节、腕关节等小关节受累。可伴有眼炎、尿道炎、龟头炎及发热等,HLA-B27 可呈阳性而类风湿因子阴性,患者可出现非对称性骶髂关节炎的 X 线改变。

疾病分期

类风湿性关节炎一经诊断,则应分期。根据关节破坏程度将 X 线改变分为Ⅳ期

Ⅰ期:软组织肿胀,关节端正常或骨质疏松;

Ⅱ期:骨质疏松,有轻度关节面下骨质侵袭或破坏,关节间隙轻度狭窄;

Ⅲ期:关节面下明显的骨质侵袭和破坏,关节间隙明显狭窄,关节半脱位畸形;

Ⅳ期:上述改变合并关节纤维性或骨性强直。胸部 X 线片可见肺间质病变、胸腔积液等。

中医辨证分型

1. 湿热证 起病急,关节红肿疼痛,不可触压,屈伸不利,晨起僵硬,发热有汗,心烦口渴,小便黄赤,舌苔黄,脉数。

2. 寒湿证 关节剧痛,不可屈伸,甚至强直拘紧,时轻时重,遇寒加重,得热缓解,每遇阴雨天加重,舌苔薄白,脉弦紧或濡缓。

3. 肝肾两虚证 关节疼痛长期反复发作之后,关节拘挛不利,局部常有轻度的灼热红肿,疼痛多以夜间明显,或无明显关节局部症状。同时有头晕目眩,耳鸣咽干,心烦,手足心热,夜寐不安,腰膝酸软,脉细数,舌光红。

4. 肾阳(气)虚证 关节疼痛长期反复发作后,骨节僵硬,活动受限,疼痛不重或不痛,头昏耳鸣,畏寒自汗,腰膝酸软,小便清长,面色淡白,舌质淡,薄白苔,脉沉细弱。

辨证施治

类风湿性关节炎的治疗原则应强调早期治疗、联合用药,个体化治疗和关节的功能锻炼,以期达到让患者增强信心缓解疼痛、消除肿胀防止畸形及纠正关节畸形,改善肢体功能的目的。

对类风湿性关节炎,目前尚不能有效治疗。目前应用中西医结合方法,对治疗该病起到了一定作用。

（一）非手术治疗

1. 内治法

（1）中医辨证治疗

1）行痹：肢体关节疼痛，游走不定，屈伸不利，可伴有恶风、发热等表证，舌苔薄白或薄白腻，脉浮。

治法：祛风除湿，通络止痛。

方药：防风汤加羌活、桂枝。若见关节肿大，苔薄黄，邪有化热之象者，宜寒热并用，以桂枝芍药知母汤加减。

2）痛痹：肢体关节疼痛剧烈，遇寒更甚，疼痛不游走，痛处皮色不红，触之不热，舌苔白腻，脉弦紧。

治法：散寒止痛，祛风活络。

方药：乌头汤加减。

3）着痹：肢体关节疼痛重滞肿胀，疼痛固定，手足沉重，肌肤麻木，舌苔白腻，脉濡缓。

治法：除湿消肿，祛风散寒。

方药：薏苡仁汤、川芎茯苓汤或除湿蠲痛汤加减。

4）热痹：关节疼痛，局部灼热红肿，痛不可触，得冷则舒，疼痛可游走，涉及多个关节，或发热，口渴，烦躁等，舌苔黄燥，脉滑数。

治法：清热通络，疏风胜湿。

方药：白虎汤加桂枝汤合宣痹汤加减。

5）尪痹：病程日久，关节疼痛持续但不剧烈，关节变形、僵硬、屈伸不利、肌肉萎缩、严重者出现显著畸形，舌质淡，苔白，脉细弱。

治法：补益肝肾，温阳祛寒。

方药：桂枝汤、真武汤或补肾祛寒治尪汤加减。

（2）西药：治疗类风湿性关节炎的药物可分为 3 类，即非甾体抗炎药、改善病情抗风湿药、糖皮质激素。

1）非甾体抗炎药：发挥作用快，须与改善病情抗风湿药同服。常用药物有：塞来昔布，美洛昔康，双氯芬酸，吲哚美辛，萘普生，布洛芬等。

2）改善病情抗风湿药：起效较慢一般认为类风湿性关节炎诊断明确都应使用改善病情抗风湿药：①氨甲蝶呤；②柳氮磺吡啶；③来氟米特；④氯喹和羟氯喹；⑤生物制剂；⑥其他改善病情抗风湿药：金制剂、青霉胺硫唑嘌呤、环孢素等。免疫性治疗：生物制剂如肿瘤坏死因子（TNF-a）拮抗剂、白细胞介素-1（IL-1）拮抗剂等；炎急性发作时可给予短效激素。

3）糖皮质激素：本药有较强的抗炎作用，起效快、易复发、不宜长期应用，根据关节疼痛程度而调整。泼尼松般应不超过每日 100mg。有系统症状，如伴有心肺、眼等器官和神经系统受累的重症患者，可予泼尼松每日 30~40mg，控制症状后递减，以每日 10mg 或低于 10mg 维持。关节腔内注射激素有利于改善症状，每年不宜超过 3 次。

2. 外治法

（1）中成药：可采用麝香壮骨膏伤湿止痛膏等外用敷贴或狗皮膏、宝珍膏等膏药烊化后温贴。此外，可应用骨科烫洗药、风伤洗剂等熏洗，祛风水、活络水等外擦。

（2）针灸治疗：一般采用皮肤针刺。选择针刺区的原则是按病取经，经穴相配，循经弹刺，远近结合中、轻刺激结合。每日 1 次，15 次为 1 个疗程。

（3）理筋手法：局部肿痛者，可选用点穴镇痛及舒筋手法；关节活动不利、功能障碍者，可选用活节展筋手法。

（4）物理疗法：理疗可增加局部血液循环，达到消炎退肿、镇痛的效果。功能锻炼等均能改善症状。

（二）手术治疗

四肢关节病变，应用上述综合治疗 18 个月以上，但关节肿痛仍无明显改善者。可进行关节滑膜切除术。病变已静止，关节尚有一定活动度，但明显畸形者，可行截骨矫形术。髋、膝的屈曲畸形可进行关节囊剥离和肌腱延长术。对少数破坏严重者的负重关节，如踝、膝髋等关节，可进行关节融合术。足趾严重畸形，影响穿鞋或行走者，可行跖趾关节切除术。多数关节强直或破坏，功能甚差，但肌力尚可者，可行关节成形术或人工关节置换术，可改善关节功能，提高生活质量。

许老医案

一诊：患者，廖某，女，61 岁，全身多个小关节游走性疼痛，关节屈伸不利 10 年，加重 1 周。

病史：患者诉 10 年前无明显诱因出现全身多个小关节的疼痛以手指、足趾关节等为主，有游走性，早晨有晨僵，活动后缓解，一直间断使用激素类药物治疗，最近天气变化后疼痛加剧。查体：手指、足趾关节变形、肿胀，活动受限，神疲，言语无力，纳差，畏寒自汗，腰膝酸软，小便清长，面色淡白，舌质淡，薄白苔，脉沉细弱。

初步诊断：类风湿性关节炎，肾阳虚型。

治法:温阳益气、活血通络。

方药:桂附地黄汤加减。

熟地 20g	山萸肉 10g	山药 10g	丹皮 9g
泽泻 9g	茯苓 9g	附子 6g	苍白术 10g
肉桂 6g	红藤 15g	五加皮 10g	全蝎 3g
蜈蚣 2 条			

7 剂

水煎服,日 1 剂,早晚饭后分服。

二诊:患者服药后关节疼痛稍有缓解,早起晨僵程度减轻,仍然畏寒怕风,四肢不温,舌质淡,苔薄白,脉紧。予上方去泽泻、丹皮,加吴茱萸 10g,炮姜 6g,黄芪 20g,防风 12g,炒白芥子 10g;7 剂,水煎服,日 1 剂,早晚饭后分服。

三诊:患者服药后关节疼痛缓解明显,晨僵进一步减轻,四肢温软,怕冷程度明显减轻,继续服用前方加鹿角胶 9g,7 剂,水煎服,日 1 剂,早晚饭后分服。

四诊:患者症状明显好转,继续服用桂附地黄丸,嘱咐其慎起居,避风寒。防止疾病复发加重。

本病是在肝肾亏虚的基础上,又遭受风寒湿外邪而致病。故治病必求于本,治疗上以补益肝肾为主,祛风寒湿邪为辅,标本兼治。选用桂附地黄汤加止瘙散,方中肉桂、附子温阳益气;熟地、山萸肉、山药益肾填精;茯苓、泽泻、丹皮利湿浊。脾虚湿胜者,加苍术,并酌加五加皮活血通络。阳虚日久,湿邪流注关节化痰,吴茱萸、炮姜、防风、黄芪益气通阳开痹;炒白芥子去痰;久病虚,加鹿角胶补精血。红藤有活血祛风湿作用,加止瘙散,其意在祛风先活血,血活风自灭,可增强抗风湿作用,提高疗效。

按语

许老认为"类风湿"是常见病,多发病,属"痹证""历节病"范畴。本病以肝肾亏损为本,风寒湿邪乘虚而入,内外合邪而发病。本病分中枢型和周围型两大类。中枢型以脊柱发病为主,周围型以四肢关节为主,后者多见,其特点是对称性,以小关节肿痛,伴有晨僵硬为主症,诊断不难,治疗宜早,早治疗,早诊断更重要,不必拘于类风湿因子阳性或阴性,早治疗,起效快,效果好,还可以预防关节畸形的发生,若等阳性出现再治疗,会错失治疗时机,实不可取。等待结果会发生关节畸形,一旦出现关节畸形,手术治疗也无能为力,效果并不理想。

预防

常见并发症有关节畸形,其预防方法有:

适量活动:缓解期可随意活动,配合按摩练功、体操、适当疗养,以不感到疲倦为度。加强功能锻炼,防止肌肉萎缩和关节挛缩。急性期应适当休息。疼痛明显者,可以制动。

注意保暖:本病的发作与寒冷有一定的关系,故应注意季节、气温的变化,随时增减衣物,保温及避免接触冷水。改善潮湿、阴冷的工作环境。

交代病情:向患者讲明本病的性质及本人的病情,鼓励患者树立起与疾病作斗争的信心。

饮食调节:包括富含蛋白质及维生素的饮食,针对贫血及骨质疏松可补充铁剂、维生素 D 和钙剂等。

劳逸结合:避免过劳,预防加重病情。

(陈　冈)

第八节　神经病性关节炎

概述

神经病性关节炎(neuropathic arthropathy)又称神经营养性关节病、神经病性骨关节病、Charcot(沙尔科)关节病,是由关节本体感觉、痛觉障碍,失去保护性反应,反复遭到损伤而引起的继发性关节病。

病因病机

(一) 中医病因病机

中医学认为,本病以本虚标实为主要病机,正气不足,复感风寒、湿、热之邪所致。只有在素体虚弱,正气不足,腠理不密,卫外不固等因素存在时,风寒湿热之邪才能乘虚而入,使肌肉、关节痹阻。若久居湿地,感受风寒湿邪或素体阳虚,卫阳不固,风寒湿邪入侵,发为风寒湿痹;若素体阴血不足,内有郁热或风寒湿邪郁久化热,发为风寒湿热痹。人体正气亏虚,腠理疏松,或肝肾不足,筋骨失养,致使风寒湿邪乘虚袭入,阻塞经络,凝而为痹。

(二) 西医病因病理

已知无论中枢神经或周围神经病变都可继发骨关节病,常见的有脊髓痨、脊髓空洞症、糖尿病、脊髓和周围神经损伤、麻风、多发性硬化、脊髓膜膨出、淀粉样变性、先天性痛觉缺如、结核、肿瘤侵犯神经、酒精中毒、家族性自主神经异常、家族性间质性肥大性多发神经病等。其中脊髓痨、脊髓空洞症和糖尿病是神经病性关节病最常见的原因。神经受损后关节本体感觉、痛觉发生障碍,使关节失去保护性反应,易遭到反复损伤,而引起的关节炎症及关节病损。

临床表现

(一)症状

可发生于任何关节包括脊柱,但以四肢关节受累多见。由于神经疾病不同,好发部位不尽一致。如偏瘫患者关节畸形也在偏侧。

脊髓空洞症关节病变多发生于上肢,肩和肘关节最常受累,少数见于颞颌、胸锁、腕和指关节等。脊髓痨以下肢为主,膝关节最常受累,其次是髋、跗骨、肩、肘、踝、趾(指)关节和脊柱。

糖尿病神经病变多发生于足部小关节,如趾间关节等。病变发展一般较缓,病程常超过几个月甚至1年。典型表现为关节肿胀、畸形和不稳定。与一般关节病不同的是关节畸形和病理改变非常显著,但关节功能障碍相对较轻,有时还存在关节异常活动,如肘和膝关节过伸等。早期关节红肿、发热,多无疼痛,少数可有持续性疼痛,关节活动时疼痛加剧。晚期由于关节囊和韧带松弛,发生关节半脱位或完全脱位。

(二)体征

查体可见关节肿胀、松弛、活动度异常,麻木、感觉迟钝、痛觉减退或消失,深反射消失、减退,而运动神经并不侵犯。关节能在各个方向进行活动,但范围较小。关节稳定性下降,可见明显关节畸形。

本病若累及肘关节,出现增生、变形、异常活动、半脱位时,可牵张、挤压肘管内的尺神经,继发尺神经炎,进一步加重手部的感觉丧失及肌肉病变。可并发难愈性溃疡及严重感染,最终可导致截肢。

辅助检查

(一)实验室检查

麻风性神经炎实验室检查可查到麻风杆菌感染的证据。糖尿病性神经病实验室检查可查到血糖异常。脊髓梅毒实验室检查可发现梅毒特异试验阳性。

（二）影像学检查

1. X 线检查　早期 X 线表现为关节的退行性改变,关节面轻度硬化、侵袭及破坏。病变晚期受累骨的关节端硬化更明显,伴骨质增生、破坏,骨膜反应,关节畸形。关节面不规则、塌陷,关节间隙变窄,关节脱位或半脱位。关节周围软组织肿胀,软组织内可见不规则钙化斑或碎骨片。X 线表现可归纳为以下 3 种病变:①萎缩或急性型:常被误认为是感染蔓延或肿瘤侵犯,常于几周内迅速出现关节萎缩,多见于关节的非负重区。可见骨质破坏和吸收,骨质吸收和骨质残留之间过渡区非常明显,就像刀切一样,但无骨折或修复表现;②增生或慢性型:多见于关节负重区,呈严重的骨关节炎表现,可见病理性骨折、关节旁巨大骨赘,关节毁损、半脱位或完全脱位;③萎缩与增生混合型:通常发生于负重关节,骨质进行性破坏和吸收,同时伴有骨质增生和骨赘形成。

2. CT 检查　CT 具有分辨率高的优点,能更好地显示病灶的结构、骨质破坏和邻近软组织的情况。尽管 X 线是本病诊断的首选方法,但 CT 与 X 线结合更能清楚显示病变,有助于确定关节腔积液的具体范围和积液量,区分关节积液和软组织肿胀引起的软组织密度增高,区分游离骨块是在关节腔还是关节周围软组织内。对于平片不能诊断或难以确定病变范围的病例,CT 可作为重要的检查手段加以利用。

鉴别诊断

根据神经病性关节病的临床基本特征,特别是出现关节病变前先有神经系统原发病变,临床诊断神经病性关节病并不困难。但在临床中仍有20% 左右神经病性关节病在出现关节改变时尚无原发性神经病的症状及体征。

在诊断时需要与风湿、类风湿、代谢、内分泌、血液、肿瘤及感染等有关关节病进行鉴别。这就需要调查引起关节病的病因、发病方式、好发部位和关节病变的特征。神经病性关节病一般均能查到神经性原发病,关节病变与神经病变症状体征部位一致,其他关节病也有相应的发病原因。神经病性关节病多为无痛性,而且常有关节畸形,关节破坏明显,但相对关节功能障碍较轻;其他关节病则一般都有疼痛、关节畸形,破坏程度与关节功能障碍相一致。此外神经病性关节病有明显的放射学特点,可分萎缩型、增生型及萎缩与增生混合型,根据这些不同特点可与其他关节病鉴别。

疾病分型与分期

1. 脊髓痨 有明确的梅毒感染史,病变主要侵犯腰骶部脊髓后根和后索,下肢闪电样疼痛和进行性感觉性共济失调,血清和脑脊液康华氏反应阳性。

2. 脊髓空洞症 是脊髓慢性变性、软化及空洞形成,主要侵犯颈、胸髓后角或中央管附近,表现为节段性痛温觉缺失,触觉存在,即所谓感觉分离,有时可见局部肌萎缩,磁共振(MRI)检查可发现脊髓实质长形空洞病灶。

3. 糖尿病性神经病 除有感觉和运动神经障碍外,可有糖尿病史、血糖升高、尿糖阳性等。

中医辨证分型

1. 寒湿痹阻证 身体关节僵硬和沉重感,转侧不利,阴雨潮冷天加重,得温痛减,或伴双膝冷痛,或恶寒怕冷。舌质淡,苔薄白腻,脉沉迟。

2. 湿热阻络证 腰骶、脊背、颈部及身体关节处酸痛,僵硬,重着,活动不利,或伴膝、踝等关节红肿疼痛。或见烦热、口糜、胸脘痞闷,小便黄赤,舌红,苔黄腻,脉濡数。

3. 肾虚督空证 腰骶、脊背、髋部、颈部酸疼、冷痛,痛势隐隐,喜暖喜按,劳累或遇寒加重。或见关节强直,屈伸不利、或伴腿膝酸软乏力,或肌肉萎缩,或畏寒肢冷,或大便稀清,小便清长,舌淡,苔薄白,脉沉弱。

4. 肝肾阴虚证 身体关节处酸或疼痛势缓,喜按喜揉,或见关节变形,屈伸不利,或有四肢酸软乏力,肌肉萎缩,或有双目干涩疼痛,可伴消瘦,咽干口渴,头晕心悸,耳聋耳鸣,心烦失眠,面色潮红,手足心热,盗汗遗精,舌质红,苔少或薄黄,脉弦细数。

5. 瘀血阻络证 关节处疼痛固定不移,转侧不能,夜间尤甚,有时需下床活动后才能重新入睡,晨起肢体僵硬明显。或有关节屈曲变形,舌质黯或有瘀点或瘀斑,苔薄白或薄黄,脉弦涩。

辨证施治

(一) 非手术治疗

主要以加强关节保护为主,如局部制动支架保护等。

1. 内治法

(1) 中医药辨证治疗

1）寒湿痹阻型

治法：温阳散寒，活血止痛。

方药：乌头桂枝汤加味。药用制川乌、草乌（先煎，剂量各在 9g 以下）、炙甘草、熟地、当归、川芎、桑寄生、细辛、乳香、没药、干姜、桂枝、独活。

2）湿热阻络型

治法：清热利湿，祛风止痛。

方药：四妙丸加味。药用黄柏、苍术、牛膝、秦艽、防己、徐长卿、鸡血藤、白附子、薏苡仁、川续断、独活、桑寄生、姜黄。

3）肾虚督空证

治法：温肾补督，祛痹通络。

方药：青娥丸合独活寄生汤加减。药用秦艽、独活、防风、川芎、杜仲、桑寄生、肉桂、牛膝、熟地、补骨脂、核桃仁、细辛、白芍、茯苓。

4）肝肾阴虚型

治法：滋肾阴凉血活血祛风止痛。

方药：芍药甘草汤加减。药用生地、白芍、麦冬、甘草、知母、蜂房、丹参、木瓜、独活、桑寄生、乳香、没药等。可酌加细辛，但量应少。

5）瘀血阻络型

治法：活血祛瘀，佐以止痛祛风温经活络。

方药：活络效灵丹加味。药用赤芍、丹参、王不留行、桂枝、地龙、土鳖虫、全蝎、蜂房、当归、乳香、没药、徐长卿、虎杖、玄参。

（2）对症治疗：消炎镇痛类药可用于疼痛剧烈时，但这类药物要用量小，宜长期使用，以免加速关节破坏。一方面，因为这些药物使关节胀痛感减轻，保护性肌痉挛缓解，从而遭受过多的压力和磨损创伤；另一方面，这类药物能抑制前列腺素的生成，妨碍了软骨下骨的修复。

关节腔内注射激素类药物不推荐多次使用，该类药物有较明显的减轻炎症作用，使症状缓解，因而患者关节活动增加，加速了关节的磨损破坏。

（3）病因治疗：首先要查明病因，然后针对病因进行治疗。糖尿病通过饮食和口服降糖药来控制血糖，不仅治疗原发病，而且可改善关节症状。如脊髓空洞症，可口服核素 ^{131}I，或进行空洞节段深部 X 线照射，少数可行空洞切开引流积液。脊髓痨按梅毒进行驱梅治疗。

2. 外治法 神经源性骨关节病的治疗原则是减少负重，保护和稳定关节。

（二）手术治疗

外科治疗如关节固定术或关节成形术、全关节置换术等。罕见情况下，对感染、进行性溃疡、关节破坏严重病例可考虑截肢。

许老医案

一诊:患者,余某,女,52岁,左肘关节肿胀2年,左肘关节痛觉减弱。

病史:患者几十年前自觉左上肢痛觉迟钝,未予重视。6年前出现左肘肿胀、畸形、屈伸活动尚可,在上海某医院诊断为沙尔科关节病,系统治疗,具体方案不详,症状反复发作,迁延不愈,遂来我院求助中医治疗。

查体:脊柱生理弧度浅,无侧弯及后凸畸形,左肘关节肿胀、畸形,皮肤无破溃,左前臂肿胀,左手爪形手改变,骨间肌萎缩,左肘关节无压痛,无假关节活动,四肢无纵向叩击痛,双上下肢皮温正常,四肢末梢血运正常。左上肢浅感觉减退,以尺侧明显。左肘关节屈曲100°,伸直30°,内旋60°,外旋60°,各肌肌力、肌张力正常。双上肢等长,左肘较右肘增粗5cm。神志清,左肘关节酸疼、冷痛,痛势隐隐,喜暖喜按,腿膝酸软乏力,大便稀清,小便清长,舌淡,苔薄白,脉沉弱。

初步诊断:神经病性关节炎(沙尔科关节病),肾虚督空型。

治法:温肾补督,祛痹通络。

处方:独活寄生汤加减。

秦艽12g	独活12g	防风12g	川芎12g
白芍15g	熟地20g	杜仲15g	桑寄生18g
五加皮15g	牛膝24g	淫羊藿10g	细辛3g
肉桂6g	蜈蚣2条	地龙10g	台乌10g
雷公藤6g	千斤拔12g	猫爪草6g	甘草5g

10剂

水煎服,日1剂,早晚饭后分服。

二诊:患者肘关节僵直感缓解,屈伸幅度增加,睡眠良好,怕冷感好转,继续服用前方,加肉苁蓉10g,制附片6g。20剂。水煎服,日1剂,早晚饭后温服,嘱咐注意休息,避免劳累,注意保暖,平时坚持服用金匮肾气丸。

按:许老认为,本病属"骨痹"范畴。以本虚标实为主,素体虚弱,正气不足,腠理不密,加之年已五旬,肾气渐弱,致督脉空虚,筋骨失养,据其症,应有风寒湿邪乘虚袭入,阻塞经络,凝而为痹。故方中方中用独活、桑寄生养血和营,活络通痹,祛风除湿为主药;牛膝、杜仲、熟地黄补益肝肾、强壮筋骨为辅药;川芎、芍药补血活血;甘草益气扶脾,均为佐药,使气血旺盛,有助于祛除风湿;又佐以细辛以搜风治风痹,肉桂祛寒止痛,使以秦艽、防风祛周身风寒湿邪。加之雷公藤祛风除湿,活血通络;千斤拔补肝肾、强筋骨,猫爪草化痰散结,各药合用,是为标本兼顾之用。

按语

神经病性关节病非常复杂,根据神经系统原发病疾病史的不同,以出现与神经系统症状和体征部位一致的关节症状,来排除其他关节炎,如骨关节炎,可确立临床诊断。一般均可查到原发病,但约20%患者的关节出现病变时,尚无原发病的症状和体征,需要与其他关节炎相鉴别。神经病性关节病多为无痛性,虽关节破坏明显并出现畸形,但关节功能障碍程度较轻;而其他关节炎的关节疼痛、畸形、破坏程度与关节功能障碍相一致。由于明确原发病对临床治疗有指导意义,故应详细询问病史,全面体检和实验室检查,以便找出原发病。神经源性关节病的诊断主要解决两个问题,是否是神经源性关节病,是何种神经源性关节病。

预防

本病的最大特点是关节破坏的程度与疼痛不成正比,患者发病后常常因无疼或轻微疼痛而延误就诊时间,造成关节的进一步破坏。后期,由于关节神经营养性差而易造成骨质疏松,负重关节极易出现粉碎性骨折,且疼痛感觉欠敏感。对于高危患者(如患有重度运动性共济失调时),预防关节病的发生是有可能的。对于无痛性骨折的患者,早期诊断并固定无痛性骨折(用夹板,特制的长筒靴或双脚规)可阻止发生神经病性关节病。对结构显著破坏的关节,采用关节内固定术,加压技术和适宜的骨移植手术治疗可能成功。当疾病处于非进展期时,行全髋和膝关节置换术能获得良好效果。然而人工关节松动和脱位的情况仍是主要的危险。对于原发性神经疾患进行有效治疗,将会减慢关节病变的进展速度。如果关节毁坏状况仍处于早期阶段,则关节病变可以逆转。

(陈　冈)

第九节　强直性脊柱炎

概述

强直性脊柱炎(ankylosing spondylitis,AS)是以骶髂关节和脊柱附着点炎症为主要症状的疾病。主要侵犯骶髂关节、脊柱骨突、脊柱旁软组织及外周关节,并可伴发关节外表现。与 HLA-B27 呈强关联。某些微生物(如克雷伯菌)与易感者自身组织具有共同抗原,可引发异常免疫应答。是以四肢大关节,以及椎间盘纤维环及其附近结缔组织纤维化和骨化,以及关节强直为病变特点的慢性炎性疾病。临床主要表现为腰、背、颈、臀、髋部疼痛以及关节肿痛,严重者可发生脊柱畸形和关节强直。除此以外,强直性脊柱炎尚能引发眼虹膜炎症以及影响到肺、肌肉、骨骼病变。

病因病机

(一) 中医病因病机

对强直性脊柱炎病因病机的认识最早见于《黄帝内经》,《素问·骨空论》曰:"督脉为病,脊强反折""腰痛不可以转摇"。《证治准绳》中说:"若因伤于寒湿,流注经络,结滞骨节,气血不和,而致腰胯痛……"《医学衷中参西录》说:"凡人之腰痛,皆脊梁处作痛,此实督脉主之,肾虚者,其督脉必虚,是以腰疼。"

(二) 西医病因病理

强直性脊柱炎属风湿病范畴,属于脊柱关节综合征,病因尚不明确。现代研究显示与免疫失调及遗传因子有关。可能在遗传因素的基础上受环境因素(包括感染)等多方面的影响而致病。遗传因素在 AS 的发病中具有重要作用。一般认为和 HLA-B27 有直接关系,HLA-B27 阳性者 AS 发病率为 4.5%,而 HLA-B27 阴性患病率只有 0.23‰。免疫因素也是其中一个病因,有人发现60%AS 患者血清补体增高,大部分病例有 IgA 型类风湿因子,血清 C4 和 IgA 水平显著增高。创伤、内分泌、代谢障碍和变态反应等亦被疑为发病因素。

临床表现

(一) 症状

对于16~25岁青年,尤其是青年男性。强直性脊柱炎一般起病比较隐匿,早期可无任何临床症状,有些患者在早期可表现出轻度的全身症状,如乏力、消瘦、长期或间断低热、厌食、轻度贫血等。由于病情较轻,患者大多不能早期发现,致使病情延误,失去最佳治疗时机。早期病变处骶髂关节有炎性疼痛,少数患者先由颈椎或几个脊柱段同时受侵犯疼痛,伴有关节周围肌肉痉挛,有僵硬感,晨起明显。也可表现为夜间疼,经活动或服止痛剂缓解。随着病情发展,关节疼痛减轻,而各脊柱段及关节活动受限和畸形,晚期整个脊柱和下肢变成僵硬的弓形,向前屈曲。

(二)体征

下腰部和颈部活动限制。随着病情进展,整个脊柱可自下而上发生强直。先是腰椎前凸消失,进而呈驼背畸形,颈椎活动受限。肋骨和肋软骨及横突连接处融合,导致胸廓变硬。强直性脊柱炎还可能累及关节以外的部位,包括眼睛的虹膜炎,眼葡萄膜炎,肺纤维化,心脏瓣膜和主动脉瓣膜病变。

辅助检查

(一)实验室检查

血小板升高、贫血、红细胞沉降率增快和 C 反应蛋白升高都可能是 AS 病情活动导致,不过尚有一部分 AS 患者临床上腰背痛等症状较明显但上述指标正常。AS 类风湿因子一般为阴性,免疫球蛋白可轻度升高。HLA-B27 基因对于诊断 AS 起一定辅助作用,我国 AS 患者的 HLA-B27 的阳性率为 90% 左右,而我国正常人群的 HLA-B27 阳性率为 6%~8%,大约 80% 的 HLA-B27 阳性者并不发生 AS,大约 10% 的 AS 患者为 HLA-B27 阴性。

(二)影像学检查

1. X 线片　骶髂关节软骨下骨缘模糊,骨质糜烂,关节间隙模糊,骨密度增高及关节融合。脊柱的 X 线表现有椎体骨质疏松和方形变,椎小关节模糊,椎旁韧带钙化以及骨桥形成。晚期广泛而严重的骨化性骨桥表现称为"竹节样脊柱"。耻骨联合、坐骨结节和肌腱附着点(如跟骨)的骨质糜烂,伴邻近骨质的反应性硬化及绒毛状改变,可出现新骨形成。

2. 双侧 CT 骶髂　密度增高、关节间隙模糊、骨质轻度糜烂、明显破坏及关节融合。

3. MRI 检查　如表现软骨破坏、关节旁水肿和/或广泛脂肪沉积,尤其动态增强检查关节或关节旁增强强度 >20%,且增强斜率 >10%/min 者。

4. 超声影像学　适于肌腱受累、肌腱端炎、滑膜炎、滑囊炎、囊肿及关节面软骨和软骨下骨的糜烂、侵蚀等病变的诊断。经超声引导下经皮穿刺引流术及药物注射等治疗性检查,尤其适用于处于深部的髋关节,或者是结构复杂及局部血流丰富的关节。

诊断要点

(一)临床表现

(1)腰和/或脊柱、腹股沟、臀部或下肢酸痛不适,或不对称性外周寡关

节炎,尤其是下肢寡关节炎,症状持续≥6 周;

(2) 夜间痛或晨僵明显;

(3) 活动后缓解;

(4) 足跟痛或其他肌腱附着点病变;

(5) 虹膜睫状体炎现在症或既往史;

(6) AS 家族史或 HLA~B27 阳性;

(7) 非甾体抗炎药(NSAIDs)能迅速缓解症状。

(二) 影像学或病理学

1. 双侧 X 线骶髂关节炎≥Ⅲ级;

2. 双侧 CT 骶髂关节炎≥Ⅱ级;

3. CT 骶髂关节炎不足Ⅱ级者,可行 MRI 检查。如表现软骨破坏、关节旁水肿和/或广泛脂肪沉积,尤其动态增强检查关节或关节旁增强强度 >20%,且增强斜率 >10%/min 者;

4. 骶髂关节病理学检查显示炎症者。

符合临床标准第 1 项及其他各项中之 3 项,以及影像学、病理学标准之任何一项者,可诊断 AS。

鉴别诊断

(一) 腰骶关节劳损

慢性腰骶关节劳损为持续性、弥漫性腰痛,以腰骶部最重,脊椎活动不受限,X 线无特殊改变。急性腰骶关节劳损,疼痛因活动而加重,休息后可缓解。

(二) 骨关节炎

常发生于老年人,特征为骨骼及软骨变性、肥厚,滑膜增厚,受损关节以负重的脊柱和膝关节等较常见。累及脊椎者常以慢性腰背痛为主要症状,与 AS 易混淆。但本病不发生关节强直及肌肉萎缩,无全身症状,X 线表现为骨赘生成和椎间隙变窄。

(三) Forestier 病(老年性关节强直性骨肥厚)

脊椎亦发生连续性骨赘,类似 AS 的脊椎竹节样变,但骶髂关节正常,椎间小关节不受侵犯。

(四) 结核性脊椎炎

临床症状如脊椎疼痛、压痛、僵硬、肌肉萎缩、驼背畸形、发热、红细胞沉降率快等与 AS 相似,但 X 线检查可资鉴别。结核性脊柱炎时,脊椎边缘模糊不清,椎间隙变窄,前楔形变,无韧带钙化,有时有脊椎旁结核脓疡阴影存在,骶髂关节为单侧受累。

(五) 类风湿性关节炎

现已确认 AS 不是 RA 的一种特殊类型,两者有许多不同点可资鉴别。RA 女性多见,通常先侵犯手足小关节,且呈双侧对称性,骶髂关节一般不受累,如侵犯脊柱,多只侵犯颈椎,且无椎旁韧带钙化,有类风湿皮下结节,血清类风湿因子(RF)常阳性,HLA-B27 抗原常阴性。

(六) 肠病性关节病

溃疡性结肠炎、Crohn 病或肠原性脂肪代谢障碍(Whipple 病)都可发生脊柱炎,且肠病性关节病受累关节和 X 线改变与 AS 相似而不易区别,因此需要寻找肠道症状和体征,以资鉴别。溃疡性结肠炎有结肠黏膜溃疡、水肿及血性腹泻。Crohn 病有腹痛、营养障碍及瘘管形成。Whipple 病有脂肪泻,急剧消瘦等。这些都有助于原发性疾病的诊断。肠病性关节病 HLA-B27 阳性率低,Crohn 病患者肠灌注液 IgG 增高,而 AS 患者肠灌液中 IgG 基本正常。

(七) Reiter 综合征和银屑病关节炎

两病均可发生脊柱炎和骶髂关节炎,但脊柱炎一般发生较晚,较轻,椎旁组织钙化少,韧带骨赘以非边缘型为主(纤维环外纤维组织钙化),在相邻两椎体间形成部分性骨桥与 AS 的竹节样脊柱不同。骶髂关节炎一般为单侧性或双侧非对称损害,银屑病关节炎则有皮肤银屑病损害等可资鉴别。

(八) 肿瘤

肿瘤亦可引起进行性疼痛,需进行全面检查,明确诊断,以免误诊。

(九) 急性风湿热

部分患者初期临床表现颇似急性风湿热,或出现大关节肿痛,或伴有长期低热、体重减轻,以高热和外周关节急性炎症为首发症状的也不少见,此类患者多见于青少年,也容易被长期误诊。

(十) 结核病

个别患者初期类似结核病,表现为低热、盗汗、虚弱、乏力、体重减轻、贫血,有时伴有单侧髋关节炎症,易被误诊为结核病。有关的结核检查可鉴别。

疾病分期

通常按 X 线片骶髂关节炎的病变程度分为 5 级:0 级为正常;Ⅰ级可疑;Ⅱ级有轻度骶髂关节炎;Ⅲ级有中度骶髂关节炎;Ⅳ级为关节融合强直。

中医辨证分型

1. 寒湿痹阻证 腰骶、脊背酸楚疼痛,痛连颈项,伴僵硬和沉重感,转侧不利,阴雨潮冷天加重,得温痛减,或伴双膝冷痛,或恶寒怕冷。舌质淡,苔薄白腻,脉沉迟。

2. 湿热阻络证 腰骶、脊背、颈部酸痛,僵硬,重着,活动不利,或伴膝、踝等关节红肿疼痛。或见烦热、口糜、胸脘痞闷,小便黄赤,舌红,苔黄腻,脉濡数。

3. 肾虚督空证 腰骶、脊背、髋部、颈部酸疼、冷痛,痛势隐隐,喜暖喜按,劳累或遇寒加重。或见关节强直,屈伸不利,或伴腿膝酸软乏力,或肌肉萎缩,或畏寒肢冷,或大便稀溏,小便清长,舌淡,苔薄白,脉沉弱。

4. 肝肾阴虚证 腰骶部、脊背、颈部、髋部酸或疼痛势缓,喜按喜揉,或见关节强直变形,屈伸不利,或有四肢酸软乏力,肌肉萎缩,或有双目干涩疼痛,可伴消瘦,咽干口渴,头晕心悸,耳聋耳鸣,心烦失眠,面色潮红,手足心热,盗汗遗精,舌质红,苔少或薄黄,脉弦细数。

5. 瘀血阻络证 腰背疼痛剧烈,固定不移,转侧不能,夜间尤甚,有时需下床活动后才能重新入睡,晨起肢体僵硬明显。或有关节屈曲变形,舌质黯或有瘀点或瘀斑,苔薄白或薄黄,脉弦涩。

辨证施治

(一) 非手术治疗

1. 体疗 体育疗法对各种慢性疾病均有好处,对 AS 更为重要。可保持脊柱的生理弯曲,防止畸形。保持胸廓活动度,维持正常的呼吸功能。保持骨密度和强度,防止骨质疏松和肢体失用性肌肉萎缩等。患者可根据个人情况采取适当的运动方式和运动量。如新的疼痛持续 2h 以上不能恢复,则表明运动过度,应适当减少运动量或调整运动方式。

2. 物理治疗 理疗一般可用热疗,如热水浴、水盆浴或淋浴、矿泉温泉浴等,以改善局部血液循环,使肌肉放松,减轻疼痛,有利于关节活动,保持正常功能,防止畸形。

3. 中药辨证施治

(1) 寒湿痹阻型

治法:温阳散寒,活血止痛。

方药:乌头桂枝汤加味。药用制川乌、草乌(先煎,剂量各在 9g 以下)、炙甘草、熟地、当归、川芎、桑寄生、细辛、乳香、没药、干姜、桂枝、独活。

（2）湿热阻络型

治法：清热利湿，祛风止痛。

方药：四妙丸加味。药用黄柏、苍术、牛膝、秦艽、防己、徐长卿、鸡血藤、白附子、薏苡仁、川续断、独活、桑寄生、姜黄。

（3）肾虚督空证

治法：温肾补督，祛痹通络。

方药：青娥丸合独活寄生汤加减。药用秦艽、独活、防风、川芎、杜仲、桑寄生、肉桂、牛膝、熟地、补骨脂、核桃仁、细辛、白芍、茯苓。

（4）肝肾阴虚型

治法：滋肾阴凉血活血祛风止痛。

方药：芍药甘草汤加减。药用生地、白芍、麦冬、甘草、知母、蜂房、丹参、木瓜、独活、桑寄生、乳香、没药等。可酌加细辛，但量应少。

（5）瘀血阻络型

治法：活血祛瘀，佐以止痛祛风温经活络。

方药：活络效灵丹加味。药用赤芍、丹参、王不留行、桂枝、地龙、土鳖虫、全蝎、蜂房、当归、乳香，没药、徐长卿、虎杖、玄参。

（二）手术治疗

严重脊柱驼背、畸形，待病情稳定后可进行矫正手术，腰椎畸形者可行脊椎截骨术矫正驼背。对颈7胸1截骨术可矫正颈椎严重畸形。

许老医案

一诊：患者，余某，男，19岁，腰背部疼痛活动受限5年，双髋酸痛1年。患者自诉5年前出现腰背部疼痛，一直未注意，腰背和颈部屈曲受限程度逐渐加重，双髋关节出现酸胀疼痛不适，活动时疼痛加剧；在上海某医院诊断为强直性脊柱炎，系统治疗，具体方案不详，症状反复发作，迁延不愈，遂来我院求助中医治疗。

查体：骶髂关节压痛，脊柱前屈、后伸、侧弯和转动受限，头颈前伸受限，神志清，四肢酸软乏力，消瘦，咽干口渴，头晕耳鸣，心烦失眠，手足心热，盗汗，舌质红，苔薄黄，脉弦细。

初步诊断：强直性脊柱炎，肾虚督空型。

治法：温肾补督，祛痹通络。

处方：独活寄生汤加减。

秦艽 12g	独活 12g	防风 12g	川芎 12g
白芍 15g	熟地 20g	杜仲 15g	桑寄生 18g
五加皮 15g	牛膝 24g	淫羊藿 10g	细辛 3g
肉桂 6g	蜈蚣 2 条	地龙 10g	台乌 10g
雷公藤 6g	千斤拔 12g	猫爪草 6g	没药 3g
乳香 3g	知母 10g	甘草 5g	

10 剂

水煎服,日 1 剂,早晚饭后分服。

二诊:患者腰背、颈项僵直感缓解,屈伸幅度增加,髋关节疼痛缓解,行走自如,耳鸣消失,睡眠良好,无发热盗汗舌质红,苔薄白,脉细弱,继续服用前方,加肉苁蓉 10g,制附片 6g,20 剂。水煎服,日 1 剂,早晚饭后温服,嘱咐注意休息,避免劳累,注意保暖,平时坚持服用金匮肾气丸。

按:许老认为本病双髋酸胀疼痛不适已五年,四肢酸软乏力,头晕耳鸣,为肾亏精虚之象,消瘦,咽干口渴,心烦失眠,手足心热,盗汗,舌质红,苔薄黄为阴虚之象。故治疗中以温肾补督,祛痹通络之法,应用独活寄生汤加减治疗。方中:秦艽、独活除风湿、舒筋骨、止痹痛;川芎、熟地、白芍养血活血止痛;牛膝、杜仲、桑寄生、五加皮、淫羊藿补肝肾、强筋骨;没药、乳香活血行气,消肿止痛,防风祛风胜湿,肉桂温通血脉,细辛发散阴经风寒,川牛膝活血祛瘀,祛风利湿,台乌行气止痛,温肾散寒;雷公藤、千斤拔、猫爪草祛风除湿、通络止痛、消肿止痛;共为臣药;蜈蚣祛风止痉,通络止痛;地龙通络利尿;甘草益气补中,调和诸药,加之白芍、知母滋肾阴。诸药合用具有温补肾阳、活血祛瘀、强筋健骨、通痹止痛之功,使肾气旺,精血充,筋骨得养,瘀血祛除,经脉通畅,从而消除病痛。运动疗法在强直性脊柱炎治疗过程中要贯穿始终,对提高疗效,增强患者战胜疾病的决心,积极性,主动性至关重要。该病治疗后我们随访的患者中,许多年不复发的病例不在少数。巩固疗效,预防复发的要点是:①坚持功能锻炼,持之以恒,尤其要加强脊柱的功能锻炼;②劳逸结合,不能过劳,要控制性生活;③平衡饮食,养成良好的生活习惯,不吸烟,多饮水,注意防寒保暖。

按语

许老提出两抗一祛一补治疗原则,即抗炎、抗痛、祛邪、补虚。病在急性发作期,无菌性炎症引起各种疼痛,是标实,是患者就诊的主要痛苦,是急性期主要矛盾。急则治标,用清热解毒以消炎止痛治其标,并以补本,增强抗痛能力,提高治标疗效,这是用药的奥妙所在,药后炎症减轻,客观治标下降,疼痛缓解,用药应加强臣药作用,增强祛邪之力,如祛风或散寒或散瘀等,以助君药之力,提高疗效,这是必须提出的重要之点,本病用药始终增加补虚之治是祛邪外出,炎症消退的关键所在。

预防

弯腰驼背畸形,是常见并发症,发生率较高,其预防方法有:①积极治疗减轻疼痛之苦,为患者提高减轻痛苦的信心;②向解放军学习走路抬头挺胸,坐姿端正,不要伏案学习,工作,更不要歪斜身子写作做事;③睡硬板床,尽可能仰卧睡,不能侧卧蜷缩睡;④脚跟臀背紧靠立柱,双上肢高举过头顶,环抱立柱站立 3~5min,每日 3 次。

髋关节功能障碍、融合等并发症也较常见,其预防方法有:①积极治疗,尽快尽早消除髋关节滑膜炎,为尽早进行髋关节功能锻炼创造条件;②在无痛或者少痛的情况下尽早开始下肢四项功能锻炼,即下肢等张抬高,抬高 30°~40° 内收外展运动;下肢悬空做屈伸运动;髋膝屈曲;上肢环抱双膝,先单侧后双侧;③髋膝疼痛消失后做下蹲运动,压腿,踢腿,手拍打足背等运动。以上功能锻炼,对髋关节功能康复,预防髋关节融合确有实效。

胸肋关节疼痛、融合,该并发症较少见,其预防方法有:①胸腹式深呼吸;②扩胸运动,单手扩胸力量小,效果差,最好用拉力器,开始用一支或两支,有力量后用三支,每日 2~3 回,每回次数循序增加;③俯卧撑,每日 2 回,每回增加 3~5 次,达到每回 50 次左右,可不再增加,长期坚持。

颈椎疼痛,僵硬,融合,这是常见多发的并发症。请参照功能疗法,颈椎部分内容。

(陈 冈)

第五章

老年病防治

第一节　老年病概述

一、人口老龄化现状与发展趋势

联合国提出 60 岁以上的人为老年人，一些发达国家将 65 岁以上的人称为老年人。国际上通常看法是，当一个国家或地区 60 岁以上老年人口占人口总数的 10%，或 65 岁以上老年人口占人口总数的 7%，就意味着这个国家或地区处于老龄化社会。随着经济的发展，人民生活水平的提高，医学的进步，人口平均寿命明显延长。

中国人口的老龄化程度正在加速加深。第七次全国人口普查数据显示，0~14 岁人口为 25 338 万人，占 17.95%；15~59 岁人口为 89 438 万人，占 63.35%；60 岁及以上人口为 26 402 万人，占 18.70%（其中，65 岁及以上人口为 19 064 万人，占 13.50%）。目前，人口老龄化已经成为我国一个极为严峻的社会问题，严重影响着我国社会、经济等各方面的发展。老年人的卫生医疗保健问题是最突出的一个。

联合国曾提醒各国"铭记 20 世纪的老龄化社会是人类历史上前所未有的，对任何社会都是一项重大的挑战"。2017 年，习近平主席在十九大报告中指出，实施健康中国战略，积极应对人口老龄化，构建养老、孝老、敬老政策体系和社会环境，推进医养结合，加快老龄事业和产业发展。如何提高老年人的生活质量，延长健康期望寿命是我们医务工作者的重要任务。一个健康的、充满活力的老人和一个体弱多病的老人,对社会,对自身的意义有极大差别。

二、老年学理论对老年病的认识

随着年龄的增长,人体衰老是生命过程的自然规律。根据老年学理论,人体生长发育到 30 岁达到高峰,一旦过了 30 岁,人体的组织结构和生理功能会逐渐出现退行性变化,主要表现为体内脏器组织萎缩、体重减轻、实质细胞总数减少,机体的再生能力、储备能力、防御能力等均降低,内环境稳定性降低。同时,人们长期的不良饮食习惯、恶化的社会生活环境等因素也会导致机体出现一些病理改变。进入老年期,老化的速度会加快,但不同的个体衰老的速度不一样,除与遗传、生物因素有关外,还与心理、社会、文化、环境等多种因素有关。

所谓老年病,是指人在老年期所患的、与衰老有关的并且有自身特点的疾病。主要包括两种情况:一是正常老年人变老过程中功能障碍而引起的原发性疾病,如老年性痴呆、老年性耳聋、老年性精神病、老年性肺气肿等。二是人到老年期才容易出现的疾病,如高血压、冠心病、糖尿病、骨质疏松、慢性支气管炎、肺心病、高脂血症、老年性白内障等。当然,还有一些疾病在各年龄层都有发生,但在老年期发病则有其特点,如肺炎、消化性溃疡、便秘、骨关节疾病等。

三、中医、西医对衰老及老年病的认识

中医对衰老的认识在历代医籍中早有记载,《灵枢·天年》中说:"四十岁,五脏六腑十二经脉皆大盛以平定,腠理始疏,荣华颓落,发颇斑白,平盛不摇,故好坐。五十岁,肝气始衰,肝叶始薄,胆汁始减,目始不明。六十岁,心气始衰,苦忧悲,血气懈惰,故好卧。七十岁,脾气虚,皮肤枯。八十岁,肺气衰,魄离,故言善误。九十岁,肾气焦,四脏经脉空虚。百岁五脏皆虚,神气皆去,形骸独居而终矣。"记载了人体从 40 岁由壮而变老,经历了从皮肤疏松、发变白,到视力减退、记忆力及活动能力下降,最后各脏器衰退,失去生活能力而终的过程。说明衰老是一个缓慢而逐渐发生的过程,而老年病则是在这一特定基础上发生、发展而来。"邪之所凑,其气必虚。"由于老年人正气已虚,抗病力差,易感受外邪而发病,加之积年陈苛较多,老年病的主要病证特点包括多病并存、多证相兼和虚实夹杂,造成病情复杂而难愈。

目前,中医界十分重视中医药抗衰老及老年病的防治研究,临床治疗以

滋阴及活血化瘀法作为重要治则。常用清肺养阴、滋补脑肾、滋阴潜阳及补气类药物治疗老年病。

中医与西医老年病学在概念、范畴、研究内容,对衰老的认识,疾病的诊疗等多个维度均存在差异。中医老年病学偏重从宏观角度、从中医理论及应用角度探讨,注重望、闻、问、切四诊合参,辨病辨证相结合,整体调治、标本兼治、个体化、动态治疗;西医老年病学限于医学领域内的基础和临床医学,从微观世界分析,参照病史、症状、体征、辅助检查和功能评估细化诊断,强调多学科服务、规范化治疗、善治急症,更具有开拓创新精神。由于两种医学均各有特点,所以应当取长补短,中西医结合,可以说是现代医学所共同追求的目标。

四、许老强调老年病的"治未病"理念

由于自然规律和环境影响,人总是有可能生病的。老年人的器官功能逐渐下降,抗病力减低,患病是很自然的,患老年人常发的所谓老年病就更是自然了。我们对待任何疾病都要防重于治,老年人如果对几种老年病的病因、预防、治疗和调护都有一些基本常识,则未病时知道如何防,有病时知道如何治和如何护,病后知道如何养,这就有可能不生病或少生病。即使生了病也能较快康复,减少自己心理上的很多压力和肉体上的痛苦。老年病的防治措施也是多方面的。

许老特别强调中医"治未病"理念,主张对"亚健康状态"的老年人进行体质辨识与调理,配合家庭经穴按摩以及外治法;选择适合老年人的运动康复疗法,增强体质及免疫功能;注意合理膳食、清淡营养;戒除吸烟、酗酒等不良嗜好,避免有害刺激;保持个人卫生;避免长期卧床以及呼吸道感染、便秘、过劳、跌倒及其他意外刺激发生;定期进行体格检查,做到对老年病的早期发现、早期诊断和早期治疗;很多老年多发病、慢性病可以得到有效的预防和控制。

（王　炜）

第二节　常见老年病的调理

一、高　血　压

概述

高血压是老年人最常见的心血管疾病之一,患者可感觉头痛、头晕、头

胀、颈部僵硬不适等症状,属于头痛、头晕的范畴。

我国 60 岁以上的人群中患病率约为 38.2%,老年人高血压有下列特点:

(1) 老年人动脉硬化,血管弹性减弱;收缩压升高,而舒张压可正常,甚至下降。

(2) 老年人调节血压的压力感受器敏感性差,易受情绪、体位、气候等因素影响,血压波动大,且易出现体位性低血压。

(3) 高血压症状常不明显,不能得到及时合理的治疗,死亡率高。

(4) 并发症发病率高。易诱发冠心病、心力衰竭、中风、肾衰竭等,致残率和死亡率高。

病因病机

中医认为,高血压的病因是饮食劳倦和情志失调,同时又与年龄、起居等因素密切有关。其病机则表现为风、火、痰、虚、瘀。

风:因思虑忧伤,精神紧张,急躁善怒,导致肝郁气滞,若化热且热极生风,风阳上扰头目,则有头痛、眩晕诸症。

火:因烦劳,五志过极,则化热生火,火盛则水衰,不能制火而涵木,形成肝火循经上冲头目,而出现高血压诸症。

痰:饮食膏粱厚味,体肥而气弱则食滞不化,聚湿成痰,痰浊中阻,阻遏气机的正常升降,则眩晕内生。

虚:嗜欲无度,劳役伤肾,或生育太多,以致肾水亏虚,肾虚不能上滋肝木,肝阳无制而妄动,不能上承心火,则成心肾不交等诸症。

瘀:病程日久,或久治不愈即可导致瘀血的产生,而气虚、肝火、痰阻等皆可成为血瘀证的病因。

诊断要点

老年性高血压是指年龄大于 65 岁,血压值持续或非同日 3 次以上超过标准血压诊断标准,即收缩压≥140mmHg(18.6kPa)和/或舒张压≥90mmHg(12kPa)者。

按世界卫生组织(WHO)标准,经过 3 次不同时间测量,凡血压≥18.7/12.0kPa(140/90mHg) 而 <21.3/12.7kPa(160/95mmHg)为临界高血压;血压≥21.3/12.7kPa(160/95mmHg)为高血压。正常血压:收缩压 <130mmHg,舒张压 <85mmHg。

辨证分型

1. 肝阳上亢　头晕胀痛,面红目赤,目胀耳鸣,急躁易怒,失眠多梦,尿黄便秘。舌红,苔黄,脉弦数有力。

2. 肝肾阴虚　头晕目眩,双目干涩,五心烦热,腰腿酸软,口干欲饮,失眠或难入睡,易醒,尿黄,便干。舌红,苔少,脉弦细数。

3. 阴阳两虚　头昏目花视糊,心悸气短,间有面部烘热,腰酸腿软,四肢清冷,便溏纳差,夜尿频数,遗精,阳痿。舌淡红或淡白,质胖,脉沉细或弦细。

4. 痰湿中阻　头晕头重,胸脘满闷,恶心欲呕,心悸时作,肢体麻木,胃纳不振,尿黄,便溏不爽。舌淡红,苔白腻,脉沉缓。

5. 气虚血瘀　头晕肢麻,倦怠乏力,活动欠灵,胃纳呆滞,动则气短,日轻夜重,甚至半身麻木,小便失禁。舌质黯红,边有瘀点,脉弦涩。

治疗方法

(一) 中医药治疗

1. 肝阳上亢

治法:平肝潜阳,清肝泻火。

处方:龙胆草 12g,天麻 12g,钩藤 30g,泽泻 12g,柴胡 10g,黄芩 9g,山栀 10g,木通 9g,生地 30g,菊花 30g,决明子 30g,车前子 20g,茵陈 12g。

用法:每日 1 剂,水煎服,15 剂为一疗程。

常用成方:龙胆泻肝汤、天麻钩藤饮、镇肝熄风汤等。

2. 肝肾阴虚

治法:滋养肝肾。

处方:生地 30g,山药 30g,何首乌 30g,桑寄生 15g,枸杞 15g,杜仲 15g,川牛膝 15g,天麻 12g,萸肉 12g,丹皮 12g,泽泻 12g,白芍 15g,珍珠母 30g。

用法:每日 1 剂,水煎服,15 剂为一疗程。

常用成方:杞菊地黄汤、建瓴汤等。

3. 阴阳两虚

治法:滋阴温肾。

处方:熟地 15g,杜仲 15g,麦冬 15g,巴戟天 12g,萸肉 12g,茯苓 12g,泽泻 12g,苁蓉 10g,肉桂 3g,制附子 6g,五味子 9g,石斛 9g,石菖蒲 9g,远志 9g。

用法:每日 1 剂,水煎服,15 剂为一疗程。

常用成方:地黄饮子等。

4. 痰浊中阻

治法:化痰降浊。

处方:半夏 9g,陈皮 9g,南星 9g,菖蒲 9g,白术 12g,天麻 12g,茯苓 12g,泽泻 12g,猪苓 12g,生山楂 30g,车前子(包煎)30g,丹参 30g,川芎 15g。

用法:每日 1 剂,水煎服,15 剂为一疗程。

常用成方:半夏白术天麻汤、涤痰汤等。

5. 气虚血瘀

治法:益气活血。

处方:黄芪 30g,柴胡 9g,当归 9g,枳壳 9g,桃仁 9g,红花 9g,川芎 15g,川牛膝 15g,生地 15g,丹参 30g,菊花 30g,钩藤 30g,灵磁石 30g,炒枣仁 30g。

用法:每日 1 剂,水煎服,15 剂为一疗程。

常用成方:桃红四物汤、补阳还五汤等。

(二) 中成药

1. 龙胆泻肝丸　每次 6g,每日 3 次。

2. 杞菊地黄丸　每次 6g,每日 3 次。

3. 珍菊降压片　每次 1 片,每日 3 次。

(三) 其他疗法

1. 经络穴位疗法

(1) 耳穴压豆法:耳后降压沟,推桥弓(刺激颈动脉窦),"上病下治"的足部太冲、行间、涌泉、太溪等穴位。伴头痛剧烈,目胀,面赤者,按揉风池、太阳穴、曲池、合谷穴。用泻法,日 2 次,7 日 1 个疗程。

(2) 药枕法:取野菊花、桑叶、石膏、白芍、川芎、磁石、蔓荆子、青木香、蚕沙等药物适量,制成药枕,每昼夜使用时间不少于 6 小时。

2. 足浴法　钩藤(包煎)30g,加少许冰片,于每晚睡前放入盆内,加温水浴足,每次 30min,10 日为 1 个疗程。

3. 合理膳食　老年人应特别注意平衡膳食,控制热能和体重,减少脂肪摄入,多吃蔬菜和水果;严格限制钠盐摄入,每人每日食盐摄入量宜控制在 6g 以下,每日摄入足量的钾、铁、钙;戒烟酒或严格限制烟酒。食疗方:芹菜 250g,沸水烫 2min,少量油、盐等调料拌食,适用于高血压肥胖者,可常用。

4. 清肠辟谷法　每周或半月一次,一日三餐只吃水煮大白菜,少盐少油;配合"服气辟谷"及腹部运动功法。如感饥饿难耐,每餐适当吃三颗大枣;平时多喝矿泉水。此法可清理肠道垃圾,通便降脂,有利于防治高血压。

5. 运动康复(功能疗法)　选择有氧运动方法,即一些强度低、有节奏感、持续时间较长的运动,在运动时吸入的氧气与身体所需要的氧气相等,能够有效提高人体心肺功能,从而达到防治高血压的目的。如健步走、太极拳、健身气功、慢跑、医疗体操等。每周 3~7 次,每次 30~60min,持续进行 3 个月至半年,有较好降压作用。

健步走:健步走运动形式简单,运动量不大,运动风险小,是一种适合高血压患者锻炼的项目。具体的锻炼形式要根据患者的高血压病情、身体情况、运动环境来综合考虑,开始可以慢一点,在平地、跑道上进行,步速在每小时 3~4km,时间持续 10min 左右;运动时间可以在晚饭后两小时。

太极拳:是一项舒适、放松、外练筋骨、内调气息的全身性运动,在舒缓的音乐下使人宁静、舒畅,有利于降低血压。可以打全套动作,也可以打某几个动作,10 次左右,每周 1~2 次。在运动时要注意身心放松,肌肉放松了血管也会放松;学会用意念引导动作,调整呼吸,吐纳有序,集中思想,这些对缓解高血压的紧张情绪和神经敏感有良好作用。

健身气功:研究表明,健身气功对高血压疾病也有很好的治疗和预防作用。最有效的是"震颤松身功",也可以根据身体情况考虑站桩等,但练功时要以"静""松"为主。

慢跑:有助于消化功能,改善精神状态,长时间坚持慢跑可以减轻高血压患者症状,但是慢跑运动量比健步走要大,所以一定要监控好时间和速度,主观感觉以轻松为主,过程循序渐进,跑完后不昏不痛、心不慌气不短为宜,刚开始每周两次,适应后可以每周 3 次或每日 1 次。

医疗体操:是一种运动量适中、节律缓和、动作松弛的运动疗法,易坚持,适合高血压患者,锻炼时注意动作缓慢、柔和、有节律感,心率以每分钟 110~120 次为宜,每次 30~40min。

按语

高血压是常见病、多发病,如控制不良,将逐渐累及心脑肾等器官,故及时诊断,合理治疗非常重要。定期检测血压,中医辨证论治,结合经络穴位疗法、运动康复,对早期高血压效果更好。

高血压的情绪心理调节非常重要。应该保持健康的心理状态,注意心理平衡及情绪的调整,经常保持心胸开阔,精神乐观,笑口常开,减少精神压力。

张锡纯《医学衷中参西录》镇肝熄风汤适用于肝阳上亢型老年患者;

有的老年人血压波动,忽高忽低,李东垣半夏白术天麻汤有效;老年高血压的舒张压常较难降,不易控制,此类患者气虚的多,可有肾气虚及中气虚之不同。用苦寒泻肝或二仙汤之类不起效用,用大量黄芪有时可有一定作用。

二、糖 尿 病

概述

糖尿病是老年人的常见病和多发病。糖尿病属于内分泌代谢系统疾病,它是由于体内胰岛素的绝对或相对不足,引起糖、脂肪、蛋白质的代谢紊乱,以血糖升高为主的一种全身慢性代谢性疾病。

其诱发因素有感染、肥胖、体力活动少、妊娠和环境因素等,临床上有烦渴、多尿、多饮、多食、疲乏、消瘦、尿糖等表现,并可在动脉硬化及微血管病变基础上产生多种慢性并发症。我国近年调查发现,45 岁以后患病率明显上升,高峰见于 60 岁以上,以 60~69 岁年龄组最多。由于糖尿病可继发微血管病(如糖尿病视网膜病变,肾病、糖尿病足等)和大血管病(如中风、心肌梗死等),严重影响老年人的生活质量,危害极大,越来越受到人们的重视。

糖尿病有胰岛素依赖型(1 型)和非胰岛素依赖型(2 型)两种,老年发病者多属于 2 型糖尿病。

病因病理

糖尿病的病因有内因和外因两方面:内因为素体阴虚;外因为恣食肥甘,情志失调,劳欲过度,或感受热毒等,致火灼阴津,燥热内盛,而发消渴。

病理变化主要为燥热阴虚。肺主治节,为水之上源,如肺燥阴虚,津液失于滋布,则胃失濡润,肾失滋源;胃热偏盛,则灼伤肺津,耗损肾阴;而肾阴不足,阴虚火旺,又可上灼肺、胃,终至肺热胃燥,肾阴亏乏,故多饮、多食、多尿相互并见。证延日久,气阴两伤,则见疲倦消瘦之症。阴损及阳,阴阳俱虚,脾肾衰败,水湿潴留,泛滥肌肤,则为水肿。燥热阴虚,常生变证:如肺失滋润,日久可并发肺痨。肾阴亏损,肝失涵养,肝肾精血不能上承于耳目,则可并发白内障、耳聋。燥热内结,营阴被灼,络脉瘀阻,蕴毒成脓,发为疮疖、痈疽。阴虚燥热内灼,炼液成痰,血炽成瘀,痰瘀互结,痹阻胸脉,则发胸痹;痹阻经络,蒙蔽心窍,则发中风偏瘫。

诊断要点

1. **症状**　其典型症状是多饮、多尿、多食和消瘦,体重明显下降。

多数患者起病隐匿,多在健康查体或因其他疾病就诊时发现,还有部分患者是以糖尿病并发症和皮肤、呼吸道、泌尿道反复感染,肢体麻木,阳痿,甚至心绞痛,心肌梗死,脑血管意外等情况而就医发现的。

2. 无特殊体征或肥胖,轻度高血压。

3. **实验室检查**　多次静脉空腹血糖≥7.0mmol/L,餐后2h血糖≥11.1mmol/L,或随机血糖≥11.1mmol/L。(必要时重复一次)。无高血糖症状但属可疑者,宜做糖耐量试验。此外,胰岛素释放试验、糖化血红蛋白等检查有助于进一步诊断及病情观察。

中医辨证分型

1. **肺胃燥热**　烦渴多饮,口干舌燥,尿量频多,多食易饥,形体消瘦,大便干燥。舌红,苔黄燥,脉滑数。见于糖尿病早期。

证候分析:肺热炽盛,耗伤津液,故烦渴多饮,口干舌燥;肺主治节,燥热伤肺,治节失职,水不化津,直趋于下,故尿频量多;胃火炽盛,则消谷善饥;消灼津血,无以充养肌肉,故形体消瘦;胃津不足,大肠失润则大便干燥;舌红,苔黄燥,脉滑数,均为肺胃热盛之征。

2. **气阴两虚**　口干唇燥,尿频量多或混浊,神疲乏力,头晕目糊,腰膝酸软。舌红,苔薄或少,脉细或细数。见于糖尿病中期。

证候分析:燥热久稽,气阴两虚,故口干唇燥,神疲乏力;肾虚为本,肾虚失于固摄,精津下泄,则尿频量多,浊如膏脂;肾阴不足,肝阴亦亏,精血不能上承头目,则头晕目糊;无以充养腰膝,则腰膝酸软;舌红,苔薄或少,脉细或细数,均为气阴两虚之象。

3. **阴阳两虚**　小便频数,甚至饮一溲一,入夜尤甚,口燥面枯,腰膝酸软,阳痿不举,形寒肢冷,足跗浮肿。舌淡胖,苔薄白,脉沉细无力。见于糖尿病中晚期。

证候分析:肾主藏精泄浊,肾失固藏,精微渗漏,精亏液枯,迁延日久,阴损及阳;肾阳不足,精不化气,气不摄水,故小便频数,饮一溲一;夜晚阳衰,则入夜尤甚;水津肾精下注,无以充身,则口燥面枯,腰膝酸软;肾阳虚衰,无以温运,则阳痿不举,形寒肢冷。水湿潴留则足跗漫肿;舌淡胖、苔薄白,脉沉细无力,均为肾之阴阳两虚之征。

4. 瘀血阻络 舌燥少饮,肢端或肢体麻木疼痛,或偏瘫,或胸闷刺痛,或目盲。舌或有瘀斑,脉细涩。本型常合并于前二型中。

证候分析:燥热伤津,津不载血,血行瘀滞,痹阻四肢经络,则肢体麻木疼痛,或偏瘫不用;痹阻胸络,则胸闷刺痛;痹阻肝络,目失精血充养则目盲不视;舌有瘀斑,脉细涩,均为瘀血阻络之征。

辨证施治

1. 肺胃燥热

治法:清润肺胃,生津止渴。

方药:消渴合增液汤加味。

黄连 5g,天花粉 12g,生地 12g,玄参 12g,麦冬 12g,玉竹 12g,知母 9g,芦根 12g。随症加减:烦渴引饮,气短乏力,苔黄燥,脉洪大者,加人参 9g,石膏(先煎)30g,以益气养阴,清泄胃火;多食易饥者,加黄芩 12g,栀子 9g,以助清胃泻火;皮肤疮疡者,加蒲公英 15g、紫花地丁 15g、紫草 15g,以清热解毒化瘀。

2. 气阴两虚

治法:益气养阴,补脾滋肾。

方药:玉液汤合滋膵饮加味。

黄芪 30g,知母 9g,葛根 9g,五味子 6g,山药 12g,生熟地各 12g,山茱萸 12g,枸杞子 12g。随症加减:疲惫消瘦者,加人参 9g,以补气助脾;腰膝酸软者,加桑寄生 15g、苁蓉 15g,以补肾强腰;尿浊如膏者,加益智仁 6g、桑螵蛸 9g,以助涩精;如见烦躁、失眠、遗精,舌红,脉细数者,加黄柏 9g、龟甲(先煎)9g、龙骨、牡蛎各(先煎)30g,以泻火滋阴,固精潜阳。

3. 阴阳两虚

治法:温阳滋肾。

方药:金匮肾气丸加减。

附片 9g,肉桂粉(兑服)2g,生熟地各 12g,山药 12g,山茱萸 12g,茯苓 15g,丹皮 9g,泽泻 12g。随症加减:神形衰惫者,加黄芪 30g、人参 6~15g,以大补元气;浮肿、蛋白尿者,加白术 15g、猪苓 15g、补骨脂 15g、鹿衔草 15g,以健脾利水,补肾而消蛋白尿。

4. 瘀血阻络

治法:益气养阴活血通络。

方药:补阳还五汤合增液汤加减。

黄芪 15g,当归 9g,川芎 9g,赤芍 15g,地龙 9g,生地 12g,麦冬 12g,玄参

12g。随症加减:肢端刺痛者,加炮山甲9g、全蝎5g,以通络止痛;中风偏瘫者,加水蛭9g、地鳖虫9g,以加强化瘀通络;胸闷刺痛者,加桃仁9g、红花9g、丹参15g、延胡索9g,以理气活血化瘀止痛;眼底病变致目盲者,加旱莲草12g、生地榆12g。

验方

1. 生地、天花粉、黄芪、山药各30g,水煎服,每日1剂,适用于糖尿病表现神疲乏力、口干者。

2. 猪胰一只,低温干燥,研成粉末制蜜丸,每次6g,日服2次。宜糖尿病患者经常服用。

3. 玉米须、积雪草各30g,水煎代茶饮,适用于糖尿病患者有蛋白尿者。

其他疗法

1. 经络穴位疗法　揉按肺俞、心俞、膈俞、肝俞、胃俞、胰俞、脾俞、肾俞、中脘、下脘、关元、合谷、足三里、三阴交等穴,每穴各2min,每日2次,10日为1个疗程。

配合揉腹法:以脐为中心,先按八卦方位压揉腹部相关穴位,再两手绕脐,由小到大,顺时针螺旋式转摩36圈,再逆时针方向转摩24圈,对调节内脏功能有良效。

2. 食疗法　猪胰1只,生薏苡仁、山药、黄芪各30g,黄芪等中药煎汤去渣取汁与猪胰共煮,加姜、酒、盐制成,饮汤食猪胰,用于糖尿病多饮多尿、神疲乏力者。

3. 合理膳食　减少摄取的总热量,科学地吃,严格控制糖和脂肪摄入量,少吃油炸食品;在饮食中增加膳食纤维的量,多吃一些蔬菜、麦麸、豆类及粗粮,并注意补充维生素和无机盐。

4. 清肠辟谷法　每周或半月一次,一日三餐只吃水煮大白菜,少盐少油;多喝矿泉水,配合"服气辟谷"及腹部运动功法。如感饥饿难耐,每餐适当吃三颗大枣。此法可清理肠道垃圾,通便降脂,有利于防治糖尿病。

5. 心态平和　各种指责抱怨、哀伤苦闷等负面情绪,或心理不平衡,会进一步加强胰岛素抵抗,促使糖尿病的发生;放松心情,保持良好心态对糖尿病的预防有积极作用。

6. 运动康复(功能疗法)　和高血压的运动康复一样,根据老年人生活活动习惯,选择健步走、太极拳、健身气功、慢跑、医疗体操等。每周3~7次,每次 30~60min,持续进行 3 个月至半年。运动康复中,特别是通过脊柱有规律的运动,可调节激活自主神经的功能,对糖尿病有较好的调节控制作用。

如选择步行或医疗体操两种运动形式交替或配合运用;运动强度应量力而行,老年人以中等强度为宜,以自我感觉良好,不产生疲劳为度;运动时间选择在餐后 1~2 小时,因早餐后为一天中血糖含量最高的时间,故以早餐后为最佳运动时间。

按语

许老认为,老年糖尿病肺燥、胃热、肾阴虚表现常很突出,病久也可阴损及阳,常见肾阳虚衰和阴阳俱虚。针对这一病机,许老以六味地黄汤加石膏、附子为主进行治疗。

加强运动康复,科学控制饮食,防止肥胖,保持良好心态,避免精神紧张及劳欲过度;可以控制血糖,避免血糖增高的恶性循环,积极预防和治疗糖尿病的各种并发症。

三、前列腺增生

概述

良性前列腺增生简称前列腺增生(BPH),是老年男性最常见疾病之一,国内研究显示在 51~60 岁的老年男性中,BPH 的发生率为 20%,61~70 岁为 50%,71~80 岁为 57.1%,81 岁以上为 83.3%。中医认为,本病属中医"癃闭""劳淋"范畴。一般呈慢性经过,劳累即重,急性发作时可有尿频、尿急、尿痛、尿不尽,严重时出现血尿、脓尿。

病因病机

BPH 的病因和发病机制目前尚不十分清楚。研究者提出了许多学说,一般认为老龄后雄激素和雌激素水平的改变是发生前列腺增生的重要条件,但目前尚无一个学说能够圆满地解释 BPH 的病因。一般认为前列腺增生主要的病理改变是间质增生。增生的前列腺组织可挤压后尿道,使前列腺部尿道狭窄伸长,排尿阻力增大,甚至尿路梗阻。

临床表现

一般在 50 岁以后出现症状。症状与前列腺增生后的体积并不成比例,而是和梗阻的程度、病变发展速度,以及是否合并感染、结石、肾功能损害等有关。病变一般进展缓慢,症状时轻时重;在增生不引起梗阻或者仅引起轻度梗阻时,可全无症状。

(1) 尿频尿急:是前列腺增生患者最早出现的症状,可有排尿不尽感或者尿急,初期是因为前列腺充血刺激而引起,随着病情进展,残余尿量增多时,可因膀胱长期处于部分充盈状态,有效容量减小,造成尿频加重。

(2) 排尿困难:进行性排尿困难是前列腺增生最重要的症状,进展缓慢;常被认为是老年人的自然现象而被忽略。主要表现为排尿等待、迟缓、尿线细而无力、射程缩短、排尿时间延长、尿后滴沥、尿流中断等。

(3) 慢性尿滞留:梗阻加重到一定程度,排尿时不能排尽膀胱内的全部尿液,出现残余尿,过多的残余尿可使膀胱垂脱失去收缩能力,逐渐发生慢性尿滞留,并可出现充溢性尿失禁。

(4) 其他相关症状:前列腺增生合并感染时,可出现尿频、尿急、尿痛等膀胱刺激征;前列腺血管扩张充血可造成无痛性血尿;由于天气变化、劳累、饮酒等原因,前列腺突然充血水肿,可发生急性尿滞留;晚期可出现肾积水、肾功能损害。

诊断要点

凡是 50 岁以上男性,存在进行性排尿困难,均要考虑到前列腺增生的可能。对 60 岁以上老年患者,患有膀胱炎、膀胱结石或者肾功能不全时,即使没有明显的排尿困难,也应注意有无前列腺增生。

体检时,除了全面体格检查之外,应重点注意下腹部是否能触及膨胀的膀胱;直肠指诊是一项重要检查,可触及前列腺体积增大、表面光滑质韧、有弹性,中央沟变浅或者消失、隆起。

其他有助于明确诊断的检查方法,B 超:可以直接测定前列腺的大小、内部结构、残余尿量等,经直肠 B 超更加精确。尿流动力学检查:前列腺增生早期就可出现排尿功能改变,最大尿流率和平均尿流率减低,排尿时间延长。X 线:分泌性造影检查能帮助了解是否合并上尿路损害如肾积水等。部分患者前列腺突出到膀胱内,可以看到负影。前列腺特异性抗原(PSA):在前列腺增生患者,血清 PSA 可轻度增高或不增高,不同于前列腺癌患者的明显增高,有助于排除前列腺癌的可能。

鉴别诊断

前列腺增生应与其他下尿路梗阻性疾病相鉴别：

（一）膀胱颈硬化症

由慢性炎症引起，发病年龄低，40~50岁出现症状，临床表现与前列腺增生相似，但前列腺不增大，直肠指诊和B超可鉴别。

（二）前列腺癌

直肠指诊可见前列腺质地坚硬，有时可触及结节，血清PSA显著增高。

（三）膀胱肿瘤

膀胱颈部附近的肿瘤可引起膀胱出口梗阻，常伴有血尿，膀胱镜检查可以鉴别。

（四）神经源性膀胱功能障碍

临床表现可与前列腺增生相似，有排尿困难、尿潴留，也可继发泌尿系感染、结石、肾功能损害，但多数有明显的神经系统损害病史和体征，可行尿流动力学检查鉴别。

辨证施治

前列腺增生的症状进展缓慢，而且时轻时重；因此，早期无明显临床症状者可以不予治疗；如果症状加重应该治疗。

对于急性前列腺炎，中医辨证多属于湿热下注，毒热壅滞，应采用清热利湿、解毒化瘀的方法进行治疗。一般选用龙胆泻肝汤或八正散加减。慢性前列腺炎属于湿热蕴结型的，主要以尿频尿急、下尿路的排尿症状为主。治法清热利湿、化瘀通淋，一般采用八正散加减对于阴虚火旺型，以失眠、焦虑、乏力、腰痛等精神神经症状为主，证属肾阴不足、肝火妄动，治疗以滋补肾阴、柔肝清热，可采用知柏地黄丸加减。对于肾阳虚型，以勃起功能不好、早泄、性欲减退为主要表现者，证属肾阳虚损、精关不固，应采用温补肾阳、益气固精，可用金锁固精丸或右归丸加减。

（一）湿热下注型

湿热蕴结：忍精不泄，性生活频繁或不节，溢液败精内阻蕴滞而化热生湿；入房不慎，衣裤不洁，湿热之邪由下窍而入，浸淫于上；饮食不节，素嗜肥甘辛辣，或饮酒太过，酿成湿热，流注下焦而成本病。临床表现主要为尿频、尿急、尿痛等尿道刺激症状。

湿热下注是急性前列腺炎的主要病机。慢性前列腺炎急性发作时则以此病机为主,其他病机则以兼夹形式出现。此病机贯穿整个疾病的始终,但有主次之分,即或没有体征,也应考虑此病机的存在。

症状:小便淋涩疼痛,小腹拘急,会阴部胀痛,尿道口滴白浊液,舌苔黄腻,脉滑数。

成因:湿热下注是产生前列腺炎最常见的原因之一,湿热,可以从外部侵入,也可以从内部产生。外感湿热火毒,蕴结不散,湿热秽浊之邪下注;或者外阴不洁,包皮过长,藏污纳垢,或者房事不洁,湿热之邪从下窍浸淫,留于精室,清浊混淆,精离其位而成本病。内生者可由嗜食肥甘酒酪和辛辣之品,积湿生热,下注膀胱,导致本病的发生。

调理:宜清热利湿。方选八正散加减调治:木通,车前子,萹蓄,瞿麦,滑石,栀子,大黄,甘草。

（二）气滞血瘀型

瘀血阻滞:前列腺长期慢性充血,故使微循环障碍。因此,瘀血既是病理产物又是致病因素。导致瘀血的机制,可由湿热蕴结,日久不去,阻遏气血运行,致使脉络瘀滞。厥阴肝经循股阴,绕阴器,抵小腹,若感受寒邪,厥阴经脉运行不畅,则气滞而血凝。瘀血阻滞的临床表主要是前列腺肿大、压痛。或少腹、会阴、精索、腰骶等处的疼痛及舌紫黯、有瘀点。脉沉涩等。

症状:小便涩滞会阴及小腹下坠胀痛,前列腺肿大坚硬,舌紫黯,脉弦涩。

成因:湿热之邪长期不得清利,相火久遏不泄,精道败精瘀阻;或由情志不调,抑郁伤肝,肝失疏泄;气血流行不畅,经脉受阻,气血瘀滞;或由感受寒邪,与血搏结,厥阴之络受损,气滞血瘀,运行不畅,故而发生本病。

调理:宜活血化瘀、行气通络。方选少腹逐瘀汤加减调治:桃仁,红花,当归,小茴香,川楝子,乌药,赤芍,泽兰,蒲公英。

（三）阴虚火旺型

症状:尿道口常有白浊、会阴坠胀,腰膝酸软,潮热盗汗,舌红少苔,脉细数。

成因:房事过度,或忍精不泄,酒色劳倦,劳伤精气,以致肾精亏损,相火妄动;久病伤肾或素体阴虚,水火失济,阴虚火旺,扰动精室,亦可导致本病的发生。

调理:宜滋肝肾,清泄相火。方选知柏地黄汤加减调治:知母,黄柏,土地黄,泽泻,丹皮,茯苓,制首乌,黄精,白藤,丹参。

（四）肾阳虚衰型

症状：症见小便淋涩夹精，畏寒，腰膝酸冷，或疲乏无力，阳痿，早泄，舌质淡胖，脉沉弱。

成因：早期多是肾阴亏虚，相火妄动，随后阴损及阳，或素体阳虚，肾气不足，精关不固，精离其位，阴精变成腐浊，败精流注，逐成精浊。

调理：宜温肾壮阳，方选金匮肾气丸加减。药用制附片，菟丝子，仙灵脾，杜仲，黄精，当归，山药，茯苓。

（五）脾虚湿盛型

症状：症见小便流浊，面色不华，肢体困倦，不思饮食，舌淡，苔白，脉虚。

成因：脾肾素虚，或病久伤及脾肾，脾主升清，肾主封藏，脾气虚则湿愈难化，肾气虚则精易下泄，以至升清降浊功能失常，清浊不分，湿浊下流而发生本病。

调理：宜健脾利湿、方选参苓白术散加减。药用党参，炒白术，茯苓，薏苡，砂仁，泽泻，当归，益母草，陈皮。

由上可知，湿热蕴结，肾气亏虚，瘀血阻滞是慢性前列腺炎的主要病机，其中湿热蕴结在急性发作时表现突出，肾气亏虚在久病不愈时最为常见，而瘀血阻滞则贯穿疾病始终。在临床上，三者往往夹杂互见，互相影响或转化，而使病情复杂难治，所以把握辨证，分清主次，是治疗本病的关键。

西医治疗

1. 药物治疗　主要有 α 受体阻滞剂：坦洛新缓释片、坦索罗辛缓释片、哌唑嗪、特拉唑嗪。可以松弛前列腺平滑肌，减低膀胱排尿阻力。一般需用药 3 个月后，可使前列腺缩小，出现排尿功能改善。

2. 手术治疗　有前列腺剜除术和经尿道前列腺电切术，每种手术各有优缺点，可根据患者具体情况进行选择。通常前列腺体积较小者首选电切术。手术指征：①下尿路梗阻症状明显，尿流率改变显著，或者残余尿量超过 60ml；②下尿路梗阻导致肾输尿管积水及肾功能损害；③多次发生急性尿潴留。已合并尿路感染、结石、血尿等。

3. 近年来开发了一些更加安全的疗法　如微波、冷冻、激光、射频、球囊扩张等方法，适用于年老患者，且合并心、肺、脑等重要脏器疾病，难以耐受手术者。其适应证及疗效有待进一步评价。

其他治疗

1. 经络穴位疗法　每周 2~3 次，热浴后，进行腹部、腰骶部以及前列腺按摩,主要穴位:会阴、气海、关元、中极、曲骨、肾俞、膀胱俞、三阴交、太溪等,时间为 25~30min 为宜。配合拍打、揉搓小腹部及腰骶部。阳虚者,可配合艾灸关元、肾俞。

2. 运动康复(功能疗法)

(1) 进行适当的运动康复,如健步走、慢跑、太极拳、健身气功、打门球等,运动时间每周 5~6 次,每次 30~40min,运动强度以患者有轻微疲劳感为限。

(2) 进行盆骶肌肉的收缩和放松锻炼,每日平卧或坐位时,吸气时,收腹并缩紧肛门、会阴;呼气时,放松腹部及肛门、会阴;气呼尽略加停顿再呼吸,如此反复 6~8 次,每日 2~3 次。有利于改善前列腺增生症状。

按语

许老认为前列腺增生是老年人泌尿系统病症,中医辨证用药,结合经络穴位按摩,提肛呼吸训练等,非常有效;心态调整也很重要。

四、老年便秘

概述

老年便秘是老年人消化系病最常见的症状,一般大便秘结不通,排便时间延长,指排便费力和排便次数减少。便秘达到门诊老年患者的 60% 以上,其总体发病率为 24%~37%,女性患者多于男性患者,随年龄增长而加重,严重影响老年人的生活质量。由于无明显病因可寻,也称为特发性便秘。

便秘可由肠道器质性疾病引起,但大多数属单纯性便秘。食物残渣不足、肠道应激减退、排便动力缺乏、肠腔闭塞,或神经精神病变等均可导致便秘。

病因病机

(1) 精神与社会心理因素。

(2) 结肠动力障碍。

(3) 饮食因素。

(4) 药物因素:止痛药物、CCB 类降压药、镇静药物等。

老年人由于下列原因特别容易产生便秘:

（1）老年人牙齿多有病或脱落，咀嚼功能差，不愿吃含纤维多的食物，食物太少太精，使大便量减少。

（2）老年人结肠平滑肌较无力，肠蠕动减弱，与排便有关的膈肌、腹肌衰弱，不能有力地促进直肠排便。

（3）老年人对内脏的感觉减退，大便在直肠内的感觉减弱。

（4）老年人津液亏虚，结肠黏液分泌减少，不利于润滑大便。

（5）老年人气血亏虚，平时有气短，屏气有困难，排便无力。

（6）缺少运动，体质差、食量少、饮水量少，加上便秘使食物残渣在结肠内停留时间过久，水分被吸收使大便干结成块，更难排出。便秘的主要并发症有便块嵌塞引起的梗阻，结肠溃疡，尿潴留等，故不可轻视。

（7）生活无规律，没有养成条件反射性的定时大便习惯。

中医认为：本病主要是燥热内结、津液不足，情志失和、气机郁滞，以及饮食劳倦内伤、身体衰弱、阴阳气血不足等，导致大肠传导功能失常，而引起便秘。基本病机是邪滞大肠，腑气闭塞不通或肠失温润，推动无力，导致大肠传导功能失常。

诊断要点

1. 症状　排便习惯改变，大便频率减少，每周排便次数少于 3 次或排便困难，粪质干结，或者有排便未尽的感觉，则为便秘。

2. 体征　因粪便坚硬可致肛门疼痛，可伴腹胀、腹痛等症。便秘还可引起食欲减退、乏力烦躁、全身不适、头昏等症状。

在降结肠和乙状结肠部位可扪及肠襻。

3. 直肠指诊　可触及粪块。此项检查有利于排除器质性疾病引起的便秘，如直肠癌、痔疮、肛裂等疾病。

中医辨证分型

1. 热秘

症状：大便干结，小便短赤，面红身热，或兼有腹胀腹痛，口干口臭。舌红，苔黄或黄燥，脉滑数。

证候分析：胃为水谷之海，肠为传导之官，若肠为积热，耗伤津液，则大便干结；热伏于内，脾胃之热熏蒸于上，故见口干口臭，面赤身热；热积肠胃，腑气不通，故腹胀腹痛；热移膀胱，则小便短赤；苔黄燥为热已伤津化燥；脉滑数为里实之征。

2. 气秘

症状:大便秘结,欲便不得,嗳气频作,胸胁痞满,甚则腹中胀痛,纳食减少。苔薄腻,脉弦。

证候分析:情志失和,肝脾之气郁结,导致传导失常,故大便秘结,欲便不得;腑气不通,则气不下行而上逆,故嗳气频作,胸胁痞满,糟粕内停,气机郁滞,则腹中胀气;肠胃气阻则脾气不运,故纳食减少;苔薄腻,脉弦为肝脾不和、内有湿滞之象。

以上二型为便秘实证。

3. 气虚

症状:虽有便意,临厕努挣乏力,挣则汗出短气,便后疲乏,大便并不干硬,面色㿠白,神疲气怯。舌淡嫩,苔薄,脉虚。

证候分析:气虚为肺脾功能受损,肺与大肠相表里,肺气虚则大肠传送无力,虽有便意,临厕须竭力努挣,而大便并不坚硬;肺卫不固,腠理疏松,故挣则汗出短气;脾虚则健运无权,化源不足,故面色㿠白,神疲气怯;舌淡,苔薄,脉虚,便后疲乏,均属气虚之象。

4. 血虚

症状:大便秘结,面色无华,头晕目眩,心悸,唇甲色淡。舌淡,脉细涩。

证候分析:血虚津少,不能下润大肠,故大便秘结;血虚不能上荣,故面色无华,唇甲色淡;心失所养则心悸;血虚不能滋荣于脑,故头晕目眩;舌淡,脉细涩为阴血不足之象。

5. 冷秘

症状:大便艰涩,排出困难,小便清长,面色㿠白,四肢不温,喜热怕冷,腹中冷痛,或腰背酸冷。舌淡,苔白,脉沉迟。

证候分析:阳气虚衰,寒自内生,肠道传送无力,故大便艰涩,排出困难;阴寒内盛,气机阻滞,故腹中冷痛,喜热怕冷;阳虚温煦无权,故四肢不温,腰膝酸冷,小便清长;舌淡,苔白,脉沉迟,均为阳虚内寒之象。

以上三型为便秘虚证。

辨证施治

1. 热秘

治法:清热润肠。

方药:麻子仁丸加减。组成:生大黄(后下)9g、枳实9g、厚朴6g、火麻仁(打)20g、杏仁12g、白芍10g。随症加减:积热重者,加黄连3g、芒硝(冲)

9g,以清热通腑;若津液已伤,口干欲饮者,加生地 12g、玄参 15g、麦冬 12g,以养阴生津。郁怒伤肝,易怒目赤者,加芦荟 3g、栀子 12g,以清肝通便;热伤血络,出血者,加槐花 12g、地榆 15g,以清热凉血。

2. 气秘

治法:顺气解郁,行滞通便。

方药:六磨汤加减。组成:木香 10g、乌药 12g、沉香(吞)3g、生大黄(后下)9g、槟榔 12g、枳实 12g、香附 12g、柴胡 9g。随症加减:气郁日久化火,口苦咽干,苔黄,脉弦数者,加黄芩 12g、山栀 9g,以清热泻火。痰阻气闭,咽中梗者,加全瓜蒌 12g、芒硝(冲)9g,以化痰通腑。

3. 气虚

治法:益气润肠。

方药:黄芪汤加减。组成:黄芪 20g、党参 12g、陈皮 9g、火麻仁 20g、白蜜(冲)12g、白术 15g。随症加减:气虚下陷脱肛者,加升麻 12g、柴胡 9g、桔梗 6g,以益气升举。气虚兼阴虚,伴有口干,舌红者,可加麦冬 12g、五味子 9g、太子参 12g,以益气养阴。

4. 血虚

治法:养血滋阴,润燥通便。

方药:润肠丸加减。组成:生地 12g、当归 12g、火麻仁 20g、桃仁 10g、枳壳 9g、生首乌 15g、玄参 12g。随症加减:血少而阴虚内热,出现烦热,口干,舌红少津者,加知母 12g、大黄 9g,以清热;阴亏甚者,加麦冬、玉竹各 12g,以养阴润燥;肠枯津亏甚者,加白蜜(冲)15g、郁李仁 15g,以润燥通便。

5. 冷秘

治法:温阳通便。

方药:济川煎加肉桂。组成:肉苁蓉 12g、牛膝 12g、当归 12g、升麻 3g、肉桂 3g、枳壳 9g。随症加减:气虚,神疲乏力者,加党参 12g、白术 15g,以益气健脾;肾气虚明显者,加熟地 12g、山茱萸 9g、杜仲 12g、枸杞子 12g,以补肾益精;命门火衰,见腰膝冷痛、带下、滑精、阳痿者,加半硫丸 9g,以补命门,通阴阳,行寒滞,降浊通便。

中成药

1. 麻仁丸　每次 10g,每日 2 次,功能润肠通便。

2. 当归龙荟丸　每次 6g,每日 2 次,功能清热泻火通便。

3. 青宁丸　每次 3g,每日 3 次,功能清热通便。

简便方

1. 番泻叶 6g，或大黄 6g，开水泡服，每日 1 次，适用于燥热便秘。

2. 炒莱菔子 6g、皂荚(研末)1.5g，开水泡服，每日 1 次，适用于气滞痰壅便秘。

其他疗法

(一) 经络穴位疗法

1. 推腹法　用掌推法从胸部膻中穴、沿着中线推至腹部曲骨穴，重复揉推 50~100 次，促进肺气的肃降以及胃气的降浊功能。再沿着大肠的走向，从右下腹的升结肠往上推，上腹部的横结肠从右向左推，左少腹的降结肠从上向下推，重点揉按左下腹的乙状结肠，反复 50 遍，最好在每日清晨空腹时进行，然后饮温水 250~500ml。对习惯性便秘有良效。

2. 点穴法　取天枢穴、腹结穴(横结肠附近)、气海穴、大肠俞，配支沟、足三里、上巨虚、照海穴，每穴揉按 1min，可结合拍打法，每日 2 次，功能润肠通便。

3. 揉按大肠经穴位　迎香穴、曲池、合谷、商阳，每穴揉按 1min；并用刮痧板从合谷至商阳穴，反复刮 30 遍，注意使用油性介质，勿伤皮肤。

(二) 泻药

1. 刺激性泻药　果导片，中药的番泻叶、大黄、芦荟。

2. 润滑性泻药　石蜡油、甘油。

3. 渗透性泻药如乳果糖、甘露醇等。

4. 容积性泻药如甲基纤维素。

(三) 外导法

对于大便干结坚硬者，可用《伤寒论》中的蜜煎导法。西医用"开塞露"(甘油)挤入肛门、直肠内润肠通便；或用"灌肠法" 使用 0.1%~0.2% 的肥皂水或者生理盐水，直接灌入直肠或者结肠内。

(四) 敷脐法

取皮硝 9g，加水溶解，与大黄、甘遂、皂角末调和敷脐，每日换药 1 次，适用于实秘、热秘。虚秘用肉桂、丁香、黄芪、当归等调和敷脐。

(五) 食疗法

黑芝麻、胡桃肉、瓜子仁等份，研细，稍加白蜜冲服，功能滋阴养血，润肠通便。

每日要改变膳食方式,进餐要定时定量,每餐以吃八分饱为度,多食油脂多的果仁,以及含粗纤维的糙米、五谷杂粮、瓜果、蔬菜等,忌吃过分辛辣、香燥食物;早晨起床多喝温水或纯蜂蜜水。

（六）清肠辟谷法

每周或半月一次,一日三餐只吃水煮大白菜,少盐少油;当天多喝矿泉水,配合"服气辟谷"及腹部运动功法。如感饥饿难耐,每餐适当吃三颗大枣。此法可清理肠道垃圾,通便降脂。

（七）运动康复

每日晨起进行有氧运动,如太极拳、健身气功、瑜伽、慢跑等;呼吸肌及盆底肌群锻炼,每日平卧或坐位时,进行腹式呼吸运动:即吸气时,收腹并缩紧肛门、会阴;呼气时,放松腹部及肛门、会阴;气呼尽略加停顿再呼吸,如此反复 6~8 次。有利于大肠蠕动加快,改善症状。

按语

许老认为,老年便秘结相当多见,多为气血不足所致,气虚则大肠传送无力,血虚则少津不能滋润大肠。也有年高体衰肾阳衰微而为寒秘、冷秘的。气虚者,有时大便并不干结,但排出困难,甚至排便时汗出气短,用补中益气汤;血虚津少者可用润肠丸,方中当归是治老人便秘养血润肠的好药;阳虚可加肉苁蓉、核桃肉。

中医讲究"治病求本",有些人系习惯性便秘,则须改正习惯;最好的办法是训练和培养自己按时大便的习惯,具体措施是每日早晨起床后先喝300ml 温开水,5~10min 后即坐马桶,尝试去大便,即使排不出大便也要用力试排一段时间后才停止。

保持情志舒畅,保持大便通畅是许多疾病整体治疗的一部分,有时甚至是一项重要措施,如脑卒中、重症高血压、心肌梗死等。

五、骨质疏松症

概述

骨质疏松症是一种全身性代谢疾病,病因不十分明确,目前认为与遗传、激素和营养等因素有关。女性多于男性,主要表现为全身性骨量减少,单位体积骨组织内的有机质和矿物质比例下降,导致骨的微结构与功能发生改变,骨质脆性增加,极易发生骨折。本病属中医"骨痿"范畴。

病因病机

表面原因是缺钙。由于营养不均衡,导致钙、维生素 D 以及其他微量元素缺乏;或老年人身体对钙磷等吸收和利用的能力下降;出现内分泌失调,骨质密度降低,导致骨质疏松发生。

其真正的原因是老年人自身分泌的促进成骨细胞增长的生长素减少。正常人从出生到 30 岁左右,成骨细胞的生成率超过破骨细胞,因此我们能够稳步地成长发育。30 岁以后,情况相反了,破骨细胞的生成开始超过成骨细胞。据测,50 岁左右的男性,每年新生骨的生成大约为 2%,而被身体吸收的旧骨是 22%,这样,骨骼钙质每年都在以不易觉察的速度慢慢流失,年纪越大骨骼钙质流失越多,骨小梁变细,这是老年人骨质疏松的主要原因。

中医学认为,病因病机为肾精亏虚、脾胃失调,气血瘀滞。肾为先天之本,主骨生髓,主生长发育,骨的生长、发育、强劲、衰弱与肾精的盛衰关系密切,肾精亏虚、骨髓化源不足,不能濡养骨骼,便会出现骨骼脆弱乏力;脾为后天之本,气血生化之源,若脾气受损,无以化生精血以滋肾充骨;气血瘀滞则人体微循环受阻,特别是骨骼内的微循环障碍,骨骼吸收营养减少,导致骨质疏松。同时,年龄、性别、运动不足等也与骨钙流失有关。

诊断要点

(一) 症状及体征

1. 疼痛　未发生骨折前,症状和体征常不明显。绝经后妇女及 60 岁以上的老年人,部分患者有全身或腰背疼痛。负荷增加时疼痛加重或活动受限,严重时翻身、起坐及行走有困难。

2. 脊柱变形　骨质疏松严重者可有身高缩短和驼背。椎体压缩性骨折会导致胸廓畸形,腹部受压,影响心肺功能等。

3. 骨折　轻度外伤或日常活动后发生骨折为脆性骨折。发生脆性骨折的常见部位为胸、腰椎、髋部、桡、尺骨远端和肱骨近端。

(二) X 线检查

脊柱、肋骨及骨盆骨质疏松明显,椎体透明度增加,胸椎常见楔形变,腰椎椎体呈双凹形,椎间盘突入椎体内形成施莫尔结节(Schmorl nodules),椎间隙增宽、椎体高度减低。

(三) 骨密度测量

骨密度或骨矿物质含量,低于同性别、同龄人的均值 2.5 个标准差

（WHO 诊断骨质疏松症的标准）。

中医辨证分型

（一）肾精不足证

周身骨痛,骨骼变形,腰膝酸软,筋脉拘急,消瘦憔悴,步履蹒跚,反应迟钝,表现为早衰,出现发落齿摇、阳痿遗精、耳鸣耳聋、健忘等症状。

（二）脾肾气虚证

腰背四肢关节疼痛,四肢无力,肌肉萎缩,昼轻夜重,骨骼变形,活动不利,面色㿠白,口淡,自汗,面浮肢肿,夜尿增多,少气懒言,肠鸣腹痛,便溏或五更泄泻,舌淡胖嫩苔白或水滑,脉弦沉无力或迟细。

辨证施治

（一）肾精不足证

治法:滋补肝肾,强筋壮骨。

方药:左归丸合壮骨丸加减。方中熟地、龟甲、山萸肉、菟丝子、白芍滋阴养虚,补肝肾之阴;锁阳,鹿角胶温阳益精,养筋润燥;枸杞益精明目;黄柏、知母泻火清热;虎骨(虎骨现已禁用,可用牛骨代替)、牛膝强腰膝,健筋骨;山药、陈皮、干姜温中健脾。

（二）脾肾气虚证

治法:补益脾肾。

方药:右归丸合理中丸加减。方中制附子、肉桂温补命门之火,以强壮肾气;熟地、枸杞子、山萸肉、杜仲;菟丝子养血补肾生精;党参、山药、白术、炙甘草健脾益气;干姜温振脾阳;当归养血和营;鹿角胶为血肉有情之品,温养督脉。

对骨质疏松合并畸形或骨折的患者采用夹板或支架固定制动,并鼓励患者早期进行适当的功能锻炼。

其他疗法

1. 运动康复(功能疗法) 包括采取步行、交谊舞、游泳、太极拳、健身气功、瑜伽、医疗体操等有氧运动,每月至少 12 次,每次时间 ≥30min,心率变异率控制在 30% 以内。运动康复疗法可以改善全身微循环,特别是骨骼内的微循环,促进骨骼营养物质的吸收。

2. 食疗 增加钙、胶原蛋白、维生素 D、钾、镁、维生素 K 和维生素 B_{12}

等营养物质摄入。

3. 直流电钙离子导入　直流电治疗机,40cm² 电极置于肩胛间区接阳极、加 10% 氯化钙,20cm² 电极 2 个,分别置于两小腿后接阴极。每日 1 次,每次 20min,15~20 次为 1 疗程。

4. 紫外线全身照射　先测生物量,1/4 生物量开始,每日或隔日 1 次,以不出红斑为准,20 次为 1 疗程。照射时灯距人体表面 100cm,分上下前后四区照。

按语

骨质疏松症是老年人的常见病、多发病,年轻人较少见,但也有发生。许老曾遇一 38 岁男性患者,同事好玩,由背后环抱患者胸胁提起,致双侧第 6 肋骨骨折。这一男性无其他慢性病史,但长期缺乏锻炼,体质较瘦弱,检查亦有骨质疏松存在。这一病例至少提醒临床重视,对年轻人的骨质疏松症不可忽视,以免漏诊、误诊。

六、老年膝骨关节病

概述

老年膝骨关节病是由于膝关节周围的软骨或骨的退行性改变,引起疼痛、肿胀、僵硬和功能障碍等临床症状的一组疾病。本病慢性起病,渐进性发展,早期可无症状。本病属中医"膝痹病"范畴。

病因病机

本病多因气血亏虚,风、寒、湿、热等外邪侵袭人体,闭阻经络而导致气血运行不畅,筋骨失养。痹证之病变部位在筋骨关节,初期多为风寒湿热之邪乘虚入侵人体,气血为病邪闭阻,以邪实为主;如反复发作,或渐进发展,脉络瘀阻,痰瘀互结,则多为本虚标实之证;病邪入深,气血亏耗,肝肾虚损,筋骨失养,遂为正虚邪恋之证,以正虚为主;若患者先天不足,素体亏虚,阴精暗耗,则不仅发病为正虚,且缠绵日久,不易治愈。

诊断要点

(一) 症状和体征

1. 老年患者慢性渐进性病程。以膝关节疼痛及压痛、关节僵硬、关节肿大,骨摩擦音(感),关节无力,活动障碍为主要特点。疼痛为主要症状,开始为间歇性痛,清晨时重,活动后减轻,劳累后又加重。以后逐渐发展为持续性疼痛,活动时加重;蹲起困难,坐位起立后,起步困难。

2. 症状多与天气变化有关,受凉和劳累是疼痛的诱因;有"老寒腿"之称。

3. 关节肿胀是骨性关节病的另一主要症状。关节肿胀是由于关节内出血或滑膜渗出所致,早期为发作性,逐渐演变为持续性,滑膜增生。由于疼痛和关节肿胀,关节功能受限。

(二) 查体

检查发现膝关节活动时有摩擦感或摩擦音,髌骨周围压痛,关节肿胀,关节积液时浮髌试验阳性;病程长时,可出现膝关节内翻或外翻畸形,关节骨粗大,关节活动范围减少,股四头肌萎缩等。

(三) X 线检查

关节面不规则,关节软骨变性,破坏、软骨下骨硬化,关节边缘及关节内骨质增生,非对称性关节间隙狭窄等。

(四) 实验室检查

血常规、蛋白电泳、免疫复合物及血清补体等指征一般在正常范围。伴有滑膜炎者可见 C 反应蛋白(CRP)及红细胞沉降率(ESR)轻度升高,类风湿因子及抗核抗体阴性。

中医辨证分型

(一) 风寒湿痹证

肢体关节酸楚疼痛、痛处固定,有如刀割或有明显重着感或患处表现肿胀感,关节活动欠灵活,畏风寒,得热则舒。舌质淡,苔白腻,脉紧或濡。

(二) 风湿热痹证

起病较急,病变关节红肿、灼热、疼痛,甚至痛不可触,得冷则舒为特征。可伴有全身发热,或皮肤红斑、硬结。舌质红,苔黄,脉滑数。

(三) 瘀血闭阻证

肢体关节刺痛,痛处固定,局部有僵硬感,或麻木不仁,舌质紫黯,苔白而干涩。

(四) 肝肾亏虚证

膝关节隐隐作痛,腰膝酸软无力,酸困疼痛,遇劳更甚,舌质红、少苔,脉沉细无力。

辨证施治

(一) 风寒湿痹证

治法:祛风散寒,除湿通络。

方药:薏苡仁汤加味。方中羌活、独活、防风祛风胜湿;川乌、麻黄、桂枝温经散寒;薏苡仁、苍术健脾除湿;当归、川芎养血活血;生姜、甘草健脾和中。

若风邪偏胜,以上肢游走痛为主者,可重用羌活,并加桑枝、姜黄祛风胜湿;寒邪偏胜,痛处不移,得温则减者,可加细辛、草乌温经散寒;湿邪偏胜,关节肿胀,重着不利,以下肢为主者,酌加防己、土茯苓、木瓜、萆薢,以利水胜湿。

(二) 风湿热痹证

治法:清热通络,祛风胜湿。

方药:白虎加桂枝汤化裁。方中生石膏、知母、甘草、粳米清热除烦;桂枝疏风通络。若发热、口渴、苔黄、脉数者,可加银花、连翘、黄柏以清热解毒;关节肿大者,可加桑枝、姜黄、威灵仙活血通络,祛风除湿;关节周围出现红斑者,可加丹皮、生地、赤芍凉血解毒;邪热伤阴出现低热、口干、五心烦热者,酌加青蒿、秦艽、功劳叶,以养阴清热,疏通经络。

(三) 痰瘀痹阻证

治法:化痰祛瘀,搜风通络。

方药:桃红饮加味。方中桃仁、红花活血化瘀;当归尾、川芎养血活血;威灵仙通行十二经络,可导可宣,祛风化湿。若有皮下结节者,加白芥子、僵蚕,以祛痰散结;痰瘀久留者,加用虫类药,如乌梢蛇、全蝎,以祛瘀搜风。

(四) 肝肾亏损证

治法:补益肝肾,祛风散寒除湿。

方药:独活寄生汤加味。方中熟地黄、杜仲、牛膝、桑寄生补益肝肾,强壮筋骨;人参、茯苓、甘草补气健脾;当归、川芎、芍药养血和营;独活、防风、秦艽、细辛、桂枝祛风散寒,除湿蠲痹。

若腰膝酸软无力甚者,可加黄芪、川续断益气补肾;关节冷痛明显者,可加附子、肉桂温阳散寒;肌肤不仁者,加用鸡血藤、络石藤养血通络。

其他疗法

物理治疗的目的是止痛、消肿,减少增生骨质周围软组织的慢性渗出,改善关节功能活动,减少关节损伤因素,防止病变进一步发展。

1. 运动康复 以轻微的肌肉活动为主。包括肌力训练和关节活动度训练,可以使用主动辅助性运动。

(1) 股四头肌等长收缩功能锻炼:直腿抬高(约 30°),用力将腿伸直,尽可能坚持,双腿交替进行。每次 15~20min,每日 3~5 次。

(2) 提踵训练:扶墙站立,脚跟抬起,脚尖站立,坚持 20~30s,双腿交替进行。每次 10~15min,每日 3~5 次。

(3) 抱膝锻炼:仰卧位,将一侧膝关节屈曲,尽量贴向胸部,用双手将膝关节固定 15~30s,然后逐渐伸直。两腿交替进行。重复进行 30~50 次,每日 3 次。

(4) 坐位蹬膝:坐在椅子上,逐渐将一条腿的膝关节伸直,勾脚尖用脚跟蹬出,并保持直腿姿势,并反复屈伸踝关节数次,双腿交替进行。重复练习 30~50 次,每日 3 次。

(5) 跪压法:跪坐床上,自行向后跪压以增加屈膝角度,感觉小腿稍有麻胀感为止。

2. 中药熏洗配合艾灸疗法 按患者辨证分型加减使用不同方药,具体参考上文辨证论治。

基本处方:伸筋草 30g、透骨草 30g、海桐皮 30g、枳壳 9g、当归 15g、川芎 15g、白芷 10g、艾叶 30g、牛膝 30g、羌活 12g、独活 12g。

将诸药置于盆中,加水 1 500~2 000ml,煎沸 20~30min,将患肢放在盆口上方高于药液 30cm 左右,并在膝关节处盖上毛巾,熏蒸 10~15min(注意防止烫伤),待药液温度在 60℃左右时,将患膝放入盆中浸洗,边洗边按摩膝关节,并做主动伸屈关节的运动。每日早、晚各熏洗 1 次,每日 1 剂,10 剂为 1 疗程。也可借助腿浴治疗器、熏蒸床(坐式)等设备进行治疗。

3. 手法治疗 主要运用滚、点、揉、一指禅推法,以及拔伸、牵引等手法。俯卧位,下肢伸直放松。

(1) 治疗者以掌法或滚法施于大腿后侧(腘绳肌)、小腿后侧约 2min。

(2) 推、揉或一指禅推腘窝部 2min。仰卧位,下肢伸直放松(膝关节下垫低枕)。

(3) 先以滚法施于患肢阔筋膜张肌、股四头肌、内收肌群约 3min。

(4) 然后摩、揉或一指禅推法施于内外膝眼、阿是穴,每穴操作约 40s。

(5) 推髌骨,向上下内外各方向推动髌骨,先轻柔地推动数次,再将髌骨推至极限位,维持 2~3s,反复 3 次。

（6）膝关节拔伸牵引：治疗者双手握持小腿远端拔伸并持续 2s，力量以有膝关节牵开感为度，反复 5 次；然后，以同法进行持续牵引约 30s（如有助手，可由助手固定大腿远端，再行上述操作）。

（7）被动屈伸，收展髋关节，至极限位（以患者能忍受为度），反复 3 次；被动屈伸膝关节，至极限位（以患者能忍受为度），反复 3 次。

注意事项：

有明显关节肿胀疼痛者实施手法时，需要降低手法强度。

实施手法前可用按摩油剂或膏（如青鹏软膏）涂抹患处，增加消肿止痛的作用。

手法剂量：手法力量要求均匀柔和，以患者耐受为度。每次治疗约 20min，每周 2 次，3 周为一疗程。

按语

许老认为，本病在中医辨证论治基础上，运动康复、加强功能锻炼非常重要。如靠墙高马步站桩，可训练膝关节周围肌肉的静力性收缩功能，增强膝关节的稳定性和平衡功能；再如"坐蹬"锻炼，也是提高膝关节功能的有效方法，它的主要功能是提高股四头肌、小腿三头肌肌力的有效功能疗法。这两块肌肉的主要功能是提高膝关节的稳定性，增强膝关节的动力功能，增加膝关节的耐力，可提高老年膝关节骨性关节炎患者的生活质量。

（王　炜）